珍藏版

思考中医

对自然与生命的时间解读

刘力红

著

GUANGXI NORMAL UNIVERSITY PRESS

广西师范大学出版社

·桂林·

思考中医
SIKAO ZHONGYI

图书在版编目（CIP）数据

思考中医 ：对自然与生命的时间解读 ：珍藏版 / 刘力红著. —
5 版. —桂林：广西师范大学出版社，2019.7（2021.1 重印）
ISBN 978-7-5598-1822-5

Ⅰ . ①思… Ⅱ . ①刘… Ⅲ . ①《伤寒杂病论》—研究
Ⅳ . ①R222.19

中国版本图书馆 CIP 数据核字（2019）第 102479 号

广西师范大学出版社出版发行

（广西桂林市五里店路 9 号　邮政编码：541004）
（网址：http://www.bbtpress.com）
出版人：黄轩庄
全国新华书店经销
广西广大印务有限责任公司印刷
（桂林市临桂区秧塘工业园西城大道北侧广西师范大学出版社集团
有限公司创意产业园内　邮政编码：541199）
开本：720 mm × 1 000 mm　1/16
印张：28　　插页：14　　字数：430 千字
2019 年 7 月第 5 版　　2021 年 1 月第 2 次印刷
印数：6 001～11 000 册　定价：108.00 元

思考中医

邓铁涛题

作者简介

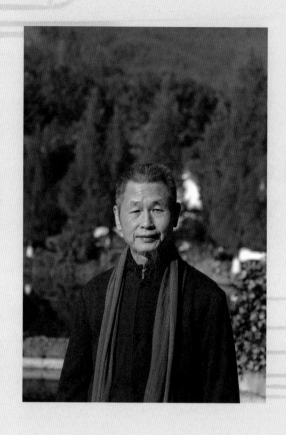

刘力红，男，1958年生，湖南湘乡人。现任北京同有三和中医药发展基金会理事长。曾就读于广西中医学院、成都中医学院、南京中医学院，1992年获医学博士学位。在校受教于陈治恒、陈亦人教授，此后师承李阳波、邓铁涛等名师，2006年拜于钦安卢氏门下，依止卢崇汉师习医。2014年起，师从杨真海先生修习黄帝内针。因著作《思考中医》，主编《中医名家绝学真传》，整理出版《黄帝内针》，以及长期不遗余力地挖掘民间优秀中医流派、弘播传统文化及中医理念而蜚声海内外。

当代中医的作为

珍藏版序

　　近期，中医界最令人关注的一件大事，莫过于深圳宝安纯中医治疗医院的建立。我很荣幸应宝安区政府及纯中医院的邀请，来到这里近距离学习和感受。

　　现代中医的发展已迈过了花甲，我从1978年进入这个行业，见证了后四十年的历程。这个历程可以说是五味兼具，有些时候要想做一个真正的中医人，甚至要用"悲壮"二字来形容。

　　纯中医院的设立，是深圳这个特区、这片热土上的又一个划时代的标志，它凝聚了当代智慧和胆识，无疑将会被浓墨重彩地载入中国文化及中医的历史。

　　所谓纯，是相对于不纯而言。举目观去，现今的中医医院，无论是省级、市级还是县级，也无论是三甲还是二甲，统统地都是中西医结合医院！从这一点来说，没有一个中医院是名实相副的，就连最大牌或最具影响力的中医院亦不例外。新中国成立以来，医药卫生行业提出了中医、西医、中西医结合这三支力量，希望三足鼎立。中医、西医单独而列，说明中医就是中医，是特指不掺杂西医的中医，不掺杂西医，也就是所说的纯中医，反之亦然。而从这个角度去观察医院，我们的实际情况是"三缺一"，亦即中医这一块是欠缺的，我们只有西医和中西医结合这两支力量。

因此，很实在地说，纯中医院的设立，既是趋势，是历史的必然，亦是真正落实国家医疗卫生大政方针的必要举措。我很希望同仁们，能够从这个层面、高度去认识。

近年来，"中西医并重，振兴中医药"成为我国卫生工作的三大战略重点之一。从最基本的层面或者从逻辑的角度说，中西医并重的命题，必须首先有相对独立和完整的中医和西医，而就相对独立和完整的中医而言，其实就是所说的纯中医。因此，纯中医或者纯中医医院是落实"中西医并重"这一战略的最基本条件，这应该是毋庸置疑的。

由于六十多年以来的中医教育，基本按照西医的模式，课程安排是"中医＋西医"，毕业以后进入各级医院（个体诊所除外），而医院的结构又是清一色的"中医＋西医"。临床碰到困难，很自然地转用西医，甚至中医院的不成文规定也必须采取西医。这样势必造成中医人无法在中医的道路上走深走透，走出感觉，必然造成中医不独立、不完整或不纯。这便在客观上造成了"中西医并重"这个重大战略决策先决条件的缺失。因此，构建相对独立和完整的或者相对纯粹的中医医院及实践体系，是落实"中西医并重"重大战略决策的重要举措。

诚然，纯中医院的设立有些先天不足，前行的路亦充满艰难，但这个探索是必须的，这个探索的意义历史将会证明！

另一方面，对中医的问题亦不能只看到医院的一面，对于中医我们必须有全局观、整体观。什么是真正的中医？怎样才能体现中医在当代的价值？作为中医人如何应对才能不负举国的期盼？我想唐代大医孙思邈真人提出来的三医观念，应该作为当下中医工作的纲领。孙真人于《千金方》中提出："古之善为医者，上医医国，中医医人，下医医病。又曰上医听声，中医察色，下医诊脉。又曰上医医未病之病，中医医欲病之病，下医医已病之病。"孙真人的以上言论可以看作是对医道最为完整或纯粹的描述。过去我们很容易将三者分割开来看，以为下等的医看病，中等的医看人，上等的医治国，其实三者是不可分的。三者你中有我，我中有你，缺一不可，缺一则医道不全。

上面的问题我们不妨换一个角度看，不要一谈治国就是中央的事，与我们无关。中国文化的治学路径在《大学》里讲得非常清楚，就是"修身、齐家、治国、平天下"，"自天子以至于庶人，壹是皆以修身为本"。修身是个体的行为，实际就是医人的范畴。而家庭也好、家族也罢，都是由一个个个体组成，个体好了，家才有可能好。同理，家好了，国才可能治，乃至于天下平，都是一个道理。中国文化所谓的人文化成，走的就是这样一个实际的路线。

近十年，治未病成为了一个自上而下都在谈论的话题，而且实施的力度也非常大。从国家层面，要求二甲以上的中医院都必须设立治未病科室，并有专项经费支持。从管理的角度，治未病科室设置在中医院具有一定的合理性，但是若将治未病的行动也放在医院落实，那就与治未病背道而驰了。显然，医院是治疗已病的场所，未病的群体不会到医院去。因此，将治未病中心设置到医院，从根本上说是矛盾的，也是我们没有真正弄清楚治未病的明证。所谓治未病，就是在日常生活中管理好情绪、饮食、起居、德行，调适好寒温，这些方面管理好了，或者说治好了，那么，一切疾病发生的因也就得到了杜绝，没有了疾病发生的因，当然也就不会有疾病的果。治未病，它是这样的一码事，它必须落实在日用中，在衣食住行中，在起心动念时。而凡圣之间的差别也体现在这里。佛教里有一句名言，叫"菩萨畏因，凡夫畏果"。从这句名言来看，菩萨他只在因上面打算，因上打点好了，自然不用担心果上的问题。因为一切的果，都是从因里面发展出来。而凡夫不同，他只在果上计较，只是畏惧不好的结果，不去杜绝不好的因，结局可想而知，那不好的果一定会源源不断、层出不穷。从这个层面，我们便能够很好地理解，为什么《素问》要强调"圣人不治已病治未病"了！

上述的"三医"有另一个版本，叫作："上医以德治国，中医以礼齐人，下医以刑治病。"三医里面，关键是"中医"，齐人也好，医人也罢，其实就是修身的层面。这个层面把握不好，疾病的因就会不断产生，就会酿成疾病的果，如此一来，就只能往下走，去"以刑治病"。当然，如果这个层面能够把握好，疾病的因就自然会被杜绝，进而能够举一反三，推己及人，就能形成往上走的局面，自然进入"以德治国"。

当今，推进健康中国建设，以全民健康助力全面小康，已经成为现阶段的基本国策。从这一基本国策中，我们看到了它与中医的必然关联。中医能否在健康中国的建设中完成历史赋予它的光荣使命，首先取决于我们能否独立完整并纯粹地认识自身（中医）。这是每一位中医人应当思考的问题。

《思考中医》新版（第四版）的出版，一如既往地受到广大新老朋友们的喜爱，值此精装本即将面世之际，略述感慨以谢诸同仁。

刘力红
己亥孟夏于大理

蓦然回首

四版序

蓦然回首,《思考中医》面世已经整整十四个年头,很多朋友见面,熟悉或不熟悉,行内或者行外,都说读过这本书,都说曾从中受益,有的朋友甚至不止一次地读过它。从前看起来,这是一本由刘力红撰著的书籍,今日细细回味,刘力红不过是个代号、窗口或管道,该流淌的,只要因缘具足,自然会流淌出来,不管是由张三或李四。所以,此刻很想就来来往往中我所能领会到的因由做一回顾,并期望读者能对这些因由有所感念。

一、进藏

《思考中医》的主干脉络源自《伤寒论》,是跟随李阳波师父心路历程的写照,当然也不乏硕、博期间跟随导师所做的思考。1991年3月29日,也就是女儿出世的前一天,阳波师去世。对我而言,这个打击是多方面的,我几乎是在沉郁和泪水中迎接自己作为父亲的身份。很长一段时间,我陷入迷茫和沮丧,不知道前路何在。1996年暑假,或许是为了填补内心的空白,或许是为了信仰,我踏上去甘孜藏地的路。之后的好些年,我的寒暑假几乎都泡在那里,算来在藏地过了六个春节。

很庆幸自己趁着年轻,能在这片土地上留下一段苦苦煎熬的岁月，于我而言，这是永远值得珍惜与忆念的时光。在这里我值遇人生的导师，获得了信心与菩提心是人生最上窍诀的教授。因为导师的指引，人生的路不再迷茫，知道了学中医的目的是什么，更明晰了此生的目标和方向。

大约在1998年的暑期，我与朋友张军（硕士期间同学）一道进藏，出来时径直到青城山与海呐博士会面。海呐虽是我的师弟（我们一同拜在王庆余师门下），但之前却一直未曾相见。我们一见如故。我从跟师谈到进藏，意犹未尽，于是相约于次年的暑假在泸沽湖来一场畅谈。1999年的暑期，我们如约而至。海呐带来了近三十位老外，我除夫人外还带去了一位特殊的朋友，就是张军。本来，张军不是去听我的课而是去蹭学英语的，因为他一直在做出国梦。只是听着听着，听入了迷。他没想到中国文化和中医可以这样理解，更没想到枯燥的《伤寒论》竟然这般有趣！他被彻底颠覆了，当然也包括这一帮老外。

在泸沽湖的十天课程，没有讲稿，全都信手拈来。第一次跟老外讲课就如此"放肆"，这得益于阳波师父的教示。在师父的眼里，中医是能够讲清楚的，讲不清是因为你自己不明白。有了这条底线，已弄明白的自然讲得清楚，没弄明白的，任你如何准备仍是个不清楚。所以任何形式的课其实是没法做准备的，唯一能够准备的就是平时你要弄明白。泸沽湖的这一课，牢牢奠定了之后暑期的外教因缘。临别，大家自然依依不舍，又相约明年的事，而这位张兄则硬往我裤兜里塞钱，几番推阻没有推掉。塞钱干吗？要我回去买磁带，上《伤寒论》的时候为他录音。

二、98 传统班

时间到了2000年的下半年，该是我为广西中医学院首届（98级）传统班上课的时候了。传统班是我们学院的创举，顾名思义，是为了在现代的环境里为中医寻一条出路，它凝聚着时任院长王乃平博士的心血。这次《伤寒论》课程总共100个学时，为了这次课程，也因为传统班所蕴含的意义，我做了很长时间的酝酿，第一次认真地写了很完整的备课题纲。因为有令在身，从第一节课便开始录音，直到 100 节课圆满完成。课程结束的时候，我的案头已堆了一大摞录音磁带。面对这一摞将要寄出的磁带，我的心中突然浮现出南老(怀瑾)的《论语别裁》，这是我读过且爱不释手的一本好书。

恐怕没几个读书人没有翻阅过《论语》，于我而言，每次翻阅多是半途而废。东一榔头西一棒子，弄不清孔子与弟子们究竟要说些什么。自从读了怀师的《论语别裁》，对于《论语》的领悟便可谓别开生面。不仅东西相贯，而且首尾相连。师徒之间的话语每每叩动心弦，精妙处忍不住击案叫绝。《论语》的零散不见了，《论语》的晦涩也不见了。《论语》可以这样说、这样写，《伤寒论》就不行吗？行，一定行！随着文字的转录、梳理，完全地无意插柳却成荫，这便是后来大家看到的《思考中医》。

三、去我

虽说只是文字的梳理，这个过程着实不轻松，费时年余。不少看过《思考中医》的人，都说我很博览。其实恰恰相反，我读的书甚少。原因一则是不够勤奋，更重要的是阅读太慢。我自诩是不折不扣的"读"书人，因为不论什么书，我必读出声来，至少是心里要读出来，否则根本不知道什么意思。看书可以一目十行，而读书只能一字一字地读。这样的读书，当然也就读不了几部。有一段时间也曾为此苦恼过，买来一堆训练速读的书，结果是不了了之。后来转念一想，天生我材必有用，读书有读书的好，看书有看书的妙，何必求全呢？

读书一个最大的好处就是能够培育语感，尤其是好的古书。好的语感一旦形成，写文章就自然天成，不需要训练。读书是眼看、口读，然后入心，写东西正好反过来，是由心入口，由口达笔，等到由笔落纸，自然可以入目了。

在梳理文字的过程中，我益发觉得这本书不一定只给搞专业的人读，非专业的人群一样能读。这是一个重大的定位转变！随着这个转变，原来拟定的书名——《伤寒论导论》就不大适合了，因为这个书名太过专业。那该给它安个什么名呢？渐渐地，"我对中医的思考"呈现在心里，是了，好像就是它了。我怀揣着些许的疑虑，带着这七个字四处征询意见，都认为这是很贴切的名字，是量身定做的。直到有一天，家里来了一位方外朋友，径直在这七个字上打了三把叉，剩下孤零零的"思考中医"，这才一锤定音了。

今天看来，这三把叉打得太好，打得太妙！因为叉掉了"我"，使原属于某个人的思考变成了大众的思考，变成了人人的思考。之所以很多人一遍两遍甚至数十遍地读这本书，读到要紧处或慨然长叹或热泪盈眶或拍案叫绝，就因为这本是属于他们的心里话，是他们的思考！当思考不再局限于自我，当自我的界限被打破，神来之笔便随处涌现。不是因为你博览群书，而是群书中的某个话题需要在这里呈现。亦非你见解独到，而是某处正需要呈现独到的见解。

去我是开放生命的过程，是展现生命的过程。因为去我，生命的格局变得广大；因为去我，生命获得升华。

四、感怀子仲

从书稿完成到选定出版社还是颇费周折，因为之前为阳波师整理出版《运气学导论》（即《开启中医之门》）的过程，让我对出版一事畏惧三分。所以，《思考中医》的出版我最先选择了南宁，因为可以找到熟人。但最终又因为在图书编辑的问题上与出版社意见相左，便准备送到北京去出。这时我就此询问了一位对出版内行的北京朋友，想听听应该放在哪家出版社合适。不意这位朋友反过头来问我：广西有那么好的出版社，你为什么不在广西出？我疑惑地问道：广西有很好的出版社吗？他坚定地回答：广西师大出版社！看来球被踢回来了。

我回了回神，然后拨通了另一位久未联系的老朋友俞凡的电话。俞凡一直做出版，当我跟她谈起《思考中医》、谈起广西师大社时，她很肯定地说：整个师大社也就只有龙子仲能做你的书！后来在俞凡的引荐下，我认识了子仲先生，并因为他对这本书的喜爱，我们成为莫逆之交。在编辑的过程中，有一段时间我们冒着酷暑，赤膊上阵，热烈而深入地讨论书的内涵、书的结构，页边那颇为生动的一个个小手指，便是子仲先生的创意。先生禀独立之精神，自由之思想，于浮华世界，素位而行，却不幸英年早逝。呜呼，知吾者子仲，子仲去矣！

五、访问清华

事物之间的因因果果，看起来偶然，其实都是必然。办完了《思考中医》的出版事宜，我获得了去清华大学人文学院访问一年的资格，那是 2002 年的 9 月。踏入清华，对我来说，是做梦也不会想到的事。清华跟我一介中医有什么关系呢？这一年虽不是踌躇满志，但也有了却一桩大事后的轻松。我很惬意地往来于清华北大，除完成导师吴彤教授关于复杂性的思考，便是自由地选择我想听的课程。

2002 年农历十月初一，又一位重要的历史人物进入了我的生命，他就是生于清同治年间的王树桐先生。如果说生于唐贞观十二年（638）的一位农民——惠能大师，影响和改变了他之后的中国文化，那么，1226 年后，生于辽宁朝阳的另一位农民——王树桐，亦将对其后的中国文化产生今人尚难全知的影响。又，如果孔子五十之后学易，并用其后来的岁月向世人演绎出《周易》的宏伟事业，那么，2300 多年后，这位农民则用其一生尽情展现了《归藏易》的风采。他在 100 余年前就预知了世界格局的变化，预见女性将步入社会并发挥重要作用。为了迎接时代的这一重大变化，自 1911 年起他便开始酝酿女性教育，以一个农民的身份，在 25 年的时间内，兴办了 700 余所女子义务学校。他重视女性的社会地位，强调女性的社会作用，提倡新时期的妇德女道，根据女性的不同年龄及家庭身份，总结出姑娘道、媳妇道和老太太道。于我而言，他更是一位三医具足（上医以德治国、中医以礼齐人、下医以刑治病）的医王。他深刻揭示了情绪对生命的根本作用，揭示了情绪之于家庭的重要关联，家道的核心就是不良情绪的化解过程。这既是家庭和谐的根源，更是社会和谐的根源。先生朴实的话语每如醍醐灌顶，大大拓展了我医的格局，三和的理念便是在这个过程中渐渐形成。

子仲曾经与我相约，要我写一本《中医环境学》，其实人生最大的环境不在外边，而在生命与什么样的情绪相伴相随。

六、钦安卢氏

又一番无心插柳柳成荫。历经了"非典"的恐怖，及广东运用中医药治疗"非典"的意外收获，此时举国上下对中医的期待可谓迫切。亦正是在这个时候，《思考中医》面世了。仅仅半月的时间，首印即空。一月之内，便二次印刷，这在师大社出版史上，尚是第一回。而我原本平静的生活亦就此被打破，往来应接不暇，甚至会在机场、在国际航班上被人认出，俨然成了公众明星。往后十余年间的很多故事，都与《思考中医》有关。

泸沽湖授课带来的另一个意想不到的收获是，海呐将他的业师曾荣修老先生推荐给了我。这让我有机会认识清末郑钦安，学习他的《医理真传》《医法圆通》，并将学习的感受写进《思考中医》。这对于我日后进入卢门，修习钦安卢氏医学，无疑是重要的前缘。

卢门虽不说深似海，但由于不得已的历史原因，祖上制订了不收外姓的规矩。要想进入卢门，就得跨越这条规矩，可想而知，这是异常艰难的。十一年过去了（我们于2006年元旦正式拜师），想到投师的这段经历，亦禁不住唏嘘感叹。其间若非师母的怜悯，若非师母大智大勇的周旋，我等断不能成为卢门的弟子。

跟随卢师（卢崇汉），修习由郑钦安开宗、由卢铸之立派的医学，于我的习医生涯既是一次重大的转变，也是一次飞跃。中医学由岐黄及神农创立，流至东汉建安，已然面目全非。经典的主旨不见了，只有代不如代的家技充斥。仲景感往昔之沦丧，伤横夭之莫救，勤求古训，博采众方，将医经、经方合二为一，建立了以阴阳六经为主体的伤寒体系，实现了第一次整体性的、化繁为简的融合与回归。

历史往往重复，1600余年后，当中医又一次陷入纷繁复杂的境地，生于蜀地的郑钦安在深受儒道文化熏染的前提下，做了另一次化繁为简的探索。五气还是一气，六经还是一经，以及坎中一阳为生命立极之根的阳主阴从观，无疑都是划时代的。作为衣钵继承人的卢铸之先生，称其为"仲景之后第一人"，并非没有根据。

后世的医家中，对于阴阳之间阳为主导这一源自《周易》及《内经》的理并不陌生，比如张景岳、赵养葵、陈修园等，然而到了用上，却每每看不到这个主导。卢铸之在钦安的引领下，将"阳主阴从观"更具体地落实到"人生立命在于以火立极，治病立法在于以火消阴"，并在用上，在临证的技法上，真正地解决了这一主导问题。姜、桂、附等温热药恰到好处的配伍及合理的运用，为上述主导的兑现创造了条件，这成就了民间"火神派"及"郑火神""卢火神"等略带传奇色彩的称谓。

由于实现了上述主导在理事上的一致性，理如此，用亦如此。这使得六经一气，一气周流，不再空洞。亦便了知仲景虽说六经，不过是在一气上用力。气能流行，乃成化功，流行障碍，乃有六经诸病。明乎此，便能明卢师何以用桂枝、四逆二法演绎诸法，何以以太少二经统摄诸经。在卢师眼中，我们或许尚未入门，要走的路还很远，但理事上的融通，临证上的踏实，于我们自身而言，是前所未有的。

七、同有三和

从师的收获与喜悦，很自然地想跟更多的中医人分享，我深知现代中医人的困惑和不易。在与师母的共同努力下，师父同意出门讲学，后来的《扶阳讲记》面世，以及七届扶阳论坛的举办，都是这一努力的结果。

时间到了 2008 年，一对深圳的夫妇(《思考中医》读者)前来看我，临别给我留下了一本书——《如何安心如何空》，这又是一本深深触动内心的书。我在这对夫妇的帮助下，很快与作者杨海鹰老师取得了联系。如果说之前生命中的"去我"只是概念或思想，那么在这之后可就要真枪实战了。

2009 年 4 月的某一天，杨师提议我在体制外搭建一个平台，用以将这些年的思考在平台上落地。于我而言，这是一个较去清华更不敢梦想的事。坦率地说，我属于十分自觉的那一类人，个人吃饭个人饱，故而数十年里，只是独来独往。搭建平台，意味着完全地破局，这怎么可能？！我含糊了一阵，没有直接回应杨师。

在这之后的年余，每逢我上京请益，杨师都会拿出大段的时间跟我讨论中医，讨论平台搭建的各种方略。我则会找出一大堆的困难，一大堆的不可能。终于有一天，我跟杨师"摊牌"了：我之所以追随您，是为了探寻生命的究竟，不是来搞中医的！杨师回道：生命的究竟是什么？生命的究竟不过就是对自我的认识，而自我的认识必须在利众的过程中获得完善。你躲在家里可是"无我"了，出来遇遇事才知道"我"是多么坚固。是骡子是马，拉出来遛遛啊！我一时无语。没有退路了，老老实实按老师的吩咐做吧！

2011年12月8日，在杨师及多位热心朋友的帮助下，于南宁桃源饭店的二号小楼里，我们正式迈上了这条搭建平台的路。这个平台以"同有三和"命名。同有三和，是跟随诸师的所得所获，亦是我们理解的中国文化之所以广大悉备的根本所在。过去人们用"悠悠万事，唯此为大，克己复礼"来形容孔子的一生。而有子于《论语·学而》中精妙地道出："礼之用，和为贵。"是何者之间的和？于外而言，是天地人和；于内而言，是性心身和。"同有"则源自《周易》的两个卦，天火同人，火天大有，此两者同出而异名，同谓之玄，玄之又玄，众妙之门。

2014年12月，同有三和中医药发展基金会在北京获批成立；2015年三和书院医道传承项目在和君的帮助下正式运营，三和公益行亦随之开展；2017年8月12日，首届同有三和中医论坛开启。一路走来，数不清的辛酸苦辣，我与众多的同仁们一起成长。我们越发感到，所谓公益，其实是在利众的过程中，渐渐地淡化或去除自我，这是真实的利益所在！

八、针道之旅

回顾几十年习医，我既非勤奋，也非十分懒惰；说不上聪慧，亦不愚笨。但是，总结三十余年的医行，竟然渺无针迹，这是不可思议的。《内经》时代，强调五术并重，即：砭石、毒药、九针、灸炳、导引按蹻。当然，五术之中，又尤重于针。我们以整个《内经》的篇幅看，不论是《素问》还是《灵枢》，谈针刺的内容都远远大过其他，这说明从周末至汉的漫长岁月里，医事活动的首选是针而非药或其他。

在医这条路上，随着时光的推移，我们能够看到的一个明显迹象是，针及其他三术式微，而药则日益突显。尤其值得一提的是，2017 年 7 月 1 日，第一部由政府颁布的法令——《中医药法》出台了。好醒目的一个药字！我们不禁要问：其他的四术哪去了？这就是中医当下的现状。

医路上的重药其实始于张仲景，仲景因为著述《伤寒杂病论》的巨大影响，而被后世称颂为医门孔圣。打开其论典（《伤寒论》《金匮要略方论》），我们发现，与《内经》正好相反，论药远远大于论针！而由仲景原序中所言"怪当今居世之士，曾不留神医药，精究方术"，亦可见其一斑。这一重大的变迁为什么会发生？它的历史缘由是什么？作为中医人是应该去思考的。

医生作为一个职业并肩负起健康的职责，是近代的事情。过去的医事活动并没有职业化的倾向，而是由士人来担当，也就是说由读书人、文化人来担当，医为通业而非职业。即如张仲景在序中所说的，作为读书人，必须担负起"上以疗君亲之疾，下以救贫贱之厄，中以保身长全以养其生"的责任，这是天经地义的。当然，士人在医上的水平不一，解决问题的深浅及范围也就不一。所谓良医庸医只是这个层面的指谓，而非关乎职业技术的职称。

医的这一通业模式，我们姑且称之为《内经》模式，其重要或最基本的特征之一，是健康责任人的界定。健康的责任人是自己，或更多的是读书人自己。这正如唐代著名医家孙思邈在其《备急千金要方》序言中所说："余缅寻圣人设教，欲使家家自学，人人自晓。君亲有疾不能疗之者，非忠孝也。"由于健康责任主体的这一界定，所以，上古圣人的教化，不是让我们去开医院，更不是把所有的"二甲"变成"三甲"（医院），而是教大家："虚邪贼风避之有时，恬淡虚无，真气从之，精神内守，病安从来？！"教大家："法于阴阳，和于术数，食饮有节，起居有常，不妄作劳。"这些做法都不是在门诊或住院的过程中发生，而是在平时，在日常生活中。上述界定的根本意义是什么呢？健康一定是自己的事！当你认为健康是医生的责任、是医院的责任，而非自己的责任时，不健康已经在根本的层面发生了。

倘因各种缘由疾病发生了，怎么办呢？《素问·阴阳应象大论》给出的原则是："故邪风之至，疾如风雨，故善治者治皮毛，其次治肌肤，其次治筋脉，其次治六腑，其次治五脏。治五脏者，半死半生也。"这是一段朴实深奥而又极易被忽视的文字。它的第一重意思，疾病的发生发展都有一个过程，即由表及里，由浅入深，由轻到重，而非一蹴而就。第二重意思，善治者，因明了疾病的发展过程，故于疾病之初起，于其触手可及处，即施治疗，如此不但防微杜渐，防大病于未然，亦且事半功倍。第三重意思，用时代的眼光，站在全民健康的维度，这是更关键的一层意思：治皮毛之所以言善，乃因皮毛之治非必专业，皮毛之伤乃人人可及，随手可愈；而治五脏所以言半死半生，是因为此时不仅病已深入、病已沉重，更为特别的地方是，唯有专业所能及之。此刻，我们重温《素问·四气调神大论》结尾的一段："是故圣人不治已病治未病，不治已乱治未乱，此之谓也。夫病已成而后药之，乱已成而后治之，譬犹渴而穿井，斗而铸锥，不亦晚乎！"何谓上工？何谓圣人之治？于此当益更明了。

人心总有趋难的一面，总要弄到不可收拾才去收拾，总会崇饰其末，忽弃其本，故而医之专业化走向在所难免。然而，要实现中华民族的伟大复兴，要建设全面小康，又必须重拾简易，还医于民。医的专业走向，医的高精尖，此为一端；医的通业大途，医的全民走向，为另一端。孔子于《中庸》里有一句赞叹舜帝的话，谓：执其两端，用其中于民，其斯以为舜乎！于此我们亦别无选择。

为什么要执其两端，才能用中于民？在鲁班门前这是极易明了的，因为两头一确定，中便即刻呈现了。不过在现实社会里，这却是异常艰难的事。往往一旦注重了高精深，注重了专业，就极易忽略普适的、平常的通业。就以针刺为例，《内经》谈针刺之所以最多，《内经》时代针刺之所以最常用、作首选，必定是这个方法最方便、最容易得到，亦且最具有大众性、普适性。那个时候，用针并非专业行为，接受针刺亦非一定要去针灸科，这是家常事，是普通人都能操作的事！《灵枢》被誉为《针经》，其首篇"九针十二原"的所有细节虽然至今仍有未明了者，但是，其中两条却是决定针道是否能"终而不灭，久而不绝"的关键所在。其一，操作上必须"易用难忘"；其二，效价上必须立竿见影，该篇用了四个形象的比喻：犹拔刺也，犹雪污也，犹决闭也，犹解结也。二者缺一不可。缺其一，则必然未终而灭，未久而绝。考察中医的历史，针道之所以衰微，《内经》时代之盛况之所以不复再现，我之所以三十余年有药无针，一定与上述二者的缺失相关。

2010 年的春节前，我收到了一封寄自荷兰的信函。这封纸质的信，计有十页，在当今这个电话、电邮、微信十分便利的时代，应属十分稀有的事。写信的是我一位旅居荷兰的中医朋友，用时髦一点的说法，也算是由《思考中医》会出的一位粉丝。她叫龙梅，出国前曾在成都中医学院读过本科，算起来我们还是校友。龙梅也像很多出国的中医人，定居海外了，原本不当一回事儿的中医才真正成为相依为命的伙伴。在荷兰操持中医的头几年里，她主要是用针，凡是手头能找到的针法她都如饥似渴地学习运用，毕竟这亦是谋生的需要。直到有一天，她在超市偶遇一位曾经经她治疗数月而不见起色的患者，本能驱使她要问一问这位患者的状况，令她意外的是，患者经由一种叫"五行针灸"的针法治疗，很快获得了康复。

五行针灸？可称自命不凡的龙梅医生在针海里摸爬滚打了这么多年，竟然没听过它的名字！好奇心促使她要去问个究竟。接下来的一年多里，龙梅的整个身心几乎都浸泡在五行针灸里，全新的学习、全新的收获，龙梅再也按捺不住内心的涌动，提笔给我写了上述长信。

这是一封龙梅与五行针灸之间以身相许的"情书"，读罢这封"情书"，我亦被深深地感染了。"五行"这个名字虽是司空见惯，但因为过于陈旧，且或多或少被认为与迷信或非科学有染，故而在现代人眼中，这并非一个被看好的字眼。然而，正是这个不被看好的字眼，却在一位西方人手中绽放异彩。他就是华思礼（1923—2003），我称之为五行针灸在西方的初祖。

"夫天布五行，以运万类，人禀五常，以有五藏，经络府俞，阴阳会通，玄冥幽微，变化难极。自非才高识妙，岂能探其理致哉！"这是最先记载于《备急千金要方》里的《伤寒论》的一段序文。从中可见，万类抑或五藏都禀运于五行的主导之下，而华思礼教授以其殊胜师缘及高妙才识，会通阴阳，探寻出五行于经络府俞的幽微变化，传承了五行针灸这一源自《内经》的珍贵法脉，并最终使之由暗流中浮出水面。

五行源于自然，生命出自五行，然就每一位个体生命而言，其生命的个性（或强或弱、或盛或衰、或柔或刚）皆由五行中的某行（或木或火或土或金或水）主持并彰显。五行针灸的要旨，便是去发现这一个性并终身护持之。这于每个生命而言，何其美妙！何其神圣！

华思礼教授的一生，以五行针灸的习传弘播为其使命，死而后已，费时58个春秋。在晚年的岁月里，当其见到诸多来自中国大陆的针法历经时代的洗礼之后，已完全失去本来面目，遂萌生了要将此传承2000余年仍不失本色的宝贵针法送归故土的愿望。只惜韶华不永，华思礼未能于有生之年成办所愿。但值得告慰老人的是，其亲传弟子诺娜·弗兰格林在弟子龙梅医生的引荐下，更因为上述那份信的特殊因缘，于2012年起，远渡重洋，迄今已11次携弟子龙梅及盖来到中国，教授传播五行针灸。六年的辛劳，换来越来越多的国人知晓五行针灸，亦有越来越多的行业内外的学人因感动于五行针灸理念及效用的朴素与奇美，转而投身于五行针灸的研究和实践。五行针灸是迷人的，言其朴素与奇美，乃因其轻描淡写的处治却能深触人性，对于时下众多因工作压力而不堪重负的群体，真是太当机的法门。然而，若欲成为一名五行针灸师，学人不仅要专注、要一门深入，更要能抛却习以为常的大脑思维，进入心的世界。也许因为手头的工作，令我无法一门专注，也许是资质的限制，抑或是其他的因素，对于五行针灸，当时我只能为她做我力所能及的一切，为她重归故里助推，却暂时未能于此专修学习。这对于我本人及许多关心我的朋友来说，似乎是一桩憾事。但世上的很多事都有说不清楚的一面，当你在无所求的心境里成就一件能够利益大众的事业时，你自身的因缘亦会悄然而至。

2014年，是幸运的一年。在诸位"接引菩萨"的错综引导下，我遇到了针道上的师父——杨真海先生。初次见面，多少有些客套，针上面我不过是外行看热闹，看上去有些歪歪倒倒的针，其实并不怎么吸引我，说效果多么神奇，对于我这样一位各种江湖都趟过的人，也不会太稀奇。真是有心栽花花不开，无心插柳再成荫，真海师无意中的一句话却深深吸引住了我："我们这个针法就是调中的！"这一年的岁末，我携夫人进入师门，踏上了不寻常的内针之旅。

如上所述，针刺向专业化的方向发展，故有其精深微妙的一面，然而精深了，微妙了，把握的难度就大大增加，能把握的人就大大减少，亦就背离了"易用难忘"的经旨。无怪乎时至唐初，孙思邈已感叹："今以至精至微之事，求之于至粗至浅之思，其不殆哉？！"孙真人的悲叹虽有其历史因由，有其现实背景，但以医道而言，孙真人的大医情怀亦不免堕入了偏执的一端。

至精至微如何与粗浅平常打成一片？难易如何相成？益与损如何浑然一体？这便是中之所为，中道之所为！其实，精粗、难易、损益亦不过就是阴阳，阴阳若能自和，一片、相成、一体即非难事了。真海杨师于法脉上的传继，甚或于他事上的砥砺琢磨，亦不过为此因缘。孔子于《系辞传》中有一段不朽的话："一阴一阳之谓道，继之者善也，成之者性也。仁者见之谓之仁，智者见之谓之智，百姓日用而不知，故君子之道鲜矣。"我将这段话奉为中国文化的纲领，并将对这段话的切身感受形成文字，作为《思考中医》英文版的序言。中医与中国文化的关联，可以在这里得到尽情展现。阴阳作为中医的道统所在，在《内经》的诸多篇章里可谓用尽其辞。如《素问·阴阳应象大论》开首即谓："阴阳者，天地之道也，万物之纲纪，变化之父母，生杀之本始，神明之府也。治病必求于本。"虽说对"治病必求于本"的理解并无异议，这个本就是阴阳，尽管阴阳须臾都不离日用，但由于天地、万物、变化、生杀、神明，这些高大上的用词已将大家搞得稀里糊涂，专业人士都难弄清楚，更何况百姓？日用而不知，便在情理之中了。知且不知，如何去求阴阳？如何去治本呢？

要想突破这个瓶颈，就必须简化，就必须做减法，损之又损才能回归于道。"天地"太遥不可及了，"万物"太笼统了，"变化、生杀、神明"又令人捉摸不定，如此猴年马月才能求到本上？才能阴病治阳，阳病治阴？那究竟该怎样来看阴阳呢？左右不也是阴阳吗？上下不也是阴阳吗？男女不也是阴阳吗？直接以阴阳命名的十二经络不都是阴阳吗？对！这些都是阴阳，是最接地气的阴阳，这个阴阳百姓不会不知！此时回观《素问·阴阳应象大论》给出的针刺总则——"故善用针者，从阴引阳，从阳引阴，以右治左，以左治右"，是何等的清晰，何等的明白！至此，真海师父对于承接的法脉——黄帝内针已豁然无疑，对于如何令其深的针道易用难忘，如何使之大众化、平民化，如何真正地走进千家万户，造福苍生，心中已然笃定！弹指间走过了数千百年，难易相成，精粗浑然，好一个执其两端用中于民！

接下去的故事，或传承，或法理，或规范，已尽述于《黄帝内针》，大家可以从容观品，并付诸实施。

奉董秀玉先生之命，而有上述的文字，只是写得长了些。《思考中医》终究还是来了，来到了她该来的地方。值此传世活字与师大社联袂新版之际，略述感怀，以会新老朋友。

刘力红
丁酉孟秋于北京

初版序

　　作者是我众多学生中颇具特色的一位，这个特色不是指旁的什么，而是指他对中医，尤其是对经典中医那不同寻常的热爱与追求。这在对经典的重视每况愈下，在高等中医院校纷纷将经典改为选修课的情况下，是难能可贵的，是值得赞许的，也是最令我感到欣慰之处。作者对经典的执着与热爱，以及作者在经典中医方面所达到的境界，已在这部书稿中充分地展现出来。相信各位在阅读过此书后，应该有所感，有所得。

　　诚如作者所言，经典是中医这门学问的基础学科，而这个基础迄今为止还没有任何一个东西能够代替。因此，欲学好中医，欲在中医这门学问里达到较高的境界，就必须重视经典，就必须重视这个基础学科。欲诣扶桑，非舟莫适。这是古今大师们所公认的必由之路，舍此别无他途。

　　《伤寒论》是一部什么样的书呢？是一部经典，是一部圣人的著述，是一部中医史上承前启后的巨著，是几乎所有的成名医家共同推崇的一部最最重要的典籍，是伐山之斧，是入道之津梁，而在我看来，更是一部论述疑难病证的专著。《伤寒论》于中医的重要性是毋庸置疑、有目共睹的。正因为其在中医这门学问里的独特意义，引来了这一领域里的古今中外的医家们的共同瞩目。有关《伤寒论》方面的著述，迄今为止，仍是中医界叹为观止的。而在这众多的著述里，能像作者这样如此平实地将甚深的经义娓娓道来者，却实为少见。孔子云："后生可畏，焉知来者之不如今也？"余信也。是为序。

陈亦人
辛巳十月于南京

目　录

第五章　太阳病纲要

第六章　阳明病纲要

第七章 少阳病纲要

第十章 厥阴病纲要

第一章

略说中医的学习与研究

夫太极者，
理而已矣。

一、 树立正确的认识

1．理论认识的重要性

对中医的信念和感情，自然造就了我对中医有一种责无旁贷的使命，以为中医兴亡，匹夫有责。这部书的写作，也许正是出于这样一种使命感和责任感。所以，我很希望通过这部书的写作，切实地为中医解决一些问题，特别是认识上的问题。

这部书的写作，经历了近十年的酝酿，应该说准备还是充分的。但是，真正要动笔了，却还是不知从何入手。总觉得中医的问题千头万绪，哪一个更重要，哪一个更关键呢？

在平常人眼里，中医是治疗慢性病的，或者说西医治标，中医治本。什么是治本呢？实在的就是大病重病，西医帮助渡过了急、危、重等诸道难关，然后让中医来收尾，让中医来调养。因此，说到底，中医只能用来治一些死不了的病。

而在另一些人眼里，中医只是啼鸣的公鸡。你啼，天也亮；你不啼，天也亮。

中医究竟是不是这么回事呢？我想解决这个认识问题，应是一个关键。

（1）中医目前的状况

上述这样一个认识并不是偶然的，也不是没有根据的。在历届毕业生中，有不少都喜欢到我这里来谈体会。他们很多人有一个共同的感受，就是在大学四年的学习里，对中医还是有热情、有信心的，很希望在毕业的一年里能有小试牛刀的机会。可是一年的实习下来，他们几乎彻底绝望了，对中医的热情也所剩无几。为什么呢？很重要的一个方面是他们在临床上所看到的中医，并不是他们原来所想象的中医。中医无论在中医院还是西医院的中医科，几乎都成了一种装饰。搞中医的人对中医没信心，稍微碰到一点难题，就急着上西药，或是在西医的常规治疗上，加一点中医做样子。而真正想搞中医的人，在制度上又没有保障。

记得我刚毕业的时候，在一家中医院搞临床，这家中医院就有一条明文规定，发热的病人用中医治疗，如果三日内不退烧，就一定要上西药。中医院会做出这样的规定，至今我仍不明白。为什么中医院不规定，用西药退烧，如果三日退不下，就必须上中药呢？中医落到这样一个地步，不能不叫人生疑。

最近，有一位临产的孕妇到我这里拜访，目的是在生产前来面谢我。在她怀孕7个月的时候，因为劳累的关系，出现腹痛、阴道流血等先兆流产症状。经过一周的西医治疗，没有得到改善，又因为患者有过流产的历史，所以，心里特别害怕，后来经友人介绍到我这里诊治。诊查舌脉之后，我给她开了黄芪建中汤，第一剂药后，出血就减少了；三剂药下去，腹痛、流血皆止，而且胃口大开。事后，她将经过打电话告诉在北方的母亲，母亲听说这件事后，第一句话就问：用中医行吗？患者母亲的这个疑虑，反映了平常百姓对中医的心理。

几月前，我应邀参加一个中医学术研讨会，在会上就做了个"略说中医的学习与研究"的报告。报告之后，一位与会的博士找我交谈，一方面对我在这样的年代里还能用如此大的热情来研究经典、宣扬经典表示赞叹；另一方面，则是对我的行为感到不解。据说在他们一帮中医博士里，已经绝少有人看经典，如果哪一位博士的案头放上一部《黄帝内经》，那绝对是要被笑话的。博士的案头都是什么书呢？都是分子生物学一类的现代书。

☞

中医博士可不可以不读经典？

博士这个群体，无疑是个高层次的群体。他们身上肩负着中医现代化的使命，所以，读些现代的书是理所当然的。但他们为什么不愿读中医书，尤其不读经典的书呢？我想答案只能有一个，就是在他们的心目中，中医只不过如此，经典只不过如此，难道还有什么更多的看头吗？我想与上述许多问题相比，这个问题显得尤其严重。大家知道，博士这个群体，将很快、很自然地要成为中医这个行当的决策者、领路人，等到这个群体真正当政的时候，中医会成一个什么样子呢？这是不难想象的。

所以，这样一个问题就不得不提出来，就是：我们现在看到的中医，我们现在认识的这个中医，究竟代不代表真正的中医？我们现在在各类中医医疗机构看到的这些医生的水平，究竟能不能代表中医的真正水平？中医的真正水平在哪里？中医的制高点在哪里？在现代，还是在古代？对这个问题的不同回答，会形成对中医截然不同的认识。如果真正的中医就是我们现在看到的这个样子，那我们值不值得花很多时间来学习她？值不值得花毕生的精力去钻研她、实践她？我想首先我是不会的！何必陷在这个死胡同里呢？花去许多精力还只能做个配角。所以，我提出"如何正确认识"这样一个问题，就是希望大家不要被当今的这个局面所迷惑，从而丧失掉对中医的信心。

（2）中医理论是否滞后于临床

近十年里，中医界提得很多的一个问题，就是中医理论滞后于临床的问题。对于任何一门科学而言，都是理论走在前面，实际运用慢慢跟上来。有关这一点，我在后面还要详细谈。这几十年来，中医的局面为什么没有办法突破？临床疗效为什么老是上不去？遇到高热降不下来，最后还得上青霉素。为什么呢？为什么会造成这种局面呢？中医的理论已经形成两千余年，在这期间，没有大的突破、大的变化，会不会是因为理论落后，已经不能为临床提供更多、更有效的指导了呢？中医理论滞后于临床的问题便顺理成章地被提了出来。

大家可以思考，今天我们的临床落后，我们治病的水平上不去，是不是因为理论落后造成的？我的看法完全不是这样。恰恰相反，中医的理论不但没有落后，在很多领域还大大地超前。这与其他传统学问有类似的地方。近代著名学者梁漱溟先生提出：中国传统文化，如儒家文化、道家文化、佛家文化，皆系人类文化之早熟品。我想中医的情况大抵亦如此，正因为其早熟，而且早熟的跨度太大，乃至现代她仍不落后，甚至还超前。所以，在中医这个体系里，完全不存在理论落后于临床的问题。你认为理论落后于临床，你认为理论在你那里不能指导临床，那我就要问你：你真正弄通中医理论没有？对于中医的理论，对于《内经》的理论，你把握了多少？有十成把握了没有？如果不到十成，两三成呢？如果连两三成都不到，有的甚至搞了一辈子中医最后竟然还分不清阴阳，那你怎么能说理论落后于临床？现在的人把中医理论看得太简单了、太朴素了。其实，朴素有什么不好呢？朴素才是最高的境界，因为返璞才能归真！如果你还没有真正认识中医的理论或者最多只是一种相似的认识，你怎么能说中医理论是超前还是落后呢？

上述这个问题是个很严重的问题，如果没有认识好，那导致中医今天这样一个局面的症结就不容易抓到。我们今天看到的临床水平比较低下的状况是什么原因造成的？如果错误地把这个原因归结到理论的落后，而去寻找理论方面的原因，那我们可能就会形成真正的倒退，真正的落后！

记得本科毕业后，我在附院搞临床。一次，接治一位女性肺炎患者，患者年龄60岁，入院体温39.5℃，WBC（白细胞）近两万，中性粒细胞比值98%，右肺大片阴影。按照西医的看法，这是一例重症肺炎患者。老年人患重症肺炎是很容易出危险的。但是，当初的我，初生牛犊不畏虎，总想试试中医的疗效，所以，选择了中医治疗。经过辨证，属于肺热所致，遂投清肺之剂。不料服药之后，不久即泻，始则药后2小时泻，后渐至药后十余分钟即泻。所泻皆似药水，入院三天体温丝毫未降，其他症状亦无缓解。按照院规，次日再不退烧，就必须上西药。此时的我，心情比病人还要着急，遂匆匆赶到师父处求教。师父听完介绍后说，这是太阴阳明标本同病，阳明热而太阴寒，阳明热需清，然清药太阴不受，故服之而泻利。此病宜太阴阳明分途而治，方不至互相牵扯。内服仍守前方以清阳明，外则以理中汤加砂仁，研末调酒加热外敷神阙以温太阴。我赶紧如法炮制，当晚近9时敷上，约过1小时，继服上药，服后竟未再泻。次日晨查房，体温降至正常，一夜之间，他症亦顿减。此病始终未用一粒西药，周余时间肺部炎症即全部吸收而出院。

此例病人给我的影响极深，使我于长长的十多年中，在遇到临床疗效不如意的时候，从来没有怀疑过是中医的问题，是理论的问题。所以，对于理论是否滞后于临床这个问题，我们应该好好地去思考。这个问题解决了，对于理论我们就可以放心大胆地去信受奉行。在遇到障碍的时候，我们会在自身的领悟上找问题，而不会归咎于理论。当然，如果问题真正出在理论上，确实是理论滞后了，

☞
理论的先进与
落后靠什么来
衡量？

我们亦不应死抱住这个理论。但是，根据我的经历和观察，大多数情况下，问题并不出在理论上，而是出在我们的认识上。

（3）20世纪物理学发展的启示

有关上述问题，我还想从另外一个方面加以申说。理论与实际运用、理论与临床的关系是非常明确的。有关这一点，我们只要回顾一下20世纪物理学的发展，就会很清楚。

19世纪末，经典物理学已经达到了人们想象中的十分完美的程度。人们也许认为，这就是解释世界的最终极、最和谐的理论。但是，时间一跨入20世纪，这种和谐就被打破了。随着1905年狭义相对论的创立，以及后来的广义相对论和量子力学的建立，人们对宏观及微观世界的看法产生了根本性的改变。在认识上的这个改变，导致了技术应用上翻天覆地的变化，从宇航技术、原子能技术，到微电子技术，乃至我们今天所能感受到的一切变化，都无不与新理论的建立相关。在经典的物理学框架里，宇航技术、原子弹，以及现代通信技术，这些都是难以想象的。回顾刚刚过去的这个世纪，我们切实感受到了理论的重要，理论确实制约着技术的应用与发展。而这样的一种感受和经验，能否作为我们提出中医理论滞后于临床的理由呢？我想这个理由应是双重的，正因为我们看到了理论的重要性，它制约着实践和技术的发展，所以，更应该重新来评价我们今天的认识，重新来认识中医的理论。看看经典中医理论的包容性究竟有多大，她的延伸性、超前性究竟有多大，她究竟还能不能给我们今天的临床带来指导，而不应光看到她是两千年前的产物。如果这个理论的确落后了，的确不能适应现代，那就要毫不犹豫地打破她，在中医这个体系里建立起"相对论"。如果这个理论根本没有落后，如果在这个经典的框架里已然具足"相对论""量子力学"，那我们为什么一定要打破她呢？

目前在中医界有一个怪现象，也是一个可怕的现象，就是对中医经典的教育逐步在减弱。现在大多数中医院校已将经典改为选修课，就连成都、南京那些老牌的、原本非常注重经典的学院亦不例外。这种改变是不是一种进步呢？很值得怀疑。在我们没有建立起新的理论前，在我们还没有切实地发现传统理论的破绽前，经典仍然是中医的核心，经典仍然是中医的基础，经典仍然是中医的必修。怎么可以将核心和基础作为选修呢？有人说《中基》不是从《内经》里来的吗？《内科》不是从《伤寒》《金匮》里来的吗？而且它们比《内经》《伤寒》《金匮》更完善了，怎么不可以用它们来取代经典呢？实在地说，《中基》与《内经》，《内科》与《伤寒》《金匮》根本就不是一回事，相差太远太远了，怎么可以同日而语呢？我想，这个问题今后会有机会谈到的。

好比新的力学尚未建立，就将经典力学束之高阁，这是一个什么格局呢？大家可以思考。理论需要实践来检验、来说明，这是普适的，东西方文化都是如此。在现代科学里，由于许多杰出科学家的工作，理论的价值显而易见，如我们从费米的工作里可以充分体会到量子理论的魅力。但是，在我们一般人那里，量子论、相对论又能起到什么作用呢？所以，理论评价绝不是一件简单的事情。在中医的历史里，出现过许多成功运用经典理论的人，比如扁鹊，比如张仲景。扁鹊运用经典理论成为起死回生的一代神医，而张仲景则因为谙熟经典而最终成为医圣。我们是否可从扁鹊、张仲景及历代名医那里看到经典理论的价值，就像从费米及许多科学家那里领略到现代物理的价值一样？

☞

扁鹊与费米有
没有可比性？

2．杨振宁教授所认识的中国文化

1999年12月3日，著名物理学家、诺贝尔奖获得者杨振宁教授应香港中文大学之邀，于新亚书院举办了一个题为"中国文化与科学"的讲座。在这个讲座中，杨教授用了相当长的篇幅来阐述中国文化的特征。

杨教授是公认的20世纪最伟大的物理学家之一，在传统文化方面也有相当的造诣。所以，他对传统文化的看法应该具有相当的代表性和影响力。杨振宁教授对中国传统文化的认识，可以归结为以下几个方面：第一，传统文化是求理，而近代科学（包括现代科学）是求自然规律。传统文化所求的理并非自然规律、自然法则，而近代科学追求的是自然规律。这样一种划分就使传统文化与近（现）代科学泾渭分明了。传统文化求理，不求自然规律，那么，这个理又是什么呢？杨教授解释这个"理"就是一种"精神"，一种"境界"。那么，这个"精神"、这个"境界"又是指的什么呢？难道科学就没有精神，没有境界吗？第二，杨教授认为在传统文化里只有归纳的方法，而没有逻辑推演（或称演绎）。大家知道，在科学体系里进行研究，需要两种方法，一个是归纳，一个就是推演。所谓归纳，就是把许多现象归纳起来得到一个认识、一个定义、一个理论，从而把许多事物聚在一点上、一个认识上。原来现象上看似不同，本质上却是这么相近。所以，归纳实际上是由外向内的一种认识。逻辑推演则是另一个重要的方法，这个过程非常严密，比如由一到二，由二到三，这个次序只能这样。现代科学既有归纳，又有逻辑推演，而逻辑推演是它的标志。中国文化里只有归纳却没有逻辑推演，这又将传统与现代区别开来了。第三，传统文化里缺少实验，缺少自然哲学。在很多场合，许多人认为中医与其说是一门自然科学，倒不如说是一门自然哲学。而杨教授在讲演中却以中医为例，认为传统文化中缺少自然哲学，这显然与许多人的观点相左。在现代科学领域里，实验是非常重要的，离开实验几乎寸步难行。即便是审视科学的部门也是如此。当年我读博士的时候，管理博士这一层次的机构就有个不成文的规定，就是除了文献学博士外，其余的都要搞实验研究。所以，我这个博士算是侥幸得的，因为我并没有做实验研究，这得益于我的导师。

在中医历史里没有实验，我们没有看到黄帝问岐伯：你的阴阳理论是怎么发现的？是不是通过小白鼠实验发现的？确实没有。所以说在中医乃至其他传统科学里没有现代意义上的实验，这是合乎实际的。以上就是杨教授对中国文化的大体认识。

3. 传统理论的构建

杨教授的上述认识是具有代表性的，但是不是很正确呢？是否真正表述出了传统文化的内涵呢？这一点我有不同的看法。传统文化虽然有许多分支领域，但是，中医是最具代表性的。下面就以中医为例，次第讲述我的观点。

☞
这一小节的内容主要是就传统文化与中医的问题跟杨振宁教授商榷。

（1）何为理？

首先，我们要来认识的问题就是什么是"理"。传统文化孜孜以求的这个"理"，是不是仅仅是一个精神和境界的问题，还是包含了精神和境界？我们可以先从文字的角度来考究这个问题。

《说文》曰："理，治玉也。"所谓治玉，也就是雕刻玉。玉石开采出来以后，经过我们的琢磨，经过我们的精雕细刻，形成我们所需的形状，形成一个艺术品。所以，理的原意，是指的这样一个过程。在古人眼里，所有的物质中最致密的东西是什么呢？是玉。为什么玉看起来很冰清、很细腻呢？就是因为玉的纹理非常细润的缘故。大家知道历史上有一个庖丁解牛的故事，庖丁解牛，目无全牛。为什么呢？因为他非常熟悉牛的理，每一块肌肉的走向他都非常清楚，顺着这个走向、这个纹理去解牛，既快捷，又不费刀。玉的理当然就要比牛的致密多了，所以，治玉更要加倍地细心，更要清楚这个理。顺着这个理去琢磨，去雕刻，就可以弄出我们所喜欢的艺术品；要是逆着这个理去雕刻，玉就会被损坏。理的原意就是这样。引申出来呢，就是你要这样走才行得通，那样走就行不通。为什么呢？因为理在这里发生作用。大家想想看，这样的理不是自然规律又是什么呢？自然规律、自然法则是不能违背的，违背了就行不通。俗话说："有理走遍天下，无理寸步难行。"理的意义就在这里。你要顺着走，路子才走得通，这就是理。人理也好，天理也好，自然之理也好，都是这样。自然之理就是我们要顺着这个理与自然相处，才行得通；人理就是我们如何跟人相处才行得通。所以，理不光是精神和境界的问题。理是一个很实在的东西，是看得见、摸得着的。你这样走就行，那样走就会碰壁。而精神有时是虚无的、缥缈的，没办法把握的。

我们说在中医里面，更显得上面这个理、这个规律、这个法则的重要。而这个理、这个规律、这个法则是什么呢？就是阴阳四时！所以，在《素问·四气调神大论》里说："故阴阳四时者，万物之终始也，死生之本也，逆之则灾害生，从之则苛疾不起，是谓得道。"这里为什么要用"得道"这个词呢？这是一个很有趣的问题。得道这个词在古人那里用得很多，得道可以升天，连天都可以升，还有什么不能的呢？那因为什么得道呢？因为你明白了这个

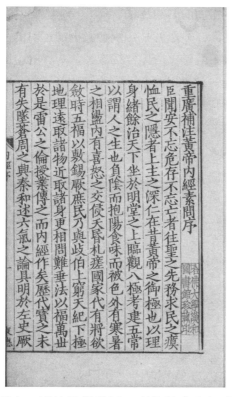

理，顺着这个理走，当然就得道了，当然就步入坦途了。现在的宇宙飞船为什么能够升天呢？不就是因为我们弄清了万有引力等道理吗？所以，这个理、这个道、这个道理都是很有意趣的词语，古如是，今亦如是。

（2）归纳与推演的结合

传统义化的建立是不是只有一个归纳呢？在这一点上我也是不同意的。《素问·上古天真论》明确指出："上古之人，其知道者，法于阴阳，和于术数。"这里的知道者，也就是得道者。得道者，当然必须是明理者。这里的理包括两个方面，一个是阴阳，一个是术数。所以，这就有两个问题，阴阳表示的是归纳，《素问·阴阳应象大论》说："阴阳者，天地之道也，万物之纲纪，变化之父母，生杀之本始，神明之府也。"这里将天地万物，将一切事物的变化、生杀都归结到阴阳里，所以，就归纳的角度而言，天下没有比阴阳更完美的归纳法了。那么，术数呢？术数所表述的显然就是推演的一面，显然就是传统意义上的逻辑的一面。谈到推演和逻辑就必须联系数学，所以，杨教授认为，在中国古代没有数学产生，只是到16—17世纪西学传入后，才有了数学的苗子。而真正意义上的数学则到20世纪才有，这要以清华、北大于20世纪初开设数学课程为标志。那么，中国文化里究竟有没有数学呢？答案是肯定的，术数就是关于数学的学问。《四库全书总目》在谈到术数的定义时，有下面一段文字："物生有象，象生有数，乘除推阐，务究造化之源者，是为数学。"当然，这并不是现代意义上的数理逻辑系统，但是，它属于推演的部分却是可以肯定的。所以，要想成为知道者，要想真正把握传统这门学问，就既要把握阴阳，又要明于术数。因此，传统文化是归纳和推演的结合，二者缺一不可。

（3）理性思考与内证实验

传统文化里没有实验，这个问题杨振宁教授只说对了一半。确实，在中国传统文化里我们看不到像现代这样的实验研究。就医学而言，运用人体以外的东西，如用大白兔、小白鼠或其他动物所进行的一系列实验，的确没有。但是，在传统文化里，存在很细微、很精深的内证实验，却是不可否认的事实。正是因为这个内证实验和理性思考的结合，才产生了传统文化，才构建了中医理论。当然，内证实验这样一个问题确实不容易说清楚，为什么呢？因为这个内证实验不是摆在我们面前的小白鼠，你看得见，摸得着，它完全是通过自身修炼来实现的一种能力。一旦具备了这一能力，就可以自在地进行各种有别于在机体之外进行的各种实验。所以，这个问题不好谈，但是，不谈又不行。如果讲传统文化回避了这个问题，那么，我们就要按照上面的路子理解传统文化。这就会出现两种情况，要么中医是不具备理论结构的经验医学，要么中医的理论是仅凭思考得出来的结果。大家可以想想，光凭一个思考得出的理论，值不值得我们完全地去信受？大家也可以想想，中医的许多理论，中医的许多事实，光凭一个思考行吗？比如经络、穴位这样一些东西，你能够思考出来吗？比如风池、风府这个问题，你凭什么思考可以得出这样一个特定的穴位要叫作风池、风府？你凭什么

内证实验是任何一个有志于研究中医的人所不能回避的。

思考出少阳经是这样一个循行，太阳经又是那样一个循行？我想，无论你如何聪明，这些东西也是思考不出来的。不信，你就思考出来一个看看。显然，如果没有内证实验的参与，没有非常精微实验的参与，是不可能的。所以，我们完全有理由相信，传统文化，特别像中医这样的学问，在其理论的构建过程中，是既有思考，又有实验的。传统文化中没有实验的说法是站不住脚的。我们只有理由来区分内证实验与现代的外证实验，而根本没有理由来否定内证实验。这个问题不应该含糊。

因此，理性思考和精微实验是传统的基础，在这个基础上建立起来的理论是完全可以信受的。问题在于为什么现在很多人不认为传统文化里有实验。因为我们很难想象内证实验是个什么东西，比如说经络，李时珍曾经说过，经络隧道，若非内视反观者，是难以说出道道的。内视反观是什么呢？内视反观就是典型的内证实验。具备这个内证能力，经络穴位都是看得见的东西，可是在现有的科学实验那里看不见，甚至动用最先进的科技手段也难以看见，那你完全可以不相信，所以，困难就在这里。

要进行上述的内证实验，需要主体具备一定的素养、一定的能力，在我们本身不具备这种内证实验的条件与能力的情况下，你有没有这样一个直觉？科学也需要直觉。爱因斯坦在很大程度上就是一个直觉的信奉者。离开直觉，科学研究就少了一条腿。我想在我们许多人里，也许会有人具备这样一种内证的能力，也许一个也没有。但你相不相信呢？这是学中医一个很重要的方面。有人问我，学中医需要什么条件？我想就是需要这个条件，在你做不出来的情况下，你相不相信有这么一个存在？

内证实验究竟是什么一个情况呢？梁启超的一句话说得很好："心明便是天理。"这也是杨振宁教授在讲座中引用过的一句话。心明不是普通的心里明白，要获得这样一个心明是很不容易的。心明实在的就是已经具备了内证实验的这么一种状态。心明就可以内视，就可以反观，经络隧道就可以一目了然，你就可以进行内证实验的操作。为什么说这是内证实验呢？因为它不是在人体外部进行的。

大家知道，张仲景在《伤寒论》的序言中提到过一本书，这

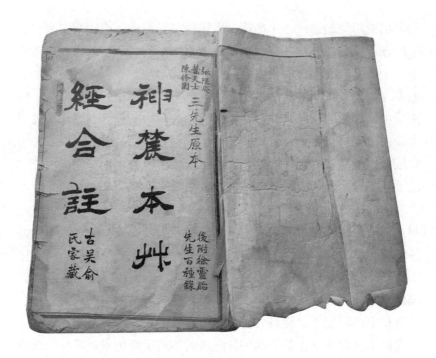

本书的名字叫作《胎胪药录》。过去认为，既然有一本《颅囟经》是讲小儿疾病的，现在又用一个"胎"字，所以，《胎胪药录》自然应该是讲小儿用药的书。如采用现代的语言来翻译，或者可以叫作《儿科用药全书》吧。但是，我们翻开历史就会清楚，东汉以前会不会有一本专讲小儿用药的书呢？《神农本草经》只分上、中、下三品，而不分内科、外科、妇科、儿科；就是到明代的《本草纲目》也只分木部、草部、石部、兽部等。所以，有这些常识，就不应该这样来思维《胎胪药录》。那么，《胎胪药录》究竟是一部什么样的书呢？胎，不是指胎儿，而是指胎息，是一种回复到胎儿时期的特殊呼吸状态。人一旦进入到胎息的状态，心明的状态也就自然产生了，内证的条件也就具备了，这个时候内证实验室就可以建立起来。此时，你对药物的感受是实实在在的，药物服下去以后，它的气味如何，它先走哪一经，后走哪一经，在这些部位发生什么作用，这些都是清清楚楚、明明白白的。所以，古人讲药物的气味，讲药物的归经，并不都是思考出来的，而是真正试验出来的。所以，《胎胪药录》就是在能够进行内证实验的条件下，对药物在体内运行作用过程的一个记录。

因此，传统文化，特别是中医理论的构建，完全是在理性思考与内证实验的结合下产生的。所以，中医光有思考，没有实验这样一种认识是不能接受的。可以接受的是，中医确实没有像现代医学一样的外证实验。

（4）理论的应用

中医理论产生以后，它是怎么应用的呢？理论应用就有一个技术问题。我们可以把现代科学领域划分为三大块，就是基础学科、技术学科、应用学科。技术学科是什么呢？就是基础理论与应用之间的一个桥梁、一个中介。为什么现代科学往往是科学技术并称呢？就是因为这两者的相互影响太大，有些时候科学决定技术，有些时候技术决定科学。比如物质结构的研究，没有理论不行；但是要突破理论，没有高速度、高能量的碰撞机也不行。所以，科学与技术是相辅相成的。但在传统文化里，有一个非常奇怪的现象，就是在理论与应用之间，缺少一个现代意义上的技术，理论与应用之间没有中介，没有桥梁。我们看现代医学，理论与应用之间有一个庞大的技术中介，整个现代科学的物理学、化学、生物学都在为这个中介服务，这使得医学理论的应用变得非常方便。现在，医生很少再用望触叩听去诊断疾病，而代之的就是上面这个庞大的技术中介，这一系列的理化检测手段。而中医呢？我们没有这样一个中介。理论的应用，理论价值的实现，这一切都得靠我们自己去心领神会，靠我们自己去把握，这就带来了很大的困难。

所以，要谈传统文化与现代科学的差别，我想，最大的差别就在这里。现代科学里，理论与应用之间有一个技术中介来帮助实现理论的价值，而传统文化，特别是中医，完全没有这个中介。理论的应用只有靠主体直接来把握，主体能够把握多少呢？像现代科学这个技术的过程完全可以由科学精英来创造，而技术一旦创造出来，就可以进行大批的复制，这个过程是可以由普通技术工人来进行的。钱学森搞导弹，并不需要他亲自去造导弹；电脑专家发明电脑后，也不需要他一台一台地去造电脑，技术就可以帮助他们完成这个过程。所以，现代技术是很方便的东西，它可以帮助我们，使再高深的理论都能够变成现实。所以，在现代科学面前，精

现代科学是中介科学，传统科学是非中介科学。

中医是一门没有技术学科的医学。

英是可以复制的。但是，在传统的领域里就没有这么方便。这样一个理论再好，如果你不能把握的话，还是等于零。就像我们现在拿到相对论，我们能搞出什么名堂？大家可以想想，一个相对论摆在你面前，你可以搞出些什么东西？我很难想象这个问题。如果你搞不出什么，是否就能说这个相对论太落后，爱因斯坦太糟糕呢？所以，中医所面临的就是这样一个问题，它落后就落后在这样一个环节上，并不是说它的理论真正地落后了。因为历史上已经有非常多的精英成功地运用了这个理论，成功地运用它造出了"原子弹"，造出了"计算机"。所以，我们应该有一个很清醒的头脑，要好好地思考上面的问题。思考清楚以后，我们就会发现问题出在什么地方，是出在理论的环节上，还是出在其他的环节上。

通过上面这些讨论，大家是不是能建立这样一个认识：中医这门学问，现在并不是理论出了问题，并不是理论滞后于临床，实际上完全不是这么回事。中医的理论，你一旦进去了，你就会有感觉，你就会受用，怎么还会说她滞后呢？

现在，如果我们有了这样一个共识：中医的问题没有出在理论上面。既然没有出在理论上，那为什么会出现我们今天的这个局面呢？这就需要从我们自身去找原因。我们对中医理论的领悟如何？我们是否真正把握了中医理论的临床运用？记得1987年，我的师父曾经接治过一例血气胸的病人，患者经过一周的西医保守治疗，病情不见缓解，仍高热不退，呼吸困难，左肺压缩2/3。在这种情况下，西医只有求诸手术治疗。但患者本人及家属并不愿放弃保守治疗的希望，于是转而求治于我的师父。师父诊断后，认为这是阳明病，属阳明不降所致，只要设法恢复阳明之降，血气胸的问题就可以解决。于是处了玉竹120克、陈皮120克、白芷120克、大枣120克，共四味药。患者服药以后出现大量腹泻，自觉症状迅速缓解；第四天，体温恢复正常；治疗一周血气全部吸收，左肺复原。血气胸与阳明又有什么关系呢？看来这完全是一个领悟和运用技巧的问题，而不是理论本身的问题。经典的理论不但能够解决20世纪的问题，而且能够解决21世纪的问题。

二、 学问的传承

接下来我们要谈一谈学问的传承，具体地说就是中医这门学问的传承。我们在这里用"传承"这个词，可以说比较的古典，一门学问要流传下去，它靠的是什么呢？靠的就是这个传承。所以，学问的传承是一个重要的问题。下面我们分两部分来讨论。

1. 现代中医教育的模式

传承用现代的词语说就是教育，我们首先来看一看现代的中医教育。什么是现代中医教育呢？这个"现代"的界限应该是中医高等院校建立以后的这么一个年限。中医高等院校是1956年开始筹办的，那么，到现在已经四十多年了。回顾中医高等院校所走过的这四十多年的教育历程，我们能够看到她的一些利和弊。

首先，从形式上来说，大家在这么一个高等学府里学习，我们所采用的教育形式、教育方法，基本上与医科大学没有什么差别。大家现在同时学两套，既学中，又学西，从形式上大家想想有什么区别呢？没有什么区别。所以，所谓的现代中医教育，实际上是模仿了现代医学的一种教育。那么，现代教育有些什么特色呢？教育这个问题是与学科相关的，学科的性质决定了教育应该采用一种什么样的模式。前面第一部分，杨振宁教授曾谈到现代科学有别于传统文化的一个很特殊的方面，就是它的数理逻辑体系，它的推演体系。这个逻辑体系是很严密的，而且公理性很强，透明度很大，所以，在教育的时候就有很容易接受的一面。另外一个有区别的方面，就是现代科学是一门中介性科学，这一点我们前面已经多次谈到，它是现代科学的一个非常显著的特点。中介具有储存的功用，具有复制的功用。人类的思维、人类的智慧都可以聚集在这样一些中介体上，如电脑这样一个中介体。然后再由中介来认识事物，改

在中医传承问题上的科学主义的制约。

造事物，服务人类。所以，我们把现代科学叫作中介科学。有了这个中介，就有了复制的可能。我们的电脑从"板块"设计出来以后，就可以批量生产。这就是复制的过程，而不再需要我们一台一台地重新设计，重新制造。所以，它的复制性很强，复制性就决定了它的规模性。现代教育之所以有这样大的规模，就是与现代科学这个特性相适应的。还有另外一个方面，就是现代科学的分科非常精细，这也决定了现代教育的分科性极强的特性。

近现代科学的这些特征，也充分体现在西方文化的各方面。比如绘画艺术，我们看到西方的一幅油画，它给我们一种什么感受呢？它给我们一种实实在在的感觉，比如画人体，它是裸露的，整个人体充分暴露在你的面前，有时甚至每个毛孔都清晰可见。而反过来看中国画呢？中国画不画人体，展开一幅通常的山水画，总给人一种烟雨蒙蒙、缥缥缈缈的感觉，就像《老子》说的"恍兮、惚兮，其中有象"。用行家的话说，西洋画重写实，中国画重写意。一个一目了然，一个朦胧可见，这就构成了中西文化的差别。亦正是这样一个差别，促使我们去思考：中西文化的教育，中医西医的教育应不应该有所区别？

☞
中医传承上的问题。

从现代中医的教育，我们看到她的分科愈趋精细，有的甚至尝试将一本《中基》划分为数个学科，将针灸也分为经络学、腧穴学、灸刺学。这种学科的分化是否提高了原本这些学科的教学质量与教学效果呢？从规模上讲，中医教育确实步入了历史上前所未有的时期，培养出了大批专科生、本科生、研究生。特别是现在许多中医院校相继升级为大学——规模上去了，教育的内涵上去了没有呢？这些年都有大四的学生在实习前请我作讲座，讲什么题目呢？还是讲前面的"如何学好中医"，为什么呢？因为他们对中医还是觉得困惑，还是觉得不清楚，不知道用什么去对付实习。4年的时间应不算短，过去学医3年出师，像蒲辅周那样，15岁随祖父学习，3年后即独立开业行医。我们现在学了4年了，还困惑，还糊涂，问题出在什么上面呢？是不是出在教育的路子上？这是我们很自然就想到的原因。前面我们提到学科的性质决定教育的模式，我们是否充分考虑了这个问题？

2. 形而上与形而下

以下我们从内涵结构的角度继续上面的问题。现代文化明确
地将世界划分为两个范畴，一个是物质世界，一个是精神世界。现
代科学研究的范围主要限于物质世界，对精神世界的东西涉及得
并不多，所以，唯物主义肯定物质是第一性的，精神是第二性的。
那么，这个物质世界又是属于一个什么范畴的东西呢？这一点我们
可以暂时放下，先来看一看古人对这个世界的划分。在古代有这么
一个"形而上与形而下"的区别，"形而上者谓之道，形而下者谓
之器"。所以，世界就分一个形而上，一个形而下，一个道，一个
器。什么是器呢？器就是有形质的东西、有结构的东西，所以，叫
作形而下。很显然，现代科学所探讨的物质世界，就是这个形而下
的器世界。所以，现代科学所探讨的范畴就是这个"形而下"的范
畴。那么，什么是形而上呢？有形之上的东西，那当然就是无形的
东西了。这个无形的"形而上"的东西，就称之为道。道世界的东
西是否就是精神世界呢？这个问题还有待三思。但至少两者在范畴
上有相近的地方。

注意：这里的
"形而上"不
是所谓的形而
上学。

上述的这个区别，关键在于"形"。《素问》里面对这个
"形"有很具体的描述，那就是"气合而有形"，或者说"气聚而
成形"。形是怎么构成的呢？气聚而成形，气合而有形。气聚合以
后就可以构成有形质的东西，形而下的东西，器世界的东西。那
么，气还没有聚合以前呢？这是一个什么状态呢？显然这就是一个
无形的、形而上的状态。所以，按照上述的这个划分，现代科学讨
论的领域，实际上是气聚合以后的这个领域。比如物理学，它探讨
物质的结构、物质的组成。因此，就有基本粒子这样一个概念。物
质是由什么构成的呢？由分子，分子由原子构成，原子又由原子
核、电子构成，后面又有质子、中子、介子，介子后面又是什么
呢？是夸克！夸克是现代科学目前所发现的物质最微细的结构，尽
管它很微细，但它仍属于形而下的这个层面。

夸克这个名字起得相当幽默，它反映了科学家们对寻找物质最
终结构的一种心态。夸克原本是西方神话中的一种神鸟，这种鸟的
叫声就像"夸克、夸克"。这种鸟平常不轻易叫，它一叫太阳就要

落山，大地就一片漆黑，什么也看不见了。科学家们给现今发现的物质的最细微结构赋予了"夸克"的名字，看起来他们不愿再寻找下去了，再寻找下去又有什么结果呢？太阳落山了，天黑了，什么也看不见了。在这一点上，大家可以想象，如果按照这样一个模式去寻找物质的最终结构，我们什么时候能够找到这个结构呢？看来遥遥无期！在这个遥遥无期、难有希望的问题上，古人没有驻足，他只讲"夫有形者生于无形"，而不去追究这个最有形的东西，最形而下的东西。所以，《老子》讲："天下万物生于有，有生于无。"

前面我们谈到，现代科学的研究领域大概属于"形而下"的范围，也就是"有"的范围。那么，中医呢？中医属于一个什么范围呢？很显然，她既有形而上的成分，又有形而下的成分。她是道器合一的学问。所以，《老子》也好，《内经》也好，都强调要形神合一，形气合一，要形与神俱。所以，中医所探讨的，既有夸克以前的东西，又有夸克以后的东西。

中医是一门道器合一的学问，这一点有太多太多的证明。就以五藏而言，在五藏的心、肝、脾、肺、肾中，我们不难发现，它们有一个很重大的区别，就是肝、脾、肺、肾都有一个月旁结构，而心没有这个结构。这个"月"部首，《说文》把它归在"肉"部，"肉"当然是有形质的东西。所以，古人对肝、脾、肺、肾的定位是非常明确的，它属于形而下这个范畴，属于一个形器结构。那么，心呢？心就不同了，它没有这个"肉"部，也就是说它没有这个"形器"，它是形而上的东西，而非形而下的东西。五藏的这个定位，不是一个简单的定位，不是一个轻松的定位，实在的，它是对整个中医的定位，是对整个传统文化的定位。这个定位我们也可以从五行的联系中去认识，像金、木、水、土这些都是有形有质的东西，这些东西都是往下走的，因为它有重量，都受万有引力的作用，都属于器的范围。而火呢？唯独这个火，我们很难用形质去描述；唯独这个火，你放开后它是往上走的，难道它没有重量？难道它不受引力作用？这就是所谓的"形而上"，这就是道。

现在我们知道了，中医光讲肝、脾、肺、肾行不行呢？不行！还要讲心。所以，中医肯定是一门既讲形而下，又讲形而上的学

☞

心的定位不但是对中医的定位，也是对整个传统文化的定位。

问。那么在这两者之间有没有一个轻重的区别呢？这个答案也是很明确的。我们看一看《素问·灵兰秘典论》就可以知道，《论》中说："心者，君主之官，神明出焉。""君主"意味着什么呢？我想大家应该很清楚的。而《灵兰秘典论》的另外一段话，也很值得引出来供大家参考："凡此十二官者，不得相失也。故主明则下安，以此养生则寿，殁世不殆，以为天下则大昌。主不明则十二官危，使道闭塞而不通，形乃大伤，以此养生则殃，以为天下者，其宗大危，戒之戒之！"从这个五藏的关系，从这个十二官的关系中，我们可以看到，传统文化、传统中医，虽然的确是道器合一的统一体，虽然它强调要形气相依、形神合一，但是总的侧重却在道的一面、神的一面、气的一面。所以，她是一门以道御器、以神御形、以形而上御形而下的学问。

有关上述这个侧重的问题，我们还可以用一个更实际的例子来说明，就是医生的等级。《内经》里将医生划分为两个等级，即上工与下工。上工指的是非常高明的医生；下工呢，当然就是非常普通、非常一般的医生了。上工、下工怎样从更内在的因素去加以区别呢？《灵枢》在这方面给出了一个很具体的指标，就是"上工守神，下工守形"。神是什么？神是无形的东西，属于道的范畴，属于形而上的范畴，上工守的就是这个。换句话说，就是能够守持这样一个范畴的东西，能从这样一个层面去理解疾病，治疗疾病，那就有可能成为上工。反之，如果守持已经成形的东西，从形而下的这样一个层面去理解疾病，治疗疾病，那只能成为一个下工。所以，《素问·四气调神大论》说："是故圣人不治已病治未病，不治已乱治未乱，此之谓也。夫病已成而后药之，乱已成而后治之，譬犹渴而穿井，斗而铸锥，不亦晚乎！"守神就是治未病，未病就是尚未成形的病，在未成形的时候你拿掉它，不是轻而易举的事吗？等成形了，甚至等它牢不可破了，你再想拿掉它，那就不容易了，那就会吃力不讨好。

任何疾病的发生都是从未病到已病，从未成形到已成形的。按照西医的说法，就是任何一个器质性的病变都是从非器质性的阶段发展而来。在非器质性的阶段治疗是比较容易的，而一旦进入器质性的阶段，治疗就困难多了。因此，为医者不但要善于治病，更要善于识病。疾病在未病的阶段，在未成形的阶段，你就要发现它，截获它，使它消于无形。像扁鹊望齐桓侯之色一样，病还在皮肤就发现了，在皮肤就进行治疗，应该不费吹灰之力。而张仲景为侍中大夫王仲宣诊病，提前20年做出诊断，并提出相应的治疗措施。这就是见微知著的功夫，这就是防微杜渐的功夫。等到晚期癌症了你才发现它，又有多少意义呢？

目前现代医学的诊断技术从总体上来说还是处于诊断已病的阶段，也就是说这个诊断技术再先进，也只是诊断出那些已成形的病，对于未病，对于尚未成形的病，现代的诊断还无能为力。但是，到了基因诊断，检查婴儿，甚至胎儿的基因，就能发现将来的疾病，到了这个阶段，就应该是知未病了。所以现代医学从总体上说，还是向传统中医这样一个方向发展。

现在大多数人对中医的认识，都是从已病的这个层次上去认识，都是从形而下的这个层次去认识。从这个层次上去认识中医，当然觉得中医处处不如西医。我经常打一个比方，比如一个心梗的病人，心梗发生了，你会往哪个医院送呢？是往中医院送，还是往西医院送？我看100个人会有100个人要往西医院送，也许就是张仲景再世，他也会建议你送医科大附院，而不送中医学院附院。凭着这个，搞西医的人个个挺胸抬头，搞中医的人个个垂头丧气，以为中医确实糟糕，自己入错了行。如果这样比较，那中医确实不怎么样，要甘拜下风。但是，如果我们换一个角度去思考，我治的这个病人，我治的这个冠心病，根本就不发生心梗，乃至根本就不发生冠心病，我是使它不发生，你是发生了以后去救治，这两个如何比较呢？对社会，对国家，对家庭，对患者个人，哪一个更有利益？我想100个人里也会有100个人是赞成我的。如果我们从这样一个角度去比较，也许我们就会有信心。中医讲究治未病，张仲景在《金匮要略方论》的开首就指出"上工不治已病治未病"，我们这门医学的出发点，它的宗旨是治未病，是未渴而穿井，未斗而铸锥。可现在许多人偏偏要在已病的行列跟西医较劲，搞什么中医急救医学，这就叫作不自量力，这就叫作以己之短击人之长。渴而穿井，斗而铸锥，你怎么可能和现代的速度相比呢？

所以，上面这个问题是一个十分严重的问题。中医是这样的

☞
从"渴而穿井，斗而铸锥"的角度认识中医，这能够反映中医的真实吗？

一门医学，它整个地是偏向于形而上的一面，是以形而上统形而下，是以治未病统治已病。而我们现在却在完完全全地用形而下的眼光去看待它，把它当作一门完完全全的形而下的学问、治已病的学问。我们提倡科研，提倡现代化，提倡现代中医教育，完全就是用现代科学这个"形而下"的筛孔去对中医进行过滤，滤过去的是"精华"，是可以继承的东西，滤不过去的东西，就是"糟粕"，就要扬弃掉。大家想一想，这个通不过筛孔的部分是中医的哪一部分呢？必定是形而上的这部分。对上述问题我们思考清楚了，我们就会发现，原来我们所采用的现代教育方式，我们所采用的现代中医教育路子，只是一条培养造就下工的路子！

　　大家也许不会同意我的看法，认为这太偏激。但是，我们需要解释，为什么用这个模式培养出来的学生对中医没有多少信心？为什么临床医生碰到一点困难不在中医里想办法，而急着上西药？中医里有许许多多的办法，不是开两剂药就了事。除了时代造成的客观因素外，我们怎么去解释当前中医的这个现状？我想原因不外两个，一个就是教育上、传承上出了问题，一个就是中医自身的问题。可是，只要我们回顾历史，看一看这些有成就的医家，我们就会发现，问题并不出在中医身上。

3. 师徒相授

　　既然传统中医是这样一种学问，它的确有许多有别于现代科学的地方，如果我们照搬现代科学这样一个教育模式，那势必就会在这个过程中丢失掉许多东西。而丢失掉的有可能恰恰是传统中医所注重的东西。这就使我们要思考，究竟什么样的教育方式最适合于中医？

（1）访雨路老师

　　中医已有两千多年的历史，在学问的传承上有着丰富的经验，有些经验是值得我们借鉴的，其中有一条经验就是师徒相授。我想这样一种模式比较有利于中医这样一门特殊学问的传承。

　　这里我先讲个故事。1998年上半年我到北京开会，到京以后，就向朋友打听，有没有中医方面的"高手"？当然，我打听"高手"并不是要跟他"过招"，而是想找个地方讨教。因为我感觉自己中医的火候还太欠缺，而我的恩师又在1991年去世了，所以，每到一个地方我都很迫切地想找一位高人指点。这个心情有些像金庸武侠小说中描述的那样。朋友给我介绍了北京中医药大学的雨路老师，雨路老师是搞温病的，他是某位著名老中医的开门大弟子。某老是我国老中医里非常了不起的一位，他的曾祖、祖父、父亲三代皆为朝廷御医，所以，家学渊源很深。雨路老师是个悟性很高的人，而且勤于表达，随师三年，深得某老家学三昧。但由于其他各方面的原因，以后的师生关系处得并不融洽，甚至到了见面都不打招呼的地步。我在拜访雨路老师的时候，他给我谈到许多学问上的见解，我也请教了不少问题。在临送我出门的时候，雨路老师语重心长地说："刘老师，中医这个东西要想真正学好来，只有两个字，就是要有'师传'。"

这次造访，给我最深的一个感受就是临别时雨路老师送我的这两个字。什么是"师传"呢？"师传"是个传统的字眼，就是要有师父的传授。大家想一想，在我们现在这样一个教育规模里，在我们这样一个教育模式里，有没有"师传"呢？可以说没有师传！这个模式里只存在工具式的老师，却不存在师父。雨路老师与某老的关系有这样不愉快的经历，可是他还是要送这句话给我，这就说明了师父对他的影响之深。我想雨路老师的这句话对中医的学习、中医的传承，应该是很关键的一个环节。这我是有同感的。

（2）师者，人生之大宝

下面谈谈我的从师经历。从大学毕业到现在已是廿个春秋了，在这么些春秋里，我能孜孜不倦地学下去，从未回过头、泄过气，不管什么浪潮，经济浪潮、做官的浪潮，还是西医浪潮，始终都没有打动过我。现在，我之所以能在这里向大家谈出一些感受来，能够在中医这门学问里继续不断地钻研下去，为什么呢？这在很大程度上得益于我的师父。

我是1983年毕业后，于1984年元月8日拜于我师父门下的。师父名叫李阳波，现今已经去世十年余。我跟师父七年多的时间，前面

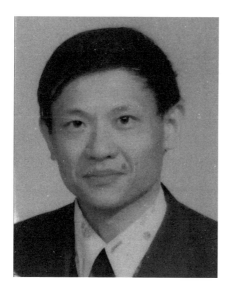

李阳波像

两年半是跟先师同吃一锅饭、同睡一张床，有时甚至是通宵达旦地讨论学问。近8年的从师生活，使我在中医这个领域里开了些窍，也就是师父把我领进门了。常言道："师父领进门，修行在个人。"这的确是古今过来人的行话。门确实是需要师父领进的，这一点非常重要。没有领进门，你始终是在门外兜圈子，有的人为什么努力一辈子还是摸不到"火门"，有的人为什么在学问之道上坚持不下来，很可能就是因为缺少这样一个关键的环节。

现在回过头来想想跟师父的这个过程，感受是很深的。这个世间的人无不是厌苦求乐的，你说光是苦没有乐，谁都不想干。所以，光是讲"学海无涯苦作舟"这一句话，已将很多人吓在学问门外了。实际上，学问一旦做进去了，一旦进了门，并非全都是苦，至少是苦乐参半，甚或乐多苦少。所以，《论语》的开首句就是："学而时习之，不亦说乎？"而不是："学而时习之，不亦苦乎？"古来都说"穷学富商"，做学问的必定穷，做生意才可能富。但为什么还会有那么多人搞学问呢？就是因为有这个"不亦说乎"。搞学问是精神上的富有，做生意是物质上的富有。能够给人真正带来安乐的，到底是物质还是精神呢？大家可以思考这个问题。但是，上面这个"不亦说乎"并不是轻易就能得到的，我想这传统的学问为什么要讲究师徒相授？

个正体现了"师传"的意义，师父可以指引你找到这个"说"、这个"乐"。而在传统文化的其他领域，"师传"的这个意义就更为突出了。这是我在传统文化里，在中医领域里，经历过的一个过程，而在这个过程中所得到的上面这个感受，值得大家参考。

教育也好，传承也好，都有三方面的意义：一是知识的传授；二是知识的运用；再一个就是创新。我们说知识，实际上指的就是已经知道的这些见识、这些常识。因此，知识实际上是已经过去的东西，我们学习这些已经过去的、旧的东西，总是会感到厌烦，所以，人总是有喜新厌旧的一面。但是，这个厌旧的一面是必须克服的，你不学习旧的知识，你怎么可能利用它去开创新知？因此，搞学问必须做到"喜新而不厌旧"。《论语》中提到做师的一个基本条件，就是"温故而知新"，"温故而知新，可以为师矣"。"故"是什么，"故"就是旧有的东西，就是知识；"新"呢，新就是创造。有创造就有新，有新就有乐。所以，你是不是一个称职的老师，就看你有没有这个东西；你的学问做不做得下去，也要看你有没有这个东西。这个东西是什么呢？就是学乐！有了学乐，学问之道就会（苟）日新，日日新，你的学问就能深入下去，就能坚持下去。没有它，学问总是枯燥的，你就会转而去求物质财富，就会转学为商，下海了……学乐从哪里来呢？从师处来！为师者能够"温故知新"，必能使你也因故知新，这也是一种克隆。学问传承应该是更值得研究的克隆。

（3）在泸沽湖的意外收获

我的先师是一位了不起的人，他曾使一些诋毁中医的西医人反过来信奉中医。他靠的什么呢？就靠的临床的功夫。但在我从师以后，先师的工作重心已经转移，他试图完成爱因斯坦在现代科学领域未完成的任务，企图在传统文化这个领域建立一个"统一场论"，工作的重心从临床转到了理论的建立。所以，我从师以后更多得到的是理论上的熏陶，而临床上则感到比较欠缺。先师去世后，我在理论上仍不断努力深入，而临床上，总觉得思路打不开，心里没有底，效果不稳定。有些时候听人说，刘力红真神，那么顽固的病，到他手里，几剂药就好啦；有些时候却听人议论，刘的理论还可以，临床却不怎么样。对这些情况我内心很清楚，特别对有些远道而来的病人，人家把全部希望寄托在我身上，可我又未能解决问题时，心里感到特别困惑和难过，心里明白，我又到了一个坎上了，也许还要有师父的提携才能迈过去。前面提到，为什么我每到一处就急着打听有没有"高手"呢？其实就是想解决这个问题。

1999年8月，我应美国波特兰国家自然疗法医学院中医系主任付海呐教授之邀，前往云川交界之泸沽湖为该系的部分研究生及本科生作《伤寒论》讲座。付海呐是一位汉学家，为复旦大学的文学博士。学成回美国后，哈佛大学曾聘请他去做教授，可是因为一个特殊的因缘，他迷恋上了中医，于是他放弃了哈佛大学教授的职位。大家应该知道，在哈佛这样一所大学谋到教授这个职位将意味着什么。可是付博士放弃了这个职位，而转过来学中医，教授不做，反而来做学生。这件事情对我们这些本来就学中医的人应该有所触动。我们许多人是被迫学中医，是在痛苦中学中医，而不是有幸能学中医，这个对比太鲜明了。我在泸沽湖给他们作了十多天的讲座，听讲的这帮人有双博士、有硕士、有本科生，还有几位根本没接触过中医的诗人、画家。开始几天只安排上午讲，下午他们自己安排，可三天下来，他们觉得光讲上午不过瘾，要求下午连续讲。十多天讲座结束了，每个人都依依不舍，都竖起大拇指称我是"great man"。这些人的称赞使我又一次感受到了中国文化的伟大，也使我感到在中西文化的交流上，只要方法恰当，是可以超越语言这个障碍的。

在这次讲座中，付博士的感受也非常深。出于感谢，他将他学医的经历告诉了我，并特别介绍了他的师父曾荣修老中医。曾荣修老中医不是科班出生，开始是自学中医，以后在"文化大革命"期间，因为特殊的机缘得以亲近成都名医田八味。大家听到田八味这个名字一定会感到很刺激，真有些像金庸武侠小说中的武林高手。不过，田老师的确是一位医林高手，田老师临证善经方，用药不过八味，故此得名。田老之临证尤精脉诊，因为应诊者极多，日看三四百，故常无暇问病，而多以脉断之。有是脉则定是证，而用是方，临床疗效极佳。曾老师从田八味后，也渐渐体悟到脉法的重要，加之自己的实践琢磨，对《伤寒论》中许多方证的脉象也有了

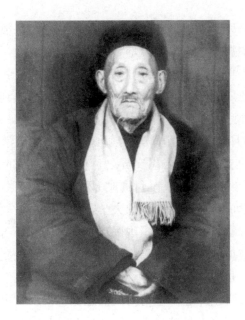

田八味像

很独到的体会，临证往往也是有是脉用是方，疗效亦多高出同道。
付博士的这番介绍令我兴奋不已，我搞伤寒虽然多年，在理论上已
有一定的感受，但在经方的临床运用上，总觉还不自如。搞伤寒，
却不能用伤寒方，那叫什么搞伤寒？我感到曾老的这些正是我当时
最最需要的，于是我请求付博士一定要将我引见给他的师父。就这
样，我们从泸沽湖回到成都之后，付博士就带我去见了他的老师。
见面后我表达了拜师的这个请求，曾老是个直爽的人，也觉得与
我投缘，加上有付海呐的引荐，便欣然接受了我的请求。2000年11
月，我把曾老接到广西，跟他抄了一个礼拜方。这一个礼拜的学习
对我的帮助太大了，前面所讲的那个坎，被曾老这一带，就轻轻地
迈过来了，使我再一次切身感受到要学好中医，师父的这个意义太
重要了。雨路老师送我的那两个字，真正是他的肺腑之言。

　　经过上面这个从师过程，现在应用起经方来虽不能说得心应
手，但比以往要自如多了，治病的把握亦与以往不同，从临床的疗
效上看，也在稳步上升。前些天为一位同行看病，病的是左颧部
位红肿痒痛，已经用过西药抗菌治疗，但效果欠佳。这么一个病摆

在大家面前，你会怎么思考呢？又是红，又是肿，又是痒，一定是要清热，要解毒，要祛风，要止痒吧，过去我可能会是这样一个思路。当时我为这位病人号脉，脉浮取可见，但有涩象，不流利，这是一个什么病呢？这还是一个太阳病，是表病汗出不彻，阳气怫郁所致。《伤寒论》48条就专门讨论到这个问题，治疗的原则是"更发汗则愈"，于是我开了一个麻黄桂枝各半汤的原方，一剂药后红肿痛痒消大半，两剂药后平复如初。麻黄汤、桂枝汤本来是治疗感冒的方，你为什么用来治疗我的左颧红肿呢？这位同道感到惊惑不已。的确，要是在过去，我顶多想到左颧属肝，红肿属热，应该用泻肝的方法。我可能会用龙胆泻肝汤，而不会想到用这个麻黄桂枝各半汤。我想我今天有这样一个进步，这样一个思路，与受曾老的指点是分不开的。这一摆又把师传的重要性摆出来了。为什么呢？这确实是由它这样一门学问的性质所决定的。这样一门特有的学问确实没有现代科学那样的通透性，特别是在技术的应用上，它不是通过中介来实现的，而必须靠我们这个主体自身去用功。所以，这样一门学问的教育过程，有些时候确确实实需要言传身教。大家想一想，这样一种言传身教，没有传统意义上的以及本质上一对一的师父行不行呢？

　　中医既是形而上与形而下二合一的学问，它的教育、它的传承就应该围绕这两方面来进行。前面我们已经谈到过，我们现今所采用的这套教育模式只能适应形而下的部分，那么，形而上的部分呢？这就要依靠真正意义上的师传，就要依靠师徒授受这样一种古代的模式。所以，中医的教育应该包括这两种形式。本来研究生招生制度的恢复应是一个可喜的苗头，导师就有点像是师父。但是，现在看来不行了，这个制度已经流于一种形式。加之具有师传经验的导师相继退位，而代之以完全科班出身的，这批人少有师传的法脉，他们很难体会师传，亦不知道何以授徒。现在的研究生，不管是硕士这个层次，还是博士这个层次，管导师叫什么呢？叫老板！为什么叫老板呢？这应该不是偶然，应该事出有因。老板与师父怎么样都想不到一块来。

随着众多名老的谢世，中医这种真正意义上的"师"还会有吗？

三、 寻找有效的方法——依靠经典

　　思想的问题解决了，信心就很自然地会生起来，加上有了师传的条件，那么，剩下来的，我觉得就是如何去寻找更有效的方法。我有一个认识，中医这门学问，要想真正搞上去，要想真正抓住她的价值，除了纯粹医学的技术成分外，还应关切和体悟她的科学层面、哲学层面，以及艺术层面。而要真正地做好这一点，不借重经典是不行的。

　　我们提出要依靠经典来学好中医，这个方法好像不合乎时宜，因为现在大多数中医院校已将经典改为选修。从必修沦为选修，经典的这个地位大大地下降了。它给人们的信息就是对于中医的学习来说，经典已经不是必需的了。为什么会发生经典的这个变动呢？首先一个理由就是中医已经发展了两千年，时代在进步，一切都在进步，我们为什么一定要死抱住这些经典呢？其次，后世的这些东西，像现在的《中基》《方剂》《诊断》及临床各科不都是从经典里总结出来并赋予了现代的意义的吗？有这些就足够了，为什么我们还要抱着经典不放？再次就是我们有关部门的调查统计。这个调查统计显示，很多人认为经典的学习没有太多的意义，学也可，不学也没有太大的损失。基于这样一些原因，经典的命运便有了上面这样一个改变。而我的体会则与上述这个认识截然相反，经典的东西不但不能削弱，而且还应该进一步加强，为什么呢？下面就来讲述这个依靠经典的理由。

1. 历史的经验

　　经典对于中医的学习和把握究竟重不重要，究竟应不应该必修？这一点如果我们从历史的角度来看待它，就会很清楚。翻开历史，我们看一看，从张仲景开始直到清代，在这长长一千多年的历史中，凡是在中医这个领域有所成就的医家，我们研究一下他的经历，就会发现，大多数医家是从经典中走出来的，大多数医家是依靠经典而获得了公认的成就。中医这样一个特殊的历史现象，不得不使我们去思考，经典为什么会具有如此大的魅力？尽管东汉以后，中医的著述汗牛充栋，尽管这浩如烟海的著述无一不自称是来自经典，但是，从一定意义上说，它们无法替代经典，无法超越经典，甚至有时会成为我们认识经典内涵的障碍。所以，到了清代，陈修园和徐大椿这两位大医家竟然呼吁要烧掉后世的这些书。当然，陈、徐的这个观点过于偏激，但却不妨碍我们从另一个角度认识中医经典的意义。

从上面这个历史事实中，我们可以感受到：自古医家出经典。古人的经历如是，那么，近人、今人呢？只要我们翻阅周凤梧等编著的《名老中医之路》，就会有相同的感受。就以大家最熟悉的蒲辅周老中医为例，蒲老初出茅庐时，求诊病人颇多，然有效者，亦有不效者。为此，蒲老毅然停诊，闭门读书三年。将中医的经典熟读、精思、反复揣摩。三年后，复出江湖，遂能于临证得心应手，以至成为中华人民共和国成立后首屈一指的大医家。对于这段特殊的经历，蒲老深有感慨地说："当时有很多人不了解我的心情，认为我闭户停诊是'高其身价'，实际是不懂得经典的价值。"无独有偶，著名中医学家秦伯未先生亦强调，要做好一个中医临床医生，每年应拿出三个月的时间来温习经典。蒲老、秦老的经验与诚训，值得我们重视。

蒲老的三年闭关。

已故名老中医林沛湘教授是我非常景仰的一位老师，林老不但理论上有心得，而且临床的疗效卓著。临床上除内科疾病外，还善治妇科、儿科甚至五官科的疾病。但林老从未读过内、外、妇、儿、五官这些临床各科的书籍，他就凭一本《内经》治病。在一次讲座中，林老深有感慨地说："《内经》的东西，只要有一句话你悟透了，那你一辈子都吃不完。"林老的这个意思很清楚，《内经》的东西，一个问题、一句话你搞明白了，你一辈子都受用无穷。这是经验之谈，这是肺腑之言啊！大家想一想，这是不是经典独具的魅力呢？一句话悟清了都能吃一辈子，那么，两句话、三句话，甚至整部《内经》你都搞清了，那会受用多少辈子呢？从林老的这个切身感受，我们看到经典的这个后延性实在太大太大，它确实是一个早熟的文化，它确实是历久弥新的东西。

经典对于医者的切身受用。

2. 扫清认识经典的障碍

要说服大家把这个逐渐被放弃的东西，把这个已经改为选修的东西，重新重视起来，是不容易的。因为大家已经习惯了用现代科学的思路来思考问题，总认为是长江后浪推前浪，一代新人胜旧人。我们怎么会认可经典能够超越时空，超越时代，超越后世呢？这简直是难以置信的，但又是在传统的许多领域中存在的事实。

我们要消除上述这个认识过程的障碍，仍然还得从理论的构建谈起。前面我们讨论过，中医经典不是光凭一个理性思考构建的，还有一个内证过程，是两者完美结合的产物。正是这样一个完美的结合，构成了梁漱溟先生所称的——人类未来文化的早熟品。而且这个未来、这个早熟的跨度异常之大，以至于我们现在还无法完全地理解这个理论。比如说形而上的这个领域，现代科学涉及的就相当少，很多东西我们无法说明，于是都归之为迷信和伪科学。实际上，并不是这么回事，只是它已经超出了形而下这个器世界的层面，它的认识半径不完全局限在形而下这个器世界。所以，你完全地用器世界的眼光来看待它，就难以完全地发现它。而造成这样一个差异的原因，就在于它的这个实验不是常规的外证实验，它是内证实验。

☞

这里是对内证实验的进一步申说，可以与12—14页的内容相互参看。

前面我向大家表述过，内证实验的问题不好谈，但是，要真心探讨中医，这个问题不得不谈。这个实验不是靠买多少设备、多少先进仪器构建起来的，不是一个有形的实验室摆在那儿，让你看得见摸得着。它完全是通过艰辛训练而构建起来的，是超越有形的东西。这就关系到一个潜能的问题。前些天翻阅《发现母亲》这部书，作者叫王东华，这部书收集的资料很丰富。其中一个章节专门谈到人的潜能问题，书中以植物为例，相同的种子，由于培养的条件不同，培养的过程不同，得出来的结果会相差很多。比如一棵西红柿，我们在农村呆过的人应该有经验，一棵西红柿能结出多少个果呢？在没看到这则资料以前，根据我以往的农村经验，我在想，一棵西红柿苗顶多可以结几十上百个果，如果再培育得好一些，充其量不过几百个吧，可一看到经过日本育种专家所培育的一棵西红柿，竟然长出一万三千多个果，不禁为之咋舌。当时这棵经特殊培养的西红柿在日本展出，引起了极大的轰动，创造了一项新的吉尼斯纪录。大家可以思考这个现象，这是什么呢？这就是潜力！同样一粒种子，由于栽培的方法不同，结果有这样大的差别。从植物种子所包含的巨大潜力，我们可以联想到，人的潜力有多大？大脑的潜力有多大？这个"大"是难以计量的。

所以，从理性上我们完全可以推断这个内证实验的存在，经过特殊的"培育"过程，这个内证的条件是完全可以获得的。有了这个条件，就可以自在地进行建立经典所需的各种内证实验。内证实验加上理性思考，这个经典就建立起来了。但是，经典的理论形成以后，后世的人往往就只学习这个理论，而不去亲身感受这个内证实验过程，久而久之，由于没有有意识地培养这个内证能力，内证的条件逐步丧失，人们甚至不相信有内证实验的存在。但在早期，像张仲景的那个时代，是不会怀疑这样一个内证实验的。所以，张仲景在《伤寒论》的序言中以"余宿尚方术，请事斯语"来结尾。张仲景这里的方术，有很大一部分就是指的内证，这一点是有史可查的。我们可以查阅《汉书》《后汉书》的方术列传，就可以知道，方术在很大的程度上是谈内证的术。

时代越往后走，人们对这个内证术，这个内证实验过程就越来越模糊，宋明为什么会有理学产生呢？很显然，到了这个时候，对内证的认识已经很不清楚了，所以，只能在理上、在思辨上绕圈子。理学的产生究竟是不是由于内证的失传，这可以从宋明人对"格物致知"的理解来作出判断。"格物致知"在这里不准备作申说，但有几个基本的原则应该弄清楚。首先"知"不是通过学习或深入分析而得到的一般性知识。这个"知"是"觉"的意思，也就是前面讲的心明的状态。就是要靠这个心明、这个觉，才能进入内证的状态，才能进行内证实验。那么，这个心明怎么来？通过格物来，格物不是像宋明人说的穷究物理，格物是要远离物欲（颜习斋尝释格物之"格"同"手格猛兽"之"格"意），这是一种精神境界，只有获得了这个境界，才有可能进入内证的状态。这个境界儒、释、道都有。孔子说的"君子食无求饱，居无求安"，其实就是讲的这个境界。《大学》里讲："知止而后有定，定而后能静，静而后能安，安而后能虑，虑而后能得。"大家想一想，这个

知是觉的意思。

"格物"是远离物欲；"致知"就是致智。

"止"，这个"定"，这个"静"，这个"安"，如果不"格物"行不行？你不"食无求饱，居无求安"，成天的物欲横流，想着这个股票要涨了，那个股票要跌了，你能够止、定、静、安吗？不能的话，怎么能得，怎么致知？在道家那里，老子讲："为学日益，为道日损，损之又损，以至于无为。"损什么呢？实际上就是损物，就是格物。而格物在佛教里，则显然指的是远离一切世间八法。所以，格物在儒、释、道里都有所指，所指的层次虽然有差异，但大体的意义上是相近的，这个与宋明的认识显然是两码事。要获得内证的能力，格物是一个最基本的条件。这个条件不具备，或者弄错了，内证就无从谈起。

宋明人将格物作细微地分析讲，作穷究讲，仅此一途，已见他们不明内证，已见他们没有实验了。

所以，到现在我们就容易看清楚，为什么中医的有些问题我们不容易弄明白？为什么我们总是很难正视经典的价值？对中医的很多东西总是抱有怀疑，为什么呢？因为我们少了内证这只眼睛。这实际上是造成我们认识障碍的一个关键因素。因此，我们要想对中医，特别是对中医的经典，获得一个比较公正的认识，首先得从思想上扫清这个障碍。

3. 三种文化

前面我们强调了理论认识的重要性，为什么要强调这个问题呢？因为现在与过去不同，过去许多名医走上学医的道路，并不先需要一个理性过程，他们是直接从感性开始的。感性这个东西很奇怪，力量很大，一旦感性的动力确定了，其他问题都好解决。古人大都是从这上面走上学医道路的。像张仲景一样，他是"感往昔之沦丧，伤夭横之莫救，乃勤求古训，博采众方"。而《针灸甲乙经》的作者皇甫谧以及其他医家都有类似的情况，都是从这样一种感性中获得动力，从而发奋学医的。

但是，现在大家来分析一下自己，看看我们有没有这个动力？我看大家并没有这个动力，即便有，也是模糊的。大家看看自己是怎么到中医学院来的。高考分数达不到清华、北大，达不到重点线，甚至入不了一般高校，于是就上了中医学院。考分不争气，无可奈何，这就上了中医学院。有没有能上清华、北大的分数而来报中医学院的呢？我看没有！大家就是以这样一种心态来学中医的，一种良性的感性动力根本就没有，这个中医怎么能学好？

我师父曾经多次跟我谈到，中医不是一般人所能学的东西，必须具有上北大、清华这样的素质的人才有可能学好中医。而宋代的林亿、高保衡亦持如是观点。他们在《重广补注黄帝内经素问》序中言："奈何以至精至微之道，传之以至下至浅之人，其不废绝，为已幸矣。"现在的情况就是这样，高素质的人对中医不屑一顾，低素质的人压根儿又学不好中医，所以，其不废绝，为已幸矣！这种情况如果不从根本上改变，中医怎么继承，怎么发扬光大？

现代科学需要高素质的人才，中医也需要高素质的人才。

高素质的人为什么瞧不起中医？这与环境的关系很大。现在大家身边所感受的都是现代文化的气息，都习惯了用一种文化视角去看待问题，去思考问题，所以，从感性的层面讲，很难产生对传统、对中医有利的动力。正因为如此，我们强调理性，要从理性的层面来分析，通过这个分析，帮助我们寻找传统的感觉，建立感性的动力。

文化实际上是多元的，不局限在一种模式里，只是现在大家业已习惯了这么一种模式，就用这么一种模式的东西去看待一切，其实，这是局限的、片面的。大家现在已经习惯了的这种文化实际上就是现代科学文化，或简称科学文化。这种文化有它鲜明的特点，就是它的时代性很强，时代进步，它也进步，真可以用日新月异这句话来形容。大家可以感受一下自己身边的一切是不是这样？看看前十年跟这十年有什么差别？差别太大了。正因为我们很鲜明地感受到了这一切巨大的变化，所以，我们会很自然地认为一切文化都是如此，长江后浪推前浪，一代新人胜旧人。时代进步了，一切文化都在进步，新的文化总比旧的文化强，古老的东西落后于今天的文化，这是必然的。有了这个认识他们怎么会瞧得上中医，怎么会重视经典？

我们说文化的多元性，就是说文化不仅仅局限在上述这样一个模式里。当然，现代科学文化在迄今为止的这样一个阶段里，都让我们感受到它是随着时代的进步而进步的。是不是其他任何文化都有这个特性呢？比如艺术文化，是不是时代进步了，艺术这门文化也一定进步了呢？我们不用专门从事艺术研究，只要粗略地回顾一下中外的艺术历史，就可以确定根本不是这么一回事。以诗词为例，比如说唐诗，以唐诗这样一种格律体裁的诗，在唐朝这几百年里已占尽风光，是不是到了宋代，这样一种诗又有进步了，又有发展了？当然不是这样。古人知道，诗写到唐的份上，诗机已然让他们占尽，要想再超过唐诗，几乎不可能了。于是宋人学聪明了，他们不再在唐诗里绕圈子，而转往另一个方向，宋词也就这样形成了气候。同样，元曲也是类似的情况。这是诗词方面。那么，音乐呢？绘画呢？情况也差不多。在维也纳，每年元旦都要举行新年音乐会，音乐会演奏的都是什么曲目呢？几乎都是大、小施特劳斯的作品。演奏这些曲目并不仅仅为了纪念，作品的水平摆在那儿。像贝多芬、柴可夫斯基，这样的顶级音乐家所代表的音乐水平，是不是过若干年、几十年、几百年就一定有发展，就一定会有超过这个水平的音乐出现呢？至少搞音乐的人都很清楚，到现在还没有出现这样的阶段。音乐也好，绘画也好，诗歌也好，在这些领域的文化，确实不像科学文化，存在线性发展的规律，它们往往是非线性的。一个高峰出现后，若干年、几百年，或许会出现另一个高峰，但这个峰的峰值并不一定能超过前一个。一个是线性，一个是非线性；一个是直线向前发展，一个是曲线徘徊。很显然，这个文化的层面和模式都很不相同。

除了上面两个层面的文化以外，还有一个特殊的文化，就是古代形成的一些文化，比如佛教文化。佛教文化诞生于公元前五百余年，由印度的悉达多太子（后人尊称释迦牟尼）所创立。与其他文化，特别是与科学文化截然相反，释迦佛没有预言他所创立的这门学科会不断发展壮大，相反的，他以一种反常规的模式预言了他的学科的三个不同阶段，那就是正法时期、象法时期、末法时期。此处我们暂且不去从专业的角度分析，为什么这样一门特殊的学问会走这样一条不同寻常的路子。这个原因我们暂且不去讨论。我们只要清楚这个现象是确凿的就行了。另外，像道家的文化，儒家的文化，实际上，它们也跟佛教的这个模式差不多。

所以，文化是多元的，并不仅仅局限在一个模式里面。若都是以发展的眼光看问题，那也不一定符合事实。在上述这些文化层面里，中医究竟属于哪一个层面的东西，或者三个层面兼而有之，这一点需要我们开动脑筋去思考。我的意见，中医至少不是局限在科学文化这一个层面的东西。所以，光从这一个层面去看待它，研究它，就难免会出问题。对于中医，有些时候需要向前看，有些时候需要向后看。

关于中医传承问题上科学主义的制约，可以参看17—18页的论述。

我常说，中医究竟属于什么样的文化，我们观察自身也许就会有答案。你可以观察，在你那里，中医究竟是一个什么情况？是发展了，还是倒退了？你是高等学府的毕业生，甚至还是研究生、博士生，如果你的中医很棒，理论和实践都没有问题，对经典的理解没有障碍，那也许中医在你那里是发展的，是一种线性的模式。如果情况反过来，你的中医不怎么样，理论不怎么样，临床也解决不了问题，特别对于经典一窍不通，那中医在你那里就成问题，就倒退了，就是另外一种模式。所以，在这里要特别强调自知之明。

另外一个重要的问题就是对于经典的认识、对于经典的评价，那是要讲受用的，对经典没有觉受，那说出来的必定是空话。所以，我奉劝那些欲对经典发表意见的人，一定要三思而后言。否则你的底线在哪儿，人家一望便知。对于这个问题的认识，孔子在《系辞》中的话说得很好："仁者见之谓之仁，智者见之谓之智，百姓日用而不知，故君子之道鲜矣。"经典的东西确实是仁者见仁，智者见智。当然，还有一句话，在这里不好说出来，不过，大家可以仔细去琢磨。现在经典改为选修了，为什么改为选修呢？当然是它的重要性、必要性下降了，当然是在某些人眼里，经典的"仁""智"成分不够了。另外一个支持经典改为选修的依据就是搞民意调查统计，弄几百份，甚至上千份问卷，要大家在上面打"√"或者打"×"，结果许多人的确在经典的一栏里打了"×"，这个结果经过统计处理好像有意义，因为多数的人认为经典的意义不大，可以改为选修。但是，如果按照孔子的标准，这样的调查有可能没有丝毫意义。为什么呢？因为这是一门见仁见智的学问，你是仁者你方能见仁，你是智者，你方能见智，如果你什么都不是，你怎么见得到经典中的"仁""智"？那你当然会说经典没啥意义，甚至选修都可以不要。前面我们不是说学习经典要有觉

仁者见之谓之仁，智者见之谓之智，愚者见之谓之愚……

对"觉受"的理解请参看33页的有关申说。

受吗？觉受没有生起，你绝不会说经典的好话。所以，这个对象问题很重要，不是你随便拿一个人来问话，都可以反映真实。

举个例子，像中国古代的四大文学名著，《三国》《西游》《水浒》《红楼》，前三部我都读过不只一次。可是"红楼"呢？我很想读它，也看过不少名人的赞许，特别毛泽东就非常推崇这部名著。可是我每次读它，读到几回，最多十几回就读不下去了，也不知道什么原因，所以，至今我连这部名著也没能通读一遍，只知道个"赤条条，来去无牵挂"，设想如果红学的东西问到我，那会是什么结果呢？我前面曾经跟大家介绍过我们学院的已故名老中医林沛湘教授，在林老那里，现代的内、外、妇、儿这些书可以不读，但是《内经》却不可以不读。林老不读内、外、妇、儿，他就凭一部《内经》。可是内、外、妇、儿的病，他都治得很漂亮。如果问卷问到林老那里，大家可以想一想他会是怎么回答。

所以，像经典这样一些见仁见智的学问，我们在征询它的意义时，一定要注意对象，不是你认为经典没什么就没什么，你认为经典没什么，恰恰证明了你在经典中没有得到什么。人家下海发了财，成了百万富翁，偏偏你下海不但没赚到钱，反而亏本，那你当然说下海不好。经典的意义实际上也是这么回事。

4. 学习经典的意义

（1）不是守旧

上面我们从文化层面的角度来谈经典，目的就是想说明，经典的年代虽然久远，但它不一定就过时了，就落后了。所以，大家不要轻易地否定它，遗弃它。不过话又说回来，我们现在强调两千年前的经典，大家还是会担心，这是否在守旧？因此，对于新、旧这样一个概念，大家还是应该从多层面去看待。

张仲景在《伤寒杂病论》的序言中谈道："上古有神农、黄帝、岐伯、伯高、雷公、少俞、少师、仲文，中世有长桑、扁鹊，汉有公乘阳庆及仓公。下此以往，未之闻也。"张仲景在这段文字中所显示的资料，提醒我们注意这样一个问题，为什么正值经典产生，或愈是接近经典的年代，名医、大师愈多？而为什么一旦远离这个时代，名医、大师就"未之闻也"？这个现象值得我们去思考。所以，我们现在强调经典的重要，并不是为了其他什么，而是明知我们在时间上离经典愈来愈远了，但是，能否通过有效的学习，使我们在实质上接近它呢？接近它，其实就接近了这些大师。我们通过学习经典，最后把我们自己造就成了雷公、少俞、少师，这有什么不好呢？我想这是我们学习经典的最根本的意义。

张仲景在序言的下一段文字中接着谈道："观今之医，不念思求经旨，以演其所知，各承家技，终始顺旧。"从这段文字我们可以看到，仲景在1700年前已经清楚地说明了什么是守旧、什么是创新。当时的医生中，各人只抱守家传的一点经验，这就叫守旧；而反过来呢，能够"思求经旨，演其所知"，这就是创新。所以，我们学习经典，学习《内经》《伤寒》这些著作，完全是为了"演其所知"。"演"是什么意思呢？"演"就是推演、扩大、发展、延续的意思。能够把我们那点局限的知识发展、拓宽开来，能够发扬光大它，这个东西就是经旨。现在我们老说中医要创新才有出路，但你凭什么去创新呢？所以，搞经典完全不是守旧，而是为了创新。这一点你学进去了，你就会有体会，这个过程究竟是不是创新，你会有感觉，临床实践上也会有印证，光是口说还不行。

我经常谈到，做学问要学会"喜新而不厌旧"，这也是孔子的一个思想。孔子所说的做学问的一个关键就是："学而不思则罔，思而不学则殆。"大家好好琢磨这句话以后再来做学问，不管你做什么学问，西医也好，中医也好，我看就会有着落。

学，学什么呢？学就是学习过去的、现在以前的东西，实际上就是旧有的东西，只是这个旧的程度有不同而已。光学现有的东西行不行呢？这种为了学习而学习，孔子认为那是罔然。所以，光是学了很多东西，知识积累了很多，哪怕你成了一部活字典，那还是不行。有知识，不一定有学问。古人的这个认识是很有道理的。所以，孔子说学了还要思，思是什么呢？思就是一个组合的过程，通过这个组合，各种材料、各个部件逐渐碰撞、接触，融合成新的东西。因此，这个过程实际上就是创新的过程。"喜新"这是每个人的习性，但新不能凭空来，新是从旧中来，所以，"思而不学则殆"。没有材料，我们怎么搞建筑？学习经典亦是如此，要想有收

只有真正地把握传统，才能真正把握现代。

获，就得这样去做。不这样做，光学不思，你哪会有收获，当然是白打工，罔罔然！现在听许多人说《内经》《伤寒》没什么，不是丢在一边，就是束之高阁，心里面很是难过。这样宝贵的东西，他们却说没什么，怎么不叫人痛心？所以，学经典必须要即思即学，即学即思。

（2）万变不离其经

我们说经典的意义再怎么强调也不过分，这是有实义的。这里我想给大家讲两个我经历的故事。

1998年上半年，因为一个偶然的机会，结识了南宁附近宾阳县上的一位老中医，老中医名叫廖炳真，我喜欢称呼他廖老。廖老从医几十年，在某些病的治疗上有独到的经验，但更使我感到佩服的是廖老的医德与人格，所以，我很喜欢去拜访廖老。而廖老亦视我为忘年交，有什么心得都毫无保留地传授给我。一次，廖老给我讲蛇伤的治疗。在旧社会，有些江湖郎中治疗蛇伤往往都会留一手，这一手的方法很巧妙，让你根本没有办法察觉。郎中给你治蛇伤，很快就把蛇毒治住了，让你没有生命危险，很多症状也消除了，可就是有一点，伤口老不好，隔上一段时间伤口又腐烂，你又得到郎中那儿买些药，管上两三个月，就这样拖上一年半载，甚至更长的时间。在江湖上，这叫郎中钓病人，病人养郎中的招数。但是，这个窍门被廖老从父辈那里探知了。窍门就在忌盐，如果让病人忌盐几天，再吃上几剂解毒、生肌的药，伤口很快就长好，而且不再腐烂。就这么一点奥妙，可要是你不知道，你会被折腾得够呛。

听过廖老的这席话后，我就在琢磨，这不就是《内经》的东西吗？《素问·金匮真言论》上说："北方黑色，入通于肾，开窍于二阴，藏精于肾，故病在溪，其味咸，其类水，其畜彘，其谷豆，其应四时，上为辰星，是以知病之在骨也，其音羽，其数六，其臭腐。"肾家的臭是腐，所以，凡属腐烂一类性质的病变都与肾相关。肾病需要忌盐，"多食盐则伤肾"，这既是《内经》的教证，也是普通老百姓都知道的常识，蛇伤引起的伤口腐烂，忌盐几天，再吃几剂普通的中药，伤口便从此愈合，这是一个多么神秘而又极其简单的事实。经典的东西就是这样，没有揭开时，它非常神秘，揭开了，又这么简单，这就是至道不繁！这些东西，百姓日用而不知。像这些江湖郎中，他绝不知道，他留的这一手，原来是《内经》的东西。这就是君子之道。

还有一件事，就是廖老治骨癌的经验，骨癌在所有的癌症里，疼痛是最剧烈的。而且这个疼痛往往很难止住，就是用上麻醉剂，效果也不见得理想。而廖老对这个疼痛有个撒手锏，虽然骨癌最后不一定都能治好，但是这个疼痛却能很快地消除，这就在很大程度上解除了病人的痛苦。廖老用的是什么药呢？就是在一些草药里面加上一味特殊的东西，然后煎汤外洗患处，洗几次以后疼痛就能逐渐消除。这味特殊的东西很灵验，加上它就很快止痛，不加它完全没有这个效果。这样特殊的东西是什么呢？就是棺木的底板上长出的一种东西。过去人死了，用的是土葬，把尸体放在棺材里，再埋在土里，埋下去以后，这个尸体就逐渐腐烂，腐烂的这些东西就往下渗，渗到棺木的底板上，连同木质一同腐坏，上面这个东西就是感受这个腐气而生的。大家可以闭目沉思片刻，在所有的腐气里面，还有比人的尸体腐臭更厉害的吗？所以，说到腐字，应该到这里就打止了。既然这个东西是感受这样一个腐气而生的，那么，按照上述《内经》的教言，它与肾的病变就有一种非常特殊的亲缘关系，所以，用在骨癌上有这样特殊的疗效。后来我问廖老，是谁告诉您用这个方法的？廖老也说不出所以然，这个方法既没有传承，也没有理论的依据，廖老只是觉得骨癌是个怪病，而上述这个东西也是个非常的东西，那就以怪治怪吧，可万没想到有这样好的效果。当我将上面的那段经文翻给廖老看时，廖老这才恍然大悟，原来这又是《内经》的东西。

上述这两个事例，虽然比较特殊，但都可以从《内经》里面找到教证。当然，这个过程是被动的，事情发生了才去找依据，但这个被动的过程让我们感受到了经典的内涵、经典的潜力。让我们对经典的每一句话都感到不可小视，如果我们对经典建立了这样的信心，然后变被动为主动，利用经典去主动思考一些东西，很多问题就会迎刃而解。所以，我坚信，我们从《内经》里面必定能够找到解决艾滋病的方法。

另外，我再讲一件相关的事情。几年前有两本书曾经引起很大

得其用者，腐朽亦能神奇。

的轰动，一本是美国人写的《学习的革命》，一本是日本医学家春山茂雄博士写的《脑内革命》。尤其是后者，引发了世界范围内的脑研究热潮。《脑内革命》这部书的一个焦点问题就是探讨如何提高大脑的效率，唤醒脑细胞的巨大潜能。而这个焦点又集中在如何引发大脑的α波，如何激活内啡呔的分泌。在增加内啡呔的分泌，使大脑处于更多α波状态这个关键环节上，春山茂雄博士总结并提出了许多有效的方法，其中包括运动方面、饮食方法和调节心身方面。在饮食方面，春山茂雄博士的研究显示，在日本所有的常用食品中，唯独有一种日本人很钟爱的食品，在促进内啡呔分泌方面独占鳌头。这种食品，类似于中国的豆豉，就是大豆经过发酵以后制成的，这是日本人每天早餐必备的食品。这种食品为什么对提高大脑功能有这样独特的作用呢？打开经典我们才发现，答案还是在《内经》里面。

上过《中基》大家都很清楚，这个属于神经系统的脑，与肾的关系最密切，有道是："肾主骨生髓，髓通于脑。"所以，要想改善和提高脑的功能，从中医的角度来思考，就要从肾入手。这是一个基本的方向和原则。这个方向确定后，那就好办了。还是上面的《素问·金匮真言论》的那段话，肾的谷为豆，其臭为腐。肾之谷为豆，这个很好理解，大家只要拿一颗豆瞧一瞧，你就明白了，豆的外形与肾怎么样？简直一模一样，只是缩小了。所以，豆与肾有一种非常的关系，这是不难理解的。另外，经过发酵的豆，使上述这个"亲情"关系又密切了许多。为什么呢？因为发酵，实际上就是一个腐质化的过程。所以，发酵以后的豆，对肾的作用更大了，对肾的作用大，当然对脑的作用就大，这就从经典的角度印证了春山茂雄的研究。

上面这段短短的经文我们已经用它来说明了三件事情。当然，还可以继续地说下去。从这个过程，我们应该可以感受到一些经典的魅力。事情不管你再复杂，不管你再怎么变化，似乎都没有逃出经典，这就叫"万变不离其经"。

（3）读经开智

讲到经典的意义，我还有一个切身的感受，就是经典与智慧很有关系，它不仅仅是一个知识问题。如果大家以为研习经典仅仅是为了增加一些知识，那经典的意义当然就不大了。知识多了不一定就有智慧，知识多了，也不一定学问就高，这个关系大家应该搞清楚。而读经典却确实能够提高智慧和学问。所以，我经常说，学问是从读经开始的。在这一点上很多人有共识。

现代的脑科学研究认为，人的左脑是逻辑脑，主管语言文字、逻辑思维，人类所使用的大部分是左脑。而右脑是直觉脑，这右脑大部分时间是在闲置，当然，这与科学讲求逻辑是有关联的。近些年的脑科学研究表明，人们已渐渐地把目光瞄向右脑这块处女地，如上面提到的春山茂雄的《脑内革命》就较多地阐述了这个问题。实际上，大脑处在较多的α波状态，就是一种唤醒激活右脑的状态。

对于上述的左、右脑，我喜欢用另外一个概念来描述和定义。左脑，也就是我们常说的逻辑脑，定义为现代脑；右脑，也就是我们常说的直觉脑，定义为传统脑。所以，左、右脑之间的关系，实际上就是现代与传统的关系。

具体地说，现代脑的含义是什么呢？所谓现代脑就是这一世的脑，或者称现世脑，自从你生降到这个世间，与你相关的一切信息就贮存在这个脑里。所以，如果从信息的角度来看这个左脑，它的信息容量有多大呢？就与这一辈子的经历有关。经历的时间长短，这个要看每个人的寿命，经历事情的多少，这个要看每个人的阅历。但总体来说，与它相关的信息就只是几十年，至多百年。这是左脑的大体情况。那么，传统脑呢？传统脑的信息要大得多了，可以说人类历史上所经历的一切，都有可能与右脑发生联系。所以，右脑所贮存的东西，或者说与右脑发生联系的这些信息、这些经验，就不仅仅是这几十年、这百年。这个信息关联的跨度可能是几百年、几千年、几万年，甚至若干亿年。而且这个信息，这个经验不是个体的，有可能是整个人类文明的整合（这有点像道金斯所谓的"觅母"）。如果我们借用一个藏传佛教的概念，这个右脑，也可以叫作伏藏脑。什么叫伏藏呢？伏就是埋伏潜藏，藏是宝藏，人类无始以来的文明宝藏都潜伏在这个右脑里。如果从意识的角度，我们也可以说，人类无始以来的意识宝藏都埋伏潜藏在右脑里。我

知识和智慧的区别。

们这样来对比左、右脑，就知道这个差别太大，大到难以形容的程度。只可惜现在大多数人没有认识到这一点，他们只知道现代脑，而没能认识传统脑，进而想方设法去开发它。

大家可以思考，认识右脑，进而开发右脑，这是一个什么概念。这是真正地站在了巨人的肩膀上，我们站在这个基础上往前走，与我们仅仅依靠个体的、非常局限的这几十年，这是一个什么量级的差别？所以，认识、研究左右脑，这个意义太大了，大家不可小视它，也不要当作天方夜谭，这绝不是天方夜谭！我们从《脑内革命》的研究，已经可以看到这方面的可喜苗头。而更值得关注的是，俄罗斯生物学家亚历山大·卡缅斯基在近期得出结论，人的记忆除了我们所知的神经记忆之外，尚有一种遗传记忆和免疫记忆。其中，遗传记忆又被称为"自然界的储备基金"，这与我们前面所称的"伏藏脑"有极为相似的地方。

☞

人是传统与现
代的完美结合
体。

学医的人都大体知道大脑的结构，在左、右脑之间有一个沟通和联结两侧大脑的结构，这个结构叫脑胼体。脑胼体的存在说明左、右脑之间的联系是必然的，右脑的信息完全可以通过适当的方式交换到左脑而为其所用。所以，传统与现代的结合也是必然的，这里面有生理结构作基础。我这一小节的题目叫"读经开智"，阅读经典为什么能开智慧呢？其实这个意义就体现在上述这个过程。有效地阅读经典、研究经典，可以帮助我们挖掘伏藏，可以帮助我们打开上述的伏藏脑，从而让人类文明的共同宝藏源源不断地流向个体。这个过程如果实现了，大家想想，怎么会没有智慧，怎么会没有学问呢？大家如果从这个高度去认识经典，经典就有意义了，经典就容易学进去了，这是真正的源远流长啊！

☞

愿意开取你的
伏藏吗？

当然，现在许多人不但不会对我们上述的观点表示赞许，而且还会嗤之以鼻。因为他们一提到传统就喜欢跟现代对立起来，以为传统的东西都是阻碍现代的，都应该抛弃。其实，这样的认识是没有真正地认识好传统。在门外谈传统，对它望而生畏，这种做法是不可取的。台中师大的王财贵教授有一句话说得非常到位："凡是将传统看成是包袱的人，不是懦弱者，就是败家子！"希望大家能以懦弱者和败家子为戒。传统怎么可能是包袱呢？它是资本！通过适当的"投资"，它可以发展和壮大我们的事业。

5. 认识经典与现代

下面我们从另一个角度来讨论经典，可以分三方面谈：

（1）保守性问题

一提起经典，一提起传统，大家都免不了会想到一个问题，就是文化的保守性问题。以为现代文化必然都是开放性的，而经典的、传统的文化，必然带有保守性。中国为什么落后，中国为什么没有产生近现代科学，这些似乎都与我们的文化有关，都是我们文化中固有的保守因素造成的。这样一来，传统的东西当然就成了障碍。但事实究竟是不是这么回事呢？如果我们对传统的文化持这样一种见解，那就是太不了解我们的文化了。

在一次座谈会上，杨振宁博士专门谈到内地的科学家为什么至今仍未有一位问鼎诺贝尔奖。他认为，一个很重要的因素就是受儒家文化保守性的影响。在这里，我想单就儒家文化的保守性问题提出来与杨振宁博士商榷。

认为儒家文化有保守性，我想杨教授的这个观点是很有代表性的。现在要是抽问10个人，起码会有9个人这样回答。但是，儒家文化究竟有没有保守性呢？有保守性，你要拿出证据；没有保守性，你也要拿出证据。这个证据从哪里找呢？当然要从孔子那里找，当然要从正宗的儒家文化里找。

《论语》是儒家文化的重要经典，我们翻开《论语》，哪一点体现了儒家文化的保守性呢？这一点我们似乎看不到。而相反的，我们看到了它的另一面，它的开放性。

《论语》的第一篇是"学而"，也就是谈论学习方面的问题，一门文化它有没有保守性，它是不是故步自封，很重要的就是看这个学习的方面。在"学而"篇里，孔子开篇即言："学而时习之，不亦说（悦）乎？有朋自远方来，不亦乐乎？人不知而不愠，不亦君子乎？"孔子开篇的这段教诲，实际上道出了治学的三大窍诀。

第一窍诀是"学而时习之，不亦说（悦）乎？"大家不要小看了这个窍诀。它不仅仅是学习了知识，要经常安排复习的问题，大家都经历过复习，大家回想一下，学习了，复习了，是不是就

中国本土女科学家屠呦呦从中医著作《肘后备急方》中得到启发，成功提取治疗疟疾药物青蒿素，获2015年诺贝尔生理学或医学奖。

儒家的学问就是重行的学问。

产生了快乐呢？是不是就有喜悦呢？当然，"时习之"还不仅是指复习的问题，更多的是指实践的问题、用的问题。大部分经验告诉我们，学习这个过程是枯燥的，要不然，怎么会说"学海无涯苦作舟"呢？所以，在学问海里没有几个人能坚持下去。为什么呢？因为没有见到"悦"。没有见到"悦"，那学习就是件苦差事，吃力不讨好，哪个愿意去做？前些年为什么那么多人下海经商，原因就在这里。海里面有"悦"，书里面没有"悦"。有几个人能见到书中的玉女，有几个人能见到书中的金屋呢？所以，学问能不能真正地活到老学到老，关键的就要看他有没有这个"不亦说乎"。这个"不亦说乎"在学问上叫"学乐"，要有学乐融融，在佛道里叫"法喜"，要法喜充满。初学的修行僧，为什么叫苦行僧呢？因为这个过程非常苦，几乎没有乐趣可言，全靠一个信念在维持。所以，这个阶段戒律很重要，要靠这个戒律来约束，否则坚持不下去。而一旦迈过了这个阶段，学以致用了，在用中有了乐趣，有了感受，真正产生了法喜，到了这个境界，那完全就不同了。你不用再担心你的信心会退失，不再需要用什么东西来强迫你、约束你修持，你会自然而然地去行持菩萨道。修行变成了你的生命，修行变成了你的生活。这又叫无勤而作。所以，学问能不能做下去，修行能不能搞下去，这个"学乐"、这个"法喜"是非常关键的因素。这第一个窍诀就是讲的你要设法获得这个东西，这样你的学问就有了基本的保障。学习为什么一定要讲兴趣呢？兴趣就与这一窍诀有关。

第二窍诀是"有朋自远方来，不亦乐乎？"在"学而"篇里讲"朋"，显然这个朋不是讲的一般的酒肉朋友，或义气朋友。这个朋友是与学习有关的朋友，是有志于学问的这么一帮人。古人讲："同门为朋，同志为友。"但这个同门我们不应该狭隘地去看，认为同一个师门才叫朋，这个同门是广义的，同一个学门都叫朋，也就是凡有志于学问的都是朋。朋从远方来，这个远方有可能指鲁国某地，有可能指秦国，当然也可能是楚国、燕国，甚至是偏邦。这些来自不同国度的学人自然带来不同的文化、不同的学问。与他们在一起交流，吸取新鲜血液，难道不是一件值得庆幸的事吗？按照今天的地理观念，这个远方为什么不可以指西方，为什么不可以指美国呢？所以，孔子的这第二个窍诀明明是在讲学习就要善交流，就要有开放。保守和自封会有什么后果呢？孔子告诫说："独学而无友，则孤陋而寡闻。"这是第二窍诀。

第三窍诀是"人不知而不愠，不亦君子乎？"这个窍诀也很重要，它讲的是做学问要能耐寂寞。这个窍诀对于做传统的学问，特别是像中医这样的学问尤其重要。学中医要是不能耐寂寞，三年两年就想出名，就坐不住了，那我劝你尽早改行，改个什么金融或电子，也许会更适合你。学中医要能够沉潜下来，十年、二十年人不知你都不愠，这样才有可能学好中医。

做学问一要讲兴趣，要有学乐，学习要想坚持下去就必须有这个东西；二要开放，要交流，不能故步自封，孤陋寡闻；三是学问要做得深，要真正成为学问家，就必须能耐寂寞。大家想一想，这三条能够少吗？一条都不能少！从孔子给出的这三大窍诀中，我们可以感受到，儒家文化哪有一点保守性呢？根本没有！

以上我们是讲道理，讲理论依据，下面我们可以摆事实。大家知道，中国文化主要有三大块，就是儒、释、道。其中儒、道是土生土长的本土文化，而释家则是完完全全的外来文化。三者之中，儒家始终是主导文化。讲三家文化，大家就应该留意一个问题，释家文化是怎么传入我国的？这个异域文化的传入说明了什么？

儒家祖师孔子出生于公元前551年，佛教创始人释迦牟尼的出生年代亦大致相近，约在公元前565年。佛教最早传入中国的时间，约在公元前2年，即西汉哀帝元寿元年，距孔子不过400余年的时间。这正是儒家文化非常鼎盛的时期，儒家文化是主流文化，皇帝老子就以这家文化来治理天下。可以说，在这个时期，儒家文化是说话算数的。大家不妨思考一个极简单的事实，如果儒家文化是一门保守性很强的文化，如果儒家文化故步自封，那么，在这个时候，佛教这个异域文化有可能传入中国吗？简直一点可能也没有！就凭这个事实，已经足以说明儒家文化是一门开放性、吸纳性很强的文化，哪有一点保守可言？说儒家文化保守，很显然，这个儒家文化已然不是孔子所创立的这个文化，而是被后世的这些徒子徒孙们歪曲了的这个文化，这哪能算是儒家的文化呢？所以，要了解儒家，就一定要到孔子那里去了解，这才算正宗。同样，要学正宗的中医，也一定要从经典着手，这就避免了以讹传讹。这是我们强调学习经典的另外一层意义。

（2）古典音乐与流行音乐

谈到经典的特殊，以及它与现代的差别，我们可以作一个很形象的比较，就是古典音乐与流行音乐的关系。大家可以感受一下，古典音乐与流行曲在现代是一个什么情况？

我们可以设置一个问卷，在年轻人当中，甚至扩大到整个人群中去调查，看喜欢流行音乐的有多少，喜欢古典音乐的有多少。我感觉这个问卷不问即知，喜欢流行音乐的占绝大多数，喜欢古典音乐的寥寥无几。大家可以看一看港台歌星、大陆歌星的演唱会，歌星往台上一站，眼睛一闭，台下人山人海，群情亢奋，有时简直到了疯狂的地步。而演奏古典音乐呢？情况就大不相同了，演奏厅里静悄悄的，人也少得多，最多在一曲终了有些掌声，这个反差太大了。

现代的人为什么喜欢流行歌曲，为什么不喜欢古典音乐？这是非常值得思考的问题，这反映出了现代人的内心世界。透过这个现象我们可以发现许多问题。流行歌曲在过去叫作下里巴人，它是一种很浅白的音乐。比如唱爱情的歌，它似乎把什么都唱出来了，爱得死去活来，爱得发疯，不管你在什么时候，什么心态下，你一听都会知道它是首爱情歌曲。可是古典的音乐呢？情况就不同了，比如我们听贝多芬的《月光奏鸣曲》，你不静下心来，你不认真地去感受，你根本就不知道这首乐曲的主题是什么。

音乐和歌曲都是为了抒发内心，表达意志。流行歌曲较古典音乐在表达上虽然更加直截了当，但是，正如古人所说：书不尽言，言不尽意。对于很深沉的内心世界，对于复杂的感情，这种很浅白的旋律是没有办法表达的。可是大家为什么还要这样偏爱它呢？从这样一个喜好，我们可以感受到现代人的浮躁心理、现代人的急功近利。他们只喜好吹糠见米的东西，做什么都要立马见功，而不愿意静下心来感受什么、体悟什么，这种情况令人忧心。

在中医界，为什么要取消经典？为什么对经典的重视程度日益下降？中医界的这个情况正好可以用上面这个例子来说明。经典就好比古典音乐，而现在的这些书籍，包括各种教材，就好比流行歌曲。经典的东西不像现代的教材这样浅白，拿起来什么都明了，它需要你去感受，需要你去悟。这个过程与听受古典音乐十分相近。要真正感悟出"味"来，并不那么容易，而一旦你感悟出这个"味"了，你才真正知道它的意义，你才知道音乐的真正生命力在古典音乐那里。同样，中医的真正生命力亦存在经典里面。

大家应该都喝过茶，喝过饮料，茶与饮料有什么区别呢？饮料很方便，打开来就能喝，而且立马可以尝到它的滋味。可是茶就不那么方便了，它讲究沏泡，特别是工夫茶，这个过程很讲究，而且味要慢慢品，这个比饮料要麻烦得多。所以，很多人没这个耐心，宁可去喝饮料。但是，饮过以后的回味，饮过以后的感受，饮料是没法跟茶比的。相信大家都有过这样的经验。读经典与读后世的书就有点像品茶与喝饮料，大家可以认真琢磨，看是不是这么回事。所以，我们不能用喝饮料的眼光去看品茶，同样也不能用流行歌曲的标准去衡量古典音乐，如果我们把茶当成饮料来喝，这个味你是品不出来的。

☞

诸位还是"吃茶去"！

（3）《中基》能不能取代《内经》

经典为什么要改成选修？甚至很多人干脆主张取消经典。很重要的一个原因是，他们认为，现在不是有《中基》教材吗？《中基》不就是从《内经》里来的？而且较《内经》更清楚、更明白。所以，《中基》为什么不可以取代《内经》呢？应该完全可以。

《中基》取材于《内经》，这是不争的事实。但是，《中基》能否真正涵盖《内经》，进而取代之呢？我们想举两个例子来说明。

☞

茶杯能盛得下茶壶吗？

第一个是病机，病机这个概念是中医一个很关键性的概念，它出自《素问·至真要大论》。综观《内经》全篇，就是这一章讨论这个问题。这样一个问题放在"至真要"里来讨论，已足见它的重要性。与之相对应，在《中基》里，病机亦立了专门的章节，而且在章节下罗列了许多内容。可是你看完这整个章节后，你就会感到这是在挂羊头卖狗肉。为什么呢？因为真正的《内经》中的病机，它只字不提。用《内经》的病机作名，可实际上《内经》中那么丰富的病机内容却不提，这个差别大家可以自己去感受，此其一也。

另外就是《中基》对病机这个概念的解释。这里我们引用它的原文："病机，即疾病发生、发展与变化的机理。"病机能不能作机理讲，这个差距有多大，我们可以从文字上去考究。病，这里当然可以作疾病讲，当然与疾病的发生、发展、变化有关，但是，"机"作什么讲呢？"机"是不是机理？我们翻《说文》、翻《康熙字典》，都看不到这样的解释。机的原意我们可以从《说文》那里看到："主发谓之机。"箭在弦上要发出去，必须拨动这个机。其他任何事情都是这样，都有一个机，只有触动这个机，事情才会发生，不触动这个机，其他的条件再多，也没办法引发事件。机就是这么一个东西，它是事情发生的最关键因素。它是点，不是面。可是触动这个点，就能带动面。所以，病机就是疾病发生、发展、变化的最关键因素，这个关键与机理显然不是一码事。这就让我们看出了《中基》与《内经》的不同，《中基》有些时候很难说明《内经》。这是第一个例子。

☞
我们靠什么来
天人合一？

第二个是"肺主气，肺主治节"。我们首先来看"肺主气"，在《中基》里，这个气指的是一身之气和呼吸之气。肺所主的这个气究竟是不是指的一身之气和呼吸之气呢？从《内经》里我们知道，肺主气实际上说的是"肺者，气之本"，这段经文出自《素问·六节藏象论》里。《六节藏象论》在讲说肺的这一重要功能前，首先探讨了气的概念。让我们来看一段黄帝与岐伯的对话。黄帝问曰："愿闻何谓气？请夫子发蒙解惑焉。"岐伯曰："此上帝所秘，先师传之也。"帝曰："请遂闻之。"岐伯曰："五日谓之候，三候谓之气，六气谓之时，四时谓之岁，而各从其主治焉。"上面这段对话是很关键的对话，但也不失幽默。黄帝说，我很想知道气这个概念是说的什么，请夫子给我发蒙解惑，好让我清楚它。可这一问触到了岐伯的难处，这个问题本来不应该轻易说出来，这是"上帝所秘"的东西，是先师单传下来的，可是碰到黄帝问起来，又不能不回答。没办法，只好如实言之。什么是气呢？五日为一候，三候为一气，也就是十五天，这个十五天的周期就叫作气。大家算一算一年有多少个"气"呢？一年有二十四个气。原来这个气指的就是节气。这不很简单吗？现在读小学都能背二十四气歌，翻翻日历我们也知道，今年2月4号立春，再过十五天就是雨水，再过十五天就是惊蛰，似乎没什么稀奇。可是大家想一想，在当时这可是一个要命的问题，你如果知道了它，老天的奥秘你就知道了，天地变化的节律你就知道了。所以，这不是一个小问题。

中医一个很重要的特色就是整体观念，天人合一。天人怎么合一呢？说白了就是天地在变化，人也要跟着变化，这个变化的节律要能够同步。从上面这个气的概念中，我们知道了天地变化的基本节律就是气，也就是十五天一个变化，十五天一个变化。在这个节律上，人也要有一个类似的同步变化，这个变化跟上了，天人就合一了。那么，在人体内，具体是哪个部门负责这个基本节律层次上的天人同步变化呢？就是肺。所以，"肺者，气之本"，说的是这么一件事。这个气与呼吸之气，与一身之气又有什么关联呢？显然没有什么大的关联。

再一个就是"肺主治节"，《中基》里把这个"治节"说成是"治理和调节"，这个差距似乎就更大了。什么是治节呢？治节这个概念出于《素问·灵兰秘典论》，它与后面的气之本是相呼应的。我们前面讲的这个三候为一气，实际还是一个笼统的称呼，细分起来，一个月的两个气，一个叫节气，一个叫中气。所以，统称为二十四节气。这样一来，我们就知道了节与气实际上是非常相近的概念。治节当然是治的这个"节"，怎么会扯到治理和调节的问题？即便它是调节，调节什么呢？

"治节"不宜解作"治理和调节"。

有关上面的"肺主气""肺主治节"，我们还可以从其他一些方面来思考。肺处胸中，其外包以肋骨，大家数一数，肋骨有多少根呢？左十二，右十二，一共是二十四根，正好是二十四节气这个数，这是巧合还是必然呢？是一年先有二十四节气变化，还是先有二十四根肋骨呢？大家可以思考这个问题。

另外，节与关节也有关联，我们先看一看人的四肢大关节一共有多少？一共有十二个，每一个关节由两个关节面组成，合起来还是二十四个面，这里一个面与节气相应，一个面与中气相应。四肢应四时，每一肢有六个关节面，正好应"六气为一时"。关节与节气相关，与天气变化有关，这是平常老百姓都知道的。我们可以问一问周围上年纪的人，特别是一些关节有毛病的人，他们对天气变化的敏感程度往往超过气象仪器。气象预报说有雨，他可以说没雨，结果真的就没雨。他为什么敢这样断言呢？因为他的关节有反应，这个反应与天气的变化是十分相符的。所以，我们完全可以把关节看作是人体对天气变化的一个感应器。而这个感应器是由肺来掌管的。

弄清了肺与节气的这层关系，肺的意义也起了根本的变化。天人相应，实际上在很大程度上就落实在这个"肺主气""肺主治节"上面。但是，我们看一看《中基》，却根本没有谈到这方面的问题，如果现在就急着用《中基》来取代《内经》，大家想一想会是一个什么结局？

6. 如何学好经典

（1）直觉与工具的重要

☞
"咬文嚼字是
中国文化之最
高境界。"

学习经典必须有方法，而基本的一个方法就是要懂得借重工具。经典产生的时代早，由于特殊历史条件的限制，它必须用很精练的语言文字来表述它那深广的内涵，这是经典的一个特色。我们现在学习经典，你凭什么去了解经典深广的内涵呢？别无他法，唯有从文字开始。了解文字就要借重工具。所以，学习中医经典要有像样的工具书，光是《新华字典》还不够。

古人云：文以载道。我们要明白道，当然就要首先知晓文。所以，《康熙字典》始终是我案头翻动最多的一部书。翻弄多了，对文字你就会有感受，你就会觉得中国的文字的确有很多优越的地方，你就会对它生起感情。

中国文字是以象形文字为基础的，很注重形义之间的关系。所以，看到一个文字，除了查阅工具外，你还要分析它的结构。形部的结构需要分析，声部的结构也要分析，两者都与义有关联。

☞
在古汉语研
究领域，"右
文 说"是有
广泛影响的
观点。这个

以"味"字为例，味是由口去感觉的，所以，它用一个口字作形部部首。声部呢？由未组成。义除与形部有关外，与声部似乎有更特殊的关联。未是十二地支之一，它位于西南方，西南这块地方在五行中属土，属长夏；后天卦中属坤；五藏属脾。弄清了未的上述含义，我们就知道"味"字为什么要用它来作声部。

学过《中基》我们懂得，脾开窍于口，脾和口方能知五味。也就是说味觉是由脾来掌管的，而脾属土，土在西南，未所属的这个方位正好是由脾来主理的。所以，用一个未，已然将与脾相关的这样一些生理全包括进去了。这是其一。其二呢？味在古代含义很广，在《内经》里称五味，实际上，凡属食物一类的东西都归于味，当然也包括药物。大家可以考虑，大地生长的食物，特别是粮食一类，主要成熟于什么时候呢？在长夏。味成熟于长夏，这个成熟显然又与未有关联。另外，未处西南，在我们国家，西南这个地方由四川所居。四川还有一个特别的称呼，就是"天府之国"，为什么叫作"天府之国"呢？因为这个地方的物产特别丰富，味特别丰富。而我们反过来思考，为什么这个地方的物产丰富、味属丰富呢？因为它属未，属西南，属土，土生万物。所以，从文字的造字，从文字的结构，我们可以感受到，它里面的含义太深太深了。像这样一个味字，它的形、声、义结构已然将许多很深沉的理论包含进去了。一个文字包融这样深广的内涵，这在其他文字是难以做到的。

观点的中心内容就是强调汉字右文（多为声部）的语义学作用。

因此，要想深入经藏，文字就是一块敲门砖，一把钥匙。而要解决文字，当然就得依靠工具，依靠对文字结构的一种直觉。二者不可缺一。

☞
"汉字是人类智慧的结晶。"

（2）曾国藩的读经窍诀

对于经典，熟读强识是非常重要的。古人说：读书百遍，其义自现。这个口诀尤其适用于经典的学习。学后世的书，我们不用读百遍，有时一遍就行了，而对经典，非读百遍不行，尤其是像《伤寒论》这样的典籍。

有些人读经一两次就想过关。一两次没有感悟，就以为经典没什么，丢在一旁了。这哪是读经典呢？这是把茶当饮料喝了。你把巴赫的曲子当成了《冬天里的一把火》，你怎么会感受出味道呢？

有关读经，我以为曾国藩的经验很值得借鉴，他在道光二十三年（1843）给其诸弟的一封信中有下面这样一段记述："穷经必专一经，不可泛骛。读经以研寻义理为本，考据名物为末。读经有一'耐'字诀：一句不通，不看下句；今日不通，明日再读；今年不精，明年再读，此所谓耐也。"曾国藩的这个"耐"字诀，可谓深得读经三昧。当然，对于曾氏的这个诀我们也可以灵活地看，不一定这句不通，就不读下句。但是，"今日不通，明日再读；今年不精，明年再读"，这是一定要做的。总之，读经不是三年两年的事，更不是三两个月、一个学期的事，读经是一辈子的事。经要放在案头，更要常置心头。经典是一辈子的必修课，你要想真正学好中医，学好经典，就必须做这样的打算。

（3）基本条件

☞
"信是道源功德母。"

学好经典需要注意的另外一个问题，就是要具备一个基本条件，或者说一个基本的素质，这就是信受奉行。现在很多人学经典是带着一种批评的眼光来学，觉得经典这也不科学，那也不科学，你比经典都高明了，那你还学什么经典呢？你以一种抵触的情绪，认为经典过时了，那你怎么学得进经典？所以，学经典这个态度很重要，你必须完全地相信它，接受它，然后再思考怎么按照经典的思想去奉行。只有这样，经典才学得进，只有这样，你才会有收获。经典经过了那么长时间的考验，那么多人依靠经典成了名医，你有什么担心呢？所以，对于经典完全地可以信受奉行。

这里为什么要提出这个条件和素质呢？因为它太重要了。不具备这个条件，经典的学习整个就成了障碍。记得在读《本草纲目》的时候，读到白术这一条时，李时珍引了张锐《鸡峰备急方》的一则案例："察见牙齿日长，渐至难食，名曰髓溢病。用白术煎汤，漱服即愈。"大家看到这个案例，你的第一感觉是什么呢？我想很多人会不相信。牙齿长到一定程度就定型了，怎么会越长越长，以致进食都困难呢？这太离谱了。即便有这个髓溢病，牙齿那么坚硬的东西，怎么用白术漱漱口就能缩回去呢？简直太不科学了。但我不这么想，我首先是相信它，然后，再来思考它的道理。

首先，这个病名很有意思。牙齿为骨之余，由肾所主。肾主骨生髓，骨与髓乃是异名同类的东西。牙齿日长，就好像是髓满了在往外溢一样，所以，叫作髓溢病。现在要考虑的是这个牙齿为什么会日渐长长？髓为什么会往外溢？这一定是约束骨髓的这个系统出了问题。骨髓由肾所主，肾为水藏，故骨髓亦属水类，明白了这层

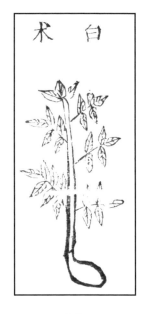

白术

关系，就知道对骨髓的约束功能是由土系统来完成的，这亦是前面所讲的土克水。现在土系统出了问题，土虚了，当然就会发生水溢，当然就会发生髓溢。髓溢了，牙齿自然会日渐变长。这个道理明白了，用白术来补土制水，控制髓溢，就是十分简单的事了。这是我对髓溢病及其治疗的思考过程。

　　1991年接治一位跟骨骨刺的患者，患者的双跟都有骨刺，疼痛厉害，以致足跟不敢落地，要踮起脚来走路，所以，生活感到很困难。我按常规的思路，用了补肾的方法，也用了活血、除痛、蠲痹的其他方法，但都没有获得明显的疗效。正在我感到进退两难的时候，突然想到了上面的这个案例。骨刺病也叫骨质增生，是由于骨钙流失到骨面，形成骨性赘生物所致。骨钙流失形成骨性赘生物，这与髓溢有什么差别呢？应该没有差别。于是我如法炮制，用白术煎汤，让患者浸泡足跟，每日两三次，每次20分钟。令人惊奇，不数日，痛即大减，足跟能够落地，坚持近月，病即痊愈。

　　上面这个例子给我的感受很深，什么感受呢？就是对这个"信受奉行"的感受。对这件事我首先是相信了，相信了才有可能去进行上面的思考。如果对这件事根本不相信，那怎么会有以后的思考？没有这些思考，就不会想到要用白术来治疗跟骨骨刺。所以，相信是第一，只有这一步做好了，才有可能为今后的研究带来机会。如果首先就不信受，那一切就被你拒绝了，一切的机会就没有了。大家想一想是不是这么回事。因此，这一节里讲的这个条件，也是学习中医必须具备的一个条件。

　　以上这一章，我们从宏观的方面，理性的方面，和从某些感受上谈了中医学习和研究的一些基本问题，只有从思想上把这些问题真正解决了，学习中医才没有障碍，学习经典才没有障碍。

第二章 伤寒之意义

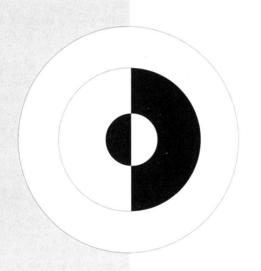

阴阳者，天地之道也，
万物之纲纪，
变化之父母，
生杀之本始，
神明之府也。

一、 伤寒论说什么？

从这一章开始，我们将对《伤寒杂病论》的一些具体问题进行讨论，在讨论这些问题前，应该首先弄清楚这部书是一部什么样的书。我想这个问题，我们可以通过论题、通过书名来解决。

"虽未能尽愈诸病，庶可以见病知源。"

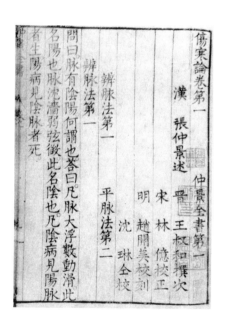

1. 伤寒的含义

伤寒，是我们讨论的这部书的核心，有关它的含义我们应该很清楚。伤寒这个概念，在《素问·热论》里有很明确的定义："今夫热病者，皆伤寒之类也。"这个定义说明了伤寒的一个非常显著的特征，那就是发热。凡是属于发热性的疾病，或者说凡是具有发热特征的疾病都属于伤寒的范畴。

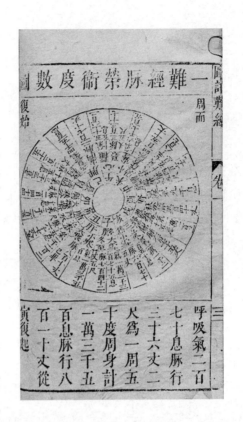

　　《内经》对伤寒的这个定义，是从最基本的点上去定义的，但是，扩展开来却显得很泛化，不容易把握。为此，到了《难经》的时候，又给它作了一个更具体的定义。《难经·五十八难》云："伤寒有五，有中风、有伤寒、有湿温、有热病、有温病。"《难经》的这个定义说明了，这个具有发热特征的伤寒常见于五类疾病里，哪五类疾病呢？就是中风、伤寒、湿温、热病、温病。稍稍具有临床经验的人就能感受到，《难经》给伤寒的这个定义确实很具体，临床所见的发热性疾病，大多也就见于这些疾病里面。所以，要研究伤寒，就应该着眼于上述这五类疾病。

　　另外一个需要注意的问题，就是《难经》中谈到两个伤寒，第一个伤寒当然是总义的伤寒，也就是《素问·热论》讲的伤寒，现在的教材又叫它广义伤寒；后一个伤寒是分义的伤寒，又叫狭义伤寒。而在我们这个论题上，书名上的伤寒，当然是指第一个意义上的伤寒，这一点不容混淆。这个问题弄清了，我们就知道张仲景并不偏重于谈寒，他也谈湿温、热病、温病。

2. 杂病的含义

伤寒是《伤寒论》或者《伤寒杂病论》这部书的经，但还有一个纬，这就是杂病。杂病与伤寒相比，它具有什么意义呢？这里先讲一个故事。

甲、乙、丙三人聊天，甲突然问乙："你知道中国有多少个厕所吗？"乙一听，愣住了，说："我又没做过具体调查，哪知道。毛主席不是说没有调查就没有发言权嘛。"丙见此，在旁边说："这个问题不用做调查，中国只有两个厕所，一个男厕所，一个女厕所。"

这虽然是个玩笑，但是，哲理却很深。联系到伤寒与杂病的概念，如果我们从发热的角度去认识天下所有的疾病，那么，天下的疾病也无外乎两个，一个就是具有发热特征的疾病，一个就是不具备这个特征的疾病。天下的所有疾病中，要么是发热的，要么是不发热的。大家想一想，是不是这么回事？现在，既然发热的疾病让伤寒占去了，那么，不发热的这一类疾病就非杂病莫属了。所以，一个伤寒，一个杂病，已然将天下的疾病占尽了，这就是伤寒与杂病的真实含义。

弄清了上面这个含义，可以解除我们许多的顾虑。过去我们常会担心，光搞一门伤寒会不会太局限了？担心搞伤寒的只会治外感，不会治内伤；只会治伤寒，不会治温病；或者只会治内科，而不会治其他各科的病。现在我们知道了《伤寒杂病论》是一部什么样的书，知道了它的研究范围。这些问题清楚了，怎么还会有上面的担心？所以，读古书，对书名的理解是很重要的。

3. 论的含义

书名的最后一个字是"论"，大家也别小看了这个字。论在古代是一个很重要的概念，是一个与经相对应的概念。所以，要搞清楚论，必须首先搞清经。

☞ 关于经典的意义，可参看38—44页的内容。

"经"是什么？经就是经典。中医有中医的经典，道家有道家的经典，佛家有佛家的经典。这个经典意味着什么呢？它往往代表某一门学问里最权威的东西。经典产生的时代，往往就是这门学问最成熟的年代。这与现代科学的发展模式是不同的。经典的这样一个特性决定了我们要研习这门学问，就得依靠它，这一点我们前面已经讨论过。而经典的另外一个重要特征就是它的作者。经典的作者是很讲究的，像佛家这门学问，只有释迦牟尼所讲述的那些著作能够称经，其他后世的这些著述统统不能称经。儒家的学问也是如此，只有孔子的著述，或孔子删定的《诗》《书》《礼》《易》《春秋》能够称经，而后世的那些同样也不能称经。经典作者的这样一个特殊性使我们发现，他们都是这门学问的开山祖师，只有开山祖师的东西才能称经。开山祖师亦称圣人，像儒家这门学问，只有孔子能称圣人。所以，孔子又被称为"大成至圣先师"，而孔子以后的人统统不够圣人的条件，要称的话，最多勉强称作亚圣或后圣，亚于圣人、后于圣人。

那么，上述的这些圣人，上述的这些经典的作者灭度以后，后人便要对这些经典进行诠释，进行发挥，这些对经典进行诠释和发挥的著述就称之为论。所以说论是与经相对的概念，没有经就没有论。我们从手头的这部书叫论这个名字，就知道它是诠释和发挥经典的著述。

上述这个关系清楚后，我们就会发现，在中医界有一个很奇怪的现象，那就是把造论的作者当成了医圣，反而作经的黄帝、岐伯没有称圣。这个现象当然有它的原因，张仲景对中医的贡献太大了，他于危难之中拯救了中医，中医之所以能够延续到今天，张仲景是功不可没的。正是张仲景的这个功绩，他被越称为医圣，他的论亦成了经。但是，作为张仲景自己，他是很谦虚的，他并没有把他的著作叫"伤寒杂病经"，这一点他要比后世的皇甫谧、张介宾高明。

有关经论的上述含义，我们还可以用另外一个关系来说明，那就是"体"与"用"。经为道之体，论为道之用。经以言体，论以明用。没有体不行，如果我们没有强健的身体，那一切的理想都会落空。所以，体是基础，没有它不行。同样，用也很重要，有体而无用，那这个体的意义怎么体现出来？我们光有强健的身体，却不去发挥作用，那么这个身体有什么意义呢？还不是臭皮囊一个！

因此，体与用、经与论就是这么一种关系。这样我们就知道了，要学好中医，经必须读，论也必须读，而《伤寒杂病论》呢，它既具有经的一面，又具有论的一面，它既言体，又明用。就是这么一部著作，大家看应不应该读，应不应该把它作为依靠处？

《伤寒论》是一部经论合一的中医典籍。

二、 认识阴阳探求至理

上面的论题搞清以后，这就开门见山了。接下来的是要提出三个问题。第一，《素问》里讲："今夫热病者，皆伤寒之类也。"明明热病就是热病，怎么要把它归到伤寒呢？寒与热是风马牛不相及的事，这是为什么？第二个问题，它与第一个问题也有联系，伤寒就是伤寒，就是一个病嘛，《难经》为什么说"伤寒有五，有中风、有伤寒、有湿温、有热病、有温病"？一个伤寒怎么会包括这么多病，这是一个问题。第三呢，张仲景为什么以伤寒为经？后世的王叔和为什么径直用"伤寒"来做书名？上面这三个问题，是我们在读《伤寒论》前必须搞清的问题，这三个问题弄不清，《伤寒论》你没法子读通。

那么，上述的这三个问题，我们如何才能搞清呢？这里可以借用清末四川名医郑钦安的一个窍诀："学者苟能于阴阳上探求至理，便可入仲景之门也。"因此，学者若欲在仲景这门学问里真正深入进去，那就必须把阴阳的问题放在首位。

1. 认识阴阳

中医里最重要的东西是什么？中医里最核心的东西是什么？方方面面都要围绕它，离开它就不行的这个东西是什么？这就是阴

中医理论最核心的东西是阴阳。

阳！《素问·阴阳应象大论》的开首即说："阴阳者，天地之道也，万物之纲纪，变化之父母，生杀之本始，神明之府也，治病必求于本。"《素问》的这段话对阴阳作了高度的浓缩和概括。我们做任何学问，尤其是中医这门学问，离不开天地，而阴阳是天地之道，阴阳是万物的纲纪，一个万物，一个纲纪，大家可以掂量一下这个分量，有什么东西还能逃过这个阴阳？它是变化的父母，我们探讨事物，无非是探讨它的变化，时间的变化，空间的变化，而是什么导致这个变化呢？是阴阳。我们接触社会，接触自然，社会的东西也好，自然的东西也好，不论你是动物还是植物，是有机物还是无机物，是宇宙还是银河，它的整个过程无非就是一个生生杀杀的过程，那么，这个生杀是怎么产生的呢？它的本始还是阴阳。另外，就是神明之府，神明就是讲精神讲思维，所以，这一条与人类自身的关系特别大，那么，神明怎么来，还是与阴阳有关。最后，就要谈到治病求本的问题，现在人都知道说：西医治标，中医治本。当我们问一句中医怎么治本，或者中医通过什么来治本呢，这就回答不上了。其实，这个本还是阴阳，还是要在阴阳里面寻求。阴阳就是这样一个关系到方方面面的、最本始的东西。

不知大家对阴阳有一个什么样的认识？是否达到了《内经》的高度？我在教授本科生和研究生时都喜欢提这个问题，而同学们给我的回答也就是《中基》教材的那几条，什么对立制约、互根互用、消长平衡、相互转化等。而再往下问，答不出了。学阴阳，光懂这些还不够。怎么个对立，怎么个互根互用，这些你都要有真实的感受。对于任何事物的变化，你都能落实到阴阳上面，甚至一举手、一投足你都能分辨出阴阳来，都能感受出阴阳来，只有这样，阴阳才能为你所用，你也才能用阴阳解决真正的实际问题。

（1）阴阳的关系

阴阳谈的是阴与阳两者之间的事，既然是两者，就有一个相互的关系问题，这也是阴阳这门学问里最重要的一个问题。上述这个关系，《素问·阴阳应象大论》里有很精辟的论述，就是"阳生阴长，阳杀阴藏"。这句话基本上将阴阳的主要方面包含进去了，因此，只要弄通了它，阴阳的学问也就可以基本解决。

"阳生阴长，阳杀阴藏"主要是讲的一年里的阴阳变化以及万物的生长情况。阳生阴长主要讲上半年，也就是春夏的变化。在这个过程中，阳渐渐生，阴渐渐长，两者的关系非常协调。联系到具体的自然，春日以后，白日渐长，气温渐高，我们随处可以感受到阳气的不断增长。那么阴呢？阳化气，阴成形，这些成形的，属阴的万物也随着这个阳的增长而不断地繁茂，真正的一派欣欣向荣。这个过程真正是阳在生，阴在长，夫唱妇随。与我们以往所说的对立的、消长的关系好像不同，并不是阳产生了，万物反而消灭，完全不是这么一个情况。如果用现代一些的语言来形容这个过程，那么，阳气就好比能量，我们可以设想在天地之间有这样一个能量库，而在春夏这两季，能量是处在一个释放的过程，随着能量的释放，万物得到这个能量的供给，便逐渐地生长，繁茂起来。否则，万物凭什么会生长繁茂呢？就是因为这个阳气的释放，这个能量的释放造成的。这是阳生阴长。

　　那么，阳杀阴藏呢？这是讲秋冬的变化。大家不要把这个"阳杀"看成真正的杀灭，"阳杀"与"阳生"是一个相对的概念。既然春夏的阳生指的是阳的释放，能量的释放，那这个释放是不是会无休止地进行下去呢？应该不会。这好比我们拳击，拳头伸展打出去了，如果拳头还老是停留在这个状态，那就没办法进行第二击。所以，必须先把拳头收回来，才能打下面的一击。阳气也是这样，老是生发，老是释放行不行？不行！这样就不能持续。所以，生发、释放到一定程度后，它就逐渐地转入到收藏，这个阳气的收藏相对于释放而言，就是"阳杀"。阳杀了，能量收藏起来了，天地万物得不到这个能量的供给，万物的生长就趋于停止，而且渐渐地凋零、枯萎，这就是我们看到的秋冬景象。所谓"秋风吹渭水，落叶满长安"就是讲的这个肃杀的状态，就是讲的这个收藏的状态。

　　上述的这个过程是周而复始、如环无端的。所以，收藏到一定的程度后，又要开始新一轮的生发、释放。这便是《素问》所讲的"重阳必阴，重阴必阳"。阳指的是生发、释放的这个过程，阴指的是收藏的过程。春夏为阳、秋冬为阴指的也是这个过程。

　　用《素问》的"重阳必阴，重阴必阳"来阐述上面的这个转换，是非常形象的。为了更好地理解这个过程，我们可以结合一些欲成大医，能舍《易》乎?

《周易》方面的知识。《周易》是一本专门讲阴阳变化的书，而且这个阴阳的变化它用一个二维的图像表示出来，这就使阴阳的变化更为直观、更为清晰。特别是描述一年的阴阳变化，它有专门的"十二消息卦"，即复（䷗）、临（䷒）、泰（䷊）、大壮（䷡）、夬（䷪）、乾（䷀）、姤（䷫）、遁（䷠）、否（䷋）、观（䷓）、剥（䷖）、坤（䷁），如果用一句诗来记忆十二消息卦，就是"复临泰壮夬乾姤，遁否观剥坤二六"。其中复卦对应的是老历十一月的变化，依次类推，临为十二月，泰为正月，大壮为二月，夬为三月，乾为四月，姤为五月，遁为六月，否为七月，观为八月，剥为九月，坤为十月。

上述的十二消息卦，在易系统里又叫别卦，它是由两个经卦重叠而成的，经卦也就是我们常说的八卦系统，别卦也就是常说的六十四卦系统。从十二消息卦里，我们可以看到，除了乾、坤两卦以外，其他的十个卦都是阴阳爻混杂在一起，既有阴，也有阳。而乾、坤两卦不同，它是纯阴纯阳。乾卦由两个纯阳的经卦（乾）重叠而成，所以，又称重阳卦。坤卦由两个纯阴的经卦（坤）重叠而成，所以，又称重阴卦。从复卦开始我们可以看到，阳爻在逐渐增多，标志着阳气的生发、释放在不断地增强，一直到乾卦，变成六爻皆阳，变成重阳，阳的生发、释放也到了最大的程度。再往下去怎么样呢？重阳必阴。所以到了下一卦，到了姤卦的时候，上述这样一种阳的格局就起了根本的变化，阳不再增长了，而阴却悄然而起。

姤卦所对应的月份是五月，而姤卦对应的这样一种重阳必阴的转换则发生在五月的夏至节上。"至"不是到来的意思，"至"的意思是极限。夏为阳，到夏至这个点上，阳的增长已经到了极限，而物极必反，所以就有这个"夏至一阴生"的变化，就有这个阳极生阴、重阳必阴的变化。姤卦以后，我们看到了另外一个截然不同的格局，阴不断在增长，而阳不断在萎缩，直到坤卦，变成六爻皆阴，变成重阴。而重阴必阳，所以，到了下一卦，到了复卦，又重新转入阳的格局。于是我们又看到了一个阳爻不断增长，阳气的释放渐渐增强的过程。这里为什么要起复卦这个名呢？复就有重复、来复的意思，到了这个点上，又开始新一轮"阳生阴长，阳杀阴藏"的变化，所以这一卦取名为复。

在上述这个变化过程中，我们还应留意另一个问题，这就是重阴必阳的变化，一阳生的变化并不发生于立春，而是发生在隆冬。同样，重阳必阴的变化，姤所涵的一阴生的变化，也没有发生在立秋，而是在盛夏。这义反映了阴阳的另一个显著的特征，那就是：阳生于阴，阴生于阳；阴中有阳，阳中有阴。

从上面这个过程我们可以看到，讨论阴阳，讨论中医，如果结合《周易》来谈，会显得更方便、更直观，更有助于我们了解她的确切内涵。所以，历代都有人强调医易的关系，尤其孙思邈指出："不知易不足以为大医。"这一点应该引起我们重视。

（2）主导问题

通过上述讨论，我们看到了这样一种阴随阳生而长，阴随阳杀而藏的关系，这就要求我们明确两个更具体的主导问题。第一个主导，是阴阳之间协同为主导，而非对立制约为主导。这也是前面所讲的"夫唱妇随"的关系。阴阳在现实生活中一个更为具体的例子就是男女，就是夫妇，就是一个家庭关系。大家设想一下，如果一个家庭中，夫妇两个以对立为主，一个面南，一个面北，水火不相容，那这个日子怎么过，连基本的日子都没法过，更不要谈事业了。所以，家庭的关系、夫妇的关系、阴阳的关系应该以协同为主导。

第二个主导是阴阳之间阳为主导，这个主导实际上已经包含在第一个主导里。这个主导说明在阴阳之间，阳的变化起主导的作用、决定的作用。作为阴，它是随着阳的变化而变化。有关这层主导关系，我们可以在自然、社会的方方面面感受到。前面《素问》所说的"阳生阴长，阳杀阴藏"，实际上就是我们常说的生、长、收、藏。生、长、收、藏虽然用于表述一年里万物的变化情况，即春生、夏长、秋收、冬藏，但更实质的东西，更内涵的东西，则是阳的变化。是阳的春生、夏长、秋收、冬藏才导致了这个万物的生、长、收、藏。有关这一点，董仲舒在他的《春秋繁露》里说得很清楚："物随阳而出入，数随阳而终始。……阳者岁之主也，天下之昆虫随阳而出入，天下之草木随阳而生落，天下之三王随阳而改正。"大家考察一下自然，看是不是这么回事呢？确实就是这么回事。草木也好，昆虫也好，植物也好，动物也好，它确实是在随着春、夏、秋、冬的变化而变化。而春夏秋冬怎么来？春夏秋冬由什么来决定？大家知道是由太阳的视运动决定的。太阳沿黄道运行一周，就形成了一年的春夏秋冬。因此，春夏秋冬即反映了时间的变化，而更重要的是反映了阳的状态。什么叫春呢？春实际上就是阳气处于生的状态所占的时段，依次，夏就是阳气处于长的状态所占的时段，秋就是阳气处于收的状态所占的时段，冬为阳气处于藏的状态所占的时段。由阳的变化产生了春夏秋冬，而万物又依着春夏秋冬的变化而变化，它们之间就是这么一种关系。从社会的角度，阳（男）作为主导的地位就更为明确，这一点大家有目共睹，不需多谈。

上面我们谈阴阳用了十二消息卦，看到这些卦象的变化，也许大家还是容易将阴阳分开来，对立来看。比如从复到乾这个阳局的变化，明明是阳日增，阴日消，我多你少，你死我活，这个对立好像很鲜明。其实，我们不能这样看。阳日增，说的是这个阳的生发、释放的增加；阴日少，不是说随着阳的增加，有另外一个独立的东西（阴），它在慢慢地减少。如果我们这样来理解阴阳，那就会出根本上的问题。阴日少，我们确实看到这个阴爻从复卦以后，在慢慢减少，直到乾卦减为零，那我们是否可以说在乾所主的这个时候，是纯阳无阴呢？一点阴都没有，那不成了孤阳！《内经》说：孤阳不生，孤阴不长。可是我们看到夏三月的景象是万物蕃秀，真正的一派繁荣。可见我们不能这样来理解阴阳。

上述这个阴日少，说的是随着阳气生发、释放的增加，阳的收藏自然就日益地缩减，前面我们不是申明过，阳的收藏状态为阴吗？释放增加了，收藏自然地就减少，不可能又释放，又收藏。就像我们的拳头，打出去再收回来，收回来才能再打出去，不可能在同一个时候，又收回来，又打出去。这就是阴阳的消长关系。所以，虽然是在谈消长，其实说的还是一个问题，即阳气的变化问题。

十二消息卦的另一个层面，也就是阴局这个层面，也非常容易发生误解。大家看从姤卦以后，阴爻日增，阳爻日减，很多人就认为这是阴日盛，阳日衰，是一个阴盛阳衰的过程。我们从卦上看，从表面看，好像是这么回事，但深究一下，就知道这个看法有问题。

为什么说这个看法有问题呢？大家可以思考，从姤以后，也就是从夏至以后，一阴始生，阳气逐渐由释放转入收、转入藏。那么，这个收藏的目的是什么呢？就像我们的拳头打出去，要收回来，收回来的目的是为了重新打出去。同样，阳气要收藏，收藏的目的是为了能够重新释放。如果收藏以后，阳气反而衰减了，那它怎么能够再释放？实际上释放就会有消耗，就会有衰减，而收藏的目的正是为了补偿这个消耗、这个衰减。因此，从量上来说，这个秋冬的过程，这个阳气收藏的过程，也就是我们前面认为的这个"阴盛阳衰"的过程，阳气的量不但没有衰减，反而得到了补偿，得到了增加。只有这样，才有可能经过收藏以后再发动新一轮的生发、释放。联系我们人体，白天工作的过程，其实就是阳气释放的过程，而晚上的休息，则是阳气的收藏过程。休息的目的是什么呢？是为了白天更好地工作，是为了获得更旺盛的精力，如果通过休息，阳气反而衰减了，那么这个精力怎么旺盛？那还有谁愿意睡觉、愿意休息？所以，我们只要一思考，上面这个问题就不难解决。

阴阳的问题是一而二，二而一的。分开来好像有两个，一个男、一个女，好像是两个确凿的、独立的东西，但合起来的实质却是一。所以，阴阳的问题如果我们只能分开来看，而不能合二为一，那就很难看到点子上。就比如寒热这个问题，寒热如同水火，很难把它们扯到一块。这应该是两个截然不同的东西，无论如何都不能把它合二为一。可实际上并不是这么回事，我们看到的这个截然不同，只是显现上的不同，如果进一步从深层去考虑，发现它还是一个阳气的问题。

前面我们说过，阳气好比能量，好比热能。春夏的天气为什么温热？就是因为这个阳气的释放造成的，属热的东西释放出来了，那天气当然就变热了。到了秋冬，秋天的天气为什么凉？冬天的天气为什么寒冷？热的东西不释放了，收藏起来了，天气当然就变得寒冷。也就是说，寒热是伴随阳的生长收藏的一个表象，阳气释放

如果我们用硬币来比喻阴阳，那么阴阳是不同的两枚硬币呢，还是一枚硬币的两面？

了，天气就变热，阳气收藏了，天就变冷，并不是在热之外又有一个独立的属寒的东西。

上述这个问题，一个谈实质，一个讲显现，对这个过程我们应该多思维之，善思维之。要是这个过程我们思考得清清楚楚，明明白白，那阴阳的问题可以说基本解决了。《素问》强调："阴阳者，数之可十，推之可百，数之可千，推之可万，万之大不可胜数，然其要一也。""知其要者，一言而终，不知其要，流散无穷。"这个"数之可十，推之可百，数之可千，推之可万"其实就是讲显现，是从现象上讲。而这个不可胜数的显现，就其实质而言却只是一个。知道了这个实质，就可以一言而终，就可以"能知一，万事毕"，而不知道这个实质，则必会流散无穷。

上述这个阴阳变化，上述这个主导关系，我们还可以从最原始的天文测算过程去体悟。大家知道《周髀算经》这本书吧，这部书记述了最原始的测量太阳运行轨迹，也就是一年二十四节气的方法。就是在日中正午的时候，在太阳下立一个八尺的圭表，圭表的投影叫晷影，测量这个晷影的长度，就能够知道太阳运行到了什么地方，就能够确定出二十四节气。

《周髀算经》告诉我们，晷影最长的长度是一丈三尺五寸，最短的长度是一尺六寸。大家可以思考，最长的这个晷影应该对应哪一天？最短的这个晷影应该对应哪一天？最长晷影的这一天应该是冬至这一天，相反的，最短晷影的这一天就是夏至这一天。晷影也就是太阳的阴影，盛夏的时节我们外出，大家总是喜欢走在树荫下面，或者总是希望来一片青云，为什么呢？因为树荫把太阳遮住了，青云把太阳光收藏起来了。所以，我们马上就会感受到清凉。因此，我们可以把上述的这个晷影当作是阳的收藏状态的一个尺度。为什么冬至的晷影最长呢？因为这个时候阳的收藏最厉害。冬至一过，我们看到这个晷影就日渐缩短，这反映了阳的收藏在减弱，随着这个收藏的减弱，阳气自然日益显露，日益生发、释放。所以，冬至以后，白天也一日一日增长，黑夜一日一日缩短，这些都是收藏与显露、收藏与释放的变换。

上述这个日益短缩的晷影到了夏至这一天，缩至了一尺六寸，一尺六寸与一丈三尺五寸相比，零头都不到。这个时候的阳气充分

周髀算經序
周髀算經二卷古蓋天之學也以勾股之法度
天地之高厚推日月之運行而得其度數其書
出於商周之間自周公受之於商高周人志之
謂之周髀其所從來遠矣隋書經籍志有周髀
一卷趙嬰註周髀一卷甄鸞重述之而唐之藝文
志天文類有趙嬰註周髀一卷甄鸞註周髀一
卷其曆算類仍有李淳風註周髀算經二卷本
此一書耳至於本朝崇文總目與夫中典館閣

显露出来了，几乎没有什么遮拦，这就使得阳气的释放达到了最大的程度。然而重阳必阴，所以，夏至一过，这个晷影就一天天地变长。与之相应，白天也一天天地缩短，黑夜一天天地延长。阳气在充分地释放以后，又渐渐转入到收藏。

由上面这个晷影的伸缩，我们可以看到，一年四季的变化，二十四节气的变化，其实就是阳气收藏与释放之间的变化。我们抓住了这个主导，阴阳的方方面面就会自然地连带出来。

（3）体用关系

阴阳除了上面的这些关系外，还可以从体用的角度来谈，体用是传统文化里一个重要的概念。体是谈基础，用是谈作用，谈应用。没有体，这个用不可能发生，而没有用的体，那这个体也就从根本上失去了意义。

上面这个体用的关系怎么说明阴阳呢？具体地说，阴阳之间，哪一个属体，哪一个属用？很显然，如果我们把阴阳看作一个整体，那么，反映用的主要是阳，反映体的主要是阴。在《中基》里，当谈到肝的功能时，有一个体阴用阳的概念，实际上，不但肝如此，整个阴阳都是如此。我们从一年来看，春夏为阳，秋冬为阴。这个春夏的过程主要就体现了阳的作用，我们看春夏的阳光，看春夏的温热，看春夏的繁荣，这一切都反映了阳气在积极发挥作用。所以，春夏为阳，这个阳是讲用，这个问题不难理解。这与前面讲的释放状态相应。那么，秋冬呢？秋冬这样一个寒冷的、凋零的景象，显然与阳的作用不符。为什么呢？因为阳用收藏起来了，你看不见了，所以，你见到的是另外一番景象。这就关系到体的问题。体是基础，体是本钱。而秋冬的阴，秋冬的收藏，正是为了培植这个基础，蓄积这个本钱。基础巩固了，本钱增加了，上述这个用才能更好地发挥。因此，从这个角度来看，体与用、阴与阳一点不相违。两者相辅相成，互根互用，缺一不可。

阳的用这一面，我们很容易感受到，但是，我们也不能因为前面对阳的强调而忽视了这个体的意义。应该知道，它与强调阳用并不矛盾。所以，光强调男权不行，还要谈女权。现在不是有一句流行的语言，"每个成功男人的背后，都有一个成功的女人"吗？这句话讲得很实在，很多情况确实是这样。只是有些男人成功之后，就把原来助他的女人抛弃了，这个不但不道德，而且很愚蠢，注定他将来要遭挫折。

阳讲用，这个用可以反映在很多方面。首先一个就是阳生阴长，这个化气的阳，能够促成万物的生长。春夏的景象为什么发陈，为什么蕃秀？就是因为这个因素。第二个用，阳为寿命之根本，《素问·生气通天论》讲："阳气者，若天与日，失其所则折寿而不彰。"因此，阳用很重要的一个方面就反映在它与寿命的关系，人的寿夭就要落实在这个阳气上面。长寿的人阳气没有不充足的，相反，若阳失其所，则有折寿短命之虞。第三，"阳者，卫外而为固"，这也是阳用非常重要的一个方面。我们这个身体牢不牢固，能不能抵御外邪的侵袭，就要看这个阳的卫外作用。这个作用与健康的关系很大。我们说人身最大的问题除了事业以外，就是一个健康，一个长寿，而阳用就反映在这个上面。

阴讲体，这个体的意义表现在什么地方呢？比如一个家庭，尤其是过去的家庭，妇女只会生儿育女、操持家务，怎么来体现女人的作用呢？就看你这个男的有没有出息。男的搞得好，说明你家的内助不错。为什么叫内助？帮助的意思，助阳的意思。也就是说，阴的意义主要体现在助阳方面，怎么帮助阳去发挥应有的作用，这个就是阴体的意义。阴为阳体，阳为阴用。"阳在外，阴之使也；阴在内，阳之守也"，两者就是这么一种关系。

阴为体，它的一个很突出的方面就是它的藏精作用。《素问·生气通天论》云："阴者，藏精而起亟也；阳者，卫外而为固也。"什么叫"精"？实际上，精既不是阴，也不是阳。现在很多人在概念上搞混淆了，把上面这个精作阴来看，所以，习惯就称阴精。如果精就是阴，那这个藏精怎么讲，它还怎么藏精？这从逻辑上讲不通。从严格的意义上说，"精"实际上指的是阳气的蓄积状态，能量的蓄积状态就叫"精"。某样东西暴发的能量越大，说明它阳气的蓄积状态越好。当然，在《内经》里，在《中基》里，精还有许多其他的解释，我这里是从最基本的义理上去分析。

☞

那么，精是什么呢？

精是阳气的聚集态，而不是释放态。而阴的藏精就体现在帮助这个聚集的过程。阳气能不能聚集，能不能由释放状态转入蓄积状态，就靠这个阴的作用。那么，具体地说，这个精藏于何处呢？《素问·六节藏象论》说："肾者主蛰，封藏之本，精之处也。"蛰是藏伏的意思，肾是主藏的，所以，又称作封藏之本。封藏什么呢？封藏阳气，封藏精。这个精，这个聚集态的阳气就被封藏在肾的领地里。所以说"精之处也"。肾在一年里属冬，冬主藏；肾在五藏属阴，属阴中之阴。这就与上面这个阴体，上面这个藏精相应了。所以，上面的这个体，上面这个阳气的蓄养过程，在很大程度上要落实在这个肾上。精能否封藏好，阳气能否得到充分的蓄藏，休养生息，就要看这个肾的功能。只有蓄养好了，释放才好，精力才会旺盛。所以，人的精力如何，很重要的方面就是看肾。

阴讲体的这一面清楚了，体的目的是为了帮助用，这样人们就不会再把阴阳的关系对立起来。应该从统一中去看对立，而不应该像过去那样，由对立看对立。

阴阳的体用关系，我们还可以从生活的许多方面去感受。比如说休息，过去我们对休息的理解也许比较笼统，以为坐下来就是休息，睡觉就是休息。其实，细分起来，它仍然是谈的两个方面。上面这个笼统的方面实际上包含在"休"字里，休就是指的这个过程。休者休心也，停下手中的活依木小歇一下，叫作休，而停止一天的活动，上床睡觉更叫休。那么，休的目的是为了什么呢？这一点相信大家都很清楚。晚上睡觉是为了第二天有充沛的精力，午休的目的也如此。有午休习惯的人，突然哪一天不午休，那整个下午都会昏昏沉沉，打不起精神来。因此，休的这个作用就落实在"息"上。什么叫"息"呢？现在大家在银行里存钱，为的什么呢？为的就是这个"息"。早十年我们在银行存钱，年息是9%、8%，也就是一万块钱一年下来，就变成了一万零九百元，增加了整整九百元。正是为了这年息9%，大家都愿意把钱存在银行里。因此，这个"息"就是增加的意思，通过存钱使利益增加了，所以叫利息。休息呢？很显然，就是通过这个休的过程，使我们在工作中消耗掉的精神体力得到增加，重新恢复精力充沛的状态。所以，休息也包含着体用两个方面，也包含着阴阳两个方面。

春夏为阳，秋冬为阴，实际上是讲春夏为用，秋冬为体。用的发挥怎么样，在很大程度上要看这个体好不好。所以，春夏的用如何，就要落实在秋冬，尤其是冬这个体上。《素问·四气调神大论》云："所以圣人春夏养阳，秋冬养阴，以从其根。"过去许多人对这个养阴养阳不理解，以为春夏养阳岂不是火上加油，秋冬养阴岂不是雪上加霜，《中医杂志》还专门就这个问题组织公开讨论。其实，我们从体用的角度看，这有什么疑问呢？春夏养阳就是促进用的发挥，秋冬养阴就是把体涵养得更好。这是从体用的角度来谈阴阳，大家尚可以引而伸之，推而广之。

2. 伤寒总说

以上我们讲到了两个关系，一个主导，一个体用。阴阳的这些东西弄清以后，就可以解答上述的那三个问题。

（1）寒为冬气

首先，我们来看寒。寒是冬日的正气，这一点我们在《中基》里面已经学过。春温、夏热、秋凉、冬寒，怎么会产生寒呢？这一点我们前面已经提到过，阳的本性是属热的，春夏的阳气处于释放状态，热的东西散发出来了，所以，天气变得温热。但是，春天释放的程度要比夏天小，因此，春天的温度要比夏天低。到了秋冬，阳气由释放转入到收藏，热的东西收藏起来了，关闭起来了，天气也就渐渐地变得寒冷。但是从程度而言，秋天的收藏不及冬日，因此，冬日的气温更为寒冷。这是寒的一个根本意义。从这个意义我们可以看到，寒实际上是反映阳气的收藏状态，是阳气收藏的外在表现。所以，寒不但是冬之气，其实也是藏之气。

现在我们暂且放下时间，来看一看空间方位的情况。在我们国家，大家都很清楚，西北的气温要较东南低得多，我们每年冬天看天气预报，北方有些地区都零下十几度了，南方还在零上二十多度。这个反差太大了，要是海南的人到北方出差，上飞机前穿衬衣，下飞机就要穿皮袄了。为什么会出现这样大的差别呢？看一看《内经》就清楚了。《素问·阴阳应象大论》说："西北方阴也，东南方阳也。"阳就是用，就是释放，阴就是体，就是收藏。从地域方位的角度而言，整个西北方以收藏为主，整个东南方以释放为主，所以，就产生了这个气温上的悬殊。这就提示我们一个问题，学中医不但要注意时间，也要注意空间方位。时空在中医里是同一的，是统一的，这个观念必须牢牢记住。

前面我们提出过，阴阳的问题要真正弄清，不能光停留在书本的那几点上，要有切身的感受。什么事情都要养成用阴阳来思维，比如我们生活在南宁的人，时间都快到春节了，身上却还穿着衬衣，这是为什么呢？如果我们不从阴阳这个角度去思考，去弄清它，那作为一个学中医的人，你就麻木了，就凭这个麻木，你要学好中医，我看没多少可能。

阴阳问题也要活学活用。

（2）何以养藏

知道了寒的属性、寒的意义，也就知道了冬日的寒，并不是一件坏事。我们根据这个寒的表象，这个寒的程度，就可以推断这个阳气的收藏情况，就可以看到这个"体"的情况。

冬日的天气应该寒冷，也就是冬日的阳气应该封藏，这个体应该涵养。因此，《素问》专门提到了一个养藏的问题。冬三月养藏，秋三月养收，实际上就是秋冬养阴的互辞，这是很明确的。《素问·四气调神大论》就是讨论这方面问题的专论。这里我们只看相关的冬三月。论云："冬三月，此谓闭藏，水冰地坼，无扰乎阳，早卧晚起，必待日光，使志若伏若匿，若有私意，若已有得，去寒就温，无泄皮肤，使气亟夺，此冬气之应，养藏之道也。逆之则伤肾，春为痿厥，奉生者少。"

《素问》的这一篇讲"四气调神"，四气，就是指的春、夏、秋、冬之气，就是指的生、长、收（杀）、藏之气。调神呢？这个讲的是人的因素。人怎么在春三月适应这个生气，怎么在夏三月适应这个长气，怎么在秋三月适应这个收（杀）气，怎么在冬三月适应这个藏气。这就提出了要养生、养长、养收、养藏。现在的人只讲一个养生，养长、养收、养藏都不管了，这是很片面的。

上面这段经文主要讲养藏。冬三月怎么养藏，怎么适应这个闭藏的状态呢？关键的一点就是"无扰乎阳"。冬三月属阴，《素问》又明确指出"秋冬养阴"，而这里却点出"无扰乎阳"，可见春夏秋冬的这个生长收藏确实是围绕着阳的这样一个主导。无扰乎阳，就是指的冬三月这个过程已经在闭藏了，什么在闭藏呢？阳气在闭藏。既然已经闭藏了，就不要再打扰它，这就叫"无扰乎阳"。就像我们住宾馆，睡觉的时候要启动一个"请勿打扰"的按钮。睡着了，再被打扰醒，会是什么滋味呢？相信大家都会有体验。那么，怎么实现这个"无扰乎阳"呢？上述的经文谈了四个方面。

☞

天人合一的四
大要素。

其一，慎起居。冬三月的起居应该是"早卧晚起，必待日光"。我是反对睡懒觉的人，而且一贯也没有睡懒觉的习惯。但是，冬三月却可以例外，要早一些睡，晚一些起，太阳出来再起床也没有关系，这是《内经》的教证。所以，我一直在思考一个问题，中医学院的作息表，不应该搞什么夏时制，而应该搞四时制，就根据这个《四气调神大论》来制订作息的时间，这样才与中医相应，这样才叫四气调神。我相信冬天搞"早卧晚起"，搞"必待日光"，大家都会很欢迎，冬天有几个不想晚起？说不定就从这里你喜欢上了《内经》，喜欢上了中医。

冬天为什么要早卧晚起呢？这个就是为了适应养藏。睡觉这个过程的本身，就是一种很好的藏的状态，那么，现在冬三月要强调养藏，这个睡眠的时间就当然要适当地延长。我们看冬三月，白天的时间短，夜晚的时间长，再看看上面说过的晷影，冬天长到一丈多，而夏天只有一尺多。晷影也好，晚上也好，都是反映一个藏的状态，人要跟这个藏相应，那就必须早卧晚起。我们嘴上常说天人相应，怎么个相应呢？冬日养藏就是相应，冬三月"早卧晚起，必待日光"就是相应。

要讲相应，时间就很重要。天地在这个时候收藏，你也要在这个时候收藏；天地在这个时候释放，你也要在这个时候释放。落实到具体的问题上，睡觉就是收藏，工作劳动就是释放。现在许多人习惯晚上工作，白天睡觉，这就不相应了，就阴阳颠倒了，这个对身体肯定不利。年轻的时候也许没关系，到老了你就会有感受。学中医的人应该避免这个颠倒，避免这个不相应。

其二，调情志。冬三月的情志应该是"使志若伏若匿，若有私意，若已有得"。这里的"志"有两层意思。一是讲心志，就是心的志向，《康熙字典》云：心之所之谓志。二是讲我们平常说的情绪，《左传》里面将喜怒哀乐好恶称作六志。所以，总起来我们把它称为情志。这个时候的情志应该"若伏若匿"，伏也好，匿也好，都指的是藏。所以，这个时候的情志应该收藏一些，不要那么开放，不要那么显山露水。平常我们都劝人要开朗一些，但这个时候则应该趋于内向。"若有私意"，有什么话，有什么打算不要告诉别人，藏在心里就是了。"若已有得"，这个东西好像已经得到了，不用再到外面去寻求，可以悄然安住。总之，这个心志，这个情绪，应该伏匿，不应该张扬，这样才有利于养藏。

其三，适寒温。冬三月要"去寒就温"，这一点很重要，以上我们讨论的许多问题都要落实到这一点上。为什么要去寒就温呢？我们本来说过寒为冬气，寒为藏气，养藏不是应该更寒一些吗？这里为什么要去寒就温？其实这个并不矛盾。大家都清楚，夏天我们不仅穿衬衣，而且穿短袖，女的还要穿什么一步裙，反正能暴露的都暴露无遗。这样的穿着不但为着凉爽，也是一个相应。因为天地在这个时候也在充分地显露，你看这时的白天特别长，大地能长出来的东西也都长出来了，与这个相应的穿着就是养长。可是冬天就不同了，特别是在北方，人们都身裹棉衣，不但戴手套帽子，还要围围巾，封闭得严严实实，这个衣着不就是一个"藏"吗？不就是一个"去寒就温"吗？将整个身体封藏起来了，闭藏起来了，这个也是相应，与冬藏相应，这就是养藏。但是，现在风气不同了，冬天女的还穿裙子，这个时候还要露，中医不赞成这个做法。所以，我的朋友里要是冬天穿裙子，我会劝她们别穿。现在年轻你可以顶过去，年纪稍大，关节痛了，骨质增生了，那就悔之晚矣。当然，去寒就温还包括了其他保温防寒的方法。

其四，节动静。冬三月应该"无泄皮肤，使气亟夺"，泄皮肤也就是皮肤的开泄。大家知道，什么时候皮肤会开泄呢？当然是激烈活动的时候。皮肤开泄了，自然汗出，汗出多了，就会耗气伤阳使气亟夺。冬三月是阳气闭藏的时候，这个时候皮肤也应该相应地闭藏，不要做过多的开泄。这就提示冬天的运动、冬天的活动应该避免像其他的时候一样，应该有它的特殊性。特别是喜欢运动锻炼的人应该注意这个问题，冬天的锻炼应该避免过多地开泄皮肤，应该多做静功，这样才能与冬相应，这样才有利于养藏。

是不是运动都有益于健康？

（3）伤寒即伤藏

上述这四个方面都是与冬相应，都是养藏之道。它们都围绕一个原则：无扰乎阳。那么伤寒呢？伤寒为什么这么重要？它核心的问题就是破坏了这个原则。

《伤寒论》最核心的问题——伤寒即伤藏！

冬主藏，寒就与这个"藏"相伴，所以，冬日的寒非常重要。如果冬日不寒了，这说明什么呢？这说明阳气还在释放，没有收藏。因此，冬季应寒反暖，农民就知道不是好事情，第二年的收成就不会好。要是用古人的话说，就会"米贵长安"。

我老家湖南有句乡话："雷打冬，十个牛栏九个空。"雷应该在什么时候开始响呢？应该在春季。立春以后的第三个气叫"惊蛰"，应时的春雷应该在这个时候打响。春雷一声震天响，就将这些蛰藏的万物从沉睡中惊醒过来。春雷的打响意味着阳气真正地全面启动，全面地释放出来。而雷在冬天打响，这又意味着什么呢？这意味着冬雷的响动将整个的闭藏打破了。闭藏打破了，阳气非时的释放，使阳气不能蓄积，阳气的这个体得不到应时的涵养。体不足，用怎么发挥？所以到了来年，真正应该阳气发挥作用的时候，它却发挥不了作用。万物得不到这个阳气的作用，整个秩序就打乱了，不但天灾，而且地祸，不但植物受影响，动物也受影响，怎么不会"十个牛栏九个空"呢？

民间还流传另外一句话，叫作"瑞雪兆丰年"。瑞雪怎么预兆丰年呢？现在的说法是下雪以后，病虫害冻死了，所以，可以给来年带来好的收成。当然，这也是一个方面，但是，更重要的一面是冬日的瑞雪反映了阳气处在很好的蓄藏状态。阳气蓄藏得好，体就能够得到很好的充养，体充则用足，来年的释放就会好。万物得到充分的能量供给，怎么不会"五谷丰登"呢？另外，这个瑞雪也反映了阴阳的秩序很好，秩序没有破坏，自然的灾害就会减少。所以，瑞雪兆丰年。

上述这个过程我们还可以从经典的角度来教证，《素问》有句名言："善养生者，必奉于藏。"或者说："奉阴者寿。"大家看到这个"奉阴者寿"，也许就觉得它与前面讲的阳用有矛盾。阳是反映和主宰寿命的，怎么不说"奉阳者寿"，反而是"奉阴者寿"呢？现在大家只知道养生，只知道生命在于运动。可是生怎么来？生是从藏中来！水生木这个道理难道大家不清楚吗？大家看一看自然界，特别是动物界，那些喜静的动物往往寿命长，像龟、蛇、仙鹤，这些动物寿命都比较长。而相反，那些喜动的东西反而寿命不长。道家讲致虚极，守静笃；儒家讲燕坐，讲知止；佛家讲禅定。这些都是强调静，强调藏。所以，大家不要只知道运动，应该动静结合。

以上这些道理无碍了，我们就可以回到前面的关键问题上来。冬日气寒，这个寒是天地阳气在蓄藏，人要与天地相应，所以，这个时候人的阳气也要藏。冬日的气候本来寒冷，这个时候阳气本来应该更多地释放来为机体取暖，怎么反而在这个时候要收藏，这个矛盾怎么解决？这就要靠我们主动地去做好"去寒就温"的工作。这个时候应该穿得很严实，甚至要把取暖的设备打开。我们依靠这个人工制造的环境，就能够让阳气安然地休养生息。阳气蓄养的这个过程做好了，那以后就能正常地发挥作用。如果"去寒就温"的工作没有做好，机体"伤寒"了，那会是一个什么后果呢？大家可以想一想，这个时候，阳气是不会坐视不管的，它会从"沉睡"中"醒"来，它会马上转入释放。阳气被扰动了，这样一个"养藏"的格局就被彻底打破，"体"的涵养程序遭到破坏，那"用"的方方面面就会受到影响。大家看一看，从这样一个角度去思考，伤寒重不重要？太重要了！伤寒实际上就是伤藏，它把整个"养藏"给破坏了。阳气的"体"受到伤害，这个基础不牢固了，用怎么发挥？阳用不能发挥，不能作寿命的保障，不能卫外而为固，那不但中风、伤寒、湿温、热病、温病要发生，百病都会发生。所以，伤寒不但可以有五，还可以有十、有百、有千、有万。

　　一个伤寒，就将上述的两个关系，一个主导、一个体用都破坏了，从这样一个层面去思考，我们就知道伤寒的意义究竟有多大。本节开始提出的三个问题——《内经》为什么将热病归伤寒？《难经》为什么把伤寒分五？张仲景为什么以伤寒作书名？——就迎刃而解了。而通过这样一个主题的探讨，又将一系列相关的问题连带出来。这是经典的开端，也是学习经典的一个方法。

第三章 阴阳的工作机制

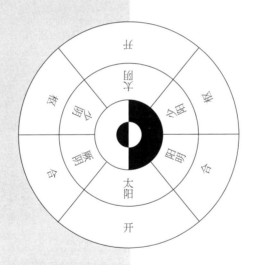

阴阳者，

数之可十，推之可百，

数之可千，推之可万，

万之大不可胜数，

然其要一也。

一、 道生一，一生二，二生三，三生万物

1. 易有太极，是生两仪

上面，对阴阳已经讨论了很多，对这个问题已经有所了解。现在我们来讨论"阴阳的工作机制"，弄清楚这个以后，对理解《伤寒论》的许多问题就会很方便。

阴阳是一体两面，一分为二。它的来源与《易》很有关联。孔子在《易·系辞》里说"易有太极，是生两仪"，两仪是什么？两仪就是阴阳，因此，阴阳是从太极来的。太极是《易》系统的一个重要概念，这个概念弄不清楚，中医的很多问题就不容易搞透彻。"太"这个字经常用，像太公太婆、太上皇等，所以，比较容易理解。那么，"极"呢？极这个概念在《说文》叫作"栋"，就是屋脊的意思，是一个最高点。太极显然就是比这个脊更高的地方，比最高的地方还高，这个说法似乎抽象了一点。有没有更具体一些的意义呢？有关极的概念，在最早的一本天文历法书《周髀算经》中有专门的含义，该经的下卷说："阴阳之数，日月之法，十九岁为一章。四章为一蔀，七十六岁。二十蔀为一遂，遂千五百二十岁。三遂为一首，首四千五百六十岁。七首为一极，极三万一千九百二十岁。生数皆终，万物复始。天以更元，作纪历。"以上的经文谈到五个重要的概念，就是章、蔀、遂、首、极。章是十九岁，十九这个数就叫作章，这里面就透着一个法度。《素问·至真要大论》讲病机，为什么讲"十九"条？为什么没有加上一个燥？这里面就有一个章法问题，不是随意地加一个可以，减一个也可以。这个章法是很严肃的问题，这是含糊不得的。接下去是四章为一蔀，二十蔀为一遂，三遂为一首，七首为一极。这个"极"是多少年呢？是三万一千九百二十年。也就是说，三万一千九百二十年就叫作一极。那么，到了这个

传统的生成论要义。

三万一千九百二十年会有什么变化呢？有一个非常大的变化，就是"生数皆终，万物复始"。

在这个极点到来的时候，所有的"生数"都终了，在所有的生命结构及生命所需的条件完结之后，又再开始"万物复始"的新的循环。天地宇宙便是在这样一个交替变化中行进。而在每一个新的"极"开始的时候，从天文的角度，都需要重新纪元、重新纪历。这叫作"天以更元，作纪历"。

上述这个对极的认识大家不要小看了，我们看现代科学发展到今天，它对宇宙有些什么认识呢？一个热寂说，一个大爆炸，一个熵定律。总体来说，宇宙在大爆炸中诞生，诞生形成以后，就按照熵的定律不断演变，直至达到熵的最大值。此时所有有用的能量消耗一空，世界进入死寂，宇宙不可避免地走向死亡。这实际就是"生数皆终"的时候，就是极变到来的时候。是不是这个死亡就这样一直地持续下去，如果真是这样，那史前文明这个概念怎么来？我们这一个文明史怎么产生？所以，这个死亡不会一直地持续下去，它还会变化，还会爆炸，还会有"万物复始"的时候。这个过程，古印度的哲学把它叫作"成、住、坏、空"，宇宙就是在这样一个成、住、坏、空中演进。宇宙形成以后，会有很长一个"住"世的过程，而这个"住"的过程，如果按照熵定律，就是一个熵值不断增大的过程。增大到一定的程度就会产生坏灭，然后不可避免地进入空亡。这个变化过程就叫作一劫，劫后又要复生，又有新劫产生，又有新的成、住、坏、空。

从上面这个认识我们可以看到，《周髀算经》的也好，古印度的也好，现代科学的也好，虽然在周期的长短上、在时间单位的意义上会有出入，但究其实质而言，三个认识都是相同的。那我们不禁要问，现代科学有这样先进的理论，有那么多现代化的手段可以利用，它得出这样一个宇宙认识并不奇怪，而古人根本没有这些先进的东西，他们凭什么也得出了同样的认识？这就再一次提醒我们，古人的那套东西真的不可轻视。我们研究古代的东西，不可以用一个"朴素"就搪塞过去，应该知道其中必有奥妙的地方。

上面这个成、住、坏、空的周期，古人已经提出来了，就是三万一千九百二十岁，这个就是"极"。在极的终点就会产生很大

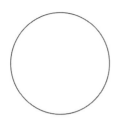
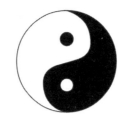

太极图　　　　　　　　　　太极阴阳图

的变化，这个时候生数已经终了，一切都完蛋了。既然一切完蛋了，怎么还会万物复始呢？在这个节骨眼上，古人认识到，要想在一个极变终了之后还会有另一个极产生，要想使极与极之间能够顺利地转换，就必然有一个比"极"更高的东西，就像孩子生不出孩子，必是母亲方能生出孩子一样。那么，这个"母亲"，这个比"极"更高一辈的东西，就称之为"太极"，太极的概念就这样诞生了。有了太极，在生数终了以后，就可以万物复始，就可以产生新生命，就可以产生新的成、住、坏、空。

所以，太极是一个什么东西呢？太极就是这样一个东西，唯有它，宇宙才能不断地循环下去，唯有它，生命才能终而复始。所以，太极就是这样一个如环无端的东西。我们看由北宋周敦颐所传出的太极图，画出的就是一个空空的圆。这样一个圆，它如环无端，正好体现了太极概念的含义。只可惜后世的许多人误将那个阴阳鱼的画面当作太极图，闹成天大的笑话。有阴阳鱼的这个画面，只能称作两仪图或者阴阳图，当然，如果连上阴阳图外面这一圈看，叫作太极阴阳图也未尝不可。但绝不能将阴阳鱼这个画面单称太极图，这如同指子为母，岂不可笑！

《系辞》曰："生生之谓易。"又曰："易有太极，是生两仪，两仪生四象，四象生八卦，八卦定吉凶，吉凶生大业。"易是什么呢？易就是产生生命的那个东西，那个道理。这个东西、这个道理又是什么呢？就是太极！前几十年，由于人工胰岛素合成成功，于是在科学界产生了一种思潮，认为生命也可以合成。既然蛋

生命能够合成吗？

白质可以合成，而人又是由蛋白质构成的，那为什么生命不可以合成呢？生命究竟能不能合成？这个问题梁漱溟前辈在他的《人心与人生》中发表过专门的见解："自然生命靡非始于分化孳息，而人工之造物恒必从构合入手，此世所共见。今曰从构合入手取得生命，吾窃疑其貌似在此。"生命来自单细胞的分裂，就是当今最时髦的无性繁殖、克隆术，也没有违背这个过程。只有分化才能孳息，合成怎么孳息呢？所以，生命不可能由合成产生。只有太极生两仪，两仪生四象，四象生八卦，这个过程不可能倒过来。因此，生命可以合成，在现代找不到根据，在古代也找不到根据。而从这一点我们可以看到，传统与现代并不相违，越是深层的问题越是这样。所以，传统钻得越深，往往对现代的理解就越深刻。当然，反过来也是这样，对现代的问题钻研得越深，有可能对传统的看法就越深刻。所以，传统与现代需要对话，需要高层次的交流。只有这样，东西方文化才有可能真正沟通，才有可能相互获益。而这个对话必须平等，你要高高在上，独称老大，那这个交流就没有办法实现。

从"生生之谓易"，从易这门学问对生命的界定，我们应该有这样一个感受，传统的学问绝不容轻视。它不但涉及一般的问题，而且触及科学最深层的问题。生命来自分裂，不来自合成。太极生两仪是分裂过程，两仪生四象也是个分裂过程。在两仪阶段，阴阳初判，这个时候尚未形成生命，等到四象产生了，有了生长收藏，植物类的东西就有可能产生。四象的时候就是二阴二阳，太阳少阳、太阴少阴，或者称少阳老阳、少阴老阴。在这个基础上继续分化，变成三阴三阳，生命就开始形成了。所以，我们要研究生命，特别是研究人的生命，就要特别注意这个三阴三阳。

2. 三阴三阳

《易》这个系统在讨论两仪四象以后，就跳到八卦这个层面，当然，八卦也有三阴三阳，但是，阐述的角度显然与医有很大的差别。所以，医系统的三阴三阳应该说是很独特的。

我们看《素问》，在《素问》的前几篇里，只讲二阴二阳，特别是《四气调神大论》，它只提少阳少阴、太阳太阴，直到第六篇《阴阳离合论》才明确提出三阴三阳。就是在二阴二阳的基础上增加一个厥阴、一个阳明。阴阳这个概念在传统文化的各个领域都能找到，可以说各行各业都在用它，但是，像厥阴、阳明这样一对概念，则几乎只限于医家之用。可见这两个概念对中医的关系很大。

厥阴、阳明的引入是中医阴阳论的一大特点。

什么叫阳明？什么叫厥阴呢？《素问》里面有专门的定义：两阳相合为阳明，两阴交尽为厥阴。而其他的二阴二阳，《素问》里没有专门的定义。这就说明了厥阴、阳明的引入，对于中医理论的构建具有非常特殊的意义。中医有一个最基本的观念，或者说最基本的特点，这个观念我们前面已经提到过，就是整体观念，天人合一。这样一个观念，实际上我们在传统文化的各个领域都能见到，儒家的学问，道家的学问，都是秉承这样一个基本的东西。可以说，这个观念是整个传统文化大厦的基石。前面我们讨论伤寒的时候，引述了许多《四气调神大论》的观点，实际上都是说的这个观念。

阳明、厥阴的重要性。

前章已经说过，春夏为什么要养阳，秋冬为什么要养阴，春为什么要养生，夏为什么要养长，为的是与天地同步。天地生你也生，天地怎么变化，你也怎么变化，这就是天人相应，这就是整体观念，这就是道！得道多助，失道寡助；顺天者昌，逆天者亡。从原始自然的意义讲，就是说的这个问题。那么，我们要跟上天地的变化，首先必须知道天地怎样变化。天地变化的最明显的单位，或者说最明显的层次就是年。每一年天地都要作一个很大的变化，比如今年庚辰年，变到明年就是辛巳年。庚辰年是金运太过，太阳寒水司天，太阴湿土在泉，而辛巳年就变成了水运不及，厥阴风木司天，少阳相火在泉。一个金运，一个水运，一个太过，一个不及，这个变化太大了。在年这样一个大变化的框架里，还有一个更基本、更细小的变化单位，这就是气。

天人合一的真实意义。

气这个概念我们在第一章里已经讨论过，它本来是岐伯保密的东西，但是，在黄帝的追问下，不得不说出来。一年由二十四个气组成，在年这个框架里，气就是最基本的变化单位，天地便是按照这样一个单位在不断地变化。由小雪到大雪，由小寒到大寒。人要与天地相应，就必须得跟上这个变化。天地交换到另一个气的时

参看75—78页关于"四气调神"的申论。

候，你也要跟上来，还停在原来的这个气上，这就叫作"不及"。如果天地还没有跨越到另外一个气上，你先走了，这叫"太过"。太过与不及都没有与天地保持一致，没有与天地相应。那么，在气这个层次上，人体靠什么来与天地自然保持一致呢？就靠肺。《素问·灵兰秘典论》《素问·六节藏象论》讲"肺者，治节出焉"，"肺者，气之本"。实际上就是揭示肺的这个功能。有关这个问题，我们在第一章已专门地分析过，肺在运气里，在《阴阳大论》里，它属于阳明。阳明燥金，主肺与大肠。所以，阳明这个概念的引入，对于在气这个层次上建立天人合一的专门机制是非常重要的。

☞ 关于肺主治节可以参看50—52页的论述。

阳明为着沟通气这个层次的天人关系，那么，厥阴呢？厥阴为风木，主肝胆。《素问·六节藏象论》云："肝者，罢极之本，魂之居也。"罢极是什么意思呢？按照前人的很多说法，包括现代《中基》教材的说法，都认为这个罢极是当"疲极"讲，疲劳到了极限，这个说法我们认为不符合逻辑。为什么呢？因为《六节藏象论》这一篇都是探讨藏府的正常功能，一个生之本，一个封藏之本，一个气之本，一个仓廪之本，这四个本都是谈的生命过程中最重要的生理问题，怎么到了"罢极之本"突然讨论起疲劳的问题呢？这显然有悖逻辑。那么，这个罢极究竟谈的什么？首先我们还是看"极"，"极"是什么？前面说了，七首为一极，就是三万一千九百二十岁。到了极点这个时候，要发生"生数皆终，万物复始"的变化。可是谁能看到这个变化呢？谁能够活到三万一千九百二十岁呢？彭祖也不过八百岁。所以，要真实地看到这个极的变化是不可能的。但是，这个没关系，这并不妨碍我们认识它。因为我们可以利用《内经》的另一个思想武器来认识这个问题，这就是象。在《灵枢》经里，专门有一篇"顺气一日分为四时篇"，四时，就是春夏秋冬，它本是年周期里的四个时间单位，可是在《灵枢》的这一篇中，却把它放到了一天里面，认为一天里面也有春夏秋冬，为什么呢？这个就叫作"同象原理"。从象的角度看，春夏秋冬是怎么一回事呢？春夏秋冬就是生、长、收、藏，就是阳生阴长，阳杀阴藏。当然，在年这个周期里面，有生长收藏，但是，在日这个周期里有没有生长收藏呢？同样也有生长收藏。所

☞ "象之所包广矣！六艺莫不兼之。"

以，岐伯曰："朝则为春，日中为夏，日入为秋，夜半为冬。"虽然，年周期与日周期在时间长度上这个差别很大，但是，从象上而言，也就是从阴阳变化的角度而言，却没有什么差别。为什么"朝则为春，日中为夏，日入为秋，夜半为冬"呢？因为朝则阳生，日中则阳长，日入则阳收，夜半则阳藏也。

周期长度不同，但是，阴阳变化的这个象相同，这就是我们说的同象原理。以春生为例，在年周期里面，这个春生的长度是三个月，而在日周期里，春生的长度只有三个时辰，这就是它们的差别。

同象原理建立以后，问题就好办了。我们知道在极这个周期里，存在一个"生数皆终，万物复始"的象变，那么，年的周期呢？我们看一看冬三月与春三月。冬三月，此谓闭藏，特别在北方，我们看到的是千里冰封，万里雪飘，万物凋零，生数皆终。而一旦度过了严冬，春天到来，则又是一派万物复始的发陈景象。这个闭藏的生数皆终与这个发陈的万物复始，不就是一个极变吗？所以，在年这个周期上，同样存在一个极的象变。年与年之间交替，实际上也是极与极之间的交替，这与一日之中亦见四时是一个道理。我们之所以能从这一年跨越到另一年，必须是作为这一年的这个"极"终结，罢了，另外一个"极"才能开始。所以，"罢极"的意义就在这里，它是促使年与年、岁与岁之间交替变换，也可以说是极与极之间交替变换的一个关键因素。如庚辰年转到辛巳年，马上就由金运太过转到了水运不及，这个跨越太大了。作为人体，我们怎么样保证在这个大跨度上与天地的变化保持一致，这就要靠厥阴，这就要靠肝，这就要靠这个"罢极之本"。

在岁与岁这个层次上与天地沟通，这个要靠"罢极之本"，要靠厥阴；在气与气这个层次上与天地沟通则要靠"气之本"，要靠阳明。就像我们现在的收音机，收音机收到节目的一个前提，就是要使接收的频率与发射的频率相一致，这就需要频率调节器。通常调节器有两个，一个是粗调，一个是微调。厥阴是粗调，阳明是微调。有了粗，有了微，这就在多层次、全方位上与天地建立了相应关系。有这样一些专门的机制，有这样一些专门的部门来负责，人与四时相应就有了保证。可见中医理论的建立，不是一个随随便便的过程，她很严密，有理论，有实证，不是想当然。

二、 阴阳的离合机制

以上我们讨论了三阴三阳引入厥阴、阳明的意义，三阴三阳建立起来后，中医的基本模型便随之确定。所以，到了《素问》的第六篇，就专门有一个"阴阳离合论"。怎么叫"阴阳离合"呢？首先从"合"的角度讲，合就是从综合来看，从总体来看，它谈的是很基本的层面，这个层面就是一阴一阳。阴阳的这个合的层面，在易系统里又叫作"道"，故《易·系辞》里面说："一阴一阳之谓道。"我们前面讲的阳生阴长，阳杀阴藏，就主要是从合的这个层面谈。那么"离"呢？离就是分开来讲，《素问》里面谈到阴阳的无限可分性："阴阳者，数之可十，推之可百，数之可千，推之可万，万之大不可胜数。"如果这样来分，那我们怎么能把握？所以，谈阴阳的离，我们不需这样来分，分成三就行了。阴分为三，阳分为三，这就是三阴三阳。用道家的说法，这叫作"一气含三造化功"。因此，阴阳的离合实际上就是谈一个分工合作的问题。合作就是要实现第二章所谈的阴阳的生长收藏、阳气的释放和蓄积，而要实现这样一个过程，就必须有不同的作用机制，这就要牵涉到分工，这也是《素问·阴阳离合论》最关注的一个问题。

1. 门户概念的引入

《素问·阴阳离合论》在具体论述阴阳的离合时说："是故三阳之离合也，太阳为开，阳明为合，少阳为枢。是故三阴之离合也，太阴为开，厥阴为合，少阴为枢。"一个开，一个合，一个枢，这是针对什么而言呢？很显然，它是针对门户而言。门户的作用大家都非常熟悉，就是要有开合，开则能够出入，合则出入停止。那么，门要能够开合，它靠什么起作用？它靠枢的作用。所以，门户这样一个总和的概念，要是把它分开来，就是开合枢这三部分。没有开合，门户就不成其为门户，而要实现开合自如，没有枢又不行。

前面我们说了，天地阴阳的变化，无外乎就是一个升降出入的变化，故《素问·六微旨大论》说："升降出入，无器不有。"有升降出入，当然就有生长收藏。那么，怎么个升降出入呢？古人在这个问题上动了很大脑筋。设想如果没有一个门户，一个理想中的门户在把持，这个出入的变化怎么进行呢？什么时候出，什么时候入，从什么地方出，从什么地方入？它总要通过一个地方。因此，在理论上，就有了一个门户概念的产生。有了门户的概念，我们认识阴阳的升降变化，阴阳的出入变化就方便多了。

《素问·四气调神大论》曰："夫四时阴阳者，万物之根本也，所以圣人春夏养阳，秋冬养阴，以从其根，故与万物沉浮于生长之门。"大家看，门户的概念就这样在《内经》系统里构建出来。这里的沉浮也就是讲出入，也就是讲升降。沉者入也，浮者出也。一方面是浮于生长之门，这个过程是讲阳气的出，阳气的升，实际上就是阳的升发释放；另一方面是沉于生长之门，这个过程是讲阳气的入，阳气的降，实际上就是阳的收藏蓄积。这里为什么要讲"与万物沉浮"呢？很清楚，就是要说明万物的这个沉浮，实际上就是阴阳的沉浮。万物的沉浮是表象，而它的实质、它的根本是阴阳在起变化。所以，我们观察任何事物，我们望、闻、问、切的目的，就是要透过这个表象，看它的实质，看它的根本，看它的这个阴阳变化。《内经》讲："察色按脉，先别阴阳。"就是强调这个问题。毛泽东主席在一首诗中写道："问苍茫大地，谁主沉浮？"如果把它借用到这里，那么肯定是阴阳主沉浮。

门户的概念建立了，就必须有一个与之相应的工作机制，这就是上述的开合枢。具体地说，三阳有一个三阳的开合枢，三阴有一个三阴的开合枢。这就意味着应该有两个门，一个是三阳主宰的阳门，一个是三阴主宰的阴门。上面讲到的只是生长之门，其实这是一个省略，应该还有一个收藏之门。三阳主的阳门，实际就是生长之门；三阴主的阴门，实际就是收藏之门。阳门打开了，生长之门打开了，阳气便不断升发，不断释放，随着这个升发释放，自然界

开合枢是认识六经的关键，也是研究《伤寒论》的方便法门。

表现的便是春夏的变化，万物在这个过程逐渐地升浮起来。而随着阴门的打开，收藏之门的打开，阳气转到入降，转到蓄藏，这个时候秋冬开始了，万物则在这个过程中逐渐地消沉下去。

上述两个门的分工虽然不同，但是，却要非常协调地工作。这里也体现了一个离合的思想。阳门开的时候，阴门要逐渐关闭，否则，阳气一边出，一边入，甚至出不敷入，那这个春夏的变化，这个生长的变化，就没有办法实现。同理，阴门开的时候，阳门也要逐渐地关闭，否则，阳气一边入，一边出，甚至入不敷出，那这个秋冬的变化，这个收藏的变化就根本没有办法实现。所以，为什么阴阳要强调协调统一，不能搞对立呢？如果你开你的，我开我的，那整个升降出入就要搞乱。《素问·六微旨大论》说："出入废则神机化灭，升降息则气立孤危。"神机化灭了，气立孤危了，那还有什么生命可言？所以，这是一个十分严重的问题。

《伤寒论》讲六经，讲三阴三阳，实际上就是讲上面这两个门。两个门要协调好，必须三阴三阳的开合枢协调好，开合枢协调好了，阴阳的升降出入就不会有异常，升降出入没有异常，神机气立没有异常，这个生命就不会发生异常。我们从这个层面切入，不但整个《伤寒论》会很清楚，整个中医也会很清楚。下面就具体讨论这个问题。

2. 阴阳的开合枢

（1）三阳之开合枢

上面我们提到，开合枢的协调对于门户而言是非常重要的因素。我们先来看三阳这个门。在阳门里，太阳的作用是负责开，"太阳为开"指的就是这层意思。随着太阳主开功能的启动，阳门打开了，阳气得以逐渐地升发释放出来。这个在自然界就表现为春夏，万物逐渐地发陈、蕃秀，而在人体呢，阳气方方面面的作用，就得到充分地发挥。但是，太阳老是这样开，阳气老是处于这个升发释放的状态，就像我们人，老是工作不睡觉成不成呢？这一点我们前面已经作了讨论，知道它绝对不行。所以，开到一定的时候，就有一个关闭的机制，将阳门逐渐关闭，使上述这个蒸蒸日上、升发释放的过程减弱下来，这个就是阳明的合，"阳明为合"指的就是这层功用。前面我们讲过，一个开，一个合，它靠什么来转动呢？靠枢机来转动。所以，太阳的开，阳明的合，就要靠少阳枢机的作用，"少阳为枢"指的就是这个意思。

（2）三阴之开合枢

三阳的作用清楚以后，我们接下来看三阴。阳气的升发释放到一定的程度后，就要靠阳明的作用，使这个过程逐渐衰减下来。这个时候阳气要回头，要从升发转到收降，从出转到入，从浮转到沉。这个时候收藏的门要打开，不能将阳气拒之门外，而这个过程就要落实到"太阴为开"的功能上。所以，太阴开机启动后，阳气就真正进入到收藏状态。与三阳的道理一样，阳气能不能老是待在收藏状态呢？就像我们老是睡觉不起床，这成何体统？所以，收藏到一定的程度后，这个状态就要慢慢地减下来。收藏的门户要慢慢地关闭，这个关闭作用就要落实到厥阴的合上。太阴开，厥阴合，少阴的作用是枢转开合，这是三阴的关系。

（3）协同作用

从以上这两个方面，我们应该能够看到，阴与阴、阳与阳、阴与阳之间的配合非常重要。太阳主开，开机启动，阳气释放，当释放到一定程度后，释放要终止，开机要关闭，这个作用要依赖阳明，在这个过程，太阳与阳明的开合要适时。释放衰减以后，要转入收藏，这个时候阴门要打开，否则，光终止释放，不转入收藏，这个升降的衔接就会出问题。所以，在这个关键环节上，阳明与太阴的配合非常重要。一个阴，一个阳，一个开，一个合，只有两者默契，释放才能转入收藏。另外一方面就是，收藏到一定程度后，这个过程也要逐渐终止，开机也要关闭，这个作用当然要依赖厥阴。而太阳与厥阴的开合也要适时，在厥阴终止收藏的这个过程，阳门要逐渐打开，否则光终止收藏，不转入释放，这个升降的衔接也会出现问题。因此，在这个关键环节上，厥阴与太阳的配合十分重要。这里也是一个阴，一个阳，一个开，一个合，只有两者默契，入降才能转到升出。

这样一个过程，阴阳确实在互相帮助。太阳的开需要厥阴来帮助，太阴的开需要阳明来帮助。阴阳之间的配合，在开合枢中体现得很充分。《素问·至真要大论》云："诸寒之而热者取之阴，热之而寒者取之阳。"这里我们可以借用《素问》的这个说法，将它改一改：诸治阳而不愈者，当求之于阴；诸治阴而不愈者，当求之于阳。比如我们治太阳，这个病看上去明明就是一个太阳病，可是怎么弄它都不好，这个时候我们应该考虑，太阳开的过程还有另外一个合的机制在协助它，是不是这个合出了问题，这时我们应当"求之于阴"，考虑治治厥阴。反过来，太阴的病我们看得很明确，但是，按照太阴的治法就是解决不了，这个时候，我们也应当"求之于阳"，考虑从阳明来协助治疗。

一个"诸寒之而热者取之阴，热之而寒者取之阳"，一个"诸治阳而不愈者求之阴，治阴而不愈者求之阳"，加上下一章要谈的五行隔治法，这些方法掌握了，对于解决疑难问题是很有帮助的。

3. 开合枢病变

开合枢的正常功用我们讨论过了，这些功用失常就会产生病变。所以，六经病变说实在的就是开合枢的失调，就是开合枢的病变。

（1）太阳开机的病变

太阳主开，负责阳门的开启，太阳的开机为什么会发生异常呢？这个原因可能来自内部，也可能来自外部，或兼而有之。外部的因素往往比较典型，如我们常见的伤寒、中风，就是因为外邪侵袭，障碍、束缚了这个开机，使阳气的开发受限，于是太阳病就发生了。除了外因，内在有哪些因素呢？有阳气虚，本身的力量不足，太阳这个开的作用会成问题；或者由于水饮、湿等因素障碍了阳气的外出，太阳的开机也会出现问题。

总而言之，太阳开机的功能是帮助阳气外出，帮助阳气发挥作用。而阳气的作用前面讨论过，有宣发，有卫外，有气化，等等，如果太阳开机出现障碍，阳气的作用就会受到影响，太阳病的发生就与这些影响直接相关。如太阳篇见得最多的是表病，表病就是因为阳不卫外，遭受外邪侵袭所致。另外，阳不化气，水液的代谢就会失调，从而导致水液代谢障碍相关的疾病。我们看看整个太阳篇，表证、水气、痰饮、蓄水占了绝大多数，这些都是与阳用障碍有关，都与太阳开机不利有关。因此，从太阳开机不利的角度去理解太阳病，就抓住了它的纲领。

（2）阳明合机病变

太阳的开是要使阳气升发，阳明的合是使阳气收降。阳气收降以后，天气变燥、变凉，所以阳明与秋天相应。现在阳明的合机发生障碍，阳气该收不收，该降不降，就会出现热，就会有不降的情况。所以，阳明病最大的特征就是两个，一个是热，一个是不降。热表现在经证里，不降表现在腑证里。当然，热与不降、经证与腑证都可以相互影响。我们看阳明的经证用白虎汤，这就很有意思。白虎是什么？白虎是西方的神，主宰西方变化的东西就叫白虎。西方的变化是什么？主要是阳气的收与降。所以，从阳明病用白虎汤，就说明阳气的收降出了问题。

（3）少阳枢病

少阳主枢，负责调节开合，如果开合没有问题，你很难发现枢机的毛病。我们看一看三阳篇，太阳篇占179条，阳明的篇幅也不少，而少阳则仅仅十来条。是不是少阳不重要呢？绝对不是！少阳主枢，关乎太阳、阳明的开合，怎么会不重要呢？这个篇幅上的差距，很重要的一个原因是，少阳枢机的病变很多体现在太阳和阳明篇里面。比如小柴胡汤，大家都公认它是少阳病的主方，可是小柴胡汤在少阳病篇的运用只有一次，而其他大量的运用是在太阳和阳明病篇。枢机主管开合，因而枢机的病变往往也要从开合上看。这是枢机病变的一个特色。

前面讲伤寒和杂病概念的时候，我们曾经说过，世间上的疾病，如果从发热与非发热这个角度去划分，则可以分为两类，一类是伤寒，一类就是杂病。那么，现在我们从开合的角度讲，世间的

疾病也不外乎两个，一个是开的问题，一个是合的问题。为什么这

么说呢？因为人体的生理主要就靠这个阴阳的升降出入。升降出入
正常，一切都正常；而一旦升降出入异常，一切相关的疾病就会发
生。那么，升降出入靠什么把持呢？就靠这个开合。所以，从这个
层面去思维，我们把天下的疾病分开合两类，应该是如理如法的。

依着上面的这个思路再深入一步，我们又发现，开合的作用
是由枢机的转动来维系的。因此，调节枢机便能调节开合，调节开
合便能调节升降出入。所以，枢机对于整个机体来说，真可谓触
一发而动万机。历史上有许多医家善用柴胡剂，一个是小柴胡调阳
枢，一个是四逆散调阴枢。利用柴胡剂加减化裁，通治临床各科的
疾病。比如北京中医学院已故元老陈慎吾先生，四川乐山名医江尔
逊先生，都是善用柴胡剂者。历史上往往将这些善用柴胡剂的医家
称为柴胡派，善用一个方，就能成就一个派，这真是不简单的事。
这个现象很值得思考。为什么柴胡剂的化裁能够治疗这么多的疾
病？根本的一个原因就在于它对枢机的特别作用。所以，我们不要
看到少阳篇只有十条条文，就以为它不重要，应该考虑到枢机的特
殊性。枢机影响到开的一面，它的病变就表现在太阳里；枢机影响
到合的一面，它的病变就表现在阳明里。所以，临床上见到许多太
阳、阳明的病变，你从本经去治，效果不理想，这个时候如果调一
调枢，问题往往就迎刃而解。

（4）太阴开机病变

接下来是太阴，太阴也主开，这个开是使阴门（收藏之门）开
启，阳气内入转入收藏。如果太阴开机产生障碍，就会影响到阳气
的内入。阳气内入有两个作用：一方面是为了阳气本身休养生息；
另一方面是内入的阳气可以温养脏腑。所以，阳气内入障碍以后就
会有两方面的不妥，一是阳气得不到休养，二是脏腑得不到温养。
脏失温养就会产生太阴病。因此，整个太阴病的主导，就像太阴病
提纲条文所说的："太阴之为病，腹满而吐，食不下，自利益甚，
时腹自痛，若下之，必胸下结硬。"都是脏失温养的缘故，都是脏
寒的缘故。就如227条所云："自利不渴者，属太阴，以其藏有寒
故也，当温之，宜服四逆辈。"这些都说明了，脏腑失去温养是太

阴病的主导。如果太阴开机失调，阳气得不到很好的休养，人体的能量得不到贮养、蓄积，阳气就会真正衰少，这个时候情况就会严重，就会转入少阴病。我们从太阴病治疗主要用温养的方法，如四逆辈等，也可以说明这一点。

太阴属脾土，土是主养藏的。藏什么呢？就是藏阳气。土能生养万物，它靠什么来生养，靠的就是所藏的这个阳气。所以，土之所以能生养这些形形色色的万物，与它的这个"开"，与它的这个"藏"是分不开的。如果开机有障碍，接下来的藏、接下来的生养就会有问题。

（5）少阴枢病

少阴也主枢，它的作用也是或影响开，或影响合。少阴枢机的重要性比少阳枢又进了一步，它主导水与火的枢转。少阴是水火之脏，这个枢就对水火的调节起作用。水火并非不相容，它们需要相互接触、相互依转、相互调和。如果枢机出了问题，就会影响到水火的调和，或者就会出现水太过，水太过必寒；或者会出现火太过，火太过必热。所以，少阴篇的核心，就是一个寒化与热化的问题。

少阴这一经真正关系到阳的体，我们说三阴为体，三阳为用，体阴用阳。三阳的病变主要是阳用发生障碍，用有障碍了，这个问题还不太大，用现代医学的术语这还是功能性病变的阶段。所以，三阳的病很少死人。而病变到了三阴，这就危及"体"了，按西医的说法就是器质性的损害。体与用，一个讲器质，一个讲功用。少阳的枢只是对用的枢转，而少阴的枢则是对体的枢转。体能不能得到真正的蓄养，这就要看少阴枢的功能。所以，少阴的枢转是很重要很重要的。为什么少阴病死证这么多？就是因为少阴不好，阳之体就没有办法保养。

（6）厥阴合机病变

前面讲过厥阴是主合的，当阳气蓄养到一定的时候，这个合机就要启动，从而结束这个蓄养状态，开始一个新的状态。所以，厥阴又是罢极之本，罢极就是使这个藏的状态结束，进入生的状态，进而生长收藏。前面的太阴、少阴都在收藏，到了厥阴就要结束这个过程，使阳气转入到升发的状态、出的状态。如果这个过程障碍了，那会出现什么结果？阳气当出不出，就会产生热。但这个热与阳明的热不同，阳明的热是阳气在外，当降不降产生热；厥阴的热是阳气在里，当出不出而热。所以，阳明热与厥阴热的区别，一个是外热，一个是内热；一个是气热，一个是血热。那么，什么原因最容易引起这个厥阴合机的障碍呢？也就是说上述这个收藏状态结束转为升发状态的过程，或者说阳出的过程最容易受什么因素影响？是什么因素能跟这个过程相对？当然是寒，寒主收引，因此，最容易引起这个障碍。大家看到，厥阴篇的大量篇幅都在讨论寒热错杂，用药方面，既有大苦大寒的川连、黄柏，又有大辛大热的川椒、细辛、附子、桂枝、干姜。看上去很矛盾，但实际上厥阴的本身就是这个情况，就是寒热错杂。过去都认为厥阴篇是《伤寒论》最头痛的一篇，可是，你从合机的角度去分析，就会发现厥阴篇并不困难。

以上我们从开合枢来谈了三阴三阳，谈了六经病，这虽然是一个比较粗略的勾画，但是，六经病的脉络已然非常明晰地摆在我们面前，因此，大家应该认识到，从这个角度，从这个层面去学习《伤寒论》，是一个比较方便的法门。

4. 伤寒传足不传手

这一节我们讨论阴阳的离合机制，讨论开合枢，从《素问·阴阳离合论》里我们可以看到，它讲的是足三阴三阳，没有提手三阴三阳。而《灵枢·根结篇》里也谈到开合枢的问题，它讲开合枢也是在足经里讲，讲手经它不提这个问题。再加上《素问·热论》这样一篇论述"伤寒"的祖文，也是论足不论手，这就给后世的许多人产生一个误解，认为伤寒传足不传手，温病传手不传足。

大家都知道，中医很重要的一个观念是整体观念，人与天地都是一个整体，天地的变化都会不时地影响人体，怎么可能手足之间不会产生影响、不会相传呢？但是，《内经》《伤寒》在谈到上述问题时，又的确是偏重在足的一面，这是什么原因呢？要弄清这个问题，必须从以下几个方面来考虑。

第一，我们从文化的含义上谈，人是什么东西呢？人是万物之灵。所以，大家得到这个人生着实不容易，应该真正做一些对自己、对人民有利益的事情。有些事做了对自己有利，但对国家对人民不一定有利，而医这个行当，只要你发心不邪，对人对己都会有利。

《素问》里常说"人禀天地之气生"，所以，考察人我们应该把他放到天地这个框架里。有关天地，古人常把它与经纬联系起来谈，我们看《三国》就经常会碰到"经天纬地"这个词。天以经言，地以纬言。经贯穿南北，连接上下；纬贯穿东西，连接左右。经纬这个概念看上去很简单，可是我们是否可以透过这个简单的概念去思考一些与中医相关的问题？大家想一想，人为什么叫万物之灵？在所有的动物中，人是直立动物。所以，从天地这个角度，从经纬这个角度，人是沿经线走的，而其他动物是沿纬线走的。从禀气的多寡而言，当然人禀天气最多，而余者禀天气较少。这是造就人成为万物之灵的重要因素。

从中医观点看直立对人的意义。

第二，我们对干支的这个概念很熟悉，几乎每个人都知道天干地支。但是，大家想过没有，为什么我们不可以叫地干天支呢？因为干是直立的，而长在干上的支是横行的，所以，干象天而支象地。万物虽然都是长在地上，但是，这个地上的万物要很好地生长却离不开天，离不开太阳。以前我们经常唱一首红歌，"大海航行靠舵手，万物生长靠太阳"，就说明了这个意思。花叶果实虽然都长在树枝（支）上，但，它必须靠树干提供营养。所以，一个干支的概念也体现了天地的含义，也体现了一个纵横的问题，也体现出人与其他动物的差别。

第三，凡属于动物这一类，不管你是直立还是爬行，从象的角度而言，头都与天相应，足都与地相应。所以，《内经》说："圣人象天以养头，象地以养足。"怎么养头呢？圣人说得很清楚，你就去思考天是什么一个样子，你按这个去做就是很好的养头，这样头脑就会发达。但是，这些都是后天的因素，而先天的东西已经固定在那里，没有办法改变。

我们前面说了，人是走经线的，所以，从先天而言，他禀受的天气最多，而天象头。为什么人的头脑发达？为什么人类与其他动物有如此巨大的差别？根本的一个因素就在这个禀受天气的多寡。而其他的动物呢？它沿纬线走，所以，从先天而言，它禀受的地气最丰，而地象足。大家想一想，动物的脚力是不是比人好？你们有谁能跑过马，跑过老虎，跑过猴子？甚至你连猫、连狗、连鸡都跑不过。为什么呢？因为动物禀地气全，而人禀受地气相对要少得多。就这一点而言，人与动物是各有千秋的。当然，动物禀受地气全，脚力就好，这个问题还需相对来看。比如蚂蚁、乌龟，从行走的绝对速度上，那是没法跟人相比的，但是，从相对速度上、从耐力上，是不是也要比人强，这些问题恐怕需要大家从专门的角度来研究。

第四，也许有人会提问：人睡眠的时候不也是横卧的吗？对！这个问题提得好。人的睡眠姿势与觉醒姿势不同，觉醒的时候直立，而睡觉时就放平了。直禀经天之气，横禀纬地之气，为什么说人禀天地之气生，天气和地气都很全，道理就在这里。所以，人不是光禀天气，他也禀地气，他是"头脑不简单，四肢也发达"。当然，从量上而言，他禀受的地气还是不如其他动物全。

☞

人睡眠时为什么要躺着？

第五，以上几个方面都思考过了，我们就知道，人之所以能为万物之灵，就因为他是禀天地之气而生，而且在这个天地，在这个经纬上，他又偏重于天经的一面，这是人之所以为人的一个最显著的特点。也就是说人类是重经的，偏重于经，以经统纬是人的一个特点。这也使我们想到，中医的十二经为什么不叫十二纬？这也使我们想到了圣人的东西为什么一定要叫经典！

明确了上面的这些原则，我们就可以来解答小节开首提出的问题。在人的十二经脉当中，我们看一看哪些经能够真正地贯穿南北、连接上下？是足经还是手经？很显然是足经。手经它只走到一半，它没有贯穿整个南北，它没有贯穿人的整个"经"。所以，手经它并不能完全代表人的特性，唯有足经能够做到这一点。足经它从头到足，从天到地，走完人的整个"经"线，所以，足经才能真正地代表这个"经"。《内经》也好，《伤寒》也好，在谈到很重要的问题时都是举出足经为代表，道理就在这里。实际上，这是以足赅手，以足统手，言足经手在其中矣。并不是言足不言手，更不是传足不传手，这个问题大家应该这样来理解。

第六，上面这个问题解决了，我们可以来思考另一个相关的问题，就是六经辨证与其他辨证有什么区别？当然，搞温病的肯定会强调卫气营血辨证、三焦辨证；搞脏腑的会说只有脏腑辨证、八纲辨证才行；而我们搞伤寒的是不是就要王婆卖瓜呢？我想，这个不完全是王婆卖瓜，你要有依据，有道理，不要光是感情用事。为什么六经辨证有这个优越性呢？这就是刚刚谈到的，它是一个纵向的辨证，是一个贯穿天地的辨证，是一个真正的"经"的辨证。因此，这样的辨证才最符合人的本性，最能够体现人的这个特征，所以，这个辨证方法最能揭示疾病的根本。《素问》说"治病必求于本"，可以说这个辨证模式是一个最方便的求本模式。难怪后世要把六经这个辨证模式称为能"钤百病"的模式。而其他的辨证模式，像卫气营血辨证、三焦辨证，以及脏腑辨证，这些都是横向的辨证，都是注重纬线的辨证。所以，这些辨证在某方面都有局限性，而六经辨证或者说阴阳辨证没有这个局限性。

☞
最完善的辨证方法。

第四章 治病法要

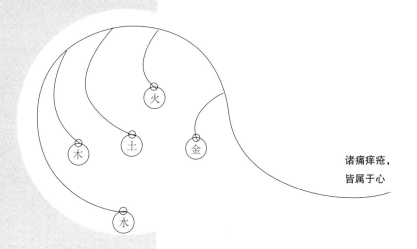

诸痛痒疮，
皆属于心

谨守病机，各司其属，
有者求之，无者求之，
盛者责之，虚者责之。

在正式地进入太阳篇前，我们要讨论"治病法要"这样一个问题。只有这个问题清楚了、把握了，做医生才有一个依靠处。

一、 医者的两个层次

陈存仁编辑有一套日本人写的很有名的丛书，叫作《皇汉医学》。《皇汉医学》里讲到一个"医诫十训"，就是做医生很需要注意的十个问题。十诫中有一诫我的印象最深，记得这是师父十多年前给我讲的。先师给我讲的许多问题都已经忘记，可是这一诫我记忆犹新，因为它太重要了。十多年来，我一直是以这一诫来告诫自己、鞭策自己、要求自己。现在就凭记忆把这一诫的内容转述给大家："医有上工，有下工。对病欲愈，执方欲加者，谓之下工。临证察机，使药要和者，谓之上工。夫察机要和者，似迂而反捷。此贤者之所得，愚者之所失也。"我们看到，这一诫里把医生分为上工、下工。上工这一类也就是我们今天所说的高明医生，而下工这一类，就是很差劲的医生，就是庸医。作为我们学医的人，在谈到这一诫时，就应该有所选择。我想，大家应该是希望能在上工的行列，如果没有这个信心，大家就不要学医。否则，一辈子下来，只做一个下工，一个庸医，这多凄凉！另外一点，做医生几乎没有中间路可走，你不是救人就是害人。你开药，如果没有治疗作用，那就是毒副作用，中间的路很

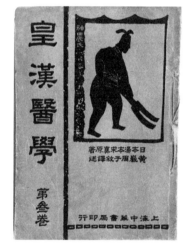

可参看21—23页的相关论述。

少，这是肯定的。所以，选择做医生的路，大家应该很慎重。按照清代名医徐灵胎的话，做医生只有两条路，要么做苍生大医，要么做含灵巨贼。

1. 下工层次

什么是上工？什么是下工？它的评判标准是什么？这一诚从根本上、从源头上给我们做了说明。"对病欲愈，执方欲加者，谓之下工。"这是什么意思？前些天我给医本的同学上课，下课休息的时候，就有同学问我：我们家乡有一个朋友得甲状腺肿，老师您看开个什么方？另外一个同学接着问我：老师，我最近经常失眠，您看开个什么方？现在我们暂时放下上面的提问，先来考虑另一个问题。中医与西医在很多原则问题上应该说是接近的，西医治疗一个甲状腺肿，不会马上想到割掉它，或者马上用什么消肿的药物，它要通过一些手段或方法，得到一个诊断。甲状腺肿只是一个体征或症状，它还不是诊断。它必须通过一系列手段和方法得出一个诊断，这个诊断是病因诊断。它是什么原因导致甲状腺肿？是缺碘呢，还是甲状腺机能亢进，还是单纯性甲状腺肿瘤，或者会是癌肿？这些都必须做相关的检查才能确定，或者做碘131，或者做活检什么的。等到这个病因的判断明确之后，才能提出相关的治疗方案。有人说西医光治标，这个说法我不同意，病因治疗就是治本，只是这个"本"的层次不同而已。上面的同学告诉我一个甲状腺肿就要我开方，这就等于省略了这许多的过程。中医与西医在这个总体原则上也是一样。我们说甲状腺肿或者失眠，它只是一个"证"，而中医的特色是辨证论治，通过这个"证"来辨别疾病的"因"，然后根据这个"因"来进行治疗。这也叫作辨证求因，审因论治。你现在只说一个甲状腺肿、一个失眠，这个辨证论治的过程没有，这个诊断的过程没有，那怎么开方？没法开方。

根据上面这个认识，我们对后世提出的内科就会有一些不同的看法，它有很多不合理的地方。比如，西医说肺结核，这是一个病，这是一个诊断，而这个诊断已经包含了病因的判断。又比如类风湿性关节炎、红斑狼疮等，这些疾病的最终原因虽然没有搞清楚，但是，这个病名已然包括病因因素。而内科里面说"咳嗽"，说"胃痛"，说"泻泄"，这些都是病。"咳嗽""胃痛"这些是什么东西呢？它只是一个症状，它完全没有病因的成分，所以，西医要笑话中医，我觉得应该笑话。什么事情要模仿西医，都应该经过严密的思考，没有经过严密的思考，盲目地去模仿，就容易搞成半吊子，两头不到岸。

当然，中医与西医在诊断上所采用的方法是大不相同的。西医有大量现代化的手段可以借助，而且这些手段越来越先进。中医呢？什么也没有，都得靠自己。因此，学中医要比学西医困难。学西医，整个世界的科技都在帮助你，现代物理学帮助你，现代化学帮助你，现代生物学更加帮助你。而学中医没有人帮助你，相反都在为难你，给你挑刺。所以要学好中医，特别是要在现代学好中医，那真是不容易。大家应该把这个困难考虑进去，树立牢固的信心。

学习中医的困难。

上面提到，说一个失眠、说一个甲状腺肿就要处方，这就是"对病欲愈，执方欲加"。很多人搞一辈子中医都是这样。听到甲亢，就开一个甲亢的方，病人又说胃痛，加两味胃痛的，又说腰痛，再加两味对付腰痛的，现在的很多中医就是这样看病的。有些同学对我说，现在在医院里已经看不到中医了，心肌梗死就用益气养阴，活血化瘀，已经形成套路了。当然有的病人可能会适合于益气养阴，但这个思路不对呀。心梗是西医的病名，由冠脉阻塞所致。中医怎么认识它呢？中医不一定说它是心梗，你要"察色按脉，先别阴阳"，怎么就只有益气养阴、活血化瘀呢？这个与"对病欲愈，执方欲加"有什么区别？这可是下工之所为啊。所以，我们一定要设法避免这样的方法，走另外一条路。

欲速则不达。

2. 上工层次

这一条路就是"临证察机，使药要和"。这个"机"是什么呢？这个"机"就是病机。临证的时候，首先是要察明病机，然后再根据这个病机来处方，使方药与病机相契合，这样一个看病的路子就是上工的路子。"临证察机，使药要和者，似迂而反捷"，这

看似迂，但却是治本的路子。

样的方法迂不迂呀？确实好像有点迂。病人来了，还要察什么机。心梗的病人一来我就用益气养阴、活血化瘀的协定方，这个很快呀，还察什么机。但最后的结果呢？恐怕你那个益气养阴、活血化瘀的结果赶不上。这就是"似迂而反捷"啊。见一个咽痛，你就清热利咽，玄参、麦冬、桔梗、甘草，行不行呢？这样看起来快，看起来不"迂"，可实际的效果怎么样呢？相信大家都会有经历。

前些天看一个病人，咽喉痛、声音嘶哑，要用笔来代口，浑身没力气，开什么方呢？光有这些还开不出方。你要是急着开什么山豆根、牛蒡子，你就成下工了，因为你"对病欲愈，执方欲加"嘛。你还要"临证察机"，不要急着用山豆根。当时，我为病人摸脉，发现两尺浮紧，紧属寒，浮是表，浮紧就是表寒，一个典型的太阳伤寒证。太阳伤寒用什么方？用麻黄汤。再看看舌象，舌苔白腻，苔腻是湿，所以病人浑身困倦乏力。于是我给她开了两剂麻黄汤加苍术。病人是晚上来诊的，诊前已经输过几天抗生素，但丝毫未见效果。开药以后，当晚煎服。第二天上午给我电话，咽痛十去七八，声音已经无碍，两剂尽后，诸证释然。大家想一想这个病例，明明是咽喉肿痛，用压舌板一看，咽部充血几个"＋"，扁桃体肿大，应该清热，应该利咽，应该消肿，可你为什么偏偏不用这些，反而去"火上加油"呢？就是因为这个舌脉显示出病机是表寒，所以，要用温散表寒的麻黄汤。温散药一下去，寒解了，咽喉果然就不痛。这就是"临证察机，使药要和"。临床诊病就是这么一个过程。古人讲"必伏其所主而先其所因"，就是这个意思。

前段时间还看过一个女学生，也是咽喉肿痛。她的咽喉肿痛到什么程度呢？三天两头要去吊针，要去打青霉素。人家油炸东西，她从那儿经过，咽喉就要肿痛，就要化脓，更别说吃了。现在好啦，不但闻到没问题，吃下去也没问题了。咽喉肿痛只是一个症状，不是诊断，没有理由就去用山豆根，就去用桔梗。你要获得一个诊断，你的治疗是对诊断负责，而不是对病人说的某个症状负责。炎症好像两个火，如果真的有火，那就应该清，用玄麦甘桔肯定好。火的表现是很明确的，你打开火看一看，明明显显的，看得见是红的，摸起来烫手。人身的火证也是这样，它有它的指征。而我看的这位学生，脸色青青的，唇淡，舌也淡，手冰冷，脉沉细。

哪有一点火热的征象？根据这个舌脉，根据这个四诊的材料，这个人根本不可能有火。可是你看看前面医生开的，全是牛黄解毒、玄麦甘桔，都在清热利咽。看过这个病人，你就会明白，中医为什么没有疗效？这个病人我始终都在用扶阳的方法，开始用归芪建中汤，后来用附子理中汤。现在，不但咽喉不肿痛，体质也得到全面的改善。这个例子再一次告诉我们上工与下工的路子，它的区别在哪里。

"临证察机"这个路子看起来迂回了，走了弯路，可是最后的结果却快捷得多，这正是"贤者之所得，愚者之所失也"。直接清热利咽，或者查查药典，看哪味药治咽痛，哪味药有抗菌消炎作用，这样看起来似乎直接一些，快一些，可实际呢？她按照这个路子调了几年都没有调好，从中学一直到大学还在吊针，还在吃牛黄解毒。而在这里仅仅服药一个月，什么都解决了，至少基本解决了，哪一个更快呢？所以，这是"贤者之所得，愚者之所失"。贤者之所以成为贤者，就是他按照这个方法去做了；而愚者之所以成为愚者，是因为他没有按照这个方法去做，是因为他失去了"临证察机"这个窍诀。我想，大家从现在开始就应该希望做个贤者，不要做个愚者。而做个贤者的办法就是"临证察机"。今后对每一个病人都要临证察机，开始察不对这没关系，但一定要履行这个步骤，一定要朝着这个方向走。开始的准确性会比较小，也许只有百分之十，但慢慢地就会增加到百分之二三十，到了百分之八九十，十愈八九了，我们就成了上工。大家应该具备这个信心，方法对了，只是时间问题。

二、 临证察机

《皇汉医学》讲的"临证察机，使药要和"，可简称为"察机药和"。察机实际上就是求本，"察机药和"就是治病求本。机是病机，病是疾病，那么机呢？这个问题我们前面已经讨论过，机就

察机就是求本。

是导致事物发生的关键要素。所以病机就是导致疾病发生的那个最关键的因素。这与病理变化这个面显然有很大的区别。原子弹的威力大不大？当然很大。可是这个启动按钮没必要搞得那么大，一点就行了。病机实际上就是这么一回事。

1. 何以察机

病机的概念出自《素问》的"至真要大论"里。至，是至高无上；真，不是假的；要，重要。最真实不虚的、最重要的论述就在这一篇里。我们从病机放在这一篇，而不放在其他篇，就可以看出它确实是一个关键的因素。

"至真要大论"在具体讲述病机前，有黄帝的一段引子："夫百病之生也，皆生于风寒暑湿燥火，以之化之变也。经言盛者泻之，虚者补之，余锡以方士，而方士用之尚未能十全，余欲令要道必行，桴鼓相应，犹拔刺雪污，工巧神圣，可得闻乎？"黄帝在这段引子中讲到了百病产生的原因都离不开风寒暑湿燥火，然后在这个原因的基础上再产生其他的变化。虽然我们看病的时候，也许看到的是这个变化后的疾病，好像它没有风寒暑湿，好像它没有"外感"，但是这个最根本的原因大家不能忘记，不能含糊。所以，黄帝在这里说得很肯定。接下来黄帝又说，经典里明明说了，"盛者泻之，虚者补之"，可是我把这个方法告诉医生，医生在临床上用起来效果并不十分满意，疗效还达不到百分之百。我想把这样一个最真实不虚、最最重要的医道真正地流传下去，使医生能很快地把握它，用它来治病就好像拔刺雪污一样。临床治病究竟能不能像拔刺一样，像雪污一样，立竿见影，手到病除呢？是不是真有这样的方法？岐伯回答说：有！有这个方法，"审察病机，勿失气宜，此之谓也"。就这么一句话，你看病机多重要。审察好了，把握好了，治起疾病来就会像拔刺一样，就会像雪污一样，就这么简单。可是如果没有把握好，治起疾病来就没有办法做到这一点，临床就没有办法达到百分之百的疗效。

那么，怎么样才能审察好病机呢？审察病机很关键的一点就是"勿失气宜"，要抓住"气宜"。这个提法在"至真要大论"里

中医的正脉。

有两处，另一处说"谨候气宜，勿失病机"。可见两句话是互相关联的。实在地说，病机就是气宜，气宜就是病机，这两者讲的是一回事。那气宜是什么呢？就是前面讲的"风寒湿暑燥火"，就是六气，就是与六气相关的这些因素。审察病机，要勿失气宜，那么这个气宜怎么求呢？比如现在天阴了，要下雨了，这个气宜我们知道不知道？知道！这是湿来了。我们可以直接感受这个气宜的变化，在这个时候产生的疾病，不管它是什么病，都与这个气宜有关，抓住了这一点，不失去这一点，那你就抓住了病机。如果天气突然转冷，北风来了，这就是寒的气宜。

上面这个气宜，我们可以很明显地感受到，这个气宜叫作外气宜，或者叫作显气宜。那么，还有另外一些我们不容易觉察出来的，那当然就叫作内气宜，或者叫隐气宜。这个气宜可以通过舌脉来体察。除此之外，是不是还有一个更加便于我们了解气宜的方法呢？实际上，整个《素问》的七篇大论就是讲的这个问题，这就要涉及运气这门专门的学问。

做中医的基本条件。

在《素问》的第九篇"六节藏象论"里，有这样一段话："不知年之所加，气之盛衰，虚实之所起，不可以为工。"这句话讲得非常严重。不可以为工是什么呢？就是不可以当医生。现在大家可以问问自己，你知道年之所加吗？不知道！可是不知道你还是在当医生，你还是要为工，这就是当今中医界的现状。

年之所加，气之盛衰，虚实之所起，这就要谈到运气的问题。今年是庚辰年，那今年的年之所加是什么呢？庚本属金，而运气的干支讲化合，乙庚化金，所以，今年的年运是金运。年运确定以后，还要根据地支定出年气，今岁地支为辰，辰为太阳寒水司天，太阴湿土在泉。一个金运太过，一个寒水司天，一个湿土在泉，这就是今岁气宜的大框架。再详细一些的气宜，就要看主客加临，气有气的主客加临，运有运的主客加临。气分六步，运分五步，这就是五运六气的大体情况。我们临证求气宜，很人的一个方面就是要从这里面求。比如现在，现在已步入小雪节，是六气里面最后的一个气，也是五运里面最后的一个运。这时的主气是太阳寒水，客气是太阴湿土。凡是在这个区间患的病，不管你是什么病，都与以上这些气宜的综合作用相关。审察病机要考虑这些因素，治疗疾病也要考虑这些因素。这些因素不但会导致外感病，也会影响内伤病。因此，气宜不但外感病要求，内伤病也要求。懂得了气宜，懂得了上述气宜的综合作用，你就懂得了"年之所加，气之盛衰，虚实之所起"，你就可以为工。就是因为这一步，做医生的路就变得海阔天空。所以，运气这门学问很重要。

南宁有一位名医叫曾邕生，也是我的一位师父，他就是整天研究这个"年之所加，虚实之所起"。早些年他自己开门诊，每天都要看一两百号病人，多的时候看到三百多。单号看农村的，双号看城里的。一个人怎么能看这么多的病人？就是因为他知道这个"年之所加，气之盛衰，虚实之所起"。气宜清楚了，再一对照病人，病机就容易带出来，病机一出来，方药也就跟着出来。所以，病既看得快，也看得好。所以，病机的关键是气宜，而要抓住气宜，就要知道年之所加。

2．十九病机

知道了病机与气宜的这个关系，黄帝接着问："愿闻病机如何？"岐伯说："诸风掉眩，皆属于肝。诸寒收引，皆属于肾……"像这样的病机，岐伯一共回答了十九条，这就是著名的十九病机。我对十九病机的研究虽说不上很深，但已隐隐约约地感受到它的重要性。可是，现在研究它的人很少，像《中基》的病机篇，本来应该以这个十九病机为核心，可现在连提都很少提到它。这是什么原因呢？当然，是对它的重要性认识不够。以为天下的疾病那么多，那么错综复杂，怎么可以就用这简单的十九条病机加以概括、加以说明呢？

☞

事实上，任你千变万化，不出十九病机。

十九条病机能不能作如上的概括、如上的说明呢？这个回答是肯定的！岐伯在这里用了一个"诸"和"皆"，这就是一个肯定的说法。凡是"风"，凡是"掉眩"，必定与肝有关系，你就从这个肝去找，一定能找到病机，一定能够找到导致这个疾病发生的关键因素。这一点，岐伯已经给你打了包票。以此类推，"诸痛痒疮，皆属于心"。凡是疼痛、痒、疮的一类证候，必定与心有关，你可以从心去寻找问题，至于怎么寻找，我们下面还要谈到。在岐伯陈述完这个十九病机后，他也考虑到了黄帝可能也会有类似我们一样的疑问。为了进一步地消除这些疑惑，岐伯接着引述了《大要》的一段话："谨守病机，各司其属，有者求之，无者求之，盛者责之，虚者责之，必先五胜，疏其血气，令其条达，而致和平。"病机要谨守，不要怀疑，这一点很肯定，不容含糊。要各司其属，各就各位。风掉眩，不管你是什么风掉眩，都一定要找肝。怎么找呢？这就要落实到"有者求之，无者求之，盛者责之，虚者责之，必先五胜"这个原则上来。

比如刚刚说的风掉眩，我们看到一个掉眩病，一个眩晕病，它肯定属于肝，这个没问题。病人一来，我们看到他一副肝病的模样，脸色青青，脉又弦，肝的色脉非常明显，这个就叫"有"。有者求之，这一点比较容易做到，因为它很直接。但是，如果没有呢？我们看到这个眩晕的病人，脸色也不青，脉也不弦，一点肝家的色脉都没有，这怎么办呢？这种情况就叫"无"，无者也要求之，反正它与肝有关系，这是病机规定的前提。那怎么求呢？这就要根据"必先五胜"的原则。五胜是什么意思呢？就是要根据五行之间的关系去求它。明明是眩，肯定属肝，为什么见不到肝的色脉？这个问题你要考虑，为什么会产生这个"无"？上面这个原则就是告诉我们用一个很方便的方法来找出这个原因，这个方法就是以肝为中心，利用五行生克的原则去考察。

比如上面这个例子，你没有看到肝的色脉，你看到的是肾很虚的表现，那么，你应该知道这是因为肾水很虚，母不生子而导致了这个"没有"。所以，治疗就应该补母生子，用补肾的方法，这个眩晕就会好。如果肾的情况也没有，那就继续看，看看有没有肺的情况？如果有，那还要看一看盛虚。如果是肺家盛，金太过，那肝木就必遭克损，这个时候泄其太过，使木不遭克损，那疾病就自然会痊愈。如果是肺虚金不及呢？那就要用佐金平木的方法。如果还不行，再看看心怎么样，脾怎么样。心虚则子盗母气，心实则火旺克金，金不制木，这时把心火一泄，病就没了。有时又可能是土的毛病造成的，土虚亦不能育木。

从上述这个过程我们可以看到，病机的方便在于它把这个中心坐标确定了，你根据这个中心点去搜寻，根据五胜的原则、生克的原则去找，这就有了目标。这就比你漫无边际地去寻找要好得多，大家看是不是这样？所以，这样的一些原则很了不起，它把一切疾病最关键的东西告诉我们了，这就是病机！导致风、导致掉、导致眩的最最关键的因素就是肝，它告诉你了。大家想一想，这在过去是什么？是秘诀，是窍门，是宝贝啊！可是我们拿着这样的宝贝却不当一回事，甚至拿着金盆当尿壶，难怪古人说：传非其人，漫泄天宝。

对于上面这样一种病机辨证方法，现在很少有人去研究，去关心，我打算在这方面做深入的研究，也希望大家多研究。古时候不是有治肝三十法吗，清代名医王旭高就专门有一个"治肝三十六法"，这"三十六法"怎么来？就从这儿来。还有所谓隔一、隔二、隔三、隔四的治法，明明是这一脏的病，他不治这一脏，而治另一脏。用药平平淡淡，根本看不出有一味治肝的药，却把肝病治好了。你拼命去平肝熄风，用羚羊钩藤汤、龙胆泻肝汤，治来治去没有作用。为什么呢？你没有真正搞清楚，你只知道"对病欲愈，执方欲加"，你只知道"诸风掉眩，皆属于肝"，却不知道还有一个"有者求之，无者求之，盛者责之，虚者责之"，却不知道还有一个"必先五胜"的原则，却不知道"见肝之病，知肝传脾，当先实脾"，那你当然只有"守株待兔"当下工了。所以，病机里面变化的花样很多，但是，万变不离其宗。我们利用《大要》给出的这些原则，围绕这个"宗"去寻找，就一定能够找出疾病的症结。这里我只将大体的思路提供出来，希望大家沿着这个思路去研究，并且在临床上加以应用。

上面举例谈到了十九病机，也把运气的基本情况给大家谈了，我想这个感受应该比较深。现在过了小雪，我们感受到了什么气宜呢？很潮湿，人昏昏沉沉的，感冒的人特别多。这个感冒与以往的感冒不同，如果不知年之所加，不明运气，治疗这样的感冒多少会碰壁。现在是寒湿当令，而且湿特别重，有点像春天，只有春天才这样潮湿。前几天看过三个病人，一个是上腭的恶性肿瘤，一个是坐骨神经痛，一个是胃痛，三个病人我都用的同一张方，就是《和剂局方》的五积散，结果除恶性肿瘤的这一例因特殊的原因没能服药以外，其余两例都有不错的效果。三病不同而治同，这叫作"异病同治"。其实，既然治同，那肯定有相同的因素，这个因素就是气宜。因此，气宜把握好了，病机就容易审察清楚，病机清楚了，治疗的方案就很容易制定出来。这实在是临床上一个很方便的法门。

上述这例恶性肿瘤的病人年纪只有26岁，看上去气色很差，自觉症状不多，只有头胀，微咳（已肺部转移）。切脉右弦滑，尺涩，左脉沉细，不耐按。舌淡暗，苔白水滑。像这样一个病人我们怎么去思考呢？再一看他前面服用的药，都是大量的半枝莲、白花蛇舌草。所以，我首先给他一个建议，就是马上停用这些药物。半枝莲、白花蛇舌草这些都是清热的药，如果真是热毒结聚的肿瘤，那当然用之无疑，用后确实会产生抗癌作用。但如果是寒湿凝结的肿瘤，像上述这例病人，那再用清热的药就等于助纣为虐了。碰到癌症病人你就想到要用半枝莲，你就想到要抗癌，那你在走"对病欲愈"这条路，你是西医，不是中医。中医就要讲辨证，有是证才用是方。《内经》讲：寒者热之，热者寒之。这是必须遵循的原则。如果是寒性的病，就应该用温热药，不管你是肿瘤还是什么。

上述这个病人初次发作是在1994年，1994年是甲戌年，甲为土运太过，戌为太阳寒水司天，太阴湿土在泉。这样一个肿瘤病人，你很难说清他是哪一天发病，他的发病界限你很难像感冒那样用天来界定。所以，这个年的框架就显得非常重要。我们知道，1994年的"年之所加，气之盛衰"主要是寒湿为盛，尤其是湿为盛，他这个病为什么不在1993年发作？也许1993年这个癌肿已经在孕养。它为什么一定要在1994年爆发出来？可以肯定，1994年这样一个年运，它的六气变化对这个肿瘤的发作很有帮助，是这例肿瘤爆发的助缘，所以，它就在这样一个特殊的年运里引发出来。我们再看今年，今年是庚辰年，司天在泉同样是寒水湿土，这就给了我们一个提示，这个病跟寒湿有关。说明寒湿这样一个气肯定对他的内环境不利，对他的免疫系统不利，相反的，对这个肿瘤很有帮助。

大家想一想，这个"年之所加"重不重要呢？确实很重要。如果再参照舌脉，舌脉也跟这个相应，那病机就肯定了。所以，这个病你别管它是什么，你就从寒从湿去治疗，去掉这样一些对肿瘤有利的因素，去掉这样一些对机体不利的因素，即便它不好，至少也不会助纣为虐。

在讨论病机的开始，黄帝就提出这样一个问题："夫百病之生也，皆生于风寒暑湿燥火，以之化之变也。"这里提的是百病，就是众多的疾病都受这个因素影响，没有说肿瘤例外。肿瘤也好，其他疾病也好，都受这个大环境的影响，都受这个六气综合因素的影响。你只要弄清楚这个因素，然后设法阻断它，改变它，那显然会对这个病的转归产生有利的影响。从这个角度去看，为什么五积散不能抗癌呢？五积散一样能抗癌！但是，大家就不要用它去做课题、搞实验，做出来也许没有结果。这样很多人又会对中医失望，说中医不科学，不能普适，不能重复。其实，不是中医不能普适，不能重复，而是你的这个做法根本不可能重复。五积散针对的是寒湿这样一个因素，对于寒湿，五积散是普适的，是可以重复的，如果你用它对付其他的因素，这个怎么能普适，怎么能重复？就像抗生素它只能对细菌普适，现在你要它对病毒也普适，这个可能吗？可是现在中医的科研就是这么一个情况，拿着抗生素去治病毒，治不好，反而怪抗生素不好。自己错了，反而怪别人，天下哪有这样的道理！现在大家看杂志，看到最多的一类文章就是用某某方或某某法治疗某某病多少例。这个例数不能少，少了做不了统计处理，而说实在话，临床哪有这么多同类因素引起的同一种病呢？没有怎么办？那只有让风马牛也相及。这样的做法，这样的研究态度，着实令人担忧。而我们的科研部门、我们的杂志所制定的这些政策和规则，却对上述的歪风起到了推波助澜的作用。

病机这门学问是中医的大学问，前面我们只略说了"诸风掉眩"这一条，那么，还有"诸痛痒疮，皆属于心"，"诸湿肿满，皆属于脾"，"诸暴强直，皆属于风"呢？这些也是一样，大家可以用同样的方法去逐条地剖析。反正这个前提它给你定死了，把这个前提作为中心，围绕这个中心，按照上述这些原则去搜寻，就一定能够查出实据。等到你将十九病机烂熟于胸，将搜求的方法烂熟于胸，你去治病就会左右逢源。

3．抓主证，识病机

临证何以察机，以上的这些方面非常重要，这些都是经典的教证。其次的一个方面就是"抓主证"，抓主证是刘渡舟教授提出来的。刘老是伤寒界的权威，人称北刘南陈，这个"北刘"就指的刘渡舟，"南陈"则指我的导师陈亦人教授。刘渡舟教授有部书叫《伤寒论十四讲》，这部书的篇幅虽然不大，但讲的都是刘老的经验。这部书的最后一讲，就是这个抓主证问题。刘老认为，抓主证反映了辨证论治的最高水平，因此，能否抓好主证，就成了临证的一个关键问题。为什么抓主证那么重要？我的理解有两个：其一，是主证最能反映致病的机要，也就是最能反映病机，而只有这个能够反映病机的证才能称为主证；其二，是主证最有可能反映疾病的祛除途径，它提示你，你应该用汗法、下法还是吐法，或者用其他的方法。这样的主证往往起到画龙点睛的作用，根据这个证你就能辨别该从哪个方向着手。主证应该具备这两个基本特点。

抓主证是辨证论治的最高水平。

为什么要在《伤寒论十四讲》里提出这样的一个问题呢？很显然，张仲景的每个条文，他所描述的这些证，很多就是主证。你看他的条文很多都非常简单，如155条："心下痞，而复恶寒汗出者，附子泻心汤主之。"301条："少阴病，始得之，反恶热，脉沉者，麻黄细辛附子汤主之。"也就是说《伤寒论》的条文实际上就贯穿着一个主证问题。

下面举一个病例。三四年前，江南无线电厂的一位女工找我看病，西医的诊断是肾结石、肾积水，病情比较重，中西医都看过，但是，效果不明显。经一位老病友的介绍到我这里来就诊，按照常规，结石、积水就要排石利水，但是，我首先没有考虑这些，而是静静地听病人讲述病情，一边听一边思考，其实就是为了抓主证。当病人讲到这一个月都在拉肚子，心很烦躁，睡觉也睡不好时，就是这一刹那，我把主证抓住了。我给她开了猪苓汤原方，没有加什么排石药。为什么开猪苓汤？因为319条说得很清楚："少阴病，下利六七日，咳而呕渴，心烦不得眠者，猪苓汤主之。"这里很明确地讲到，下利然后又有心烦不得眠的，就可以用猪苓汤。而这个病人兼而有之，这就使你很快考虑到这个上面来。你不必管它是结石还是积水，它的主证符合猪苓汤，你就用猪苓汤。药开好后，病人走了，从此再没有回来复诊。大概过了半年多，她又介绍另一位病人来找我，从这个病人的口里才知道，她服药以后症状很快消失，

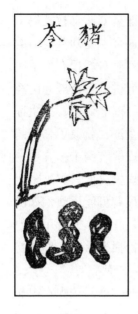

猪苓

不到半个月再做检查，结石没啦，积水也消除了。这例病案给我的感受很深，使我隐隐约约地揣摸到了刘老"抓主证"的含义。

上过临床的人都知道，有些病人的病情是非常复杂的，特别是一些上年纪的人，他们可以给你诉说半天的病情，等到后面的讲完了，前面的也忘记了。对于这类病人，你更要抓主证，你要静静地听，那么多的东西中，总是有一句话或一个证或一个脉对你有启发，这个就是主证。前些天我看一位同学的母亲，她的主要情况就是感冒发烧，反反复复已经十来天，还是没有解决。感冒发烧在伤寒来说，应该属于太阳病。太阳病不管你是什么原因引起，脉都应该浮。可是这位病人的脉却很沉，表证而现沉脉，这就是反常，这就是一个关键点，这个就是主证。说明她是太少两感，用一般感冒的药对她肯定没有好处。我给她开了两剂麻黄细辛附子汤，服汤以后，烧很快就退了。所以，临床治病，只要主证抓得好，确实可以效如桴鼓。

那么，如何才能抓好主证呢？这一方面是经验，另外就是要注意三点，这里有六个字送给大家。第一，明理。比如少阴病始得之，反发热，脉沉者，为什么会出现这样的情况，出现这样的情况为什么要用麻黄细辛附子汤，这个道理你必须搞清楚，道理清楚了，你才能举一反三地运用在其他方面，这才有灵活可言。第二，熟记。为什么我们一再强调学伤寒应该背诵呢？如果你想当一个好中医，不背不行。即便不能一字不漏地背，起码对条文你应该熟悉，特别是有方有证的条文，你必须熟悉，任何时候都能想起它大概说什么。只有做到这一点，《伤寒论》你才能真正用起来。不熟悉条文，临证怎么抓主证？主证抓不住，经方用起来就不灵。第三，多用。学以致用，我们学过太阳篇，就要你看看我，我看看你，看看有没有太阳证。老是躲在深闺不识人，那起不到作用。如

☞ 抓主证的六字诀。

果自己感冒了，你要辨一辨，看到底是太阳还是少阳还是太少两感。学中医的人，特别是学过《伤寒论》以后，碰到感冒还是复方感冒灵，还是维C银翘，那你白学了，你恐怕永远是下工。应该记住，不管是什么病，你都要凭脉辨证，有这样的脉证才用这样的方法，也就是要有的放矢。这就是我要给大家谈的治病法要。

大家应该牢牢记住，上工是一个怎样的概念，下工是一个怎样的概念。虽然我们不能马上成为上工，但既定的目标应该有。大家应该处处注意养成上工的习惯，处处注意避免下工的行为。不要这个肿瘤病来了，你就满脑子想的白花蛇舌草、半枝莲这些抗癌药，我想这个不是中医，充其量是半吊子中医。既然是中医，你就要有中医的思路，你就要临证察机。也只有这样，你才容易有体会，你才容易有感受。否则，这个病人治好了，你不知道是怎么治好的，治差了你也不知道怎么回事，当了一辈子中医自己还是糊涂虫，岂不可怜！要是这样做中医，那真的没意思。所以，希望大家都能成为上工，至少成为一个准上工。我想只要按照我们上面的这些方法去操作，我们在形式上就已经成为上工了。在正式进入太阳篇的讨论前，这个引导过程是很有必要的。

第五章 太阳病纲要

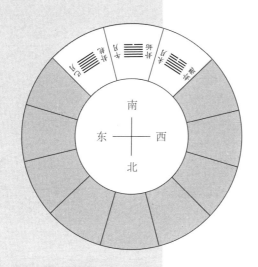

太阳病欲解时，
从巳至未上。

一、 篇题讲解

读太阳篇我们首先要看这个篇题，就像读书首先要读书名一样。这个习惯大家应该养成，特别是一些需要精读的书，那是一个字也不能放过。

读经典必须弄清三义，即字义、句义、总义。三义清楚了，没有读不懂的经典。我们首先从总义的角度来看这个篇题："辨太阳病脉证并治"，它讲的是什么内容呢？它主要讨论辨别与判断与太阳相关的病名、病机、脉、证及其相关的治疗这样一个问题。透过这样一个题目的分析，我们就能把握中医的一些性质。现在有一种思潮，认为中医只讲辨证不讲辨病，或者详于辨证略于辨病，所以，要与西医相结合，要辨病加上辨证。对于持这样一个看法的人，我常常说他们根本没有读过《伤寒论》，不能算是中医说的话。你读过《伤寒论》你就知道，中医怎么不辨病呢？中医首先是辨病然后才是辨证。辨病是首位，辨证是次位。你不首先确定是太阳病，你怎么去进一步确定它是中风还是伤寒。所以，说中医没有辨病，那是个天大的误解。

1. 辨释

首先释第一个"辨"字，辨字比较简单。《说文》曰：判也。《广韵》说：别也。合起来就是一个判断、区别之义。《康熙字典》载《礼学记》注云："辨谓考问得其定也。"又载《周礼·天官》注云："辨谓辨然于事分明无有疑惑也。"综合以上诸义，辨就是将通过各种途径所获取的这些材料进行综合的分析判断思维，然后得出一个很确定、很清楚的东西，这个过程就叫作辨。结合中医来说，就是根据四诊的材料，进行综合分析思维，然后得出明确的诊断，辨就是讲的这个过程。

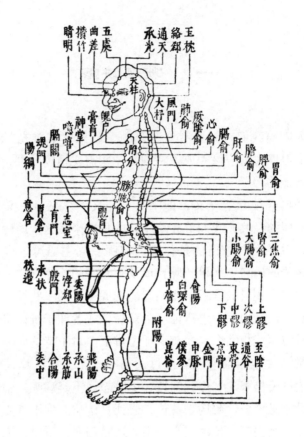

2. 太阳释

（1）太阳本义

太阳有些什么意义呢？我们先来看它的本义，就是原来的义，这个义我们通称为日。将日通称为太阳，或者将太阳通称为日，这都是大家知道的。其次就是《灵枢·九针十二原》说的"阳中之太阳，心也"，这里把心喻作太阳，为什么呢？张介宾说："心为阳中之阳，故曰太阳。"太阳从它的内涵去看，也就是阳气很盛大之义，所以，王冰说："阳气盛大，故曰太阳。"

（2）太阳经义

以往研究《伤寒论》的人，有的认为六经就是讲经络，有的认为除了经络还有藏府，有的认为六经是讲界面，这就告诉我们，六经的概念内涵很丰富，它不是一个方面，它是多方面的。这里我们只从经络的角度看看太阳的意义。

太阳的经络有手、足太阳经，特别是足太阳经非常重要，这一点我们在前面已经强调过。足太阳具有什么特色呢？足太阳起于睛明，上额交巅，然后下项夹脊，行于背后，沿着人的身后、腿后，最后到达至阴。我们比较十二正经，足太阳是最长的一条。它的分布区域在十二经中是最长最广的，特别是布局于整个身后这一点非常有意义。大家也许有过这样的经验，特别是对风比较敏感的人，如果风从前面吹来，你会觉得无所谓，要是风从后面吹来，你会马上不舒服。为什么呢？明枪易躲，暗箭难防。《内经》一再强调"圣人避风如避矢石"，所以，对这个风大家不要小看了。

在《内经》的时代，能够远距离，并且在不知不觉中伤人的有什么呢？就是这个矢石。而矢石从前面发过来，你还容易察觉，容易躲过去；如果矢石从后面打来，那就不容易躲过了。有几个人真能像金庸小说里写的，脑后生目，辨器听声呢？圣人把风比作矢石，可见风对于人体的危害之大。而前面来的风我们容易察觉，后面来的风就比较难察觉了。这个风从后面来，偷偷摸摸的，所以，又叫贼风。人体靠什么对付从后而来的贼风呢？这就要靠太阳。太阳居后的意义正在于此。前人把太阳比作六经藩篱，就与太阳居后有很大的关系，并不是说太阳经的位置最浅表。

对于经络循行的这样一些部位，大家要很留心，伤寒的六经辨证有很大一部分与这个相关。病人的腿痛，或者其他的什么地方痛，你要问得很具体，不是光问一下腿痛就了事，是前面痛还是后面痛，是外侧痛还是内侧痛？如果是后面痛，腘窝的地方痛，那肯定与太阳有关，你要从太阳去考虑它的治疗，这就很自然地把你带入了六经辨证。所以，要学好伤寒，弄清楚经络的意义是很重要的。

（3）太阳府义

太阳府有足太阳膀胱府、手太阳小肠府。"膀胱者，州都之官，津液藏焉，气化则能出矣。"所以，膀胱是津液之府，是水府。那么，这样一个水府为什么要跟太阳相连呢？这个连接正好昭示了水与气化的密切关系。一个水、一个气化，太阳篇的许多内容都与这个相关。

另外就是手太阳小肠府，小肠府与太阳篇的关系虽然没有膀胱那么直接，但是，它的内涵值得在此一提。

《素问·灵兰秘典论》云："小肠者，受盛之官，化物出焉。"对于这个"受盛"，王冰解释说："承奉胃司，受盛糟粕，受已复化，传入大肠，故云受盛之官，化物出焉。"而张介宾则云："小肠居胃之下，受盛胃中水谷而分清浊，水液由此而渗于前，糟粕由此而归于后，脾气化而上升，小肠化而下降，故曰化物出焉。"以上王张的两个解释都将"受盛"作复词看，这个看法未必恰当。因为受即承纳、接受之义，已经具备了上述的复词意义。盛呢？《说文》云："黍稷在器中以祀者也。"故盛的本义原非盛受，而是置器中以备祭祀用的谷物。"盛"是用来作祭祀用的，王冰把受盛释作"受盛糟粕"；而张介宾虽然未全作糟粕讲，可是也有糟粕的成分。这怎么可能呢？古人祭祀所用，必是精挑细选的上好佳品，怎么可能是糟粕？因此，王张的这个解释值得怀疑。

☞

"受盛"与祭祀。

盛为祭祀用的精细谷物，这与小肠接纳经胃熟化、细化的水谷甚为相合。另外一个方面，盛是作祭祀供奉用的，在这里小肠承纳的"盛"用于供奉什么呢？当然是供奉五藏，因为五藏乃藏神之所。用水谷之精微来营养藏神的五藏，这不就是一种祭祀供奉吗？这样的解释才基本符合"受盛之官"的含义。从这个含义我们看到，古人若不知道小肠是吸收营养的主要场所，绝不会用"受盛"这个词。

（4）太阳运气义

谈过了太阳的本义、经义、府义，下面来看太阳在运气方面的意义。在运气里，太阳在天为寒，在地为水，合起来就是太阳寒水。太阳为阳中之阳，为什么要与寒水相配呢？我们可以从以下这些方面来思考。

① 水义释

有关水的意义，我想大家应该很熟悉。水对于我们日常生活是一天也不能缺少的东西，水是生命过程不可缺少的一个重要因素，也是生命最重要的组成部分。我们男的称起来有100多斤，女的有90多斤，但主要的东西是什么呢？是水。大家还可以打开世界地图看一看，占绝大多数的是什么？依然是水，陆地只占很少的一部分。老子说"人法地"，所以，我们人身也是这样，水占绝大部分。从这个组成，从我们的生活经验，水的重要性可以很容易地感受到。

二十多年前，唐山发生大地震，死的人有几十万，可是有的人被埋十来日竟又奇迹般的活过来，为什么呢？就是因为有水。所以，一个人一个星期不吃东西也许饿不死，但是不能没有水。西医的看法也是这样，病重了，他最关心的是什么呢？还是这个水。小便量多少？液体量多少？水电解质平不平衡？总之，水对生命来说，它的重要再怎么形容也不过分。

再举一个简单的例子，我们要过生活，那你看看这个"活"字怎么来？没有水（氵），活得了吗？所以，要活下来，就必须得靠水。

水作为生命的要素，它还有另外一个更重要的层面，这个层面我们可以通过易卦来体悟。易卦里代表水的叫坎（☵）卦，水本来是最阴的东西，用卦象来代表这样一个东西应该都用阴爻，可是我们看一看坎卦却并不是这样，它是阴中挟阳，这就构成了水的一个最重要的要素。有了这个阳，这个水就是真正的活水，就能为生命所用。没有这样的一个阳，这个水是死水一潭，死水对生命有用处吗？没有用处！

李白有一首著名的诗，叫《将进酒》，其中有两句这样写道："君不见黄河之水天上来，奔流到海不复还。"华中理工大学校长杨叔子教授在看到李白的另一首诗"日照香炉生紫烟"时，从现代科学方面作了许多有启示的联系。那么，作为一个中医，我们看到李白的这首《将进酒》会不会有所感受，会不会问个为什么？黄河之水为什么会从天上来？天上哪来的水呢？这就存在一个"搬运"

☞

功夫在诗外。

的过程，肯定有一个东西将水搬运到了天上，这个东西就是阳，就是太阳。《内经》讲"地气上为云"，就是指的这个过程。地气怎么上为云呢？阴的东西它总是往下沉的，我们读读《尚书·洪范》的五行就知道："木曰曲直，火曰炎上，土曰稼穑，金曰从革，水曰润下。"水总是往下的，人往高处走，水往低处流，你做一个简单的试验就会知道，泼出一碗水，看它往上升还是往下走。所以，水要往上升，要成为云，就必须借助阳气，就必须借助火。因此，水要成为活水，要能循环起来，运动起来，要能真正为生命所用，它就必须借助阳气的作用。坎卦中爻为什么不用阴爻而用阳爻呢？道理就在这里。从坎卦的情况我们了解到，易卦揭示事物是从很深的层面去揭示，这就告诉我们要想弄通中医的理论，易的学问不能不多加留意。

②寒义释

按照常理，这个水被阳气蒸动起来了，就应该越蒸越上，蒸蒸日上嘛，但它为什么又会降下来？这里有一个什么因素呢？水被蒸动因阳而上，当到达一定的高度以后，就会遇到一个重要的因素——寒。不是有"高处不胜寒"的诗句吗？高的地方很寒冷，你到西部高原，看看海拔超过几千米的高山，即便是盛夏时节，山脚下郁郁葱葱，而山顶上却白雪皑皑，你会真正感受到高处不胜寒。水被阳蒸成为气，当这个气遇到高处的寒，就又复凝结为水。高处的水越凝越多，当达到一定的重力，再加上其他的一些因素作用，它就会重新降下来，这就是《内经》所说的"天气下为雨"的过程。可见这个黄河之水确实是从天上来的。可是天上的水又从哪里来？这一点李白没有作交代，但是，我们学中医的却应该清楚这一点。

☞

活水的三个要素。

上述这个过程，一个上蒸，一个下降，一个下降，一个上蒸，水就变成活水，就"自有源头活水来"。水对生命的意义很大，大家想想，靠我们人工来灌溉的植物有多少呢？就整个植物界而言，这只是很少的一部分，大部分要靠老天来灌溉。靠老天，如果没有太阳，没有上面这些因素参与，行吗？不行！水循环不起来，万物利用不了，再多的水也等于零。所以，这个过程，一上一下，太阳起什么作用？寒起什么作用？水起什么作用？太阳、寒、水实在地

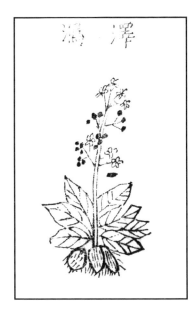

泽泻

讲一个都不能少，一环扣一环，少了任何一个，水都循环不起来。前面我们讲"活"离不开水，是从静的层面来讲，这里我们再要讨论"活"，就得从动的层面入手了。所以，太阳寒水这样的搭配，有它很深刻的含义。

我们讨论太阳篇，如果从很深的层面去讨论，它实际上就是讲的这个水的循环过程。这个循环过程在任何一个地方卡住了，就成为太阳病。有些时候是在上升的过程中卡住了，有些时候是在下降的过程中卡住了，所以，太阳篇里讲经证、府证。如我们用麻桂二方治疗太阳经证，就是因为在蒸腾上升的这个过程出了障碍，地气不能上为云，所以，我们要用发汗的方法，通过发汗，使汗从皮毛而出，那这个上升的障碍就消除了。水到天上以后，又要云变为雨，这个过程是下降的过程，这个过程障碍了往往就是府证，我们要用五苓散来解决。五苓散是太阳篇很重要的方，张仲景主要用它治疗蓄水，治疗消渴。五苓散为什么能治消渴？它里面没有一样养阴药，没有一样生津药，它用的是白术、茯苓、泽泻、猪苓、桂枝，反而有桂枝这样的辛温药，没有一样生津药，它怎么能够治疗口渴？这个似乎不容易想通，不但你们不通，我也不通。但是，如果你把它放到太阳里，放到自然里，放到水的循环里，这个疑惑就很容易解决。地气上为云了，还要天气下为雨，如果天气不下而为雨，那大地就会出现干旱，这个事实大家都是经历过的。那这个大地干旱在人身上是什么反应呢？地为土，脾主土，开窍于口，所以，这个"干旱"首先就会出现在口上，就会有消渴。五苓散能使天气下为雨，解决这个下降过程的障碍，那当然能治渴了。老子讲："人法地，地法天，天法道，道法自然。"我们从五苓散为什么能治渴这样一个问题，应该对老子的这段话有所感悟。道

五苓散为什么
能治渴?

法自然是老子讲的最高境界，人到这个境界，你看什么问题都一目了然。学中医的应该很好地领悟老子的这个窍诀。这个窍诀领悟好了，中医在你眼里是满目青山，清清楚楚，明明白白。如果这个窍诀一点没有把握，你不"道法自然"，只是"道法现代"，那中医在你那里，也许就会是"泥牛入海"。

整个太阳篇实际上都是讲这样一个问题，大家慢慢地去体味，这个过程很有意思。不管是麻黄汤、桂枝汤、五苓散，还是大青龙汤、小青龙汤、越婢汤，这些方都是在讲水。所以，我给太阳篇总结了一句话：治太阳就是治水。治水就要做大禹，不要做鲧！

以上是太阳的大体含义。

☞

治太阳就是治水。

3. 病释

（1）病之造字

病，对于当医生的讲，应该太司空见惯了，但是，要真正地询问大家懂得这个"病"没有？恐怕就会有不周到的地方。从这个病的造字，我感到中国文字的内涵真是太丰富了。古人讲一指禅，也讲一字禅。一个字里面有很深的含义，有妙理，有禅机。有些时候只要你悟透了一个字，这门学问的门就被打开了。像病这个字，如果你真正解通了，那中医就没有太大的问题。张仲景在他的《伤寒杂病论》序中写道："若能寻余所集，则思过半矣。"我这里也

☞

思过半矣。

在古汉字中，"疒"字是一个会意字。这个字的左半部，是一个床榻的符号；右半部是一个人的符号。人与床平行，说明人是躺在床上的。这个字后来演化成了"疒"，也就是今天汉字偏旁中的"疒"。

斗胆借用这句话，如果病字你真正弄通了，那对于中医也是"思过半矣"。

我们首先来看病这个造字，病由疒＋丙而成，疒是形部，丙是声部。病的形部"疒"在古文字里也是一个单独的字，它的读音是：尼厄切。《说文》解为："倚也，人有疾病，象倚箸之形。"为什么叫倚呢？人有疾病以后就会不舒服，不舒服当然就想靠着，就想躺着。所以，"疒"字就像一个人依靠在一个东西上，是一个象形文字，人生病了就是这副样子。所以，《集韵》说："疒，疾也。"因此，形部的这个偏旁实际上已经代表了现代意义上的疾病，在英文里可以用disease这个单词表示。

既然病字的形部偏旁已经代表了广义上的"病"字，那么，偏旁之外，为什么还要加上这个"丙"呢？是不是仅仅为了读音？这个问题记得在第一章里已经有过讨论，声符不仅表音，而且表义，并且声符所表的这个义对于文字是很关键的部分，这一点也希望研究古文字的同道注意。

一个形符"疒"，一个声符"丙"，就把疾病所牵涉到的方方面面揭示出来了。现在我们重点来看丙字，丙是十天干里面的一干，位于南方，五行属火。所以，古人云：东方甲乙木，南方丙丁火，西方庚辛金，北方壬癸水，中央戊己土。《说文解字》释云："丙位南方，万物成炳然。阴气初起，阳气将亏，从一入门，一者阳也。"炳然就是很茂盛。《素问·四气调神大论》的"夏三月，此为蕃秀"，说的就是这个炳然。阴气初起，阳气将亏，是言夏至一阴生，一阴生后，阴道渐息，阳道渐消。一是什么？一就是阳。这又关系到了易象的问题，文字起源有一种八卦说，这里应该是一个根据。门，徐锴释为："门也，大地阴阳之门也。"丙位南方，处夏月，夏月是阳气释放最隆盛的时节，然而盛极必衰，所以，阳气在夏至以后，就要逐渐地转入到收藏，这个"从一入门"的造字实际上就反映了这个过程。丙的上述意义向我们提出了一个十分深刻的问题。

（2）疾病的相关性

丙代表南方，代表方位。那么，方是干什么的呢？《易·系

☞

学会咬文嚼字。

辞》讲："方以类聚，物以群分，吉凶生矣。"方是用来聚类的，所以，东方就有东方这一类的东西，南方就有南方这一类的东西。"疒"这个形符加上丙以后，就揭示出一个很关键的问题：疾病的相关性。

☞
医学所关注的
最核心问题就
是相关性问
题。传统文化
的要义，已经
在这里体现出
来了。

上面这个问题为什么说很重要呢？因为不管你是什么医学，中医也好，西医也好，藏医也好，蒙医也好，他所探讨的一个关键问题就是疾病的相关性。这个病跟什么因素相关？从发生的角度说，什么因素导致这个疾病，这个发生的相关性是什么？我们探讨一门医学，探讨的最根本的是什么东西？归纳起来就是一个疾病的相关性。21世纪是生物医学世纪，医学研究将把很大一部分精力放在基因方面，目的就是要解决在基因这个层次的相关性问题。有些疾病像艾滋病或其他什么疾病存在一个易感人群，张三刚接触一次就感染上这个疾病，而李四成天地接触也没有问题，是否在某个基因片断上存在易感基因？如果存在这样的易感基因，那么，对这个相关片断的特殊基因进行处理，使它不再具有易感性，这从疾病的预防角度来说就彻底解决了。所以，无论是疾病的发生还是疾病的治疗，都无外乎是这个相关性问题。

在前一章里，我们曾举过三个病例，一个是恶性肿瘤，一个是坐骨神经痛，一个是胃痛，三个疾病的相关因素都是寒湿。寒是北方的气，湿是中央的气，一个北方，一个中央，这就把疾病所相关的最重要的那个因素归结到方上来了。生物医学它把疾病的相关性放在基因这个层次来研究，在基因这个层次来进行攻关。也许到21世纪后半叶，或者到22世纪，基因这个课题攻破了，那么，相关性的研究将放到后基因的层次。而中医呢？中医这个相关性就放在"方"上。方以类聚，这个类可以很多，可以数不清，正是由这些不同方属下面的"类"导致了众多疾病的发生。所以，疾病的因素再复杂，它也离不开这个方。反过来，我们治疗疾病叫开方，开

☞
中医治病为什
么叫"开方"？

什么方呢？就是开的上面这个方。如果你是寒导致的疾病，那这个致病的因素在北方。北方你拿不走，但你可以模拟一个能够对治它的"方"去对付它、去协调它。比如这个"寒"，你可以根据"寒者热之"这个原则，模拟一个南方，就用这个南方去对治上面的北方。南方起来了，北方自然要下去，不可能冬夏在一个时间里出

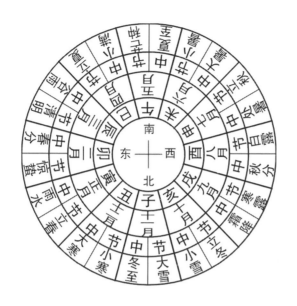

现。中医治病的真实境界其实就是利用药物的不同属性来模拟不同的方，不同的时间、空间。时间可以用药物来模拟，空间也可以用药物来模拟，治疗疾病就是方的转换，就是时空的转换，将人从不健康的疾病时空状态转换到健康的时空状态。有关这个转换，我们将在以后的章节里详细讨论。所以，总起来说，疾病所相关的关键要素就是这个"方"。病的造字为什么要用"丙"呢？原因就在这里。

　　方以类聚，那么，可以用来聚类的方有多少呢？从基本的角度说有五方，东南西北中，但如果按易的经卦分则有八方，按年支分有十二方，按节气分有二十四方，按六十四卦分则有六十四方。我们看罗盘，罗盘上面就有这些不同层次的方分。所以，学中医的应该买罗盘来看一看，罗盘不光是风水先生用，中医也可以用，至少它可以帮助你认识这个方，认识与疾病最相关的这个因素。

　　这里我们先从最基本的方（五方）来讨论，看看每一方里究竟聚有哪些相关的类。

　　① 时间

　　方首先是聚时，东方聚寅卯辰时，聚春三月，余者依此类推。

所以，时是方里面一个很重要的类。《素问·六节藏象论》云：
"谨候其时，气可与期。"又说："不知年之所加，气之盛衰，虚
实之所起，不可以为工。"这就是说疾病发生的一个相关因素就是
时间，与时间有关系，这是中医很重要的一个特色。你看一个肿瘤
病人，他1994年发病与1995年发病就不同了，可西医不管这一套，
他只看这个CT的结果、活检的结果，至于1994年发还是1995年发跟
他没什么关系。但如果中医也这样看，也不管这个1994、1995，那
就会完蛋。那你不可能真正弄懂病，因为与疾病发生的一个很重要
的相关因素你没有考虑进去，你怎么可能全面地认识这个疾病？所
以，这个时间你要谨记，这个病在1994年发与1995年发完全不同，
因为相关性不同了，年之所加、气之盛衰不同了。作为一个中医，
如果这一点忽略了，那很大的一块你就失掉了。

☞

不知时不足以
为工。

　　现代医学也在逐步地认识时间的问题，比如药物的服用时间已
经得到一定的关注，像强心苷这类药，在凌晨服用要较其他时间服
用效价增加上百倍，还有一些激素类的药物，也有类似的情况。但
从本质上来说，西医对时间的认识还与我们有很大的差别。有关时
间的相关性今后我们会有较多的讨论。

　　②五行

　　方所聚的第二个因素是五行，即金木水火土，东方木，南方
火，西方金，北方水，中央土。所以，疾病跟五行是很有关系的。
这种关系在《内经》里面随处可见。你不谈五行，你认为五行是
迷信，那你的中医搞不好。在《内经》里，在《中基》里，我们经
常看到五行与阴阳相提并论，其实，五行就是阴阳的不同状态。阳
气处在生的状态就叫木，处在长的状态就叫火，处在收的状态就叫
金，处在藏的状态就叫水，而生长收藏这个转换的过程就是土。所
以，五行是中医一个很重要的因素，大家千万不可轻视。

☞

五行是怎么来
的？

　　③六气

　　方所聚的另外一个因素是六气，即风寒暑湿燥火。东方生风，
南方生火（暑），西方生燥，北方生寒，中央生湿。病机讲："夫
百病之生也，皆生于风寒暑湿燥火。"百病的发生都与风寒暑湿燥
火相关，都与这个方相关。是百病而不是某一个病，所以，六气的
相关性是普适的。

④ 五气

五气与上面的六气有区别，它主要反映药物的方位属性，即寒热温凉平。东方温，南方热，西方凉，北方寒，中央平。前面我们讲到中医可以用药物来模拟时间、模拟空间、模拟方位，就是依据药物所具有的这个五气特性。所以，把握五气乃是中医治方的一个要素。

⑤ 五味

五味也是方所聚的一个重要因素，东方聚酸，南方聚苦，西方聚辛，北方聚咸，中央聚甘。中医处方治病，依靠的是什么呢？很重要的就是药物的这个五气、五味。大家看《神农本草经》，它在每个药物里先谈什么呢？先谈气味，气味放第一位，主治功效放在第二位。气味是药物的首要因素，功效主治是次要的因素；气味是体，主治功效是用。这个主次、这个体用关系大家应该搞清楚。现在很多人不明体用，主次颠倒，只管主治功效，某某药治某某病，头痛就上川芎、白芷，肿瘤就上白花蛇舌草，完全将气味抛到九霄云外，这个怎么能算中医呢？我们再看《内经》，《内经》治病讲补泻，盛者泻之，虚者补之，她凭什么补泻呢？凭的就是这个气味。所以，她讲"治寒以热，治热以寒"，她讲"木位之主，其泻以酸，其补以辛。火位之主，其泻以甘，其补以咸。土位之主，其泻以苦，其补以甘。金位之主，其泻以辛，其补以酸。水位之主，其泻以咸，其补以苦"。所以，中医治方她是凭气味来治方，有气味才有方可言。你凭一个活血化瘀，一个缓急止痛怎么治方？它算北方还是南方，是东方还是西方？

方里面所聚的每一类都是很值得研究的课题，现在大家都感到中医的科研难找课题，其实这个方里就大有课题，而且这些才是对中医真正有意义的课题。

五味的研究也告诉我们，疾病跟饮食的相关性非常大，古人说：病从口入，祸从口出。这个说法在现代生活中能够得到更充分的反映。像现在世界上的头几号杀手，心血管病、糖尿病、肿瘤病等，哪一个不与饮食有关？现代医学研究饮食，它主要从食物的成分，脂肪多少，糖多少，微量元素多少，饱和脂肪酸多少，不饱和脂肪酸多少，从这些角度去认识。作为中医，大家不可忘记五味的

中医的营养观。

中医研究应该寻找什么样的课题？

因素。

从上面这些讨论，大家应该发现中医一个很特别的地方，在中医里，导致疾病的是这些因素，可治疗疾病的还是这些因素。真所谓：成也萧何，败也萧何。中医的这个特别之处，大家应该好好地去思考，好好地去琢磨。它与西医的概念完全不同。像风是一个致病的因素，"诸暴强直，皆属于风"。可是风又是一个治病的因素，风能胜湿。而西医则完全不是这样，像结核杆菌、葡萄球菌，这是致病的因素，那么，治病呢？它有另外一个可以杀灭这个致病菌的东西，比如抗生素。而中医的病因你是杀灭不了的，风你怎么杀灭，没有办法。我们只能够进行调整，只能根据古人给出的方与方之间的这个巧妙关系来进行对治。让水能载舟而不覆舟，让萧何成事而不让他败事。中医治病的路子就是这样，如果从兵法来说，中医治病是攻心而不是攻城。

☞

成也萧何，败也萧何。

⑥ 五色

五色是青赤黄白黑，东方青，南方赤，中央黄，西方白，北方黑。既然颜色与方有这样的关系，这就告诉我们对于色调我们不能光作美观来看，色泽不仅仅起装饰的作用，它应该有更深的含义、更大的作用。一个土气很弱的病人，用了补土的药，用了四君子汤，用了理中汤，可是老不好，什么原因呢？结果发现这个病人老是穿一身青色的衣服，你在这里补土，它在那里伐土，这怎么会好呢？疾病跟那么多的因素相关，而你只知道清热解毒、益气养阴、活血化瘀，你只知道从功效主治去调理。功效主治如果不灵，你就说中医没效，你就说中医的理论滞后于临床，这怎么行呢？中医的这个局面大家说堪不堪忧？应不应该设法改变？

☞

五色的妙用。

五色的因素很重要，记得我跟大家谈过一个例子，就是上面提到的曾邕生师傅。他曾经治疗过一例重症肝硬化腹水的患者，病人卧病不起，所以，只好请曾医生上门去诊治。曾医生看病处方之后，还做了一个奇怪的举动，就是将病人家的其中一面墙整个地用煤水刷黑，然后让病人住在这间房里静养服药，结果病人很快地得到痊愈。黑色聚北方，北方属水、属肾，所以，曾医生用黑必定与肾有关。治病不但用药物的气味与主治，而且还从五色入方、五色治方，这个经验值得我们借鉴。

疾病的相关因素是多方面的，比如北方不足的病人，当我们用药物来调补，感到力量不够的时候，我们可以通过这个相关性从其他方面来考虑，比如从五色来考虑。这是中医很值得注重的一个方面。

⑦五音

下面我们看五音，五音即角徵宫商羽。东方角音，南方徵音，中央宫音，西方商音，北方羽音。五音与疾病有关系没有呢？有！《内经》讲：望闻问切，望而知之谓之神，闻而知之谓之圣。望什么呢？望气色、望形色。望气我们很难做到了，我们只能观形。那么这个闻而知之是闻什么呢？很重要的就是闻这个五音。五音里面哪个音强，哪个音弱，哪个音有，哪个音没有，五音之间的协调关系怎样，这些都要能够区别。这都是很深的学问。古人云：相识满天下，知音能几人。这个知音的原始意义就是知五音，只是后来把它泛化了。大家还记得子期、伯牙的故事吗？可见知音是不简单的。

听一个人的声音就知道他的情况，是不是太玄了呢？不玄！历史上有的人确实能够做到这一点。你在隔壁说话，他就知道你的疾病，这才叫"闻而知之"，这才叫圣。为什么呢？因为疾病与五音相关。你的肺病了，那你的商音肯定会出问题；你的心病了，徵音肯定会出问题。所以，听这个声音就能大致了解你的情况。只不过我们现在都是聋子，我们听见的只是愠堙心耳的繁手淫声，而真正的五音我们听不懂。有的甚至连五音的概念还搞不清楚，一听五音，就说这不科学，应该是1234567，应该是七音，怎么搞五音呢？

"闻而知之谓之圣"——这个"闻"究竟是闻什么？

五音是一门很深的学问，值得花大力气来研究。上面提到的是诊断的角度，从治疗的角度看也是一样。五味能治病，五气能治病，五音同样也能治病。商音就是属于西方，就属于金，金就能克木。你光知道羚角钩藤可以平肝熄风，应该知道商音一样地能够平肝熄风。

现在西方很多地方流行音乐疗法，这是一个可喜的苗头，不过，这个音乐疗法还比较初级，还是小学水平，甚至是幼稚园的水平。真正的高水平在高山流水里，在中医里。希望大家在这方面做些研究，不要局限于开一个小柴胡汤、麻黄汤，或者时方的荆防败毒散，不要局限在这里，应该把眼光放开一些。21世纪中医可以有很多的作为，为什么呢？因为她的相关性太多了，正是这个相关性决定了她在很多领域能够有所为。现在许多中医到西方去，就只扎个针灸，弄弄按摩，开个中药，西方人也认为中医就这几招，你为什么不搞搞音乐疗法，你可以研究五音，开一个真正的五音疗养医院。《史记·乐书》云："音乐者，所以动荡血脉，流通精神。"可见音乐对人体的作用，对疾病的作用，并非现在提出来的。这就是说，中医里面可以操作的东西太多太多，我们不要只是抓住现在这一点点。

⑧ 五臭

在方这样一个框架里面，有很多相关的问题，有时间，有五行，有六气，有五色，有五音，有五味，往下的还有很多。比如五臭，臭是双音字，这里读"秀"音。臭跟味不同，它是通过鼻来完成。五臭即臊、焦、香、腥、腐。东方臊，南方焦，中央香，西方腥，北方腐。对于五臭，也许我们对它要比其他敏感，特别有些臭我们的感受很深。比如香燥的东西。香燥的东西为什么大家都这么喜欢？特别在不想吃饭的时候很想吃一些香的东西。为什么呢？因为香属中央，香入土，香入脾胃，脾胃运化好了，胃口就自然会打开。

记得蒲辅周老先生曾治一例高年久病的患者，症见烦躁、失眠、不思食，大便七日未行，进而发生呕吐，吃饭吐饭，喝水吐水，服药吐药。病家认为已无生望，抱着姑且一试的态度询治于蒲老。蒲老详问病情，当得知病者仅思喝茶后，即取"龙井"6克，嘱待水煮沸两分钟放茶叶，煮两沸，即少少与病者饮。第二天病者子女惊喜来告："茶刚刚煮好，母亲闻见茶香就索饮，缓缓喝了几口未吐，心中顿觉舒畅，随即腹中咕咕作响，放了两个屁，并解燥粪两枚，当晚即能入睡，早晨醒后即知饥索食。"蒲老嘱以稀粥少少与之，饮食调养月余而愈。一味茶饮而起如此沉疴，同道颇以为奇。当时我看到这个病例也觉得不可思议，不明白其中的道理，可是我们今天讨论五臭，这个道理就很清楚了。上好的"龙井"是非常清香的，而按照蒲老的这个泡茶方法是取其臭而不取其味，这样香气直入中土，当然就可以醒脾开胃了。适当的喝茶能够帮助消化，道理就在这里。

有关五臭的例子还很多，第一章里我们讲《脑内革命》的例子，我们讲治骨癌的例子，都与这个五臭有关。

⑨ 五畜

五畜在《内经》有不同的说法，一种五畜指鸡羊牛马猪，东方鸡，南方羊，中央牛，西方马，北方猪。一种是七篇大论的说法，即五虫：毛虫、羽虫、倮虫、介虫、鳞虫。这个五虫包括人，它泛指一切的动物。现在我们这个时代是肉食的时代，过去小时候一个月才能吃上一顿肉，所以，吃肉叫打牙祭，可现在哪顿没有肉？现在的疾病越来越复杂，奇疾怪病也越来越多，而很多高发病率的疾病就与肉食过多直接相关。从中医的角度，从五畜的角度切入，应该会有文章可做。

谈五畜还需要补充一个问题，就是十二生肖的问题。十二生肖应该是大家都很熟悉的，子鼠、丑牛、寅虎、卯兔、辰龙、巳蛇、午马、未羊、申猴、酉鸡、戌狗、亥猪。前些天我在《参考消息》上看到一篇文章，文章报道了一件很有趣的事情。在海湾战争的时候，美国为了预防伊拉克的毒气弹，除了携带很多现代化的设备外，还带有很多的活鸡。为什么带活鸡呢？科学研究表明，鸡对有毒气体的嗅觉，其敏感性远远超过其他一切动物，所以美国人要借助这个鸡来为他报警。为什么对气体最敏感的东西是鸡呢？鸡属酉，酉位西方，肺亦属西方，开窍于鼻，而嗅觉是由鼻来主管的，这就造成了鸡的嗅觉与众不同。这使我意识到了十二生肖的内容不可忽略，它不是随意的，它不仅仅是一个代号，这里面肯定有很深的东西。

另外一个是古人治疗青腿牙疳的例子。青腿牙疳大概相当于现在的血管性疾病，如静脉炎这一类病。这种病先是脚趾远端一节一节地发青，然后逐渐坏死。古人用什么方法治这个疾病呢？就用马乳，母马的奶。喝这个马奶，血管的疾病就会慢慢地痊愈。这是什么道理呢？这也是很有意思的。午马属南方，属火属心，中医讲乳为血化，因此，乳又称白血。而心又主血脉，所以，这个马乳就与血脉有特别的亲和力，有特别的关系。正是因为有这样一种特殊的关系，所以，它能治疗这个血管的病变。以上这些关系告诉我

十二生肖亦不
可等闲视之。

们，研究动物，我们还不能完全像现代医学那样光从营养的角度来考虑，应该还有其他一些方面，也许这些方面的意义更深远、更广大。

⑩ 五谷

五谷，即麦、黍、稷、稻、豆。东方麦，南方黍，中央稷，西方稻，北方豆。五谷我们在第一章里曾经提到过豆，豆入北方，与肾的关系最密切，所以，豆又称肾谷。实际上我们看一颗大豆的外观，它就像一个缩小了的肾。因此，豆类及其制品，对于肾，对于与肾相关的骨和脑就有特殊的作用。比如现在很流行的一个保健食品叫大豆卵磷脂。服用卵磷脂除了调节血脂、改善心脑功能、增加记忆力外，对某些脱发还有很好的作用。而从中医的角度看，这些作用都与北方有关，都与肾有关。所以，研究食物不能光考虑现代的营养学，还要考虑到"方"的因素。

五谷里面稻属西方，属肺谷，而肺主皮毛，所以，从美容的角度讲，吃大米恐怕要好一些。南方人的皮肤为什么比北方人细腻，这可能与南方人主食肺谷有关。

⑪ 五志

五志就是怒、喜、思、忧、恐。东方怒，南方喜，中央思，西方忧，北方恐。情志跟疾病的关系我想大家都有感受，不用在此多说。思虑太过会怎么样，忧伤太过会怎么样，恐惧太过会怎么样，这些在《内经》都有明确的记述。这就说明了情志跟疾病的相关性是很密切的，有些疾病就是因情志而起，你用药物治疗，治来治去都不好，对于这类疾病，解铃还需系铃人。在古医案里，有不少是用五志的方法治疗疾病的，五志能够致病，五志亦能解病，这些都是因为有方的因素。

⑫ 五数

五数即一二三四五六七八九十，其中天数五，地数五，合之即五数也。《易·系辞》云："天一地二，天三地四，天五地六，天七地八，天九地十。"以天地分之即奇数一三五七九为天数，偶数二四六八十为地数，天数为阳，地数为阴。以五方类之，则一六北方水，二七南方火，三八东方木，四九西方金，五十中央土。数的五方的分类实际上就是传统所说的河图数，河图是传统文化中

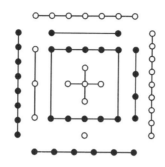

一个最具神秘色彩的东西，孔子曾经感慨地说："凤鸟不至，河不出图，吾已矣乎！"它与易的起源相关，《易·系辞》曰："河出图，洛出书，圣人则之。"传统文化的精髓很大一部分就蕴藏在这个河图里。在这里我们暂且不就这个神秘性去探微索隐，而是就这个五数的问题作一个讨论。

如果大家要问现代科学最具特征的地方是什么，那我们可以回答，是她的数理逻辑体系，是她的数学体系。而在这个体系中，她对数的认识的最大特征又是什么呢？那就是"抽象"。所以，现代数学是一门纯抽象的科学。而与之相对应，传统文化最具特征的地方则是她的阴阳术数体系。在这个体系中，她对数的认识具有两面性，一方面是抽象，比如我们以上所说的这个方与类，这些看似风马牛不相及的东西为什么属于一类，为什么能够聚于同一个方下？在这个"方以类聚"的过程中，如果不从事物的许多属性中，撇开非本质的属性，抽出本质属性，那这些风马牛不相及的东西根本就扯不到一块来。所以，在类聚的过程中必须抽象。那么，另一方面呢？另一方面就是不允许抽象。现代数学里，她对数的认识是纯抽象的，比如这个1，1就是1，1就代表1这个数，除此它不代表任何一个具体的内涵，它不代表任何一个象。任何一个东西，任何一个象都必须统统地抽掉，在这个前提下，我们才能来研究数学。可是在阴阳术数这个体系，她完全不是这样，她的数里有象。所以，《左传》说：物生有象，象生有数。物里面有象，象里面有数。反过来呢，则是数里面有象，象里面有物。因此，传统文化里专门有一门

数理逻辑是抽象之学，阴阳术数是应象之学。

"象数"学，就是探讨象与数之间的关系，进而探讨数与物之间的关系。

数不允许"抽象"，它有一个相对固定的内涵，它有一个直接与之关联的"象"，这就是河图的重要内容。一六这两个数表征水，有一个水的内涵，北方的内涵；二七表征火，有火的内涵、南方的内涵；三八表征木，有木的内涵、东方的内涵；余者依此类推。一六为什么会有水的内涵，北方的内涵？这显然不是今天在这里就能解决的问题，但是，这是整个古代文化确知确证了的一个事实。这个事实不容推翻，推翻了它就等于推翻了整个古代文化。而从这个事实，我们可以很清楚地看到传统与现代的一个根本差别。

现代的预测学，它根据概率，根据统计，那么古代呢？它就根据象数之间的关系。所以，象数学不是一门虚设的学问，它是一门很实在的学问，古人制方的大小、用药的多少，以及每味药的具体用量，就是依据象数的学问。

⑬ 五毒

除了上述这些因素，这里再补充一个五毒，五毒即贪、嗔、痴、慢、嫉。这是佛家的一个概念，在这里提出这个概念，是希望大家思考这样一个问题，即行为的善恶，特别是心灵世界的善恶与疾病有没有相关性。《易·系辞》云："积善之家必有余庆，积不善之家必有余殃。"《素问·上古天真论》云："恬淡虚无，真气从之，精神内守，病安从来。"恬淡虚无的状态，一定是祛除了五毒的状态，还有贪、嗔、痴、慢、嫉，这个心境不可能恬淡，不可能虚无。而一旦趋入这个境界，就会真气从之，就会精神内守，就不会有疾病的发生。由斯可见，道德的问题就不仅仅是一个宗教的问题、社会的问题，也是医学的问题。

以上我们粗略地讨论了方的含义。在每一方里，所辖的这些"类"在表面上看虽有很大的差别，但就其本质而言，却是相同的，却是等价的。正因为这个等价性，造成了中医在诊断上和治疗上的灵活性和多样性。看似不同，看似不规范，看似公说公有理，婆说婆有理，但实际是大同，是殊途同归。这叫你有你的打法，我有我的打法，打法虽不同，但都不能违反"方"的原则。

著名红学家周汝昌先生在谈到中国文化的魅力时，用了两个"最"字来形容，一个是"'咬文嚼字'是中国文化最高之境界"，一个是"汉字是人类最高智慧的结晶"。我们从病字的释义，引出了疾病的相关性，而从这个过程我们可以感受到周先生的确是过来人，他的这个形容绝非孟浪之语。

（3）何以用"丙"

有关病的造字，我们转入另一个话题。由上述讨论可知，病字用丙是为了用方，而用方的目的是揭示疾病的相关性。既然用丙即是用方，那我们就要提出一个问题，这个造字完全可以选甲，为什么一定要选丙呢？天干从甲开始，你用天干应该首先用甲。如果当初造字的圣人选择了甲，那我们今天不读得"丙"而应该读得"甲"。我想光是声符，光是发音，应该没有太大的关系。这只是一个习惯的问题，就像没过门的毛脚媳妇喊阿姨喊惯了，过门后突然要改叫妈，真是周身的不自在。但是，这个没关系，时间一长，两三个月后，你就习惯了，自在了。所以，光从声部来解释造字为什么一定要用丙，这个理由不充分。

①君主之官，神明出焉

病之用丙肯定有它的特异性。怎么样一个特异性呢？丙在十天干里属南方，属火、属心，这个南方，这个火，这个心有什么作用呢？也许不学医的人很难领会这个作用。我们现在换一个角度来谈，从《素问》的"灵兰秘典论"来谈。《素问》里面有很多的医学模式，有生物的医学模式，有宇宙的医学模式，有心理的医学模式，也有社会的医学模式。这个"灵兰秘典论"就是从社会的角度来谈医学。从这个角度看上述的这个南方、这个心有什么意义呢？论曰："心者君主之官，神明出焉。"君主之官是一个什么概念呢？我想大家都很清楚，如果就一个国家言，在美国就是总统，在中国就是主席。一个主席，一个总统，他对国家的关键性、决定性作用，这个不用多说。所以，《素问·灵兰秘典论》在谈完十二官的各自作用后总结说："凡此十二官者，不得相失也。故主明则下安，以此养生则寿，殁世不殆，以为天下则大昌。主不明则十二官危，使道闭塞而不通，形乃大伤，以此养生则殃，以为天下者，其宗大危，戒之戒之！"主明则下安，君主之官明，则整个身体，

四种医学模式的浓缩。

整个十二官就会安定，用这样的方法来养生，你就会获得长寿。所以，你要想把身体搞好，要想长命，就是要想方设法使这个主明。历史的经验更是这样，我们回顾几千年的历史，哪一朝哪一代遇上明君，天下就安定，老百姓就得利。如果遇到昏君当道，那就惨了，那自然天下大乱，百姓受苦。从《素问·灵兰秘典论》我们知道，这个心、这个南方，火是一个主宰，是整个身体的关键，健康也好，长寿也好，夭折也好，都关系在这个心上、这个南方上。因此，病与不病，就要看这个心。病之造字为什么一定选丙呢？道理就在这里。

前面我们提到中医这门医学是"攻心"而不是"攻城"，从这个造字可以得到证实。兵法云：攻心为上，攻城为下。所以，你只知道攻城，而不知道攻心，那你不是中医，或者你成不了上医。而什么是攻城呢？什么是攻心呢？大家可以思考。

② 十九病机

☞

十九病机可参看112—116页的相关内容。

另外，我们还可以从十九病机看，整个十九病机五藏病机占五条，上下病机各占一条，就是七条。风寒湿的病机各一条，加起来十条，那么，剩下的这九条都是讲火热的，如果再加上五藏病机中心这一条，就成了十条，超过半数，可以控股。在病机的开首，黄帝说了，"夫百病之生也，皆生于风寒暑湿燥火"，也就是这个百病与五方的因素都有关系，可是为什么一到具体的病机，岐伯就撇下了其他的因素，而主要谈火热，主要谈南方呢？这显然与前面《素问·灵兰秘典论》的君主之义相呼应。疾病虽然与方方面面的因素相关，但是，最关键的、最具决定性的只有一个。就像一个国家，国家的各个部门都很重要，不能说你外交部重要，我财政部不重要，都重要。但是，这些重要的因素都必须服从一个更关键的因素。造字的先圣之所以选择丙而不选择甲或是其他，就说明了这个问题，这是很具深意的。

☞

一字之安，坚若磐石；一义之出，灿若星辰。

以上我们通过病的造字引申出这样一系列的问题，前面我们曾经说过，你对病的造字真正领悟了，对于中医就"思过半矣"。这句话大家说过分吗？我想不过分。任何医学它研究的不外乎就是两个问题：一个是疾病的发生与哪些因素相关；一个是疾病的治疗与哪些因素相关。而在病的造字里，显然已将这两个相关因素包括进去了。所以，病字大家要好好地研究、好好地琢磨。我们乍看周汝昌先生将"咬文嚼字"作为中国文化的最高境界，还以为是不是老先生糊涂了。"咬文嚼字"是没事找事，怎么可以代表中国文化的最高境界呢？可是，你一仔细琢磨，就知道这个最高境界非"咬文嚼字"莫属。"咬文嚼字"不是简单的一桩事，它需要很深的沉积、很厚的底蕴，这里面既有逻辑的知识积累，又有直觉的体认判断联想，没有这些，你咬不到东西，嚼不出味道。嚼不出咬不到你还谈什么境界，这就没有境界可言，这也不叫"咬文嚼字"。而一旦你咬到东西了，嚼出味道了，你感到一口下去回味无穷的时候，这个境界就会自然地涌现出来。佛家讲等静智慧中的自然流露，恐怕我们可以借用来描述这个"涌现"的过程。

真正有学问的老先生，他的一句话有时都是沉甸甸的，用一字千金来形容，实不为过。周汝昌先生讲的"咬文嚼字"实在就是一个最好的例子。

4．脉释

（1）脉之造字

首先我们还是从造字来看。脉由月+永构成，我们现在的简体就用这个脉。还有另一个是月+𣲖，这是比较正规的写法。月字在这里是形符，《说文》和《康熙字典》都把它放在肉部。所以，月可作两个部首，一个是月亮的月，一个是肉。《说文》《康熙字典》将脉（脈）置于肉部，我的意见是对一半错一半。说对一半是因为从形上讲，脉确实是由肉构成的。但是，如果从功用上，从更广义上讲，脉置肉部就有诸多不妥。它应该置于月部。

月就是月亮，《说文》释月为"太阴之精"，《史记·天官书》曰："月者，阴精之宗。"而《淮南子·天文训》则云："水气之精者为月。"也就是说，月为水气之精凝结而成。

永的本意是长，把这个长放在历史里就是永恒。如果把它放在自然里，这个长与什么才堪称配呢？当然只有江河才能相配。所以，《说文》云："永，长也，象水𢑣理之长。"我们经常讲源远流长，在本义上就是指江河。你看长江从唐古拉山起源后，一直流到大海，横穿整个内陆东西。还有什么比这个更长？所以，永的本义就是这样，它代表江河，代表江河的主流。而辰的意思呢？它也与水有关，表示江河的支流。一个主流，一个支流，两个都是讲水。所以，这个脉字必定是与水相关的。

（2）脉义

形声二符的意义已如前说，形符我们还是从月讲。月属阴，阴的东西是黑暗的，不应该有亮光。但为什么月会有亮光呢？古人讲这是日使之明也。也就是说属阴的月本无明，而有了日，有了太阳它就会明。所以，月的光明主要与太阳相关。我们常说水中月、镜中花，其实水中本无月，镜中亦无花。月的明亮也就是这样一个关系，它好比一面镜子，一面太阳的镜子，一面阳气的镜子。因此，月相的变化情况，从天文的角度讲，它反映的是日、地、月三者之间的相互关系；从中医的角度讲，它反映的是阳气的进退消长。所以，整个月的阴晴圆缺它并不在于说明其他的什么，而说明的就是这个阳气的变化。

今天是农历十一，再过四天就是十五，从这个时候起，月亮在一天天变圆，直至形成十五的满月。月属阴，月满了是不是就意味着阴气满呢？不是的。恰恰相反，它反映的是阳气满，阳气充满，阳气盛大。这就引出一个月周期的问题。

☞

阳加于阴谓之脉。

前面我们曾讲过年周期和日周期的问题，有的人发病跟这个年周期很有关系。比如胃病的病人，有的就喜欢在春天发作，其他季节他比较平静，可是每到春天胃就不舒服。这样一个发病特征就提示我们这个病与东方很有关系，与肝木很有关系，应该从这方面来考虑治疗。还有的病人在年周期上没有特征，可是在日周期内却很有特征，他这个病就是傍晚的时候不舒服，其他时间相安无事。这是什么原因呢？从前面谈的日周期我们知道，傍晚的时分对应秋，这就与西方、与肺金有关。这里我们提出月周期，也就是说在每一个月周期里面也存在一个春夏秋冬的变化，也存在一个生长收藏的变化，根据病人在月周期内的发病特征，我们可以做出一个相关性的判断，从而有利于疾病的诊断与治疗。

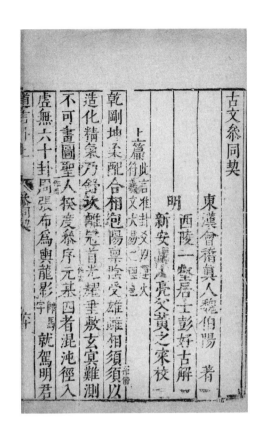

汉代的魏伯阳著有一本《周易参同契》。这本书在历代都受到极高的重视，享有"万古丹经王"之美称。这本书对月相的变化是用易卦来描述的，比如这个十五，它所对应的是乾卦："十五乾体就，盛满甲东方。"乾卦三爻皆阳，是纯阳卦，月满用乾来表示，正说明了月满是阳气最隆盛的时候，这个时候阳气处在最大的释放状态。月满一过，重阳必阴，阳气逐渐地转入收，转入藏。月相也渐渐由满变缺。到了二十二、二十三即成为下弦月，这个时候的阳气状态与秋相应。下弦以后，月的亮区进一步"萎缩"，直至三十，什么都没有了，只见一个月亮的影子，这个时候就叫晦。在晦这个时候，月亮跑到哪去了呢？月亮还是在那儿。就像我们的镜子，刚才镜中还有花，为什么这会儿没有了？因为你把花拿掉了，藏起来了，而镜子仍然在那儿。这个时候阳气没有显现，阳气都收

阴晴圆缺与生长收藏。

月为阳镜。

藏起来了。所以，月就不明了，这就成为晦。所以，晦这个时候就与冬藏相应。因此，整个月象的变化，实际上就是说明阳气变化这么一个问题。月象所呈现的不是其他，就是一个阳气，故月又称为阳镜。月为阳镜的这个说法，不知道古代有没有，如果没有，则权作我们的一个创造。所以，月象变化的这个过程，实际上就是以阴显阳、以阴现阳的过程。

月的这样一个意义谈完了，现在再回过头来看水。水也是属阴，是一个静物。它只往下走，所以，我们常说：人往高处走，水往低处流。但是，有些时候也会有例外，水也会有起落，比如潮水的涨落就是一个典型的例子。这就促使我们去思考这个导致涨落的因素。今年中央电视台刚好转播钱塘江观潮的盛况，大家也看到了，这个过程确实蔚为壮观。特别是两股潮碰撞回旋的时候，正好形成一个天然的太极阴阳图，这使我们想到了什么叫作"道法自然"。古人所搞出来的这些东西，都不是胡思乱想出来的，都是有根据的，这个根据就是自然。

水这样一个静物为什么会涨起来？而且涨得这么汹涌澎湃。这跟月亮一样，月本无光而阳使之光，水本为静而阳使之动。所以，这完全是一个阳气的问题。既然是阳气的问题，那么，这个涨落必然会与时间相关，与阳气的变化相关。古人讲月满观潮，就是说潮涨一般都在月圆的时候。月圆潮起，月亏潮落，这是什么原因呢？从现代科学的角度，从海洋潮汐学的角度，认为在月圆的时候，月地的引力最大，由于引力的作用产生了潮涨的变化，也就是说潮的起落与月地的引力相关。这个是现代科学的说法。但是，在古代还没有引力这个概念，是什么因素导致这个潮汐的涨落变化呢？既然有变化，那必定要找阴阳，这是《素问·阴阳应象大论》明确规定的。是什么因素能使这个阴静而下的东西升涨起来呢？除了阳再没有别的东西。阳主动主升，唯有靠阳的鼓动作用才能使水升涨为潮。而恰恰月满的时候是阳气最隆盛的时候，这就与现代科学的说法吻合了。阳气的作用，就使这个静者变动，就使这个下者变高。因此，潮汐的涨落变化实际上反映了阳气的变化，是阳加于阴方为潮，这与月为阳镜的道理同出一辙。

在自然界，海洋的潮汐受月地引力的作用，受阳气的影响。那么，在人体呢？根据天人相应的原理，人体的情况应该跟这个过程相似，而这个相似的东西就是血脉。几年前《中国青年》杂志的一篇文章正好支持了以上这个说法。这篇文章有两个观点：一个是最原始的生命起源于海洋，这个问题我们在厥阴篇会有详细的论证。生命的起源跟河图很有关系，跟五行很有关系。另外一点就是认为人体的血液跟海水具有很大的相似性。为什么呢？人血是咸的，海水也是咸的。所以，自然有江河湖海，人身就有血脉。血者水也。血本静物，它为什么会在血管中流动，进而产生脉搏呢？当然，我们从现代的角度很清楚，这是由于心脏的不停收缩造成的，但是，光从这个角度来理解还不能解决问题。心脏收缩产生脉搏，这一点古人已经认识到，并且将这个问题归结到胃气里面。但是，要使这个脉理与整个医理相应，那么，脉的变化还是要归到阴阳上来。树欲静而风不止，阴血欲静而阳动之。如果我们用一句话把整个脉理浓缩进去，给脉下一个定义，那么这个定义就是：阳加于阴谓之脉。

知道了脉的这个道理，这就好办了，你就会明白我们号脉是为了什么，那就是为了了解阴阳。《内经》云："脉以候阴阳。"脉为什么可以候阴阳呢？就因为脉的形成、脉的变化具备了阴阳的要素。所以，我们号脉的最根本、最重要的意义就是了解阴阳。《素问·阴阳应象大论》云："阴阳者，天地之道也，万物之纲纪，变化之父母，生杀之本始，神明之府也，治病必求于本。"在前面第二章里我们曾讨论过这个本的问题，本就是阴阳。因为一切事物的发生、发展、变化都与这个阴阳有关，都是阴阳的变化导致的，疾病当然也不例外。现在我们要了解这个疾病，要考察这个疾病，看是什么因素导致的这个疾病，那我们从什么地方入手呢？当然要从根本上入手。从根本上入手就离不开阴阳。而阴阳从哪里去了解呢？脉！既然脉能够这样好地反映阴阳，所以，中医一个很重要的诊断方法就是从脉入手。当然，如果有人能像扁鹊那样望而知之，那这个脉可以不那么重要，你一望便知道他的阴阳。但是，这一点我们恐怕很难做到，那我们就只能依靠脉来鉴别阴阳。

中医号脉号的
是什么？

（3）四时脉论

中医脉学的内容十分丰富，有讲28脉的，有讲36脉的，这些都是很宝贵的经验，但是，真正把握起来并不容易。《内经》讲脉没有这样繁杂，她只讲一些最基本、最重要的原则。例如她只讲四时脉，而不讲36脉。然而，四时脉你一旦搞清楚了，脉学的基本问题也就解决了。下面我们就来讨论四时脉。

① 春弦

所谓四时脉就是春夏秋冬所相应的脉。春脉为弦，什么叫弦？弦脉比较容易理解，古人形容是"如按琴弦"。在指下有"如按琴弦"这样一种感觉的就叫弦脉。典型的弦脉在手下稍稍感到紧张，如果更进一步紧张就成了紧脉。所以，有不少的医案脉写弦紧，因为弦紧的这个度有时不好区别。弦属春脉，紧属冬脉，冬春相连，所以，这个交界有时并不容易区分。不过，明显的还是可以区别开来。

☞

第二章的相关讨论见64—66页。

春天为什么会现弦脉呢？通过第二章的讨论我们知道，春天的时候阳气开始释放，开始升发，但是，这个时候阴寒还没完全退。特别是北方，早春二月的时候还很寒。在这样一个时候，阳气要出来，阴寒就会阻挡它，束缚它。这就形成一个抵抗，这样一个阴阳综合作用的结果就形成了我们所说的弦象。所以，我们摸到这个脉的时候总有一种受阻的感觉。当然这样一个过程用言语确实不容易描述，大家可以慢慢去感受它。为什么会形成这样一个弦脉呢？很关键的一点是阳出的时候有东西去束缚它，如果没有这个束缚的因素，它不会出现这个弦脉。因此，弦脉的这样一种情况正好反映了春天的阴阳变化。所以，在春三月里见到这样一个脉象应该是正常的。但是，不能太过，过则有病。太弦了那就说明这样一种束缚和抵抗的力量超过了正常，那你要找原因，看看为什么会形成这个弦脉的太过？如果脉根本不弦，一点紧张的味道都没有，相反地很松弛，那说明这个阳气根本没有升起来，这也是有问题。所以，春三月脉太弦了，即太过，或者一点都不弦，即不及，这样都不好。这个是春脉。

如果在平常其他的时候见到弦脉，就应该找找原因。特别是女同志，摸到弦脉的时候应该问问她：近来的情绪怎样？是否怄气

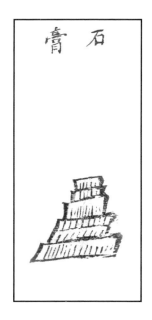

石膏

了？忾气的时候常常会有弦脉出现。为什么呢？因为忾气就会有抑郁。抑郁了，气血的运行就会有障碍，有束缚。因此，在其他的时候出现弦脉，我们就应该寻找这个引起束缚的原因。

②夏洪

夏天的脉是洪脉，又叫钩脉。夏天为什么会出现洪脉呢？夏天时候的阳气在方向上还是像春天那样，是春日的继续。阳气升发，向上向外。但是，夏天这个时候阴寒已经退了，束缚的因素没有了，脉气就像完全张开的翅膀，很自在很逍遥地飞翔。所以，这个时候的脉就是洪脉。夏天见到这个脉，这叫应时脉。如果其他时间也出现这个脉，这就是非时之脉。

现在给大家讲一个我师父当年的病案。大概在1982年的冬天，先师到一个朋友家赴宴。饭前，应朋友的要求为她的父亲诊脉，诊脉过后先师没说什么，等把饭吃好，先师的朋友送他出门的时候，先师才跟她讲：你父亲的身体要注意，不然的话，明年夏天就会出大问题。朋友听到先师的这番话，心里很紧张。因为她亲眼见过先师的一些预言后来都兑了现。所以，她迫不及待地问有什么办法可想。先师当时开了一张处方，用的只有两味药，一味生石膏，一味苏木。熬水以后当茶饮。为什么开这两味药呢？当时是冬天，而冬天摸到的却是一个夏天的洪脉。这个时候阳气正在收藏，不应该出现这个洪脉，出现了说明一定有问题。在收藏的时候，还有一个天地的因素在束缚这个脉气。在这样的时候你都会出现这个脉，而一旦到了夏天，这样的因素没有了，那不火山爆发？所以，先师断定夏天肯定会出问题。这个脉在伤寒里也叫阳明脉，阳明病当然可以用白虎汤。所以，我师父开的不过是白虎汤的变方，是更简单的方。

送走师父后，回到家她就跟父亲说：李医生说您应该吃一些

冬见心而不治。

中药调理，这样会对身体有好处。可是她的父亲是一位老干部，很固执，并且刚刚做过全面体检，什么问题也没有，吃什么药呢？所以，就没有做理会。到了夏天，大概是七月份的时候，突然脑溢血，送医院抢救，不到一个星期就死了。这个病例给我的印象很深，认识到脉是很有作用的，把握好了，确实可以知道疾病，预防疾病。但是，我们很多中医只相信CT，只相信核磁共振，偏偏不信这个脉象。这是洪脉。

③秋毛

秋脉毛浮，即轻虚以浮之义。言其浮者，轻取即得，言其毛者，轻虚之象也。故其浮不是表病之浮，轻取有余之象。《素问·平人气象论》形容这个脉是"厌厌聂聂，如落榆荚"。吴昆注云："厌厌聂聂，翩翩之状，浮薄而流利也。"张介宾注曰："如落榆荚，轻浮和缓貌，即微毛之义也。"《脉诀汇辨》则说："气转而西属金，位当申酉，于时为秋，万物收成。其气从散大之极自表初收，如浪静波恬，烟清焰息，在人则肺应之，而见毛脉。"这个毛脉的形象我没有多少体会，总之，它是阳气欲敛的一个象征。

④冬石

冬为石脉，石就是沉，就像我们把石头丢到水里，必须沉到水底才能摸到一样。冬天为什么见到的是这样一个沉脉呢？因为冬日的阳气收藏起来了。就像三十的月亮一样，我们见不到它。阳气收藏起来，不去鼓动阴血，不去阳加于阴，脉当然也就收藏起来。可见这个脉象它完全是跟着阳气走，阳气出来它就浮起来，阳气入里它就沉下去。我们看脉实际上就是看这么一个问题。

理论上，脉是怎么一回事情我们搞清了，实践上大家可以慢慢地摸索。脉象不是一两下就能精通，大家可以先从简单的开始。先搞清浮沉，浮沉清楚了，我们就能知道这个病是在三阳还是三阴。脉浮病在三阳，脉沉病在三阴。阴阳区别清楚了，求本的要素也就具备了，治疗上也就有了一个大致的方向。另外就是迟数、滑弦、大小，这些脉都比较容易分清楚。除此之外，还有一个重要的方面就是分清脉的有力无力，前面我们提到过的川中名医郑钦安就特别强调这一点，认为这是鉴别脉气有神无神的不二法门。这一点我的体会也很深，尤其是碰到大脉，更要弄清这个有力无力。如果有力，那这是阳明病，要用清泻的方法方能奏效。如果无力，这就是虚，这就是劳，清泻的方法万万使不得，必须要用甘温之剂。临床碰到这样的脉象，不管你什么病，都可以异病同治，都可以用黄芪建中汤，或归芪建中汤化裁，而且往往都能获桴鼓相应之效。脉的问题就谈到这里。

5. 证释

（1）造字

繁体的证应该写成證，形符为言，声符为登；简体的证形符还是言（讠），声符却是正。这两个有区别，但是又有很微妙的联系。

☞

"证"的问题值得浓墨重书。

①言

我们先来看这个形符，形符的简写是讠，《说文》释云："直言为言。"有什么话说什么话，这个叫言。有什么不直说，拐弯抹角的，这个不叫言。言经常跟语连起来用，或者叫言语，或者叫语言。那什么是语呢？《说文》曰"论难为语"，就某一问题进行讨论，这些讨论的东西就叫语。语和言的一个差别就是语加进了逻辑，有时候我们讲话并不考虑逻辑，想到什么就说什么。可是要形成语呢？就要有一个逻辑加工的过程。你要问难，你要辩论，没有逻辑怎么行？因此，言和语还是有区别的。在《释名》里，言有另一个解释："言，宣也，宣彼此之意也。"把彼此的意思宣说出来，这就叫作言。

言还有另外一个内涵更深的意义，就是汉代扬雄《法言》里所说的"言，心声也"。言语它所表述的是什么？什么是心声？心声就是心灵的声音，心灵的呼唤。心灵的这个声音、这个呼唤，可以通过言语来进行表述。我们每个人的内在思想、内心活动，你是看不出来的。现在在座的每一个人你们心里想什么，你们心里在搞什么鬼，我确实无从知晓，除非我具有佛教里所说的他心通，否则真是一点办法都没有。但是，有一样东西能让我知道你的内心活动、你的思维过程，这个东西就是言。言为心声讲的就是这个意思。你心里面有什么？你的思想有什么活动？你把他宣说出来，当然你要说老实话，不能心里一套口里一套。所以，《说文》讲的先决条件是直言为言。什么叫直言呢？心之所想口直言之，这个叫直言；口是心非那不叫直言，那叫诳语。所以，言的作用是使我们知道原来没法知道的东西，是使我们知道看不见摸不着的那些东西。言的这样一个作用应该是很清楚的，大家琢磨一下是不是这么回事。

有关言的这个功用希望大家好好地去体悟，这个功用很重要。那些内在的、藏得很深的、不露痕迹的东西，经过它的作用就会变得清清楚楚明明白白。你说这个言厉不厉害？人类区别于其他一切动物的最重要一点，我想就在这里。这个是言。

②登（正）

那么，这个声符呢？它也是有意义的。这个看法我们一再强调过，声不但表音，也表意。所以，中国的文字是形意和声意相结合。有些时候声部的意义更人，更具特异性。我们先看这个繁体的声符"登"，登的动作就是往高处走，《说文》的原意是登车这个动作。过去的车都很高，要踩着台阶才能登上去，所以，后来这个登就被引申为登高之义。九九重阳又叫登高节，为什么呢？为什么叫重阳？九为阳数之极，是阳之代表，阳之象征。现在两个九，当然就叫重阳。九在洛书里处在最高的地方，所以，九九重阳你不登高你干什么？这个就叫作相应。因此，九九重阳的登高那是有深义的，这与洛书相应。那么，登的目的是什么呢？是为了扩展胸怀，是为了拓宽眼界，是为了望远。欲穷千里目，更上一层楼。本来我们看不到远方，本来我们眼光很短浅，鼠目寸光，可是我们登高以后，就不是鼠目寸光了，而是千里目了，我们可以看到很远很远的地方。这样一个登的动作，这样一个行为，就使我们的眼界大大地开阔，大大地向纵深发展，使我们能看见更深广、更久远的地方。这个就是登。

还有一个是简体的声符"正"，简体用这个正还是动了很多脑筋。正，《说文》释曰："是也，从止一以止。"正的这个造字，这个止一，非常的重要，非常的有意义。可以说，如果要把整个道家和儒家的思想浓缩成一个字，那么这个字我看非"正"莫属。止一就是守一，守一就是抱一，抱一就是知一，就是得一。故《老子·十章》云："载营魄抱一，能无离乎？专气致柔，能如婴儿乎？"《老子·三十九章》云："昔之得一者，天得一以清，地得一以宁，神得一以灵，谷得一以盈，万物得一以生，侯王得一以为天下正。"故《老子·四十五章》云："清静为天下正。"从以上的经文我们应该可以感受到，这个止一，这个抱一，这个得一，这个正，确实浓缩了道的精华。那么儒家呢？儒家的东西亦在一个"止"字上，亦在一个"正"字上。我们看《大学》，《大学》之首即开宗明义地说："大学之道，在明明德，在亲民，在止于至善。知止而后有定，定而后能静，静而后能安，安而后能虑，虑而后能得。""能得"什么呢？当然是得道，当然是得的圣人心目中最高的那个境界。而怎样才能得到这个境界呢？这个起手的功夫就在这个"止"字上，就在这个正字上。止就不能离一，离一何以止之？

又，儒家治学的一个核心是"格物致知"，印象中格物致知的这个话题前面已经讨论过，那么，我们依靠什么来"格物"呢？这个"格物"的功夫还是要落实到止上。不止何以物格？所以，《大学》继续谈道："物格而后知至，知至而后意诚，意诚而后心正，心正而后身修，身修而后家齐，家齐而后国治，国治而后天下平。"这是儒家的一个崇高理想，而要实现这个理想，不止一行吗？不正心诚意行吗？大家看一看，儒家的东西是不是也归到这个正上来了？

关于"格物致知"的讨论参看 33—34 页的内容。

我们撇开这个造字，《说文》将正释为"是"也是非常精辟的。"是"是针对是非曲直而言，它讲的是"是直"的一面，是真理的一面。而我们怎么才能得到这个真理呢？除了"正"以外，没有其他的方法。所以，正可以帮助我们了解真理，通达真理；正可以帮助我们明白是非曲直；正还可以帮助我们实现最高的理想境界。从哲学的角度而言，我们可以这样来看正。

另一方面，我们从自然来讲，正有三正、七正。三正有两种说法，一指夏商周三正，即建寅、建丑、建子，我们现在沿用的是夏正，所以，用建寅；另一个是指日、月、星三正。七正指日月和五星。因此，正实际上是一个天文学范围的概念。复杂的天体是很难认识的，当然从现代的角度说，天文的仪器和设备都很现代化，射电望远镜可以看到几十亿光年。但是，在远古的时代，大家想过没有，这样一个天体的运行状态，怎么去把握它，怎么去认识它呢？就是通过观察这些特殊的星象来认识。比如我们通过测量日的晷影长度，可以知道二十四节气的变化。我们可以通过观察北斗七星斗柄所指的方向而了知四季的到来。我们还可以通过观察月的阴晴圆缺来知晓日、地、月之间的关系。总之，我们可以通过"正"来认识和把握复杂的天体变化。

除此之外，正还有另外一个相关的含义，即"室之向明处曰正"（见《康熙字典》）。古代的房子不像现在，窗户很大，采光非常好。古时候的建筑除了厅堂的光线较好，因为有一个大的天井作采光，其他的房间窗户很小，光线都比较暗。靠这个小窗的光线不可能照见整个房间，那么向明的这一面，也就是光线能很清楚地照见的这个角落就称为正。向明的这块地方，它的内涵，它所摆放的东西，我们能够很清楚地见到。而不向明的地方，没有"正"的地方，这些地方摆放的东西我们就看不清楚，就没法了解。

③ 证的共义

上述这个形声的相关含义分析过了，对于证我们就应该有一个清楚的思维。证是什么？我想这里不说大家也会有一个概念。

言是什么呢？你内在的、藏得很深的那些东西，根本没办法知道的那些东西，通过言就可以全部知道。埋藏得再深、再隐蔽的秘密，通过一个言就昭然若揭。那么登呢？通过登这样一个行为，我们的眼界大大地开阔，那些很深邃很广远的东西我们都可以尽收眼底。而通过正的过程，可以使那些神秘的、捉摸不定的东西确定下来。更重要的，通过这个正，我们可以明辨是非曲直，可以通达真理。我们若将上述三者合起来看，证的意义就一览无余了。

现代我们用证这个字往往都是用复词，如证明、证据。证明者，证之使明也。证了以后，你就清楚，你就明白，这个叫证明。证据呢？通过这个证使它有根据。所以，三者合起来就是很内在、很深远、很复杂，很不容易把握、很难知晓的这些东西，通过证你就能清清楚楚明明白白。更具体地说，证的声符着重上述这个过程的实际操作，而证的形符则是对上述操作所得结果的表述，证的作用就是这样。一旦我们清楚了证的这样一个含义之后，我们就知道了中医为什么要辨证？中医为什么把最要害的一些东西都放在证里？

（2）证的别义

证的别义我们主要从中医的方面讲，证是中医里面一个非常非常重要的概念，可以说，在中医里，对于证你再怎么强调都不为过。

前面一个问题我们讨论了病，一个病，一个证，中医最内在的东西都包括进去了。病，主要讲疾病的相关性，而证呢？证就是这个相关性的提取。所以，这个病讲的是理论的过程，而证则是实际的操作。如果借用佛教的理论，病是讲教法，证是讲证法。一个理论，一个实践，一个教法，一个证法，还有什么东西比这两个字更能涵括中医？前面我们讲病用去一个"思过半矣"，剩下的一半用在"证"上我看再合适不过。

证的内涵你明白了，你能够辨清这个证，那么，内在的变化你就知道了。你还一定要用CT？一定要用核磁共振？一定要用生化检查？我看不一定！通过证你就能明确。你要知道很深远的事情，你想预知疾病的转归，还需要其他什么吗？通过证你就能知道。有关这方面的事例，在中医的史实里面有很多的记载。

什么是中医的"CT"？什么是中医的"核磁共振"？

皇甫谧的《甲乙经》序里记载了张仲景的一个案例。当年张仲景为侍中大夫王仲宣诊病，诊后即言：君有疾，不治四十将落眉，后半年当死。当年的王仲宣年轻气盛，二十来岁就做了侍中大夫，所以，根本没把张仲景的话放在心上，给他开的五石散也没有服用。十多年过去，王仲宣到了四十岁的时候果真双眉脱落，这个时候才知道悔之晚矣，半年之后便一命呜呼了。大家不要认为这个是开玩笑，是传说，这是确确实实的事实。如果张仲景没有这个本事，历史上不会有这样多的医家崇拜他，我想我也不会对《伤寒论》那么痴迷。为什么我选中张仲景作为我从医的依怙处？为什么不依怙孙思邈，不依怙陶弘景，不依怙金元四大家以及温病的四大家？这些都是中医里顶尖的高手，但是，他们在智慧上确实没有办法跟张仲景相比。所以，大家应该有很充分的理由相信这完全是真实的，没有半点虚假的成分。

张仲景凭什么知道疾病在将来相当长时期内的转归变化？是凭

神通吗？不是的！他凭的就是这个证。你对证把握好了，你对证的认识精义入神了，那你就能通过证来了知疾病当前及今后的变化。

21世纪是生物医学世纪，基因技术的发展将会从不同程度替代和刷新当前的诊断技术。届时可以通过新生儿甚至胎儿的基因诊断来确知今后几十年的疾病情况。孩子刚出生甚至还没有出生，就能知道他一生的疾病，这个是不是先验论？这个与我们当前的哲学理念有没有冲突？如果上述这个基因诊断再过十年或者几十年真正地兑现，那么，以从前的观念来讲，这个绝对是先验！这与算命有什么区别？在本质上实在没有什么区别。对于这个先验我们应该怎么看待呢？过去，在分子这个水平上，我们认为许多疾病的发生是偶然的，感染上这个链球菌，风湿热就发生了，感染上乙肝病毒或是艾滋病病毒，这个乙肝或艾滋病就发生了。但是，实际的经验告诉我们，并不完全是这么回事。曾经包括中央电视台在内的各大新闻媒体都在讲述"小路的故事"，在当今这个世界，对于艾滋病真可以用"谈虎色变"这几个字来形容。艾滋病的发病率越来越高，通过传播途径（血液及性交）不经意地就传染上了，可是小路的妻子却始终没有感染上。为什么呢？今天，我们从基因这个层次去认识就会发现，以往我们认为是偶然发生的事情，而在基因这个层面上却是必然的，在基因上有它的因果性和决定性。有这个艾滋病的发病基因，你稍一接触就传染了，你防不胜防。可是如果没有这个发病基因，就像小路的妻子，你怎么接触也不会传染。

以上这个分析告诉我们，研究的层面不同，认识的境界不同，观念也不是不可以改变的。在原先那个层面，这些绝对是先验的，是"迷信"的东西。可是换到现在这个层面、这个境界，它就变得"柳暗花明"，它就是最先进和最科学的东西。这就提醒我们，对传统的学问你不要轻易地给它下结论，不要轻易地说这就是迷信，这就是伪科学，应该给将来留一些余地。层次不同了，境界改变了，为什么不可以对传统有新的认识？张仲景的辨证层次、辨证境界与我们不同，如果他是站在"基因"这个层次，他为什么不可以知道将来的疾病？对证的识别，对证的把握，在中医至少可以分为四个层次，就是神、圣、工、巧这四个层次。望而知之，谓之神；闻而知之，谓之圣；问而知之，谓之工；切而知之，谓之巧。大家

☞
把握疾病的四
个层次。

可以掂量，你自己属于哪个层次。如果连巧这个层次都谈不上，那你怎么能够测度神这个层次的境界？那是根本没有办法的。那你看到的都是不可能的，都是迷信的东西。就像我们用20世纪初叶的研究手段，不可能发现基因这个层面的东西，不可能理解基因这个理念一样。

中医的证值得我们花大力气去研究，《伤寒论》讲辨病脉证，病主要通过脉证来反映、来把握。张仲景提到一个很重要的治病原则就是："观其脉证，知犯何逆，随证治之。"为什么要随证治之呢？证很重要啊！证能够告诉我们一切。很内在的东西，很难看见的这些东西，证可以告诉你。用不着你去透视，用不着你去扫描，这个证能够清楚地反映。现代意义上这些物理的、化学的、生物的，这一系列的检查手段为了得到一个什么呢？为的就是得到这个证，这个中医意义上的证。所以，证是中医一个很了不起的地方，我们不要把它看简单了。

现代很多人往往瞧不起这个证，这么一个口苦算什么？不算什么。于是根本不在乎这些东西，不在乎这些东西，你怎么会在乎《伤寒论》呢？实际上，《伤寒论》的每个证你好好去研究，它的蕴涵是很深的。举一个近期看的病例，这个病人是专程从桂林赶来就诊，西医诊断是黑色素瘤，恶性程度很高的肿瘤。手术以后，又广泛地转移，已转移至肺脏和腹腔。最近三个月来疼痛非常厉害，要吃强效止痛药，打吗啡最多也只能顶三个小时。不打麻醉剂，不服止痛药，晚上根本没法睡觉。近来又出现恶心呕吐，一点东西也不想吃，口很苦。以上这些就是病人的证。这个证是非常关键的东西，至于病人拿来的一大堆检查当然也有参考意义，至少你不会对病人夸海口，当病人问到你对这个病的治疗把握时，你会比较保守地回答。除此之外，这一大堆检查，这几千元甚至上万元的花费还有什么其他意义吗？在我看来它没有。这些因素对中医只能做参考，它不是关键的因素，也不是决定的因素。但是，没有这些因素也不行，因为我们目前的辨证水平还达不到张仲景的那个境界，还达不到扁鹊、仓公的那个境界。我们望闻问切之后，还把握不了病情的转归，还预知不了疾病的预后，在这样的情况下，西医的检查对我们当然就有很重要的参考作用。但它毕竟只是参考的因素，而决定的因素是这个证。因为只有证（脉）能够帮助我们提取有关中医这个病的各类信息，只有证能够使我们清楚病的性质，进而做出治疗的决定。而上面的这一大堆检查起不了这个作用，作不了这个决定。如果你认为它能起这个作用，能作这个决定，那就糟了，那你不是中医。你看到西医这个报告单你就被吓住了，你看到这个报告单就只顾用白花蛇舌草、半枝莲，或者是其他的抗肿瘤中药，你怎么能算作中医？可是现在相当多的中医就属于这一类。这是中医面临的最大一个问题，说中医青黄不接，就是不接在这里。现代的手段还没有办法替代中医原有的望闻问切，而原有的这些方法又在很快地流失，中医眼下就处在这么一个境况里。

☞

中医靠什么来
决断？

中医不能丢掉辨证，至少在今后的相当长一个时期内还不能丢。比如上面这个病例，除了上述的这些证以外，右脉沉细弱，左脉弦细略滑，二便还可以。从这些证里，你明白了什么？你看到了什么？西医说这是黑色素瘤的广泛转移，你不要也跟着叫黑色素瘤，这个与中医的病名风马牛不相及。从上述这些证，提示它应该与少阳相关，属少阳病的可能性大。一个口苦，一个默默不欲饮食，一个心烦喜呕，一个脉弦细，少阳病的很多证据齐备了，对这样一个病你不从六经去考虑，你不从少阳去考虑，你只考虑它黑色素瘤，那你就上当受骗了。这个病就从少阳去考虑。但是，病人的舌苔白厚腻，六气中还兼湿，所以，从少阳挟湿去考虑。开了小柴胡原方加上局方平胃散，再加了一味浙贝和卷柏，就是这么一个简单的方子。方开出去以后，不到三天就有了反馈，病人的丈夫给我打电话，说服药以后的效果非常好，疼痛大大减轻，这两天不用打吗啡，也不用服止痛药，晚上能够安然入睡，而且呕吐基本消除。大家想一想，对于这样一个高恶性程度的肿瘤病人，姑且不论她以后的走向会怎么样，单就这个疗效就很不一般了。吗啡和强效止痛剂都难以减轻的疼痛，一个小小的柴胡汤、平胃散就给大大地减轻了，这说明一个什么问题呢？这只能说明证的重要，只能说明辨证的重要，只能说明随证治之的重要。在你看来这是一个黑色素瘤转移引起的疼痛，而在我看来这是少阳的问题。少阳出了问题，那这个少阳领地的气血流通就会发生障碍，就会出现不通，不通则痛。你现在调整了少阳，少阳的问题解决了，少阳领地的气血流通没有

☞

你有你的打
法，我有我的
打法。

障碍了，它怎么还会有疼痛？而你凭什么知道这是少阳的问题呢？凭的就是这个证。

有关中医的这个证，我们的确还没有这个智慧去看透它，但是，通过这个证字的释义我们隐隐约约地感受到这是一个很神奇的东西。尤其是在《伤寒论》。《伤寒论》就讲一个脉一个证，而更多的是讲证。从脉证的比例来看，证的比例要大得多。很多条文根本不讲脉，比如96条："伤寒五六日中风，往来寒热，胸胁苦满，默默不欲饮食，心烦喜呕，或胸中烦而不呕，或渴，或腹中痛，或胁下痞鞭，或心下悸，小便不利，或不渴，身有微热，或咳者，小柴胡汤主之。"这个条文叙述了十多个证，可是一个脉也没有讲，所以，《伤寒论》更多的是讲证，或者说是以证来统脉。我们若从证的根本含义上讲，脉其实就是认识证、获取证的一个手段，所以，言证则脉在其中矣。

证所能揭示的这些东西，大家应该好好地去琢磨。我们一再强调《伤寒论》的条文要熟读背诵，为的是什么呢？为的就是熟习这个证，认识这个证，把握这个证。疾病不管它浅也好，深也好，都是通过证的形式来反映。如果你不知道证与证之间的关系，证与病之间的关系，证与方之间的关系，那你怎么去论治？这就很困难了。这是从总的意义上讨论证。

把握证的诀窍。

①证的自定义

具体言之，证可以帮助我们认识疾病的存在和变化，疾病的存在有些时候很容易认识，但是，隐匿的疾病，没有发作出来的疾病，像侍中大夫王仲宣那样的疾病，你就无从知道。而疾病的变化，以及导致这个存在与变化的这些因素就更不容易认识。但是，根据证所具备的上述功用，通过证你就能够知道。所以，凡是能够反映疾病的存在，凡是能够反映疾病的变化，凡是能够反映导致疾病存在与变化的这些因素的这个东西，都可以叫作证。如果要给证下一个比较确切的定义，我想就可以这样下。

西医要取得这样一个证，她要凭借一系列的现代手段。可以说整个现代科学都在帮助西医取证，生物的、化学的、物理的、电子的，甚至将来的纳米技术，这些都统统在帮助现代医学取证。而中医呢？有谁在帮助中医取证？没有人帮你。科学现在还帮不了你，科学不但帮不了你，恐怕还会说你几句。某某人如果真能望而知之了，她也许还会说你是搞迷信。所以，中医很难啊！

有关内容参看24—25页、151—152页。

前面曾向大家介绍过我的先师李阳波。先师故去后，我一直有一个心愿，就是将先师的思想整理出来，我想大家看到这个思想，会对你学中医有帮助，会对你研究传统文化有帮助。1997年，一个偶然的机会结识了中国中医药出版社的一位编辑，他对我谈起对这部书很感兴趣，同意协助我出版这部书，同时要求我在书的前面写个长序来全面地介绍我的先师。因为先师没有名，没有任何学历文凭，所以，需要用我这个博士充充门面。这样我就把我所认识的师父从头到尾写了一遍。序言写就后，我拿去征求部分老师的意见，这些老师都说：写是写得很好，就是把你的师父写得太神了，太神了反而会有负面作用。其实我师父的这点能算什么呢？不过偶尔的望而知之、切而知之罢了。这样一点小神小通比起扁鹊，比起张仲景，那又是小巫见大巫了。可是，就连我师父的这一点东西你都说太神，那你怎么可能相信扁鹊，相信张仲景？这就根本不可能。

中医就是这么一个局面，不但整个科学不从根本上认可你，不帮助你去取证，反而会说你的闲话，拖你的后腿。也许有人会说，现在的中医看起来不是很热闹吗？又是科学化，又是现代化，又要走向世界，但是，你看到的这个场面是真正的虚假繁荣，是真正的泡沫经济。我的这个话写进了书，白纸黑字了，那就得负责，大家可以走着瞧。所以，我觉得中医要学出来，说实在的真是不容易。没有孔子所说的第三个窍诀"人不知而不愠，不亦君子乎"，那是搞不成的。中医没有其他的帮助，只有靠我们自己望闻问切来取证。除此之外，没有第二条途径。可是一旦学出来，这个意义就非同一般。就像刚刚举的那个病例，我也觉得不可思议，一个小小的柴胡汤怎么会有这个作用。

现代给我们带来了什么？

这些年来，我对古人的"穷则独善其身，达则兼善天下"有了越来越深的感受，学中医确实能够做到这一点，确实能与这个相应。机缘来了，大家想听我谈些感觉，那我就谈一谈。像这本小书出版以后总会有几个知音，总会影响一些人。倘若没有这个机会呢？那你真可以躲进小楼成一统，管它春夏与秋冬。中医的理论太美了，太完善了，在我看来她完全不亚于相对论。你就琢磨这个理论，个中也有无穷的乐趣。

②证的依据

前面我们说了，现代医学取证，整个科学理论、整个科学技术都可以作为它的依据。那么，中医这个取证，在理论上有些什么依据呢？这个依据就是《内经》所说的"有诸内者，必形诸外"，这个就是最大的依据。不管你内在的变化是什么，不管你内在的变化多大，不管你内在的变化多么细微，都肯定会在外表现出来。这个是绝对的，没有疑虑的。问题是我们能不能从诸外看到诸内？我们知不知道哪些外是反映哪些内的？这个相关性你能不能建立起来？这是一个很困难的地方。相关性、对应性肯定有，这是毫无疑问的。比较粗的变化大家都能察觉到。比如你黑着脸，不用说也知道你内心不高兴；看到你乐哈哈，就知道你内心有喜事。这个是最典型的"有诸内必形于诸外"。但是，更加细微的、更加内在的变化，你有没有办法知道呢？这就要看你"见微知著"的功夫。从很微细的表象去发现很深刻、很显著甚至是很久远的变化。实际上，中医这个体系里已经有一整套这样的方法。透过理性思维、透过内证和外证的方法来"见微知著"，来认识疾病，来获取上面的"证"。这样的一整套取证的思维、方法和技术就称为辨证。像中医历史记述的这些事例，像扁鹊望齐侯之色，张仲景诊侍中大夫之疾，这些就是见微知著的过程，这些就是取证、辨证的过程。如果我们也把握了这个过程，那上述的东西也就不在话下。

前不久给先师的一位老病号、老朋友看病，他看的是喉咙痛。南宁人见喉咙痛就认为有火，就喜欢喝凉茶，结果越喝越痛，病人害怕了，前来找我。我一摸脉，双脉很沉很沉，再一看舌，淡淡的，这哪有火呢？于是开了麻黄附子细辛汤，药下去不到两个小时，喉咙疼痛就大大减轻，两剂药后，病告痊愈。这位老病号给我讲述了二十年前经历的一件事情，当时他家楼下的一位妇女，四十多岁，小腹疼痛一段时间后，到某大医院做检查，检查的结果是盆腔肿瘤，需要手术治疗。正在收拾东西准备住院手术的时候，先师的这位老朋友知道了，就跟病人家属说，干吗不找李医生看看呢？病人听了这个建议就找我师父看，师父看后说，这不是肿瘤，这是

证的依据：有诸内者，必形诸外。

虫，把虫打下来病就好了。于是给病人开了药，几天以后，大便中果然拉出很多细细条条的东西来。最后这个病就这么好了，没有做手术。再到这家大医院检查，什么肿瘤都没有了。所以，大家真是不要小看了中医这个证，这个东西如果你真能精细地把握了，那你就等于拥有了现代的这一切，甚至可能超过这一切。

③证与病的区别

下面我们来谈一谈病与证的关系，病讲的是总，是从总的来说；证是言其别，讲的是个性与区别。病言其粗，证言其细。比如太阳病，这个就比较粗，这是从总的来讲。那么，太阳病里的中风证呢？这个就比较细，这就讲到了区别。另外，在证里面它还有区别，有不同层次的证，比如中风是一个证，而组成中风的这些发热、汗出、恶风、脉浮也是证，不过它是下一层次的证，是子系统的证，这个是从更细的微分上来谈区别。

证是机体对疾病存在与变化以及病因的反映形式，由于个体不同，这个反映形式也不尽相同。就举一个最简单的例子，我们看同一部电影，由于个人的生活经历、个人的理念不同，对这个影片的感受和评价也会有差别。有的人会说这部片子太棒了，而有的可能会说：没劲！前些日子我问一个人，《卧虎藏龙》这部片子怎么样？他说太臭了！如果按百分打，最多能打59分。听到他这个评价，我就动摇了，还值不值花这两个小时呢？最后还是咬咬牙去看了，看后才惊呼险些上当！武打片是我很喜欢看的片子，可是要拍到《卧虎藏龙》这个份上，那真是不容易。

上述这个区别大家可以细细地琢磨，病与证的关系有时也是这样。同一个病，个体不同，反映就有差别。这个就叫同病异证，病相同，证可以完全不同。所以，我们在制订治疗方案时，除了考虑病，还应该考虑证的因素。西医治病主要强调辨病，强调辨病实际上就是强调共性的因素。一千个人患结核，一千个人都用抗结核药，这个不会有区别。但是，大家想一想，一千个人得结核，张三跟李四会完全一样吗？肯定不一样。当然，西医找到了这样一个共同的因素，这是很了不起的，很伟大的。从那么复杂的变化里，你能找出一个共性因素，这个就叫抽象，这个的确了不起。但是，你忽略了这个共性后面的复杂个性，这个完善吗？这也是不完善的。

所以，西医具有她很伟大、很优越的一面，也有她不足的一面。中医也讲求共性，所以，一定要辨病，不辨不行，这是前提。《伤寒论》的每一篇都以辨某某病为先，就是很好的例子。但仅此还不行，还要辨证，辨证就是要辨出个性来。共性你抓了，个性你也抓了，那就很全面了。我们把这样一个区别说出来，大家就可以去评判两门医学，看看从理念上，哪一门更优秀。

中医是一门非常优秀的医学，只可惜我们这些秉持中医的后来人不争气，我们不是后来居上，我们把中医搞成了惨不忍睹。搞成这个样子不是中医不好，中医是好的，但我们没有把它继承好！

④分说证义

甲、"有病不一定有证"

总而言之，证为机体对病的反映。由于个体的因素不同，所以，反映的形式及轻重也会有很大的差别。有的反映程度轻微，有的反映形式隐匿，在临床上都不容易察觉。这些都构成了所谓的"无证"可察。虽然"无证"，但疾病却确实存在。比如部分癌症病人，在发现前往往都没有明显的不适，应该说这个病已经很重了，可是"证"却很轻微。为什么会导致这个病重证轻的情况呢？这个问题我们在今后的篇章里会详细地讨论到。这就告诉我们，中医的认证水平，实在就是辨识疾病的关键所在。像张仲景能够提前这么多年知道王仲宣的病变，这就是认证的高手。实际上，那个时候王仲宣不是没有病，也不是没有证，只是病尚未成形，证也非常轻微。如果一点影子也没有，那不成了无中生有？所以，张仲景既不是搞神通，也不是算命，只是见微知著罢了。

见微知著，我们可以从形气上去看。见微者，言气也；知著者，言形也。在气的阶段，往往它很隐微。我们常说捕风捉影，可是在气的这个阶段，它往往连风影的程度都达不到。而一旦成形了，它就会显著起来。这个时候你很容易察觉，这个证是很明显的。任何事物的发展都是这个过程，由气到形。在气的阶段不容易显现，不容易发觉，而到形的阶段就不难识别了。如果在气这个阶段你就发觉了，这个就叫见微，那你肯定会知道沿着这个气的发展，将来必定会有一个成形的变化，知道这个变化，这就叫知著了。见微知著就是这个意思。

中医既辨病，又辨证。

见及"无证"之证即是"见微"。

见微知著，是中医一个很关键的问题。《内经》里反复强调"上工治未病"，未病是什么？未病是没病吗？没病你去治它，这不成了没事找事？未病不是没病，也不是预防医学。未病就是尚未成形的病，是处在酝酿阶段的病，是处在气这个阶段的病。这个时候你去治它，那真是不费吹灰之力，那真是小菜一碟。可是一旦等到它成形了，成为肿块，成为器质性的病，这个就是已病，已经成形的病。这个时候就病来如山倒，病去如抽丝了。所以，上工他从来不治这个已经成形的病，治这个病的就不叫上工。治这个病你再厉害，上工也会看你的笑话，说你这是："渴而穿井，斗而铸锥，不亦晚乎！"

　　前些年闲来无事翻看史书，有一个非常精彩的片断，当时以为记住了，所以，没有做笔记，也没有记标签。今天想把这一段告诉大家，可怎么也想不起细节来，是否出自《旧唐书》也不能记清。但大体的情节还能勾画出来：有弟兄三个，都行医，三弟兄中，以老三的名气最大，病人最多，门庭若市，许多病人抬着来，走着回去；老二的名气略次，门庭也没有老三这样热闹；老大的门庭则是最冷落的，到他这里看病的也不是什么重病人。一次，一位高人带了弟子参访这弟兄三人，回去后，高人问弟子，你看这弟兄三个哪一个医术最高，哪一个医术最差？弟子不假思考地回答：当然是老三的医术高，你看老三的病号这么多，这么重，疗效这么好，所以，老三的医术是最高的；相比之下，老大的医术最差，你看他的门庭冷落，治的又都是些鸡毛蒜皮的小病，这算什么本事呢？师父听了连连摇头，非也！非也！三者之中，以老三之医术最差，老三之医道不能及老大的十分之一，老三充其量是下工，老二是中工，老大才是当之无愧的上工。老大治病不露痕迹，你在未病的阶段就给你消除了，这个病在老大那里根本就没有机会发展到成形的阶段，在微的阶段就消于无形了。所以，在老大这里怎么会见到像老三治的那些危重病人呢？老三治那么多的危重病人，而且也都救治过来了，看起来是救了人的命。可是在疾病根本没有发展到这个阶段的时候你不去发现它、治疗它，等到折腾成这个样了你才来救治，这不是"劳命伤财"吗？

　　上述这个故事也许是史实，也许是虚构。但不管怎么样，个中的理趣却是值得我们深思。你要治未病，首先是要知未病，在未病的阶段你要能够发现它，这就牵涉到认证的水平，见微知著的水平。你要能于"无证"中认证，这个才算是上工。现代医学目前的各种检查手段，也都只限在已病这个阶段、成形这个阶段发现问题，等到将来真正能够做基因诊断了，恐怕也就进入到知未病这个行列。

乙、有证必有病

有证必有病，这是一定的道理，这个问题我们不用广说。但在西医里面会有例外的情况，比如神经官能症，它会有很多的证，但它们却无病可言。而在中医里，不会出现这个情况。

丙、证之轻重

证是许多复杂因素综合作用的显现，所以，证的轻重程度还不一定能决定病的轻重。有些病人证很重，但病却很小、很轻，像一个牙痛，俗话说：牙痛不是病，痛起来却要命。因此，对证的这个复杂性大家应该充分地考虑到。这也不是一时半时就能弄清的问题。

证的有无轻重取决于机体对疾病的反映程度，取决于机体对疾病的敏感性，当然，它还取决于机体与疾病的对抗程度。这些因素在我们研究证的问题时，都应该考虑进去。

丁、证之特性

证的特性，略述之，有如下几点：

其一，证反映疾病所在的部位，这是证的一般特性。比如胃脘这个部位疼痛，反映了病有可能在胃。头痛在前额，则说明病在阳明。也就是说证的部位与疾病的部位有一个相关性，这一点我们在辨证的时候应该考虑进去。

其二，证反映了疾病的性质，这一点对证来说是一个非常重要的特性。辨出疾病之所在，那当然是重要的。比如你通过证确定了这是太阳病或阳明病，但是，六经里面它还有一个寒热虚实之分，不区分这个性质，笼统地说这是太阳病或者阳明病，那还不行。比如确定了太阳表病，那你还得分一个伤寒、中风。伤寒、中风怎么分呢？这就要靠证。以上两个特性合起来，就是病机。

其三，证反映个体之差异，证的这个特性对于我们区别体质，区分个性非常重要。受同一个致病因素的作用，而在证的表现上却截然不同，比如都是伤食，而张三每每见泻，李四则每每见吐。这样一个证的差异，就把个体区分开来了。说明张三素体太阴这一块比较薄弱，而李四有可能是少阳这一块比较薄弱。

证的两面性。

其四，证的两面性。对于中医这个证的研究，我们应该把眼界放开来。证，其实就是疾病的表现，所以，从这个角度而言，我们不希望它有。但是，从另一个角度看，证又可以帮助我们及时发现疾病，使疾病不至于隐藏下来，继续危害生命。许多疾病，尤其是西医的许多疾病，一表现出来、一检查出来就已经是晚期，像一些癌肿和慢性肾炎。这个时候我们也许会说，这个证干吗不早些出来。证，它一方面带给我们痛苦，身体的痛苦，心灵的痛苦，但是，证往往又会提示我们疾病消除的途径。如出汗、呕吐、下利，这些都是常见的证，但是，中医又常常利用这些"证"（汗吐下）来治病。因此，证的这个两面性，证与病以及证与治的这个关系就值得我们好好地研究。做西医的你可以不在乎这些细节，凭一叠化验单你就可以定出乾坤，但是，做中医的必须注意这些细节，每一个证你都不能放过。每一个证都有可能是"主证"，每一个证都有可能是你治疗疾病的突破口。举一个前不久的病例，病人女性，60来岁，主诉是失眠，剧时彻夜难眠，甚者会有幻觉、幻听、喃喃自语，中西医都治过不少，但都没有解决。观看前医，除西医的镇静治疗外，中医养心安神、滋阴潜阳的也用过不少。切诊两脉皆有滑象，于是开始我按痰浊来治疗，用过温胆及高枕无忧一类化裁，但都没有明显效果。后来仔细听患者诉说，患者这个失眠尤其在劳累以后厉害。锻炼稍过，往往就难以入眠。正常人劳累之后，睡眠会更香，而这个病人却恰恰相反。听到这个"证"后，似乎什么都明白了。整个病的关键点就在这里，这个证就是突破口，古人讲：劳倦伤脾。所以，这个病就在脾家上，就在太阴上。依法治之，投归脾汤原方，数剂后即能安然入寐，到现在已经月余，每晚皆能安寐，再未服用安定一类。

以其人之道还治其人之身。

其五，见证最多的疾病。前面我们说过，病与证之间的关系很复杂，并不是说证多病就多，也不一定证重病就重，这要看你从哪个角度去看这个问题。我们研究《伤寒论》会发现病与证的这个关系、方与证的这个关系，有些病（方）的证非常简单，而有些病（方）的证却非常复杂，非常多变。从整部《伤寒论》看，证最复杂多变的要数枢机病、水气病。而方呢？就是对应的柴胡剂，以及治水气的方，如小青龙汤、真武汤等。何以看出这复杂性、多变性呢？就从这个或然证去看。我们看《伤寒论》的397条、112方中，哪些条的或然证最多？就要数96条的小柴胡，318条的四逆散，40条的小青龙汤，316条的真武汤。小柴胡所治为少阳病，或然证最多，达七个，四逆散所治为少阴病，或然证有5个。少阳、少阴都主枢机，在前面第三章的时候我们已经讨论过这个枢机的灵活性，而从这个或然证的多寡，我们亦看到了这一点。说明枢机的影响面很广，临床见证很复杂。这样的关系弄清楚后，那么反过来，临床如果我们遇到一些见证十分复杂、不知从何处下手的疾病，当然就要考虑这个枢机的可能性了。水气病的情况亦如此，大家可以自己去考虑。

戊、证之要素

证的问题我们谈了那么多，它的最重要的要素在哪里呢？也就是说，通过这个证我们最想了解些什么呢？除了上面这些内容，我们再做一个关键性的概括，就是阴阳。证，我们可以通过望闻问切这些途径得到，得到这些证后，经过我们对这些证的思考、分析、判断，我们要得出一个什么呢？就是要得出一个阴阳来。就是要在阴阳上面讨一个说法，这个上面有了说法，治病才能抓住根本。这是大家任何时候都不能忘记的。所以，阴阳既是起手的功夫，也是落脚的功夫。

证的问题就谈到这里。

什么是辨证呢？——就是要在阴阳上讨一个说法。

6. 治释

治在这里不准备作广说。治的本义是水名，《说文》云："水出东莱曲城，阳丘山南入海。"水从东莱曲城发源，然后在阳丘山南这个地方入海，这样一条水的名字就叫治。所以，治的形符是水旁。治后又引申为理，所以，治理常同用。治这个字为什么要与水有这样密切的关系呢？因为水这个东西，治之则滋养万物，不治则危害众生。水之治，有疏之、导之、引之、决之、掩之、蓄之等，总以因势利导为要，治病亦宜仿此，故用治也。所以，治病就必须从治水中悟这个道理。其实，不唯治病，治一切都要从此处去悟。

二、 太阳病提纲

1. 太阳病机条文

太阳病提纲这个内容我们主要讲太阳篇的第1条，即："太阳之为病，脉浮，头项强痛而恶寒。"这一条历代都把它作为太阳篇的提纲条文，而清代的伤寒大家柯韵伯则将它作为病机条文来看待。在他的《伤寒来苏集》中这样说道："仲景作论大法，六经各立病机一条，提揭一经纲领，必择本经至当之脉证而表章之。"病机就是疾病发生的关键因素，我们从何处去发现这个因素呢？就从这个脉证中去发现。所以，柯氏谈病机就用这个至当的脉证来表章。

查阅上海科学技术出版社1959年3月版的《伤寒来苏集》，脉证它用的是"症"，证与症现在的许多人也分不清，有必要在这里稍做说明。症读第四声，意为疾病之症状或症候。症为今用字而非古字，第四声的症亦非繁体之简写，故《说文》《康熙字典》皆未载此症字。且声符正字亦无简繁之别。秦伯未认为证、症二字无别，可以通用。而从证、症二字的造字含义去分析，则二字的差别甚大，证义广而症义狭，故两者实不可以通用。西医用症而不用证，中医则以用证而不用症为宜。

既然提纲条文即是病机条文，那么，将上述条文作一个病机格式化会有益于我们对条文的理解。即格式为十九病机式的行文：诸脉浮，头项强痛而恶寒，皆属于太阳。病机条文一共讲了三个脉证，一为脉浮，一为头项强痛，一为恶寒，这三个脉证便成为鉴别太阳病的关键所在。那么，是不是三者一定具备才能判为太阳病呢？当然三者俱备那一定是太阳病，但若是仅具其一，或仅具其

什么样的病是太阳病？

二，这个算不算太阳病呢？这个问题在历代都有很大的争议。我的意见比较偏向后者，诊断太阳病，并不一定三者皆备，有其一二就可以定为太阳病。比如第六条："太阳病，发热而渴，不恶寒者为温病。"这里明确地指出了不恶寒，三者之中已然少了一者，按理不应再定为太阳病，可是条首仍赫然地冠以"太阳病"。这就很清楚地告诉我们，病机条文的三个脉证，并不一定都需要具备，三者有其一或有其二，就应该考虑到太阳的可能性。同样的道理，我们看《伤寒论》的条文，凡冠有太阳病者，都应该与这个病机条文的内涵相关，即便不完全具备这三个脉证，三者之一也是应该具备的。

2. 释义

（1）脉浮

浮脉，就是触肤即应的脉，李时珍《濒湖脉学》说："泛泛在上，如水漂木。"只要大家养成切脉时的举按寻三个步骤，而不是像跳水队员一头就扎进水底，这个浮脉还是容易体验的。有关脉浮，我们可以从以下几个方面来理解。

①脉之所在，病之所在

脉浮的表象上面已经谈了，为什么会出现这个脉浮呢？这是因为邪气犯表，阳气应之出表抗邪，脉便随阳而外浮。由此可知，邪之所在，即为阳之所在；而阳之所在，即为病之所在。故脉之在何处，病亦在何处。如脉在三阳，则病亦在三阳；如脉在三阴，则病亦在三阴。

②"人法地"

我们在讨论太阳的含义时，谈到太阳主寒水，其位至高。按照老子的教言，讨论人的问题应该时刻与地联系在一起，那么，在这个地上，什么地方堪称至高呢？当然要算喜马拉雅山。喜马拉雅山是世界上最高大的山脉，而位于中尼两国国界上的珠穆朗玛峰海拔达8844.43米，为世界第一高峰。峰上终年积雪，其为高可知，其为寒可知，其为水可知。按照《老子》"人法地"的这个道理，如果要在地上找一个太阳寒水的证据，那么，这个证据非喜山莫属，非

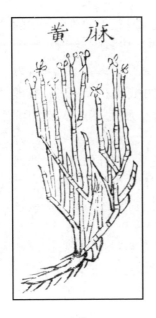

麻黄

珠峰莫属。这便是与太阳最为相应的地方。太阳为病为什么要首言脉浮呢？道理亦在这里。浮脉就其脉势而言，亦为脉之最高位，这样以高应高，脉浮便成了太阳病的第一证据。

③太阳重脉

六经病的篇题都强调辨脉，都是病脉证三位一体，但是，我们从提纲条文，亦即病机条文切入，又会发现六经病中尤以太阳与少阴病更为强调这个脉象。太阳与少阴的提纲条文开首就讨论脉象，太阳是"脉浮"，少阴是"脉微细"，而其余四经的提纲条文没有言脉。太阳、少阴提纲条文对脉的强调，说明在太阳及少阴病的辨治过程中，脉往往起到决定性的作用，往往是由脉来一锤定音。如太阳篇42条云："太阳病，外证未解，脉浮弱者，当以汗解，宜桂枝汤。"52条云："脉浮而数者，可发汗，宜麻黄汤。"少阴篇323条云："少阴病，脉沉者，急温之，宜四逆汤。"当然，桂枝汤的应用未必就一个"脉浮弱"，麻黄汤的应用未必就一个"脉浮数"，而四逆汤的应用也不仅仅限于一个"脉沉者"。但是，从条文的这个格局，我们应该看到，这个脉是决定性的，这个脉就是条文的"机"。而其他各经的情况则很少这样。我们很少看到说是："脉弦者，宜小柴胡汤。""脉大者，宜白虎汤。"这说明脉象在太阳、少阴病中有相当的特异性。

太阳、少阴之与脉为什么会具有这样一个特殊关系呢？从前面脉的释义中我们知道，脉乃水月相合，阳加于阴谓之脉。脉无阴水无以成，脉无阳火无以动。所以，一个水一个火，一个阳一个阴，就构成这个脉的关键要素。而太阳主水，为阳中之太阳；少阴为水火之藏。太少的这个含义正好与脉义相契合。故曰：脉合太阳，脉合少阴。以此亦知脉的变化最能反映太阳少阴的变化。

④肺朝百脉的思考

脉与太阳、脉与少阴的这个特殊关系明确之后，我们现在转入脉与肺的问题。《素问·经脉别论》云："经气归于肺，肺朝百脉。"对这个"肺朝百脉"，《中基》从辅心行血的这个角度去解释。从这个角度去解释，就必须联系到现代的肺循环，或者称作"小循环"。血液经过大循环后，血氧耗失殆尽，右心室将这个含氧很少的静脉血注入肺循环，在这里进行充分的血氧结合，然后再经肺静脉入左心，再进入大循环。所以，机体的每一分血都必须经过肺循环，都必须在这里进行血氧结合。血液经过这道程序后，方流向身体各处。从这个意义来说，肺朝百脉是很容易理解的。但是，这样一个理解又会连带出一个问题，古人如何知道这个"肺循环"？如何知道这个"肺朝百脉"？是凭实验呢，还是凭理性思考？

　　另一方面，我们从脉的本义而言，前面曾经提到，脉是水月相合而成。水的意义我们已经很清楚，月的意义上面也讨论过。《说文》云："月者，太阴之精也。"《淮南子·天文训》云："水气之精者为月。"太阴之精为月，而肺主太阴；水气之精为月，而肺为水之上源。从肺与水、肺与月的这个关系看，它完全具备了水月相合之性，也就是完全具备了脉性。《素问》为什么说"肺朝百脉"？《难经》诊脉为什么要独取肺所主的这个"寸口"？显然与肺的上述体性是有关系的。这就从另一个传统的角度谈到了脉与肺的问题。

　　过去学《中基》，对上面提到的这个"肺为水之上源"百思不得其解。肺怎么会是"水之上源"呢？1996年夏，当我第一次涉足西部，当我第一次看到白雪皑皑的高山，当我第一次看到高处的雪水飞流直下，湍湍流入金沙江时，心中的疑团顿然冰释。这不就是"水之上源"吗？这个时候才会对古人的"读万卷书，行万里路"有体会。光读书不行路，行吗？不行！读书是学，行路是思，"学而不思则罔"。所以，这个"行万里路"也很重要。这个时候你才会感受到老子为什么要强调："人法地，地法天，天法道，道法自然。"老子的这四法才是真正的整体观。中医的特色是整体观念，辨证论治。很多人也都会说这个整体观念，但是，如果对老子这个"四法"没有把握好，那整体观念在你那里不可能真正地实现。

把中医放到天地里，放到自然里，许多问题就迎刃而解了。

中医你只把它放在人的圈子里，或者只结合一些现代医学的东西，那很多的问题你是吃不透的，对这个理论你总感觉不放心。而一旦你把它放到天地里，放到自然里，许多问题就迎刃而解了。对这个理论你也会感到很厚实，靠得住。

《素问·金匮真言论》云："北方生寒，寒生水。"水本来属于北方，现在怎么扯到西方上来？这就要关系到两个问题，一个是相生的问题，"金生丽水"即从此出。这个问题我们下面会具体谈到。另一个就是先后天的问题。我们观察易系统的先天八卦与后天八卦，后天八卦中，坎水居于正北，所以，我们知道的这个北方生水，水属北方，是从后天的角度来谈的。那么先天呢？在先天八卦里，坎水不居北，它居于正西金位。坎水居西，这正好说明了长江、黄河的这个源头，正好印证了"肺为水之上源"的这个说法。所以，西金与水的关系，肺为水之上源，这都是从先天的角度来谈。先天为体，后天为用；先天为源，后天为流。一个体用，一个源流，这些都是我们研究中医很值得注意的问题。

《医原·人身一小天地论》中说："人之身，肺为华盖，居于至高。"肺属金，五行中金质最重，为什么从属性上这个质性最重的肺反而居于"华盖"之位？为什么高海拔的山脉绝大多数都位于西部？这些都是义趣很深的问题，思考这些问题必定有助于我们对中医的理解，必定有助于我们对整个传统文化的理解。

肺处华盖之位，肺为水之上源，肺朝百脉，有关肺的这些义理与太阳的所涵甚相投合。为什么整个太阳篇中肺家的疾病占去很大的一成？其中一个重要的因素就在这里。所以，我们在考虑到与太阳相关的藏府意义时，就不能仅限于足太阳膀胱、手太阳小肠。

☞

钱德拉塞卡教授的感叹。

钱德拉塞卡教授是美籍印度裔天体物理学家，1983年诺贝尔物理学奖获得者，他在《莎士比亚、牛顿和贝多芬：不同的创造模式》（*Truth and Beauty*）一书中写道："有时我们将同一类思想应用到各种问题中去，而这些问题乍看起来可能毫不相关。例如，用于解释溶液中微观胶体粒子运动（即布朗运动）的基本概念同样可用于解释星群的运动，认识到这一事实是令人惊奇的。这两种问题的基本一致性——它具有深远的意义——是我一生中所遇到的最令人惊讶的现象之一。"当我们看到钱德拉塞卡教授这个精彩的感叹

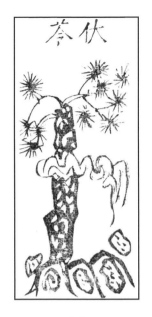

茯苓

之后，你是否对我们将长江、黄河的源头，将唐古拉山、喜马拉雅山与"肺为华盖""肺为水之上源"这样一些看似毫不相干的问题联系在一起，也感到同样的惊讶不已呢？

⑤上善若水

在结束提纲"脉浮"的讨论前，我们还想顺着上面的思路，再谈一点关于水的问题。《老子·八章》云："上善若水。水善利万物而不争，处众人之所恶，故几于道。"老子为什么将他心目中这个最善的东西用水来比喻呢？就是因为水它虽然出身高贵，虽然它善利万物，但是，它却能不与物争，却能处众人之所恶。什么是众人之所恶呢？就是这个至下之位。人总是向往高处，走仕途的都想升官，搞学问的也都想出人头地，做生意的百万富翁要向千万富翁、亿万富翁看齐。再看这些出身高贵的太子、少爷，哪一个不是高人一等，哪个愿意处众人之下？真正能像曾国藩那样要求自己的后人，那真是太少太少了。当官的如果真能做到口号里喊的那样，做人民的公仆，那真是不简单。人的贪欲心决定了他很难这样做，这就不"几于道"了。不几于道，那就是背道，背道的东西怎么可以长久呢？古人说：富不过三代。这是有道理的。因为人很难做到"几于道"，很难有水一样的习性。没有水这样的习性，你怎么可能源远流长呢？富贵三代也就不错了。

我们看人体的这个水，人体主水的是肾，肾为水藏，肾在五藏之中处于最低的位置，而肾之华在发，又处于人体最高的位置。一个至高，一个至下，水的深义便充分地显现出来。岳美中先生参古人义，喜用一味茯苓饮来治疗脱发，过去对此甚感不解，今天从水的分上去看它，也就不足为怪了。

（2）头项强痛

①太阳之位主头项

太阳之位至高，前面我们讲脉浮的时候曾经谈到，浮脉从位势上说也是一个最高的脉，这里讲头项，头项在人体又是一个最高位。所以，中医的东西除了讲机理以外，还要看它的相应处，相应也是一个重要的方面。六经皆有头痛，为什么在提纲条文里只有太阳讲这个头痛？这显然是相应的关系在起着重要的作用。

②项为太阳专位

项，《说文》释为："头后也。"《释名》曰："确也，坚确受枕之处。"医家则多谓颈后为项。项的部位在后，这一点没疑问，但具体在后面的哪一段，上面的释义却比较含糊。那么，这个项的确切部位定在何处比较合适？大家摸一摸枕下的这块地方有一个凹陷处，这个凹陷就像江河的端口，高山雪水就是从这里流入江河的，我以为这个地方应该就是项的确处。项便是以这个地方为中心而作适当的上下延伸。

太阳主水，足太阳起于睛明，上额交巅，然后下项，所以吴人驹云："项为太阳之专位。"太阳的头痛往往连项而痛，这就是太阳头痛的一个显著特点。其他的头痛一般都不会连及于项。

此处讲头项痛之外，还加一个强来形容。舒缓柔和之反面即为强，所以，太阳的头项强痛还具有项部不柔和、不舒缓的一面。这个主要与寒气相关，以物遇寒则强紧，遇温则舒缓也。

另外一个方面，项强一证还在十九病机中出现，即"诸痉项强，皆属于湿"。项为江河之端口，水之端口必须土来治之。因此，项强的毛病除与太阳相关外，还与太阴土湿相关。今天我们见到许多"颈椎病"都有项强一证，都可以考虑从太阳、太阴来治疗。

（3）恶寒

①第一要证

表受邪，太阳开机必受阻，阳气外出障碍，不敷肌表，所以有恶寒一证。这个恶寒又称表寒，它与天冷的寒不完全相同。这个恶寒对于证明机体患有表证，对于证明太阳系统受邪，具有非常重要的意义。所以古人云："有一分恶寒，便有一分表证。"见恶寒即应考虑从表治之，从太阳治之。

②强调主观感受

前面我们开题的时候强调读经典要三义并重，特别这个字义你要小心，不能马虎。像这里的"恶寒"，寒一配上恶，意义就非常特殊。恶是什么呢？恶是讲心的喜恶，是主观上的一种感受。你厌恶某某人、某某事，一分钟都难跟他（它）相处，这只代表你的感受如此，并不完全说明这个人、这件事真这么可恶。所以，我们说恶寒也只限于你的主观感受，并非指气温很低，零下多少度，这个概念大家一定要搞清楚。我们看有些人夏日患太阳病，患伤寒，天气本来很热，他却要盖两床被子，这个就是恶寒，它与实际的温度毫不相干。这个时候你量他的体温，体温很高，39℃，甚至40℃。所以，这个"恶"就代表这么一种情况，它完全是主观的觉受，而不代表客观上的存在。

由上面这个恶字，我们引出了一个主客观的问题。这个问题大家要仔细地去思考，这是中医里面的一曲重头戏，也是能在很多方面区别中西医的一个分水岭。我们可以看到的西医一个很显著的特点是，她非常注重客观，在主客观两者间，她偏向客观的一面。比如西医的诊断，她所依赖的是物理和化学手段检测出的这些客观指标。判断疾病的进退，她依据的仍然是这些客观指标。如果一个病人主观的感受很厉害，很复杂，但是在客观的指标上没有什么异常，西医往往会给他下一个"神经官能症"的诊断，开一些维生素、谷维素之类的药来打发他。而中医则有很大的不同，她很注重这个主观上的感受。比如一个口渴的证，口渴饮水这是一个比较客观的表现，但中医更关心的是这个口渴后面的另一个主观感受——喜热饮还是喜冷饮？往往是这个客观表现后面的主观感受对诊断起着决定性的作用。如果是喜冷饮这个病多数在阳明，如果是喜热饮则说明这个病可能在少阴。一个少阴、一个阳明，一个实热、一个虚寒，这个差别太大了。这样一个天壤之别的诊断，它的依据在哪里呢？就在这个喜恶之间。

前面我们曾经提到已故名老中医林沛湘教授，这里向大家介绍林老70年代的一个病案。病人是个老干部，发烧四十多天不退，在第31页有林老对读经典的论述。

请过很权威的西医会诊，用过各类抗生素，但是体温始终不降，也服过不少中药，病情仍不见改善。在这样的情况下，就把我们学院属下的名老中医都请去大会诊，林老也是被请的其中一位。名老荟萃，当然要各显身手，各抒己见。正当大家在聚精会神地四诊，在聚精会神地辨证分析的时候，林老被病人的一个特殊举动提醒了。当时正是大热天，喝些水应该是很正常的，但是病人从开水瓶把水倒入杯后，片刻未停就喝下去了，难道开水瓶装的是温水吗？林老悄悄地触摸一下刚喝过水的杯子，杯子还烫手。大热天喝这样烫的水，如果不是体内大寒这绝不可能。仅此一点，一切都清楚了。于是林老力排众议，以少阴病阴寒内盛格阳于外论治，处大剂四逆汤加味，药用大辛大热的附子、干姜、肉桂，服汤一剂，体温大降，几剂药后体温复常。

中医不言主观不行。

从以上这个病例中，大家应该能够体会到中西医的一些差别，西医的诊断也好，治疗也好，都是按照这个理化的检查结果办事。中医她也注重客观的存在，比如这个脉弦、脉滑，脉象很实在地摆在那里，这个中医很重视。但是，中医有时更关心那些主观上的喜恶。一个口渴，西医会关心他一天喝多少磅水，喜冷喜热西医完全不在乎。一个发热，西医只关心它的温度有多高，是什么热型，是弛张热还是稽留热，至于你恶寒还是恶热，她可不在乎。如果作为一个中医，你也完全不在乎这些主观上的因素，那很多关键性的东西你就会丢掉。为什么中医要注重这个主观上的感受呢？因为这个感受是由心来掌管，而心为君主之官，神明出焉。所以，注重这个层面，实际上就是注重心的层面，注重形而上的层面。这是中医一个特别的地方，我们应该认识清楚。否则人家一叫现代化，一叫客观化，你就把这些主观的东西统统丢掉了。对于中医，甚至对其他任何事情，都要设法把它弄清楚，要有见地才行，不能人云亦云。主观有些时候确实不好，光感情用事，情人眼里出西施，这样会阻碍你去认识真实，但是有些时候也需要跟着感觉走。艺术如此，科学亦如此。

前面我们谈过，脉浮、头项强痛、恶寒，三者俱备属于太阳，那当然没有疑问。如果三者只具一二呢？也应该考虑太阳病。只不过这个太阳可能不全，可能会有兼杂。如病人恶寒，脉不浮反沉，说明这个病不全在太阳，还有三阴的成分。后世将麻黄附子细辛汤所治的这个证称作太少两感证，就是考虑到了这个因素。因此，对提纲条文所提出的三证，我们既要全面来看，又要灵活来看。

三、 太阳病时相

这一大节我们主要根据第9条"太阳病欲解时，从巳至未上"的内容来讲解。

1. 谨候其时，气可与期

（1）与病机并重的条文

《伤寒论》的397条条文中，长者逾百字，短者不过十来字，可见张仲景造论重的是它的实义，而这个格式他并不拘泥。就是在这样一种"不拘一格"的行文里，仍然可以找到12条格局上非常相似的条文。这就是以"之为"为句式的提纲条文，以及以"欲解时"为句式的条文。前者每经1条共6条，又称为病机条文；后者亦每经1条共6条，我们称之为时相条文。病机、时相各1条，二六合12条。这个在行文上如此对称的12条原文，于《伤寒论》的397条原文中可谓鹤立鸡群。如此特殊的条文必有其特殊的意义。可惜历代的学人多只注重前六个病机条文，而对后六个时相条文往往不予重视，这便白费了张仲景的一番苦心。

《素问·至真要大论》在言及病机这一概念时，曾再次强调："谨候气宜，勿失病机。""审察病机，勿失气宜。"这就告诉我们，讨论病机要抓住气宜，而讨论气宜亦要紧抓病机，二者缺一不可。对于《伤寒论》的研究亦是如此，病机气宜要两手抓，两手都要硬。我们强调提纲条文，只是抓了病机这一手。那么，另一手呢？另一手就在这个欲解时条文当中。正如《素问·六节藏象论》所云："时立气布……谨候其时，气可与期。"虽然这个欲解时

☞

两手抓，两手都要硬。

条文仅仅谈到"时",但是一言时,气便自在其中了。所以,欲解时条文或者说时相条文其实就是气宜的条文。我们光讲提纲条文,不讲欲解时条文,那这个病机怎么完全?这个病机只是半吊子。所以,提纲条文必须与时相条文合参,这个病机才完全。这才是一个完整的合式。

我们看《伤寒论》这别具一格的六对条文,一个言病机,一个言气宜,《素问·至真要大论》"审察病机,勿失气宜"的精义已然活脱脱地在这里展现出来。读金庸的《笑傲江湖》,高手过招往往不露痕迹,而我们看张仲景阐用经典却是真正达到了这个不露痕迹的境界。就凭这个境界,一部《伤寒论》也应该值得我们欢喜,值得我们赞叹!

(2) 时释

①造字

☞
"时"实际上就是对阴阳的度量。

"时"的繁体"時",形符为日,声符为寺。日的意义非常明确,就是太阳的意思。时字用日来作形符,说明时的产生与太阳的运行有很大的关系。那么,寺呢?《说文》云:"廷也,有法度者也。"一个太阳一个法度,合起来即为时,时的这个造字,时的这个蕴义着实耐人寻味。我们将time拆开来看,是否也有这个蕴义呢?

现在让我们回到自然中来、实际中来,看看这个时究竟是不是由太阳的运动产生的,究竟是不是由对太阳运动的度量产生的。我们先来看一看大家最熟悉的春夏秋冬四时,春夏秋冬怎么产生?它是由太阳的视运动产生。太阳的运动,造成了这个日地关系的改变,当运动至某一特定的日地相对位置区域便构成春,依此类推便有夏秋冬的产生。由此可见,春夏秋冬四时的产生完全符合上述这个造字的内涵。四时的产生本于这个日地的相对位置关系,而这个相对位置关系的确定,则必须借助于度量这个过程。所以,造字的左边用日,右边用寺,寺上为土,表地,而寺下为寸,表度量。大家仔细思忖,这个造字的内涵是不是完完全全地体现了时的产生以及时的确定过程。由这样一个字我们不仅看到了一个学科,而且看到了这个学科的分支和内涵。中国文字所具有的这个魅力,是世界上任何一种文字都难以比拟的。难道我们不为能够经常使用这样一种文字而感到自豪吗？现在我们将文字简化了，当然写起来要方便得多，但是，像这样一个时，土没有了，日地关系不存在了，这个春夏秋冬怎么确定？没法确定！在火星上，春夏秋冬会是一个什么概念呢？

对四时的测定，对一年二十四节气的测定，最经典最权威的方法是《周髀算经》所记载的方法。《周髀算经》云："凡八节二十四气，气损益九寸九分六分分之一。冬至晷长一丈三尺五寸。夏至晷长一尺六寸。"具体的方法是，在正午于地面立一八尺圭表，然后看这个圭表于地面的投影长度，根据这个长度来确定八节二十四气的具体位置。古人将晷影最短的这一天，即晷长一尺六寸的这一天定为夏至，然后按照九寸九分六分分之一的进度确定下一个气，即小暑，依次类推，直至冬至这一天，晷影达到最长度，即一丈三尺五寸。冬至以后正好反过来，即按照九寸九分六分分之一的退度来确定下一个节气，直至夏至为止。大家来看上述这个时间的确定过程，一要看太阳的运行，即运行到正午的这个时候来做测定；二要在地面看这个太阳在圭表上的投影，这样一个投影便反映出了日地之间的相对位置关系，便反映出了阴阳的关系，便能够看出阳气的释放度和收藏度；第三呢，上述这个投影的长度要用一个具体的尺（寸）度来测量。上述这三个要素一个都不能缺少，缺少了就构不成时。

二十四节气是如何确定的？

文以载道，文字是文化的载体，文明的载体，精神的载体，道的载体。我们就是透过这个文字去认识文明，去传承文明。我们正是通过这个文字将过去三千年、五千年的文化结晶运载到现在，运送到将来。

文字简化以后，我们怎么跟古人沟通？

②时义

对于时，对于中国人的时，对于传统文化的时，大家应该非常清楚，它是有实义的，它不完全像西方文化的时。西方文化里的时它更多的是数学意义上的概念，而传统文化的时则更多地注重物理的内涵。所以，一谈时，太阳的运动位置就在这里了，日地关系就在这里了，阴阳的关系就在这里了，气就在这里了。一讲春就知道气温，一讲夏就知道气热，一讲秋就知道气凉，一讲冬就知道气寒。为什么说"时立气布"呢？为什么要"谨候其时，气可与期"呢？道理就在这里。所以，时立则阴阳立，阴阳立则气立。

如果我们从以上这个角度，从时的这样一个内涵来切入，给传统中医作一个现代的定义，那么，传统中医实际上是一门真正的时间医学，或者称时相医学。前些年，由于时间生物学的兴起，很多人认为中医里面也有时间医学，于是纷纷搞起了"中医时间医学"或者"时间中医学"的研究，认为中医里面也有时间医学的成分。若对这个认识作逻辑上的推理，那么就必然会得出中医的这部分属于时间医学范畴，而中医的另一部分则不属于时间医学范畴的结果。实际是不是这么回事呢？只要我们承认阴阳五行是中医的核心，只要我们承认藏象经络是中医的核心，那么，中医就是完完全全的时间（时相）医学，而绝不是部分的时间医学。

☞

难道还有非时间的中医学吗？

2. 欲解时

疾病的欲解时，就是疾病有可能解除，或者有可能痊愈，或者有可能减轻的这个时间区域。前面我们在讨论病字的含义时，重点谈到了疾病的相关性，疾病与时间相关，与方位相关，与六气相关，与众多的因素相关，而总体来说就是与阴阳相关。这里张仲景除提纲条文外，又推出一个欲解时条文，这样又峰回路转地回到了前面这个相关性问题。此亦证明我们对"病"的释义无有谬误。

（1）巳至未上

张仲景在条文里谈欲解时是"巳至未上"，这个"巳至未上"也就是巳午未三时。巳午未三时是哪一个层次的三时呢？张仲景没有明确界定，这就告诉我们，巳午未至少有三个层面的内容。第一个层面是一天之中的巳午未三时，也就是上午9时至下午3时这一时间区域；第二个层面是一月之中的巳午未三时，即月望及其前后的这段区域；第三个层面是一年中的巳午未三时，亦即阴（农）历四月、五月、六月这个区域。欲解时巳午未的这个多层面，让我们意识到太阳病的欲解也是多层面的。太阳病是个大病，它包括了许多外感内伤的疾病。在这个大病目下，还有许许多多的子病目，因

☞

"欲解时"的三个层面。

此，大家不要把太阳病看得过于简单，好像它只是一个伤风感冒、受寒发烧。它不仅仅是一个急性的病，也可能是一个慢性病。急性病，病程总共就这么几天，所以，我们应该从一天的这个层面去考虑它的欲解。如果疾病在一天的巳午未这个区间表现出缓解，那就要考虑到太阳病的可能。如果疾病是个慢性过程，超过一个月两个月，甚至一年两年，而且疾病在日周期内的变化很不显著，或者没有规律，那么，我们就应该看看它在月周期甚至年周期这些层面有没有规律可循。倘若疾病是表现在望月的这段时间或者夏天（四、五、六月）的这段时间欲解，我们仍需考虑太阳的可能性。

（2）太阳病要

前面我们讨论了太阳病的病机，现在又谈论了太阳病时相，应该可以给太阳病作一个总结概括，看看太阳病的要素有哪几点，或者说太阳病最一般的东西有哪些。依我所见，太阳病的要素应有如下三点：

其一，病位在表。也就是说太阳病的定位主要是在表系统里，表是一个与里相对的概念，所以，它的含义很广，并不只限在一个感冒里，除感冒外很多疾病可以定位在表系统里。《素问·至真要大论》曰："夫百病之生也，皆生于风寒暑湿燥火，以之化之变也。"百病的发生都与风寒暑湿燥火相关，都受这个因素影响，在这个基础上才产生内外伤的变化。而上述这个因素影响人体就是从表系统开始的。所以，太阳病的这个定位非常重要。而这个定位在病机条文中可以从"脉浮"来得到反映。

其二，病性多寒。上面我们谈了太阳的病位在表系统，表系统里的病可以牵涉到风寒暑湿燥火，但是，重点突出的却是一个寒。为什么呢？有关这一点仲景在"伤寒例"这一篇中作了重要阐述："其伤于四时之气，皆能为病。以伤寒为毒者，以其最成杀厉之气也。"寒为什么最成杀厉之气呢？以其秋冬伤之，则阳气无以收藏；春夏伤之，则阳气无以释放。无以收藏则体损，无以释放则用害。是以寒者，体用皆能损害，故其最具杀厉也。所以，太阳病的定性中以这个寒最为突出。

其三，开机受病。上述是从位性上来给太阳作一个概括，而导致这样一个位性的机制是什么呢？就是太阳的开机受病。整个太阳系统或者说整个表系统的作用就是维系在这样一个"开机"上面。一旦开机障碍就会影响整个太阳系统，进而产生太阳的病变。

（3）巳午未时相要义

巳午未的时相要义也可以从三方面来谈：

☞

"欲解时"时相要义。

其一，巳午未这三个时的相关变化，我们可以从乾（☰）、姤（☴）、遁（☶）这三个相应的卦去看。易卦系统分经别两层，经卦也就是我们最熟悉的八卦系统，别卦则由两个经卦组合而成，也就是我们常说的六十四卦系统。别卦由两个经卦组成，所以，两个经卦便构成了上下、表里、内外的关系。阳气由子时来复以后，便沿着复（☷）、临（☵）、泰（☳）、大壮（☲）、夬（☱）、乾（☰）这样一个次第逐渐由下而上、由内而外、由里而表地升发释放。当到达辰的这个时候，阳气虽然在很大程度上向外向表伸展，我们看夬这一卦即可知道，但是，阳气最终还是未突破于表，未外达于表。只有到巳时以后，如乾卦所示，阳气才真正外出于表。所以，巳午未三时所对应的乾、姤、遁，正显现了阳气出表的这样一个变化过程。

其二，巳午未三时以日而言，正处日中，以年而言，则正处夏季，是阳气最隆盛的时候，亦为天气最炎热的时候。

其三，巳午未所对应的日中、夏季及月望前后，从离合或者从功用上讲，则为太阳开机最旺盛的时候。

巳午未的这三个时相要义，一个正值阳出于表，一个正是火热朝天，一个是开机旺盛。这三个要义中，第一要义正好对治表病，第二要义正好对治寒病，第三要义正好对治开机障碍。这样一对治，太阳病的三个要义问题就解决了，为什么太阳病要欲解于巳午未三时呢？原因就在这里。

（4）太阳治方要义

在这个小标题里我们将讨论一个十分重要的问题。这个问题有了前面那些内容作铺垫，我想理解起来应该不会有太大的困难。

☞

治病要诀。

从前我的先师李阳波曾经传授过我一个治病的要诀，他说中医治病开方实际上就是开时间。时间怎么能开出来？在当时我对这个要诀是不甚理解的，更不要说实际的操作运用了。但是今天看来，这个要诀基本理解了。一理解了，就觉得先师的这句话真正的非同小可，真正的一语道破天机，真正的可以像黄帝说的那样将之"择吉日良兆，而藏灵兰之室，以传保焉"。

前面我们讲到水能载舟，亦能覆舟，成也萧何，败也萧何，这些道理在中医里面显得特别的重要。因为你诊断一个疾病，要从这个阴阳里面去寻求，而治疗疾病呢？依然要落实到这个阴阳上面。我们如何判断你是真正精通了中医的方家，还是只掌握一招半式的"高手"呢？就是要看你对上面这个问题的落实程度。而上面这个问题的落实，实际上也就是时间的落实。比如我们诊断一个火热病，火热病听起来好像有点抽象，不好理解，但是，只要把它往时间上一靠，一想到夏日的重庆、南京，我们就能感觉出火热病是一个什么情况。既然火热病是一个这样的情况，那怎样对付它呢？我们就会很自然地想到冬天，冬天来了，自然不会再有炎热的夏天。现在我们对付夏天这样一个炎热的天气，可以采用空调冷气。空调冷气不就是把冬天搬到夏天里来了吗？这可以说是科学给我们生活带来的一个极大的方便。

上述空气中的炎热我们可以通过空调来解决，但是，体内的这个炎热却难以用空调来解决。这就要借助药物的特性。你可以通过空调将秋日的凉爽、冬日的寒冷搬到这里来，我们也可以通过药物的时方特性，使这个秋冬之气作用到你的身上。比如按照中医的治病原则，热者宜寒之，我们用这个寒性的药来治疗这样一个火热性质的疾病，不就是用的冬气吗？不就是利用药物的特殊气味模拟了一个冬日的时相吗？同理，寒者热之，我们用热性的药物来祛除寒性的病变，则是模拟的这个夏气。时间或者时相可以通过开药来模拟，它必须有一个前提，就是这个药物要具有时间或者时相的特性。有关这一点，我们在前面讨论"病"的含义时已经谈到过，药物它有各式各样的属性，而其中一个最重要的或者说纲领性的属性就是气味，将药物的气味一放到"方"上来，时间的属性就很快出来了。所以，气寒的药就属冬，气凉的药就属秋，气热的药就属夏，气温的药就属春。再加上味的配合以及其他属性的配合，药物的这个时间特性就会更加精细。中医治病为什么叫开方？先师为

怎样用时间来治病？

什么说中医治病开方就是开时间？这是耐人寻味的。我们看《伤寒论》有三张很奇怪的方，一是青龙汤，一是白虎汤，一是真武汤，青龙汤不就是开的东方？白虎汤不就是开的西方？真武汤不就是开的北方？开东方实际就是开的春三月，开寅卯辰；开西方实际就是开秋三月，开申酉戌；开北方呢，那当然就是开冬三月，开亥子丑了。所以，开方开药为什么不是开时间呢？当然是开时间！

上面我们举了青龙、白虎、真武（玄武），细心的人就会问，为什么没有朱雀？朱雀是南方，张仲景在《伤寒论》中确实没有点出朱雀这个方，这也许是因为避讳或是其他的什么因素。但是，南方的这个代表方肯定会有，只是没有安朱雀这个名。那么，《伤寒论》这112方中究竟哪一个方可以作"朱雀汤"呢？大家可以好好地琢磨。我的看法是这个方肯定会在太阳篇中。

方药一联系上时间，在思维上、在表述上就大大地进了一步。

☞
中医是不是一
定要小白鼠点
头才行？

现在的人都在谈中医现代化，什么是中医现代化呢？大多数人认为，分子生物学+中医，或者现代科学的其他什么分支加到中医上面来，或者是搞一些现代的实验研究，这些就是中医现代化。现在的大多数人也就是这么在搞中医的现代化。中医的现代化要靠小白鼠来点头，要靠小白兔来点头。当然，这些可以称作现代化，但毕竟它只是一个方面。我们能不能换一个角度去考虑，把这个现代化的含义定得更宽广一些。比如我们可不可以把这个在传统思维里，在传统表述里建立的中医拉近一些，使它在思维和表述上都比较接近现代的文化气息，使中医的理念能够更为容易、更为方便、更为广泛地为现代人所接受。不但是为患者这个群体所接受，亦为文化这个群体、科学这个群体，尤其是文化科学精英这个群体所接受。这样就会形成许多传统与现代真正结合与交流的契机。大家应该十分地清楚，上述这样一个真正意义上的交流与结合必须依赖精英这个群体，这是高手对高手的事。传统文化要想在现代科学里寻求知音，要想真正获得现代科学的理解，这必是伯牙、子期之间的事。我们现在临床上用了青霉素再加一些清热解毒的中药，或者是四诊之后再加一个CT、核磁共振，这个也叫结合吗？这个恐怕是瞎胡闹。

☞
高僧不忌高
道。

这样的结合也许只会浪费资源，它注定搞不出什么名堂。结合不是我们这个一般层次的事，结合是精英层次、高手层次的事。

但是，高手的结合总要有一个契机，伯牙遇子期，或者是子期遇伯牙总得有这么一个机缘，总得有这么一个介绍的机会。而我们将上述的思维与表述拉近到现代的轨道上来，无疑就增加了这个机会。所以，我们将中医治病的思路，将中医的处方用药往时间上一靠，把它时间化了，或者时空化了，这个传统与现代的距离一下就缩短了。这是不是一个现代化呢？我看是一个更有意义的现代化，一个更精彩的现代化。

我们看太阳篇，太阳病欲解于巳至未上，这就把时间的问题摆出来了。再看一看篇中的麻黄汤，麻黄汤有什么作用呢？麻黄汤气温热、性开发，服后身暖汗出，仿佛置身于夏日的火热之中。太阳病不是欲解于巳午未吗？我麻黄汤就有这个巳午未的功能。我们说麻黄汤辛温解表、宣肺平喘，你可能觉得不好理解，或者觉得这个说法太土气，没劲儿，可是我们说麻黄汤具有夏日时相的作用，麻黄汤就是用药物模拟打造了一个巳午未时相，那也许你的看法就不同了，也许你就会对这个麻黄汤刮目相看。麻黄汤怎么会具有一个夏日的时间特性？麻黄汤怎么会模拟出一个夏日的变化内涵？在中医里时间竟然可以模拟，时间竟然可以用药物来打造，这不太新奇了吗？这样一个思维和表述角度的转变，原来那个土里土气的模样也就完全改变了。加上这样一些"为什么"的不断提出，问题就产生了，研究就产生了。从这个点上去研究，去碰撞，也许真正的结合处就会被研究出来，碰撞出来。在这样一个基点上的研究和结合与我们上面提到的那些个研究结合是不是一回事呢？大家可以自己来回答这个问题。

☞ 打造欲解时。

3. 欲作时

欲解时的意义基本清楚后，我们就要像老夫子所说的那样，举一隅而三反之，提出一个欲作（剧）时来。欲解时关系到部分的诊断问题，而更重要的是治疗方面的问题。在诊断方面，欲解时虽然也有一定的意义，但是，病人更关心的、印象更深刻的恐怕不是这个缓解或痊愈的时候，而是疾病什么时候发生，什么时候加剧，对这个病人会更清楚些。对这个疾病的发生或加剧的时，我们就提出一个相对的概念，叫作"欲作时"或者"欲剧时"。

太阳病既然有一个欲解时，那么，按道理就必然会有一个欲作（剧）时。欲解时在巳至未上，那欲作时呢？欲作时必定就在与欲解时巳午未相对的位置上，即亥至丑上。巳午未与亥子丑在十二支中正为相冲的关系，巳亥相冲，子午相冲，丑未相冲。所谓相冲，也就是相反的意思，在时相上相反，在阴阳的变化上相反。所以，在亥子丑这个时相，阳气是入里收藏；这个时候是冬日，天气最寒冷；此时不是阳开最盛而是阴开最盛。这三个特性正好与欲解时相反，太阳病能不欲作（剧）于这个时候吗？

太阳病的欲作时也应该与欲解时相同，至少应该从三个层面去看。如果一个咳嗽或者一个腹痛，它在日周期内有很强的规律性，比如都在亥子丑这段时间，也就是半夜的这段时间发作或者加剧，那我们应该首先考虑它有太阳病的可能性。这个咳嗽可能是太阳咳嗽，这个腹痛可能是太阳腹痛。所以，欲作时对于疾病的诊断，对于病因的寻求，显然具有更重要的意义。

4. 总观六经病欲解时

以上我们讨论了太阳病的欲解时，现在让我们总起来看一看六经病的欲解时，看看阴阳之间有一个什么样的差别。这个差别可以略分为二：

其一，三阳病的欲解时从寅始，至戌终，共计九个；三阴病的欲解时从亥始，至卯终，共计五个。

时异治异，时同治同。

其二，三阳病的欲解，太阳为巳午未，阳明为申酉戌，少阳为寅卯辰，三者虽相接，但互不相交；三阴病的欲解时，太阴为亥子丑，少阴为子丑寅，厥阴为丑寅卯，三者互为交错，互为共同。

六经病欲解时的这个差别具有什么意义呢？我想这个意义亦可以分成下面几个方面：

其一，阳道常饶，阴道常乏。这是一句天文上的术语。饶就是长的意思，富足的意思；乏，就是短缺。三阳的欲解时与三阴的欲解时正好与这个"阳道常饶，阴道常乏"相应。再看一些其他方面的情况，在《素问·上古天真论》里，在谈到男女的生理节律时，男子以八八为节，女子以七七为节。男子八八六十四岁天癸竭，女子七七四十九岁天癸竭，男女相差十五年。这个阴阳的生理节律，显然与上面的阳长阴短甚相合应。另外阳以应昼，阴以应夜，三阳病的欲解时多在白昼，而三阴病的欲解时则多在黑夜。从这样一些相应关系中我们可以看到，六经病欲解时的建立，它的基础是很深厚的，它依托的是整个自然。因此，欲解时问题绝非一笔可以带过，值得我们很好地研究。

其二，三阳病的欲解时互不相交，各有独立的三个时辰。证之三阳各篇，太阳多为表寒，阳明多为里热，少阳则在半表半里。故治太阳以解表，治阳明以清里，治少阳以调枢，三者泾渭分明。三阴的欲解时虽亦各占三个时辰，但是相互交错，相互共有。证之于三阴各篇，太阴、少阴、厥阴虽亦有小异，然而里虚寒病却始终贯穿其间，四逆辈不但用于太阴病，且通用于少厥二阴之病。

通观六经病欲解时，则见时异治异，时同治同。由此方知《素问·六节藏象论》所云"不知年之所加，气之盛衰，虚实之所起，不可以为工矣"非虚语也。时可轻乎？不可轻也！太阳病纲要就讨论到这里。

第六章　阳明病纲要

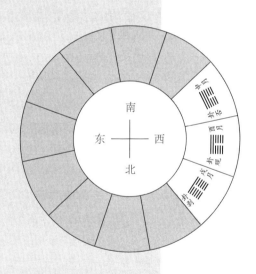

阳明病欲解时，
从申至戌上。

一、 阳明解义

读阳明篇也应该像读太阳篇一样，先来读它的篇题。在太阳篇题的讲解里，我们已经讨论过辨、病、脉、证、治，这里就不再作重复，这里我们只来看阳明的意义。

1. 阳明本义

什么叫阳明呢？《素问·至真要大论》说："阳明何谓也？岐伯曰：两阳合明也。"两阳相合为阳明。这个"合"是一个什么意思呢？对这个相合的不同解释，会带来对阴阳内涵的不同理解。两阳相合，是不是两个阳加起来就叫阳明？就像我们的多头吊灯。开了一个再开一个，两个加起来就更明亮了，这就是明，这就是阳明。现在的很多人这样来理解阳明，古人很多也是这样理解的。两个阳加起来就是阳明，阳明不是多气多血吗？好像与这个相符。

但是，只要我们仔细地来分析这个问题，只要我们把阳明放到天地里，放到自然里，就会发现上述这个解释与阳明的本义并不相符。合是聚合的意思，是合拢的意思，这个合正好与开相对应，不是叠加的意思，不是一加一等于二的意思。是把阳气从一种生发的状态、释放的状态收拢聚合起来，使它转入蓄积收藏的状态，这个才叫"两阳合明"，这个才与阳明的本义相符。两阳合明，实际上与两阴交尽是对等的。厥阴提两阴交尽不是两阴相加，而是阴尽阳生，阳明怎么会是两阳相加呢？所以，合与尽是对等的，是闭合的意思，而非相加的意思。阳明的这样一个本义还会在今后的论述中陆续地得到证明。

这一节内容可与 92—98 页关于三阳三阴开合枢的论述相参看。

2. 阳明经义

　　阳明经义主要包括手阳明经和足阳明经，足阳明经行布于身之前，《内经》讲腹为阴、背为阳，前之阴主降，后之阳主升，足太阳行于身之后正中，故太阳主开升，阳明主合降。从这个阳明的循行部位看，两阳合明是两阳叠加起来发散得更厉害，还是闭合起来，把明合起来？大家可以思考。

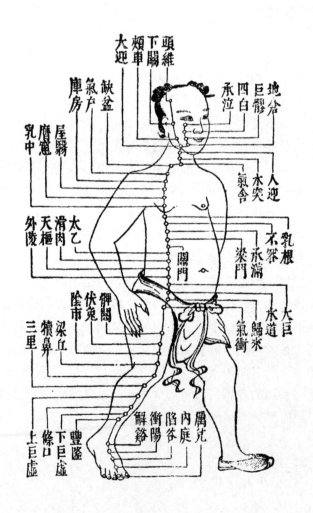

3. 阳明府义

阳明之府主要包括胃肠，胃当然就与脾有关联，大肠当然就与肺有关联。而且在《伤寒论》中胃肠往往相连，胃肠往往相赅，言胃则肠在其中矣。过去有些肄习西学的人看到阳明篇的"胃中必有燥屎五六枚"感到很费解，觉得很可笑。其实，如果知道这个互通的关系，知道同为仓廪之官，也就不以之为笑谈了。

《素问》云："六经为川，肠胃为海。"六经与肠胃、百川与大海的这个关系，不但在《伤寒论》中很重要，在整个中医里也很重要。尤其对于中医治法的研究，这就是一个关键处，这就是一个秘诀处。中医的下法为什么能治百病？六经的病变，其他藏府的病变，为什么都能聚于肠胃，然后通过攻下来解决？理论上就要依靠上述这个关系。而这个由川到海的一个最大的特征，就是降的特征。我感觉上述这个关键处，上述这个秘诀，要是能够很好地研究开来，解决开来，中医在治法上，在治疗的技术手段上就会有一次飞跃。

下法为什么能治百病？

除了以上这些内容，阳明府的另外一层含义亦值得我们关注，就是阳明与脑的关系。脑为髓海，属奇恒之府。在现代医学里，脑为中枢神经系统的所在地，它的功能定位是很清楚的。我们利用这样一个功能定位来观照《伤寒论》就会发现，在《伤寒论》中，凡是牵涉精神异常的证几乎全都集中在阳明篇里，几乎都是用阳明的方法来治疗。这就使我们不得不联想到阳明与脑的特殊关系。阳明与脑的这个关系是建立在什么基础之上？人有四海，脑为髓海，阳明肠胃亦为海，我们打开世界地图，看到这个自然界的四海是相通的。那么，脑和阳明的这个海是否也相通？《参考消息》2000年9月27日登载了一篇题为"人有两个脑"的研究文章。文章作者系伦敦大学的戴维·温格特教授，戴维教授通过长期研究发现，成千上亿的神经元细胞除了主要聚集在大脑，构成我们所熟知的中枢神经系统外，还大量地聚集在肠胃。于是他提出了一门"神经元胃肠学科"，认为胃肠有可能成为人体的第二大脑。戴维教授的这项研究是否有助于我们对阳明与脑的关系的思考？

大家一道来攻关！

阳明与脑的关系。

4. 阳明的运气义

阳明的运气义有两层，一层就是前面提过的肺与大肠，另一层就是燥金。这一节我们要重点讨论后者。阳明者，其在天为燥，在地为金。两阳合明为什么要配燥金呢？这与太阳为什么要配寒水的意义一样，弄清楚这个意义对于解决阳明篇的问题至关重要。

（1）燥义

两阳合明的关键是合，有关合的意义我们前面已作过讨论，就是聚合阳气勿使发散的意思。那么燥的意义呢？《说文》云：燥者，乾也。燥就是乾，所以，"乾""燥"往往连起来用。在这里大家应该注意"乾"字我们用的繁体，而在繁体里，它与《易》中的乾卦是一个字。乾（干）与乾（qián）是同体异音字。干为什么要与乾同体呢？这就牵涉到一个很有意义的问题。乾卦在后天八卦里处在西北方位，一提西北，大家很可能就会自然地把它与干燥联系起来。在写这段文字之前，我刚好应邀到西北去会诊一个美国病人，上机前穿着衬衣，可一下飞机就得穿毛衣。天冷这还没什么，多穿几件衣服就解决了，作为南方人最受不了的就是这个干燥。到的第二天嘴唇就干裂了，等到第三天就起了焦巴。西北为什么会这么干燥？可见"干""乾"同体不仅仅是一个借用的问题，还有深层的含义。

干燥相对的是潮湿，就像寒热相对一样。前面我们讨论寒的时候是从热这个角度去谈，这里我们讨论燥也可以借用这个方法，就是从湿这个角度去论燥，看看燥在阴阳上是一个什么样的变化。

研究湿我们还是先从它的造字入手，湿的形符为"氵"，说明湿与水有关联；湿的声符为显，显是什么呢？我们常常与显连用的一个字就是明，明显或者显明。是什么东西能够让我们获得明显或者显明？白天是太阳，夜晚是灯火。太阳也好，灯火也好，都是阳的象征，阳能使之显，阳能使之明。故显者阳也，阳者显也。显义了知以后，湿义就很容易弄清楚。什么是湿？怎么形成湿？水加阳为湿，阳蒸水动以成氤氲为湿。湿与水有关联，湿从哪里来？湿从水中来。所以很多地方我们是水湿并称，但湿与水又有区别，这个

☞ 原来湿中也有阴阳。

区别就在"显"上，就在阳上。湿虽从水中来，但它毕竟不是水，必须是阳气散发以成蒸动之势，以成氤氲之势，这个时候才成为湿。所以，阳气的散发蒸动是构成湿的一个条件。我们看一个简单的例子，春夏秋冬四时里，哪些时候多湿，哪些时候少湿？当然是春夏的时候多湿，秋冬的时候少湿。我们再从方位来看，东南西北又是哪些地方多湿，哪些地方少湿呢？东南阳也，其地湿多；西北阴也，其地湿少。为什么会造成这个湿的差别？很显然就是因为在阳气散发蒸动的程度上有区别。

春夏的阳气蒸蒸日上，所以连带出的这个湿就自然很多，而秋冬的阳气由发散转为聚合，聚合了就无以蒸腾，无以蒸腾，那构成湿的这个条件就缺少了，所以秋冬自然少湿。而由这个秋冬少湿又自然连带出一个重要的相关问题，就是燥的问题。燥湿相对，多湿了自然少燥，少湿了自然多燥。为什么秋冬干燥？为什么西北干燥？说穿了就是湿少了，就是阳气的蒸动少了。这样一来，湿燥的问题就又回到阴阳上来了。我们探讨事物就是要抓住它的本质，什么是事物的本质呢？前面我们已经讨论过，就是阴阳。所以，我们从这样一个层面来讨论湿，来讨论燥，这就抓到了本质，这就是《内经》所说的求本。

☞ 六气的本质是什么？

燥、湿在这个层面上的意义清楚了，我们再回过头来看病机十九条，就觉得十九条中不言燥并不是什么疏忽，也不足为怪。实际上，言湿言热，燥在其中矣。阳气散发则为湿为热，阳气聚合则燥生矣。因此燥也好，湿也好，不过是阴阳的不同状态而已。刘河间、喻嘉言自以为高明，给病机补上一条燥，看起来很有必要，其实是着相了，是蛇足了。

☞ 十九病机为什么不言"燥"？

有关湿燥的这样一个意义，我们还可以从易卦的方面看。《周易》的第五卦叫作需卦（☵☰），用文字来表述这个卦象就是水天需。上卦为水为坎，下卦为天为乾。易系统本来有三个分支，我们常说的《周易》只是其中的一易，除此之外，还有《连山》《归藏》二易。《周易》以乾天为起手，《连山》以艮山为起手，《归藏》以坤地为起手。在《归藏》易中，需卦叫作溽卦，溽是什么呢？溽者濡也，湿也。因此，需这一卦就是专门用来讨论"湿"

☞ 湿的易象表达。

的。我们要把湿这样一个概念，这样一个问题放到二维平面上来讨论，那就非需卦莫属。我们看需卦，看溽卦，看这个"湿"卦，什么叫湿呢？水在天上即为湿。水在空气中弥漫、氤氲即为湿。水何以在天？水何以弥漫空中？离开阳气的蒸腾是不成的。阳气不能蒸腾，阳气聚合了，水就无以在天，水就无以弥漫，这个时候水就只能润下，而不能"润"上为湿。没有湿，燥就自然产生了。

（2）燥何以配金

在《内经》里燥气配金，所以，燥金往往合称。燥何以配金呢？明白了上面所谈的燥义，这个问题就不难解决。

金在五行中是质地最重的一个，为什么它质地最重呢？就是因为它的聚敛沉降之性。而这个聚敛沉降之性正可以使阳气沉敛，沉敛则不蒸发，水下而不上，燥便产生了。燥金相配便是因为这个因缘。

☞

燥的易象表达。

老子云："有无相生，难易相成，长短相形，高下相盈，音声相和，前后相随。"其实燥湿也是这个关系。我们看与前面需卦相随的一个卦是讼卦，讼卦的卦象正好是把需卦倒过来，即上乾下坎为讼（☰☵）。既然需卦表溽、表湿，那么，讼卦一定就是表干、表燥。讼卦表燥我们可以从两方面看，一方面是接前之义，乾上坎下，乾阳上升，坎水下降，水下而不上，故为燥也；另一方面，诉讼之事，古云"官非"，在五行属金，而金与燥的因缘前面已经讲述过了，从这两方面看，讼卦确实是一个表燥的卦。我们将讼、需两卦作一个对照，燥湿的关系就非常明确了。

（3）燥湿所配气

燥湿相对，燥湿所对应的气当然也应该相对。阳气聚敛收藏，则天气逐渐变冷；阳气聚敛收藏，则水不蒸腾，湿不氤氲，燥便随之而生。因此，燥的本性为凉，或者说燥气为凉。秋为什么主燥？秋气为什么会凉？道理就在这里。而整个春夏，阳气散发蒸腾，天气随之变温变热；而随着这个阳气的散发蒸腾，带着阴水往上走，这就形成了湿。所以，湿在《中基》里虽然定为阴邪，但究其本性而言，它是与温热相关的。这个道理大家不能不清楚，不能不明白。前面曾经说过，任何一个事物，你只要思考到了阴阳这个份上，那你就抓住了本质，你就不会动摇。任何人来你都不会动摇，就是黄帝、岐伯亲自来说你这个思考有问题，你也不会动摇！当然，要是黄帝、岐伯真的能够亲临，他看到你这个后生小子能够这样来思考问题，会觉得孺子可教，赞叹都来不及。春夏为什么多湿？东南为什么多湿？根本的原因就在这里。

☞
这就叫定解。

以上我们说湿性本热、燥性本凉，这是从根本的角度讲。从这个角度看，我们对苦何以燥湿、辛何以润燥，就能很好地理解。辛苦之性，《内经》已经作了很明确的界定，就是辛开苦降。开者开发阳气，降者降敛阳气。过去读本科的时候，学《中药》学到黄连、黄芩、黄柏的时候，这三味药都有一个共同的功用，就是"燥湿"。学《中药》是大学一年级的事，因此，这个问题一直困扰了我十多年。《中基》明确告诉我们湿为阴邪，那么，祛除这个阴邪就必定要依靠阳的东西，这才符合治寒以热、治热以寒、治阳以阴、治阴以阳的基本原则。三黄是最苦寒的药，其性至阴，用这个三黄加在湿邪上，只能是雪上加霜，怎么能起到燥湿的作用呢？确实是百思不得其解。直到后来，十多年后，我开始学会用阴阳来思考问题，用阴阳来思考六气，这才发现困扰我十多年的问题原来是这么简单，这么清楚明白。

苦寒不就是清热泻火吗？不就是降阳吗？不就是为了形成秋冬的这个格局吗？不就是为了拿掉湿的这个"显"旁吗？火热泻掉了，阳气敛降了，秋冬的格局形成了，显旁没有了，还有什么湿气可言？这才想到苦寒乃是治湿的正法。这才想到《素问》的"阴阳者，天地之道也，万物之纲纪，变化之父母，生杀之本始，神明之府也"是真正的"真实语"。这才感受到辛翁的"众里寻他千百度，蓦然回首，那人却在灯火阑珊处"是一个什么样的境界。

☞
真实语！

苦寒燥湿的问题解决了，辛以润之就不再会成为困难。辛温何以润燥呢？辛温不就是为了鼓动阳气，蒸发阳气？辛温不就是为了形成春夏的格局？辛温不就是为了还湿的这个"显"旁？阳气鼓动了，蒸发了，春夏的格局产生了，显旁还原了，湿润自然产生，还有什么燥气可言？

吴鞠通有一首治燥名方，叫杏苏散。这个方大家肯定学过，而润燥法门。

且临床上会经常用到它。该方由苏叶、半夏、茯苓、前胡、桔梗、枳壳、甘草、生姜、大枣、橘皮、杏仁等十一味药组成。本科的时候背方歌，至今对前两句还有记忆，就是"杏苏散用夏陈前，枳桔苓甘姜枣研"，从杏苏散的这个组成来看，除了杏仁质润以外，其他的药物看不出什么润燥的成分，而且偏于辛温，可吴鞠通说它是润燥的。对杏苏散的这个方义，过去我也不甚理解，从《方剂》书去看，写《方剂》、讲《方剂》的这些人也未必就真正弄通了这个方润燥的实义。到后来燥的道理真正弄明白了，就知道这个方的确是一个润燥的方。

杏苏散与小青龙汤，一为时方，一为经方，一者性缓，一者性猛，然二者有异曲同工之妙。记得先师在日曾治过一个咳嗽病人，患者女性，起病三年，每逢秋季即咳嗽，咳则一二月方罢，西药中药皆不济事。至第四年上，患者到先师处求治，先师诊罢即云：此燥咳也，当守辛润之法，径处小青龙汤。服一剂咳止，连服三剂，随访数年皆未作秋咳。小青龙汤怎么润燥？我们只知道它是辛温之剂，我们只知道它能够治疗水气病，说它润燥，着实费解。然而一旦将它与燥的本义联系起来，就知道小青龙治燥一点也不足为奇。为什么叫青龙呢？青龙是兴云布雨的。云雨兴布以后，天还会燥吗？

头头是道。

郑钦安于《医法圆通》一书中云："阴阳务求实据，不可一味见头治头，见咳治咳，总要探求阴阳盈缩机关，与夫用药之从阴从阳变化法窍，而能明白了然，经方、时方，俱无拘执。久之，法活圆通，理精艺熟，头头是道，随拈二三味，皆是妙法奇方。"观先师以小青龙治燥咳，便知什么是"头头是道"了。学医贵乎明理，理精方能艺熟。大家在这个问题上应该很清楚，不要瞧不起基础理论，不要我们讲阴阳你就打瞌睡，而讲某某方治某某病你就来精神。理不精，艺怎么熟？理不精就不可能有活法圆通，就不可能头头是道。

但得本，何愁末！

（4）燥热与寒湿

前面我们讲燥与湿的本性，这个应该容易理解。因为你一把它放到自然的背景里，就很容易感受到。《素问》里面把燥邪又叫作清邪，治清以温；《难经》的广义伤寒在谈湿的时候它讲湿热而不

氣潛藏見龍在田天下文明終日乾乾與
之災也乾元用九天下治也潛龍勿用陽
躍在淵自試也飛龍在天上治也亢龍有悔窮
無輔是以動而有悔也終日乾乾行事也或
子曰貴而無位高而無民賢人在下位而
則各從其類也上九曰亢龍有悔何謂也
而萬物覩本乎天者親上本乎地者親下
求水流濕火就燥雲從龍風從虎聖人作

讲寒湿，这就是从本性上言。本性是大局，是整体。但是，燥与湿还有另外的一个方面，这就是燥热与寒湿的问题。

《易经》乾卦里有一句话叫"火就燥"，而《说卦》则云："燥万物者莫熯乎火。"燥字的形符为什么用火呢？看来是与这个意义相应。本来我们前面说得好好的，是凉就燥，阳气收聚，天气转凉，气候就随之干燥。秋冬你到北方走一走，就知道这个"凉（寒）就燥"真实不虚。怎么现在突然转到"火就燥"，突然转到"燥万物者莫熯乎火"呢？这一点看起来很矛盾，看起来不容易说清，但其实这是两回事，说开了还是能够弄清。

火就燥，这个在我们日常生活中会经常碰到。潮湿的东西往火上一烤就慢慢变干了，因此，火就燥拿到生活经验中是很容易理解的。潮湿的东西放到火上很快就变干燥了，那么，这个东西里原有的水分、原有的湿到哪里去了呢？是不是火把它消灭掉了？我想火还没有这个功能。我们在农村烧湿柴的时候就会发现，火一烧水就出来了，所以，火本身并不能把水湿消灭掉，只是把水蒸走而已。我们要是把一件刚刚洗过的湿衣用火烤干，就会看到湿气在蒸腾，如果这个时候我们把门窗都关闭起来，过不了多久，就会发现窗户上出现了串串水珠。因此，火的功能只是把这个水，把这个潮湿转移了，转移到另外的地方，转移到离火远一些的地方。所以，这个地方干了，那个地方就会潮湿。火就燥，就者近也，离火近的地方干燥，那离火远的地方必然潮湿。因此，燥热我们应该这样来理解，它讲的是局部的情况，它讲的是标，不是本。从这个火就燥亦使我们联想到一个全球关注的问题，现在全球的气温不断升高，北极的冰川以前所未有的速度在日渐融化，是什么原因造成这个现状呢？很显然与温室气体的日益大量地排放有关。我们现在的空调，我们现在的制冷设备，是不是真能

☞
搞中医的应该放眼全球。

将热变冷呢？完全不是这么回事。它只不过是将此地的热转到彼地去了，转到大气中去了。这绝对是一种拆东墙补西墙的做法。所以，空调冷气越多，大气温度必然越高。而大气温度越高，使用空调冷气的时候就会越多。因此，这是一个难以避免的恶性循环。

从上面这个火就燥我们应该知道，火热到哪里，燥就到哪里。温病讲卫气营血辨证，热一入营到血，就会引起血热，血热就会导致血燥，血燥就要生风。这是就血这个局部而言，火热不入血，血燥必定不会发生，必须有血热这个前提，血燥才能发生。因此，血燥这个概念不是随便就能用的，血虚并不等于血燥，这一点大家要弄清楚。

前面讲治燥我们提到一个杏苏散，与杏苏散相对应的还有一个桑杏汤。桑杏汤由桑叶、杏仁、沙参、浙贝、豆豉、栀子、梨皮等药组成。该方的气味正好与杏苏散相反，它所对治的就是这个"火就燥"，这个燥热。对付这个燥比较简单，首先就是要拿掉火，让物远离火，不就火，自然就没有燥，这就需要清热。另外一个方面，已经被火蒸干了的水分我们需要补充，所以，还要养阴。一个清火，一个养阴，这就达到了润燥的目的。

一个辛温润燥，一个甘寒润燥，虽然都是润燥，但方法却截然相反。这个问题很值得我们细心地去琢磨，细心地去思考。思考清楚了，琢磨清楚了，那我们在阴阳的思维里又大大地前进了一步。

接下来我们看寒湿的问题，前面我们已经讨论过湿性本热，所以，要祛湿就必须清热。温病讲湿去热孤，其实这个问题我们完全可以反过来看，热去湿亦孤。在春夏的回南天里，空气非常闷热，地下都是湿兮兮的，用什么办法防潮都不济事，可是一旦天气转北，北风一吹，气转凉爽，地面便立马变干。为什么北风一刮便干，南风越吹越湿呢？因为北风带来的是寒是降，南风带来的是热是升。从这个角度我们很容易理解湿，很容易理解如何燥湿。可现在一转到寒湿上来，治湿不但不能用苦寒，反过来还要用苦温苦热，这个弯好像一下转不过来。

其实这个问题要与前面的燥热联系起来看，既然燥与湿是相对的，这个相对是从本性上言。那么，在标性上燥湿也应该相对。燥的标性是热，湿的标性是寒。所以，燥热与寒湿亦相对应。这个对应关系一建立，我们就知道潮湿的东西一近火就变干燥，这个过程就是燥湿的过程。这个潮湿就是寒湿。火就燥，火味苦，其性热。因此，以苦温苦热来化湿燥湿，其实就是讲的这个"火就燥"的过程。"火就燥"其实谈的是两个问题，一个是燥热形成的过程，一个是寒湿的治疗过程。对于燥热与寒湿应该可以这样来思考。

吃透燥湿，道在其中矣。

（5）阳明病之燥

阳明病很重要的一个问题就是讨论燥。但是，这个燥是本燥还是标燥却应该搞清楚。阳明的本燥我们前面已经论述过，它是凉燥，所以，《内经》又称之为清气。当然，太过了就成为清邪。这与阳明主合、主收、主降的特性相符合。而阳明病呢？就是阳明这样一个主合、主收、主降的本性被破坏了，这就成了阳明病。而最容易导致这个阳明的习性受损，最容易破坏阳明这个本性的，就是火热。因为火性炎上，火的这个性用就正好与阳明的性用相反，使阳明不能正常地收敛、沉降。所以，阳明病的这个燥显然与本燥相违，它是标燥，也就是热燥（燥热）。我们治疗这样一个燥要用白虎汤，要用三承气。白虎和承气是干什么的呢？它们都是清剂、降剂，都是泻火之剂。火热泻掉了，阳明的本性自然恢复。所以，阳明病主要讨论的是这样一个问题，是本性相违与本性恢复的问题。

另外，大家还应考虑到物性不灭的道理，这个地方有火热，这个地方蒸干了，另外一个地方就必然潮湿。反之亦然。自然气候也是这样，大涝之后必大旱，大旱之后必大涝。为什么大涝之后必大旱，大旱之后必大涝呢？这就是自然的平衡、自然的调节，这就是物性不灭。老是下雨，哪有那么多下的？那就必然要干旱。干旱久了，老在蒸腾，这个水总不会蒸到银河去，总不会蒸到外星球去。所以，蒸到一定的程度，升到一定的高度，它就要受一个降的因素制约，它就要降下来。升的时间久，降的时间就必然久；升的量大，降的量必然也大。所以，大旱之后必大涝，大涝之后必大旱。老子讲有无、难易、长短、高下、音声、前后，都是相生、相成、相形、相盈、相和、相随，而寒热、燥湿、旱涝、昼夜、东西亦是

燥湿相随。

如此。

阴明病何以神昏谵语？

阳明病是气分热盛，是肠胃热盛。阳明热盛，蒸耗胃家津液，致胃肠干燥而成胃家实之病。那么，接着上面这个思路，胃家的这个津液被蒸耗到哪里去了呢？一部分从腠理排泄掉了，所以，阳明病有大汗，有手足漐然汗出。而另一部分呢？另一部分必往上走而形成湿。这个"湿"产生过多，把清窍给蒙蔽住了，就会产生神昏和谵语。过去我们都说热盛神昏、热扰神明神昏，热盛怎么会神昏，热扰怎么会神昏？这个道理总不容易思考清楚。如果我们从上面这个角度去思考，是不是会清晰一些呢？

孟浩然的《春晓》云："春眠不觉晓，处处闻啼鸟。夜来风雨声，花落知多少。"春眠为什么不觉晓？为什么我们整个上午都昏昏欲睡？夏天上大课，到了上午3、4节，总有一大片要"倒"下去。我看这并不是同学们不用心思，而是这个昏沉来了确实让人无法抗拒。除非你真的头悬梁，锥刺股。那为什么会产生这种现象呢？这就是因为春夏的阳气升腾，水被蒸发成为湿，这个湿往上走，当然就会影响清窍的神明。不过这个湿所造成的"蒙蔽"比较轻微，能为我们正常的生理所承受。所以它只是产生昏沉，只是导致嗜睡。但它毕竟是产生影响了，它毕竟使我们"不觉晓"。而一旦这个影响的度超过了生理调节的范围，这就是阳明病讨论的范围。

上面这些内容实际上亦牵涉到一个标本的问题。运气里阳明为什么要与太阴互为标本呢？这个问题值得我们深入地去思考。在六气的治法里，少阳太阴从本，少阴太阳从本从标，阳明厥阴不从标本从乎中气。阳明为什么不从标本而从乎中气呢？其实也可以从燥湿的关系去思考。阳明病有我们刚刚讲过的火气太过，火气太过，阳明就失去了它的本性，这个时候要用白虎、承气来治疗。大家思考过没有，用大黄、芒硝、枳实、厚朴这些药，为什么要叫承气汤呢？承什么气？就是承的这个阳明之气，就是承的这个降气。现在火热来了，阳明不降了，所以要承气，要使它重新恢复降。我的先师把承气汤读作顺气汤，就是这个意思。顺气者，顺阳明之气也，顺降气也。如果反过来，阳明降得太厉害了，那也会引起燥。这个燥就是阳明本性的燥，只是太过而已。《素问》把这个燥称为

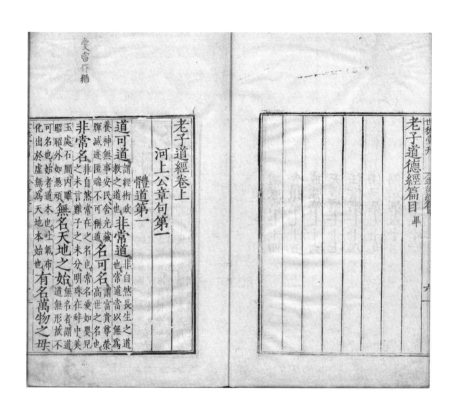

燥淫，淫就是太过的意思。燥淫于内，治以苦温，佐以甘辛。这个时候再不能用承气汤，再承气就燥上加燥、雪上加霜了。这个时候要改用辛温苦温的方法来润燥。阳明篇不有一个吴茱萸汤吗？吴茱萸汤就是针对这种情况而设。大家不要光看吴茱萸这味药很辛燥，反过来吴茱萸汤还可以治燥，还可以润燥。所以，关键的还是一个理，理搞清了，事情就好办。吴茱萸汤为什么不可以治凉燥？为什

信手拈来。

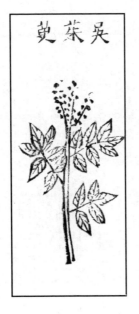

吴茱萸

么不可以治燥咳？当然可以！这就叫信手拈来，头头是道。

再一点就是今年是庚辰年，南方的雨水特别多。为什么呢？这与今岁的年之所加有没有关系？我想应该有关系。大家可以自己去思考、去分析，而方法我们前面已经讲过了，无非是一升一降、一出一入、一寒一热、一水一火的问题。而归结起来，就是阴阳的问题。

阳明的运气义就讨论到这里，阳明的篇题也就讲到这里。

二、 阳明病提纲

我们先看阳明篇的第一条，即179条："问曰：病有太阳阳明，有正阳阳明，有少阳阳明，何谓也？答曰：太阳阳明者，脾约是也；正阳阳明者，胃家实是也；少阳阳明者，发汗、利小便已，胃中燥、烦、实，大便难是也。"这一条我们可以从四个方面来进行讨论。

1. 总义

（1）阳明病的不同路径

这一条讲到三个阳明，即太阳阳明、正阳阳明、少阳阳明，也就是说至少有三个途径能导致阳明病，而这里提到的三个途径都只局限在三阳里。在三阳篇里，太阳为表，阳明为里，少阳为半表半里，三阳的病发展到阳明，从病势上、从病位上、从病情上，好像都有加重的趋势。所以，张仲景在这里提出这样三个途径，在一定意义上是希望我们能及早阻断这些路径。三个路径阻断了，便不会有脾约、胃家实、大便难的发生。

　　阳明病除了上面三个途径，还会不会有其他的途径？比如说除了太阳阳明、正阳阳明、少阳阳明，还会不会有太阴阳明、少阴阳明、厥阴阳明？这个问题需要我们共同来思考。从张仲景所给出的线索，好像还应该有这三个阳明。比如太阴篇278条的"至七八日，虽暴烦下利日十余行，必自止，以脾家实，腐秽当去故也"。前人云：实则阳明，虚则太阴。因此，这一条实际是太阴转出阳明，亦即太阴阳明的典型例子。另外，少阴篇的三急下证，即320条、321条、322条，是否可以看作少阴阳明？厥阴篇374条用小承气汤，是否可以看作厥阴阳明？

　　三阳导致阳明，好像病情加重了，三阴转出阳明呢？这就形成了完全不同的问题。

（2）对下法的现代思考

　　前面我们谈过阳明这一经很重要，为什么重要呢？它既是载宝的地方，水谷在这里；也是藏污纳垢的地方，大便也在这里。阳明是精华与污秽同在的地方。有正有邪，正邪同居。

☞

鱼龙混杂。

　　从现代的角度看，这个宝秽同处、正邪同居也可以有许多的方面。比如人体有很多的细菌，这个细菌用重量来衡量有一千多克，用体积来衡量相当于肝脏的大小。那么，这些细菌主要居住在哪里呢？就在阳明这个系统里。这些细菌有部分是致病菌，一俟条件成熟，它就会为非作歹。而有些却是身体的有益菌群，机体的必需物质，如维生素族，就是由这些菌群来合成生产。此外，有益菌群对致病菌群还具有拮抗作用。现在很多人对细菌的常识不了解，以为凡是细菌对于身体都有害无益，都应该统统地消灭。因此，把细菌当作了导致所有机体不健康的罪魁祸首，从而也就把抗生素当作了维系机体健康的头号法宝。老百姓无论遇到什么病，都以为要用抗生素才能治好，而做医生的无论遇到什么病，不用上一些抗生素也总觉得不放心。这是目前中国医界的一大现状，也是现代医学的一个最大的误区。美国人对过去的这个20世纪进行了方方面面的深刻反省，总结了几个重大的失误。其中一个最大的失误就是"滥用抗生素"。对这个失误，美国已经采取了一系列的重要措施来弥补。现在在美国，对于抗生素的管制要远远地严格于枪支，这说明美国人已经意识到抗生素对生命的危害要远远大过枪支。水能载舟，亦能覆舟，美国人在这一点上是十分清醒的。相比之下，在对这个问题的认识上、采取的措施上，我们却十分糊涂！

☞

载覆慎之。

那么，如何让上述这个宝、上述这个正对机体发挥最大的作用？如何使上述这个秽、上述这个邪的有害影响降低到最低的程度？关键就要看阳明这个系统的功能。而阳明的功能主要体现在一个通降上。我们从很直观的角度看这个通降，通降就体现在对肠道内容物、对粪便的排泄上。因此，保持大便通畅，对于维系机体健康是一个非常重要的方面。

阳明这个通降的特性，使我们很容易想到，毛病要是在阳明这个系统里，就可以通过清扫的方法，很容易地把它祛除掉。所谓清扫就是下法，就是三承气所包含的治法。疾病只要在阳明这个系统里，都有可能用上面的方法来"一泻了之"。因此，下法的前提是它必须在阳明这个系统里，必须形成阳明的局面，必须有阳明病的格局。如果没有这样的局面，没有形成这样的格局，你也使用这个治法，那就叫作"妄下"。"妄下"就会出问题。我想胡万林就是一个最典型不过的例子。

☞

胡万林的教训。

上面这个前提非常重要，如果疾病不在阳明这个系统里，在其他的地方，我们可不可以通过一定的方法把它引导到阳明这个系统里来？我们可不可以通过一定的方法来帮助形成阳明这个格局，然后再一泻了之？我想从理论上看应该完全可能。而且不少的古代医家，像张子和这样的医家已经在这方面做了大量的探索和实践。借助这些探索，借助这些经验，上述这个引导过程的技术是可以形成和完善的。在我们提出这样一个问题的时候，在我们做出这样一个思考的时候，我们突然发现，我们虽然还是在谈论一个很传统的、很经典的问题，但是，我们已经不是在原来的那个点上来讨论它，我们已经跨越了两个千年。我们利用现代的思维对传统的问题进行新视点、新角度的思考，这样一个过程算不算中医现代化呢？我想这个问题很值得大家思考，尤其是中医的主管部门、行政部门更不应该轻视这个问题。现在一提到现代化，大家很自然地都把目光聚焦在现代化的手段和现代化的仪器设备上，以为非要实验研究，非要进入现代化的实验室，非要把中医放在分子生物学甚至基因片断上来研究，这才是现代化。一句话，非要小白鼠、小白兔点头这才算现代化。现在你要申报课题，如果没有这些内容，你是很难获得通过的。当然，上面这些工作必须要人去做，但这仅仅是一个方面。如果我们把全部的精力，把所有的目光，都集中在这个方面，那就难免会犯错误。

我们现在来谈现代化，就像我们上面谈下法，它有一个重要的前提。如我们跟台湾展开对话，"一个中国"就是一个前提，有这个前提什么都能说，什么都能谈；如果没有这个前提，什么都不能谈。中医的现代化也是这样，中医就是一个根本的前提。我所在的广西中医学院院长王乃平教授曾多次强调："离开中医这个前提去搞现代化，其结果将会是现代化的程度越高，中医死得越快。"王院长的这个论断不但具有很深的战略意义，同时也有很深的哲学意义。这使我再次想到《庄子·应帝王》中的一则寓言："南海之帝为儵，北海之帝为忽，中央之帝为浑沌。儵与忽时相与遇于浑沌之地，浑沌待之甚善。儵与忽谋报浑沌之德，曰：'人皆有七窍以视听食息。此独无有，尝试凿之。'日凿一窍，七日而浑沌死。"中医要搞现代化，中医不能老是这副土里土气的样子。搞现代化的目的是让中医更好地适应现代，更好地服务现代。但是，如果这个现代化搞不好，中医会像浑沌一样死在我们手中，这是完全有可能的。

浑沌的故事。

保持和发扬传统特色，走现代化道路，这是两全其美的事，这是非常值得赞叹的事，但弄不好这又是一厢情愿的事。传统和现代化有些时候就像一个悖论，你抓住了这头就会失去那头，你抓了那头就会失去这头。不信大家往现实中看一看，有几个人能一头钻进实验室里，而另一头又埋在《内经》里？有几个人一手抓分子生物学，一手又抓《黄帝内经》？像现在的两个文明一样，两手都要抓，两手都要硬，很少有人能做到这一点。绝大多数的人是抓了分子生物学就丢了《黄帝内经》。我在第一章里曾经提到过，在博士这个群体里，为什么有那么多的人不再光顾《内经》，不再光顾《伤寒论》？可见"此事两难全"。就像我一样，一头埋在《内经》《伤寒》了，就再腾不出另一头放到实验室里。不过，我对现代是非常关注的，也在不时地运用现代思维来思考传统的问题。经过长期的关注与思考，使我得出了两个基本的看法：第一个看法，中医的现代化首先是思想上的现代化、思维上的现代化、表述上的现代化，应该急于进行思维上的现代化实验，而不宜急于小白鼠的实验；第二个看法，传统与现代的结合，应该是传统精英与现代精英的结合，只有这样的结合才能有成效，才会出硕果。过去这些年里我们把这个路子合起来了，想在一个人身上同时打造出两个精英，然后实现两个精英的自然结合。现在看来，这是欲速则不达。这个路子必须分开来走。对于现代精英的造就并不困难，因为现在整个世界、整个时代都在致力于这个精英的培养。而要培养一个传统精英，却是困难重重。因此，要实现传统与现代的结合，要实现中医的现代化，我们应该把很大的一部分精力放在传统上，放在传统精英的打造上。我想这是一个十分重要的前提。中医能不能用现代的这些手段，能不能用CT、核磁共振，当然能用。现代的一切手段我想中医都能用，但是，大家不要误以为这就是中医的现代化。如果你把这些当作中医现代化，那从内涵上和逻辑上都是讲不通的。从目前的情况看，运用现代化的这些手段，不能叫中医现代化，充其量只能算中医用现代化。中医不必老是长袍马褂，中医也可以穿西装革履，但并不意味着穿上西装这个中医就改变了，中医没有改变，中医还是那个中医。这是两个不同的概念，希望大家能够分清楚。

☞

对中医现代化的两个基本看法。

第一章中我们谈到，先师用大量的陈皮、白芷、玉竹、大枣治疗血气胸，服药以后出现大量泻下，泻后胸腔的血气很快吸收。泻——泻肚，胸腔的血气就没有了。是胸腔的血气通过一个突然开放的通道直接转移到大肠里去了呢，还是被血液直接吸收了？为什么肠炎的拉肚子起不到这个作用？在这里先师为什么不用大、小承气汤来泻下，而要用这些平常都不会引起泻下作用的药物来泻下？肺的问题、胸腔的问题，可以通过肺与大肠的这个表里关系直接转送到大肠，然后排泄出去。那么，其他地方的病是不是也可通过经络之间的互相联系，通过一个中转，也转送到大肠里，也转移到阳明里，然后排泄出去呢？如果这样的路子可行，那么很多疑难病症就

☞

参看16页的有关论述。

有了解决的办法。我们学习这一条条文时，如果能够这样来思考，这就为我们今后的研究，为我们传统的研究，为我们现代的研究，留出了一大片空间，提出了一大堆研究课题。这样的一个思维过程难道就不是现代化吗？对于现代化我们的理解不应该太机械、太死板，应该把眼光放远一点。有些问题是很确凿的，两千年的历史都点头了，干吗一定还要小白鼠点头才行。

2. 脾约

脾约就是太阳阳明，怎么叫作脾约呢？我们看六版《伤寒论》教材的词解："脾约：胃热肠燥津伤而致的便秘。"有的则释为胃热津伤，脾之功能为胃热所约，致不能为胃行其津液，故致肠燥便秘者，是为脾约。对于上面这些解释，以及其他类似的许多解释，我一直感到难以信服。如果是这样的一个便秘，古人完全可以叫一个其他的名字，或者叫"津伤"，或者叫"燥肠"，或者叫"胃热"都行，干吗一定要叫这个不相干的脾约呢？脾约与太阳阳明有什么关联？如果这样来解释，至少在逻辑上我们看不出它与太阳阳明的关联。

脾约的表现是肠中燥，便硬结，这一点是可以肯定的。问题是这个肠燥便秘为什么要叫脾约？而且为什么要太阳阳明才叫脾约？其实这个问题既复杂又简单，说它复杂是一千多年没能得出一个令人信服的说法；说它简单确实简单，你只要把它放进燥湿里去考虑，就很容易地解决了。有关燥湿的关系我们刚刚讨论过，就脾胃而言，脾属湿，胃属燥。约是什么意思呢？约就是约束的意思。脾约就等于把湿约束起来了，脾湿一约，胃燥自然就显现，自然就有肠燥便秘的现象。这好像是在做文字游戏，但是这个游戏很有意思。湿一约，当然就燥了，脾约就是这么一回事情。但为什么一定要太阳阳明才叫脾约呢？我们看247条："趺阳脉浮而涩，浮则胃气强，涩则小便数，浮涩相搏，大便则硬，其脾为约，麻子仁丸主之。"这一条讲脾约点出了小便数、大便硬，是小便数导致这个肠中燥、大便硬，是小便数导致这个阳明，所以它叫太阳阳明。为什么叫太阳阳明？因为小便由膀胱所主，由太阳所主。由小便数所导致的这个阳明，那当然就可以叫作太阳阳明。可是为什么小便数一定要牵扯到脾约上来呢？这就是一个水土之间的关系问题。正常情况下土克水，土约水，现在土的自身功能受约制了，那当然就不能制水，那当然就会小便数。所以，太阳阳明就与脾约很有关联。

另外，除了小便数、大便硬的情况外，临床上还可以见到汗出过多大便亦硬的情况。汗为腠理所司，亦为太阳所主。汗出过多所致的胃中干燥大便硬，是不是也可以叫作太阳阳明？是不是也可以按照脾约的方法去治疗？这个问题也希望大家共同来思考。

3. 正阳阳明

（1）历代医家之释

对于正阳阳明的释义，历代不尽相同。如六版《伤寒论》教材云"外邪入里，直犯阳明而形成，叫作正阳阳明"；尤在泾则以"邪热入胃，糟粕内结，阳明自病"为正阳阳明；有以阳明本燥，故阳明病燥结者，是其本气之病，故谓正阳阳明，如张锡驹即本此；有以不兼太阳、少阳的阳明病为正阳阳明，如汪琥即持此观点。对于以上各家的观点，大家可以参考。

（2）正阳本义

正阳这个词在《伤寒论》中没有单独使用，它只是与阳明搭配而成"正阳阳明"。正阳是否就是指太阳、少阳之外的阳明？或者正阳这个词还有其他的含义？这个问题上述的这些释义似乎都没有提出来。

我们认为正阳不见得就是指阳明，或者说正宗的阳明就叫正阳。正阳应该有它专门的含义，这个含义我们可以从文字的角度来了解。《康熙字典》载云："四月亦曰正月。《诗·小雅》'正月繁霜'，《笺》：'夏之四月，建巳之月。'《疏》：'谓之正月者，以乾用事，正纯阳之月。'又杜预《左传·昭十七年》注：'谓建巳正阳之月也。'"所以，正阳就是乾阳，就是建巳之月。建巳为四月，夏气开始用事。夏气是什么呢？就是火热之气。火热之气最容易施于阳明而导致阳明病，因为火热之性炎上，正好与阳明主降的性用相反，所以，火施阳明是导致阳明病最常见的一个原因。火热也就是正阳之气，由火施阳明所致的阳明病，当然就可以叫作正阳阳明。因此，正阳阳明是有所指的，并非不兼太阳、少阳就是正阳阳明。

对于正阳的上述含义，除了文字的证明以外，我们还可以从条文本身来说明。大家看168条的白虎加人参汤，在它的方后注里有这样一段话："此方立夏后、立秋前乃可服。"白虎加人参汤是阳明病的主方之一，为什么要限定在立夏后至立秋前这段时间服用呢？这段时间刚好是夏三月，夏三月火热用事，正阳用事，这个时段里最容易导致火施阳明的正阳阳明病。白虎加人参汤要规定在"立夏后、立秋前乃可服"，这就反过来证明我们对正阳阳明的解释是恰当的。

（3）胃家实

正阳阳明又叫作胃家实，下面我们一起来看胃家实的意义。

① 胃

胃代表什么呢？首先是我们常识上的这个胃府。除此之外，《素问·阴阳应象大论》对胃还有一个很重要的概括："六经为川，肠胃为海。"六经与胃之间的关系，就是川与海的关系。川与海是个什么关系呢？俗话说："海纳百川，百川归海。"百川归海，说明川与海要么有直接联系，要么有间接的联系。没有联系，川中的水怎么会汇集到海里呢？川海之间的这样一种关系，证明了六经与肠胃是相通的。六经的疾病便可以通过适当的方式引聚到肠胃中来，然后泻之使出。下法为什么能够祛治百病呢？道理就在这里。

前面我们提到"下法的现代思考"这样一个议题。从这个川与海的关系，从这个六经与肠胃的关系，我们知道上述的这样一种思考完全是有可能的，完全是可以实现的。六经网络全身，无处不到，所以，就可以通过上面的关系把全身的疾病，甚至是很严重的疾病引聚到肠胃中来，引聚到海里来，然后清除掉。我们上面这个思考的一个重要基础，就是建立在六经与肠胃这个特殊关系上的。

治癌秘法。

华龄出版社于1992年出版了一本《治癌秘方》，作者叫孙秉严。这部书是他34年治癌经验的写照。所谓"治癌秘方"，这个"秘方"归纳起来就是一个下法，当然是各种不同的下法。孙医生的经验十分可贵，而一旦放进阳明篇里，一旦放到"六经为川，肠胃为海"的这样一个关系里去思考，理论上的问题就会很容易地得到解决。困难就在我们怎么形成一个阳明的局面，在没有形成阳明这个局面的时候就轻易地使用下法，绝对是会利少弊多，甚至是有害无益。这是使用下法必须注意的一个问题。也就是说下法必须有它的指征。邪在少阴，你怎么把它引到阳明来？邪在厥阴，你怎么把它引到阳明来？引到什么程度才算是形成阳明的局面。这些都应该有具体指标，这些就牵涉到很具体的技术问题。解决这些问题我们可以参考古人和今人的经验，我们也可以创立新的思路，形成新的方法。我以为，这样的一些思考是很有意义的，从某种角度讲，这才符合中医现代化的内涵。

二十八宿中为什么有心、胃两宿？

另外一个方面，胃不仅仅是藏象学上的一个概念，它还是天文学的一个概念。胃是二十八宿中的一宿，更具体地说胃是西方七宿亦即白虎宿中的一宿。西方主降，白虎主降，胃主降，阳明主降。为什么治疗阳明病的主要代表方要叫白虎汤？为什么胃刚好在西方白虎这一宿而不在其他青龙、朱雀、玄武这些宿？为什么阳明病要叫作"胃家实"？这一连串的为什么思考清楚了，你就会有豁然贯通的感觉，你就会从心底里认识到中医是成体系的，上至天文，下至地理，中及人事。如果仅仅是一门经验医学，有没有可能建立起这样一个庞大的体系？显然是不可能的。胃为西方七宿之一，《史记·天官书》云："胃为天仓。"其注云："胃主仓廪，五谷之府也，明则天下和平，五谷丰稔。"《素问·灵兰秘典论》云："脾胃者，仓廪之官，五味出焉。"可见西方七宿之一的"胃"并非假借的虚词，它是有实义的，这个实义正好与脾胃所主的仓廪相符。天人相应，更具体一点就是星宿与藏府相应。胃为天仓，胃明则天下和平，五谷丰稔；脾胃为仓廪之官，脾胃健则身体康泰，五味出焉。星宿的胃与藏府的胃，它们之间的这样一种关系值得我们认真地思考与研究。前些日子，一位长者也是一位领导从关心和鼓励的角度告诫我说："在中医学院范围内，能像你这样深入经典的确实很少，但是，有一个问题却需要注意，就是经典里面有精华也有糟粕，要取其精华，弃其糟粕。"这位长者的意思很清楚，一方面对我钻研经典的精神表示赞叹，另一方面又担心我错将糟粕当精华。这个意见提得很好，而且提得很普适。不但搞经典应该这样，搞任何一门学问都应该这样，都要取其精华，弃其糟粕。现代科学里就只有精华，没有糟粕吗？非也！现代科学里也有糟粕。而就目前的情况看，而就中医界的现状看，将经典中的糟粕当成精华的情况并不严重，严重的是在很多人眼里，特别是在相当多的高层次群体眼里，经典中并没有多少精华可取。没精华可取，那当然就可以不屑一顾了。博士们之所以只朝现代看，只朝分子生物学看，只朝实验室看，而很少朝经典里看，恐怕与上面这个认识有关。有谁愿去吃力而不讨好呢？所以，中医的当务之急，不是良莠不分，不是我们过多地把糟粕当成了精华，而是我们很多人从骨子里失去了对它的信心，从骨子里没把它当成宝库。像星宿胃和藏府胃这样一个问题，我们是把它当糟粕迷信呢，还是设法从多方面去研究它？

好人读坏书亦好，坏人读好书亦坏。

　　二十八宿中，使用藏府名来命名的还有心。心位于东方七宿，心宿的定位是否与先天八卦离位东方有关，这一点值得我们研究。为什么在二十八宿的命名中五藏它选一个心，六府它选一个胃？心为五藏之主，胃为六府之主。为什么要选用这两个藏府之主来为星宿命名？这个问题亦值得我们深思。

　　② 胃家

　　正阳阳明它不讲胃实，而讲胃家实，胃家有什么意义呢？中国人对"家"的观念是很浓厚的，几乎每个人都能说出"家"的含义。如果你是单身一人，尽管你住有100平方米，三房二厅，可这个还不能叫家，你要回去也只能叫回宿舍，不能叫回家。所以要成家，至少得有两个人，两口之家，三口之家，当然要是在过去完全可以有十几口的家。张仲景在这里用"胃家"，很显然，除胃以外肯定还有其他的因素，还有其他的成员。否则不能称胃家。所以，阳明病的胃家实除胃以外，起码还包括肠。否则，对"胃中必有燥屎五六枚"这样的条文就没有办法理解，就会被别人看笑话。

　　③ 实

　　胃家实，什么是"实"？实在这里有两义。《素问·通评虚实论》云："邪气盛则实，精气夺则虚。"邪气很盛的就叫实，精气被夺的就叫虚。那么，这里的胃家实是不是就指这个意思呢？前人基本上都持这个观点。疾病发展到阳明阶段，邪气很盛，正气未虚，所以，胃家实应该是指邪气盛实的意思。这个解释可以参考，但是还不全面。《广韵》解实为："诚也，满也。"《增韵》："充也，虚之对也。"因此，实还有满的意思，还有充的意思，还有与虚相对的意思，合起来就是充实。那么，实的二义中究竟哪一个更符合、更确切？我们看第一义，第一义是邪气盛，邪气盛它是从因的角度去谈，如果我们从因的角度去看这个胃家实，那显然就不符合了。为什么呢？因为在六经的提纲条文里，它都是谈证，都是从果上去谈。像太阳的脉浮，头项强痛；少阳的口苦，咽干，目眩；太阴的腹满而吐，食不下；少阴的脉微细，但欲寐；厥阴的消渴，气上撞心等。这些都是言证，都是言果，它是从果上去求因。怎么到阳明会有例外？所以，胃家实若作第一义的邪气盛解，显然有悖逻辑。它应该还是言证，应该还是言果。因此从充实来讲，从第二义来讲，似更为确切，更符合逻辑。

《素问·五藏别论》云："六府者，传化物而不藏，故实而不能满；五藏者，藏精气而不泻，故满而不能实。"又云："六府更虚更实，胃实则肠虚，肠实则胃虚。"五藏是藏精气而不泻，所以，只能满不能实；六府是传化物而不藏，它主要起传导的作用，所以，只能实不能满。六府实而不满为常，胃为六府之主，这里讲的"胃家实"似与《素问·五藏别论》讲的六府实相符合。相符合就应该是正常，为什么179条以及下面的阳明病机条文反而以"实"为病呢？这里妙就妙在张仲景用了一个"家"字。家的意义我们前面讲过，至少要两个以上才能称为家，所以，这里用胃家，显然就不单单是胃，起码包括了肠。胃肠合起来方堪称"家"。因此，"胃家实"就成了肠实胃亦实，这就根本打破了《素问·五藏别论》"胃实则肠虚，肠实则胃虚"这样一种"更实更虚"的正常生理格局。正常生理格局打破了，那当然就是疾病的状态。在第一章和第五章中我们用了不少的篇幅来讨论经典文字的意义，经典的文字是慎之又慎的，这里面的随意性成分很少，前人说："一字之安，坚若磐石。"经典的文字会像磐石一样坚固，可见这个慎重非同小可。像上面这个"家"字，你说是不是坚若磐石？有家和无家，意义截然不同。有家则病，以胃肠皆实也。无家则不病，无家则为常，以胃实则肠虚也。有了这个"一字之安，坚若磐石"，就自然会有"一义之出，灿若星辰"。

④ 病机格式化

这里正阳阳明讲胃家实，下面180条的病机条文也讲胃家实，这就说明了阳明病机的一个着眼点就在这个"胃家实"上。就像五藏病机中的心病机要着眼于"痛痒"一样，六经病机中的阳明病机就着眼于"胃家实"。胃家实是果，前面的正阳，也就是火热是因，而阳明是机。因、机、果这三者既有联系，又有不同的重点，既要将三者打成一片，又不容混淆。如果我们将这条公认的阳明病提纲条文进行病机格式化，可以写成"诸胃家实，皆属于阳明"。

正阳阳明以及阳明提纲条文就讨论到这里。

4. 少阳阳明

（1）三阳治法

"少阳阳明者，发汗、利小便已，胃中燥、烦、实，大便难是也。"在少阳阳明的这样一个前提下，提出了发汗、利小便，这就说明发汗、利小便与少阳阳明的产生是有关联的。为什么发汗、利小便会导致胃中燥、烦、实？会导致少阳阳明的大便难？很显然，发汗、利小便这样的治疗方法对于少阳病并不适宜。这就促使我们去了解和思考三阳病在治疗上的差异。

① 太阳病治法

太阳病的治疗方法主要是发汗和利小便，另外还有吐法。发汗主要针对太阳经证、表证，也就是《素问·阴阳应象大论》讲的"其有邪者，渍形以为汗；其在皮者，汗而发之"的治法。代表方是麻黄汤、桂枝汤。利小便主要针对太阳府证，是通阳的一个好方法。即如叶天士说："通阳不在温，而在利小便。"所以，利小便不仅是"引而竭之"之法，也包括了"汗而发之"之法。另外，吐法也是太阳病的治疗方法之一，以病位而言，太阳病的病位不但在表在外，在高在上也是很重要的一个方面。如上论所云："其高

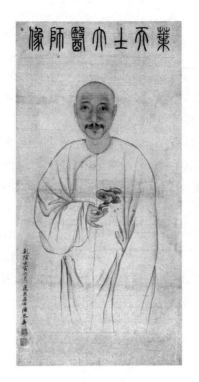

叶天士像

者，因而越之。"吐法便是这样一个"越法"。它的代表方是太阳篇的瓜蒂散。

☞ 吐法的妙用。

在第一章中我曾经给大家介绍过曾荣修老中医，曾老给我讲过他的一个亲身经历。十多年前他患上了三叉神经痛，痛起来非常要命，直想往墙上撞，服什么药都不管用。曾老原来抽烟很厉害，痰很多，每天早上都要咳吐一阵子。可是自从患上了这个三叉神经痛，痰突然就减少了，早上也没痰需要咳吐。这个变化引起了曾老的思索，烟照抽，饮食也没有改变，这个痰跑到哪里去了呢？一定是跑到三叉神经上去了。痰阻塞了三叉神经所属区域的经络，这便"不通则痛"了。对！肯定就是这个问题。用什么方法将痰引出来呢？曾老采用了张锡纯的法子，以刺激天突的方法来催吐，结果吐出半痰盂胶黏的痰涎，痰吐出后，头痛立刻减轻，再引吐几次，疼痛再未发作。大家知道三叉神经痛是个十分顽固的病，现在尽管有许多进口的西药，效果还是不理想。有的痛到最后没有办法，只有采用手术疗法，将神经根切断。用切断神经的方法止痛，的确不是一个好方法。这样顽固的疾病一吐就吐好了，整个过程几分钟，不花一文钱。所以，中医的一些治法着实不容轻视，土好像土了些，但它的确能够解决问题。

总起来说，太阳病的治法或汗，或利小便，或吐，都是开放的方法，这与太阳主开的特性非常相应。

② 阳明病治法

何为下剂？

阳明病的治法历来都以清、下二法概之。清法主要指白虎所赅之法，若细分起来，清法还应包括栀子豉汤法、猪苓汤法。下法前人今人都以三承气汤为代表，但若按仲景本人的说法，下法是有严格区分的。三承气汤中，只有大承气汤可称下法，是下法的代表方。而小承气汤仲景不言下只言和，如208条云："阳明病，脉迟，虽汗出不恶寒者，其身必重，短气腹满而喘，有潮热者，此外欲解，可攻里也。手足濈然汗出者，此大便已鞕也，大承气汤主之；若汗多，微发热恶寒者，外未解也，其热不潮，未可与承气汤；若腹大满不通者，可与小承气汤，微和胃气，勿令至大泄下。"又如209条云："……其后发热者，必大便复硬而少也，以小承气汤和之。"又如250条云："太阳病，若吐若下若发汗后，微烦，小便数，大便因硬者，与小承气汤和之愈。"由上数条条文可知，仲景用小承气汤原不在下而在和，故小承气汤应为和法之代表，而非下法之代表。另外就是调胃承气汤，仲景用该承气汤亦不言下，在该方的方后注云："温顿服之，以调胃气。"所以，调胃承气汤诚如其方名所言，目的在于调胃，故调胃承气汤是调胃之剂而非下剂。

综观上述三方，三方都言承气，承什么气呢？当然是承胃家之气。胃家之气以通降为顺，因此三方都有通降的功能。只是这个通降的度不同，就导致了在治法的称谓上的不同。通降在调胃承气汤这个度上，它的功用是调胃气；通降在小承气汤这个度上，它的功用是和胃气；而通降到大承气汤这个度上，就变成下剂、攻剂了。所以，承气的程度、通降的程度不同，它的功用以及治法的称谓也就完全不同。因此，把握好上述这个度就成为一个很关键的技术问题。我们再看三承气汤的方后注，调胃承气汤是"温顿服之，以调胃气"。大承气汤是"分温再服，得下余勿服"。小承气汤是"初服汤当更衣，不尔者尽饮之，若更衣者，勿服之"。三承气汤中，调胃承气汤既不言下，也不言更衣，只言"调胃气"；大承气汤则直言"得下"；小承汤则言"当更衣"。更衣是个比较文明的称谓，古人不说大便，也不说拉屎，说更衣就知道是怎么回事。所以，更衣当指平常的大便。要是平常的通畅大便没有了，这个时候要用小承气汤，小承气汤服后就会更衣，就会恢复正常的大便。因此，"更衣"与"得下"显然有很大的差别。从上述三个方后注，我们看到了仲景措辞用字真是一点都不含糊，绝不是这也可那也可。这里面的区别既有严密的理论、严密的逻辑作依据，亦有很实在的临床经验。从这里我们再次感受到了"一字之安，坚若磐石"。

③ 六府以通为用

以上我们谈到了太阳的汗法、利法、吐法以及阳明的下法、和法、调法、清法，在这些治法中，汗法是疏通腠理玄府，利法是开通气化，疏利膀胱，吐法是宣通上焦，下法、和法、调法都着眼于胃家的通降。上述的这些治法虽异，但都没有离开一个"通"字，可以说以上诸法就是围绕一个"通"字而展开的。"通"字法其实就是六府的正治法，因为六府以通为用，只有恢复了六府的通用，其传化物而不藏的功能方得以实现。因此，太阳阳明的治法实际上就是通法，就是针对六府的治法。

④ 少阳不主通利

在"少阳阳明"的开首，我们谈到了以汗、利小便的治疗方法并不适宜少阳病的问题，现在再翻开少阳篇，看看少阳篇的内容，就会发现少阳病不但不能用发汗、利小便的方法，也不能用吐下的方法。汗、吐、下、利都是通法，太阳、阳明皆以用之，因为六府以通为用。为什么到了少阳这一府却要禁用这些"通"法？难道少阳就不要以通为用吗？

少阳主枢机，于六府属胆。胆除了六府这个属性外，还有另外一个特殊的属性，这个属性在《素问·五藏别论》中有特别的交代："脑、髓、骨、脉、胆、女子胞，此六者，地气之所生也，皆藏于阴而象于地，故藏而不泻，名曰奇恒之府。"府本来是泻而

利胆的提法对不对？

不藏的，既然是泻而不藏，那当然就要以通为用。试想如果六府不通，它怎么能够做到泻而不藏呢？所以，通法当然就是六府的正治法。现在胆的另外一个属性告诉我们，它是藏而不泻。府本应泻而不藏，藏本应藏而不泻，现在反过来了，府也变成藏而不泻。府行藏性，你说奇不奇？当然稀奇！所以就叫作"奇恒之府"。既然是藏而不泻，那当然就不能再用"通"法，所以，适用于六府的这些汗、吐、下、利诸法都不能用于少阳病的治疗。如果误用，那就会出问题。少阳阳明的"胃中燥、烦、实、大便难"，便是误用上法的一端。因此，对于少阳病的治疗，对于胆的治疗，应该充分地考虑到这个奇恒之府的特性，这个藏而不泻的特性。

胆的这样一个奇恒之府的特性，在临床上亦随处可见。比如肝胆系的结石与泌尿系的结石在治疗的难易程度上就有很大的差别，泌尿系的结石治之往往较易，为什么呢？因为它可以充分运用通利的方法。而相比之下，肝胆系的结石则治之较难，为什么困难？就是因为在奇恒之府这样一个系统里我们很难运用通利的方法奏效。而对于结石，如果不能用通利的方法，或者说通利的方法不适宜，那还有什么方法可用？

三、 阳明病时相

本节的讲解主要以193条"阳明病欲解时，从申至戌上"为依据。

1. 申至戌上

有关欲解时的意义，在前面的太阳篇中已详细述及，这里不再赘述。

申至戌上即申酉戌三个时段。申酉戌亦至少包括三个层次：第一层次是日层次，即下午3点至晚上9点的这个时段；第二层次是月层次，即下弦前后的这个时段；第三层次是年层次，即七、八、九三个月。阳明欲解时的这三个层次宜参照太阳病欲解时的三个层次来理解。这里举出三个层次只是粗分，若细分起来则有更多的层次、更细的层次。大家只要掌握了太阳篇所说的同象原理，再细的微分也能够把握住。总之是日中有月，月中有日，日中有四时，年中亦有四时。不管这个层次再粗或再细，不管这个周期再长或再短，个中的阴阳变化都是相同的，都是一个生长收藏。因此，不同层次中的理论，是可以互通互用的。比如《素问》说"月空勿泻，月满勿补"，这是讲的月周期这个层次的补泻原则。这个补泻原则能不能用于日周期或者年周期这些层次呢？同样可以运用。"月空勿泻，月满勿补"反过来就应该是"月空宜补，月满宜泻"。月空以年周期对之，则为冬季，进补应该选择什么季节呢？连平常百姓都知道应该选择冬季。冬季进补已经成为一个常识，但是，若要查证它的出处，它还是出于《内经》。剩下的，在日周期这个层次，或者在更大的、更小的周期层次里如何进补，大家可以自己思考。

把握补泻的时机。

申酉戌从年周期层次上属于秋三月，秋三月若用一个字来概括其功用，就是"收"。秋三月阳气在收，万物在收。阳气的这个"收"它会以一种凉，以一种燥的形式出现，万物的这个"收"呢？它往往以一个种子的形式出现。我们秋季收庄稼，收它的什么呢？就收它的这个果实、这个种子。种子从实在的意义讲，就是对生命的一种浓缩，对生命的一种记忆。动物的种子、植物的种子都不例外。而种子的重新播种，无非就是这个浓缩生命的重新放大，无非就是这个记忆的释放过程。当然，这样一种浓缩，这样一种记忆它还与"藏"这个过程相关，所以我们往往"收""藏"连称。因为"藏"实际上也就是"收"的延伸。联系到人体，人的记忆是不是也就这么一个过程呢？确实就是这么一个过程。因此，人的这个记忆就与阳明有很大的关系，阳明发生病变，记忆的过程就会受影响、就会受障碍、就会发生"善忘"的病变。整个《伤寒论》为什么只在阳明这一篇讨论"善忘"这个问题？为什么《神农本草经》中记载黄连能够"久服令人不忘"？这是很有意义的问题，这是很值得研究的问题。善忘是许多老年性疾病的一个共性特征。21世纪是中国将要腾飞的世纪，也是一个老龄化的世纪。我们不可避

对老年性疾病的一个思考。

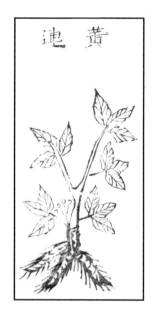

黄连

免地要面对越来越多的老年人，越来越多的老年性疾病。我们能否通过上述问题的提出与研究，在阳明篇中，在阳明的思路中，找到一些老年性疾病的对治方法呢？我想是完全可能的。这样我们就把阳明的研究提到了世纪的高度。

2. 阳明病要

阳明为六府之主，阳明之为病，胃家实是也。这个胃家实主要体现在三方面：

其一，失却六府之通。六府以通为用，现在六府不通了，六府的用当然就会有障碍。

其二，失却阳明之降。阳明的降与六府的通是相因相成的，没有通就没有降，没有降也就没有通。分开来我们可以从两个角度讲，合起来却是一回事。

其三，失却阳明本性之凉。阳明的本气是凉，这一点我们前面已经谈到过。凉怎么产生呢？阳气降方生凉。所以，凉与降实际上是一个相伴的过程，就如同形影不离一样。凉与降是这样一种关系，而降与通也是这样一种关系，三者环环相扣，既可以互为因互为果，亦可以互为果互为因，这便是胃家实的关键，这便是阳明病的关键。

3. 欲解时相要义

阳明的欲解时在申酉戌，申酉戌从时间的角度看它属秋，以日而言则是日偏西、日落西的时候。日落西则为降可知，为凉可知，为通亦可知。凉、降、通的性用恢复了，凉、降、通的性用得道多助，阳明病不凉、不降、不通怎么会不欲解呢？这是一个方面。

另一方面，我们还可以从空间的角度去考虑。《性命圭旨》

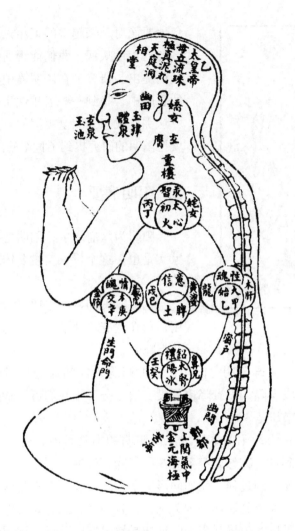

中之"时照图"云："人之元气逐日发生，子时复气到尾闾，丑时临气到背堂，寅时泰气到玄枢，卯时大壮气到夹脊，辰时夬气到陶道，巳时乾气到玉枕，午时姤气到泥丸，未时遯气到明堂，申时否气到膻中，酉时观气到中脘，戌时剥气到神阙，亥时坤气归于气海矣。"《性命圭旨》是道家的一部重要著作，十多年前人体科学很热的时候，对这部著作的内容作过较多引用。这个时照图，这个元气在地支线上的循行图，其实就是人体这个小天地里的日地关系图。这个日地关系必须跟大天地里的日地关系保持一致，怎么个一致呢？子时你的复气在尾闾，午时你的姤气在泥丸，亥时你的坤气归气海，这就叫作一致。一致了，这就叫作相应，这就是天人合一。道家为什么要讲河车运转，为什么要修炼大小周天？因为河车搬运纯熟了，大小周天通畅了，上述这个一致，这个相应，这个合一就会轻易地实现。所以，天人合一、天人相应并不是一句空话。你的周天功夫真正地纯熟了，这个天体的运行，这个日地关系、月地关系就会在你身上有应证。你不借助任何外在的时间、日历、天象，把你长时间关在通明或者黑暗的房间里，你也能准确地说出月圆和月晦的时间。为什么呢？因为这个月地关系与你的周天是同步的，在你身上有应证。功夫纯熟了，你就能感受出这个应证，你就能说出这个应证。这样的功夫古有之，今亦有之。因此，我们说"天人合一"不仅仅是一种推理，一种学说，更不是一句空话，它是很实在的东西。

　　大家知道，中庸是孔门中的一个很高的境界。什么是中庸呢？程子释云："不偏之谓中，不易之谓庸。中者天下之正道，庸者天下之定理。"朱子释云："中者，不偏不倚，无过不及之名。庸，平常也。"这个中庸看起来很易，不过就是不偏不倚，平平常常吧，可实行起来却非常困难。所以，《中庸·第九章》中子曰："天下国家，可均也。爵禄，可辞也。白刃，可蹈也。中庸，不可能也。"回首往事，我们确实有一种"中庸，不可能也"的感觉。就像我这个年纪经历的这些事，似乎没有几件不是偏倚的，从大跃进大炼钢铁，从敢教荒山变良田、敢教日月换新天，从"文化大革命"，从唯成分论，从唯文凭论，从唯年龄论，从前些年的气功，从这些年的司马南，以及从中医界的种种政策的制定，凡此种种，都使我们感到"中庸"实在太难太难。而经历过这种种事件之后，又使我们更迫切地呼唤"中庸"。我们知道，前些年对传统的盲从、对气功的狂热，以及这些年的司马南现象，都不是中庸，都不是正道，都不是定理。对于传统，像对于天人合一，对于周天运转这些东西，我们既不可偏执于有，偏执于有，那就麻烦了。把你关在黑房子里，一个星期，一个月，甚至一年，看你能不能说出今天是月满还是月缺。如果说不出呢，这个结果可想而知了。但是，对这样一个问题我们更不能偏执于无，要是偏执于无，那整个传统、整个中医就变得一无是处了。对于传统的认识，对于中医的研究，

中医者，非中国医学之谓也，乃"中庸"医学之谓也。

我们能不能学习舜的做法——"执其两端，用其中于民"呢？我想中医确实需要一个这样的做法。

人之元气子时走尾闾，丑时走背堂，寅时走玄枢，卯时走夹脊，辰时走陶道，巳时走玉枕，午时走泥丸。元气在子至午的这段路径中所经过的尾闾、夹脊、玉枕，又称为三关，修炼河车搬运就要过这三关。这三关一关比一关困难，但一关有一关的境界。等到冲破玉枕这一关，则元气直透泥丸，是时将有醍醐灌顶、春意盎然的一番新气象。泥丸，又称泥丸宫，它是道家修炼的一个重要场所，也是人身最高之处。毛泽东主席在他的七律《长征》中这样写道："红军不怕远征难，万水千山只等闲。五岭逶迤腾细浪，乌蒙磅礴走泥丸。"主席对道家的泥丸未必很了解，但用其"高"却是不含糊的。泥丸以后，元气飞流直下，未时至明堂，申时至膻中，酉时至中脘，戌时至神阙，亥时归气海。河车搬运由尾闾至泥丸，这是一个耕耘的过程，这个过程万般艰辛，有苦无甜，而由泥丸降气海则是一个收获过程，这个过程妙不可言。修炼也好，学问也好，看来都是这么一个过程。不是一番寒彻骨，哪得梅花扑鼻香！

由膻中至神阙，也就是申酉戌，正好是阳明的地界。这个地界包括胸腹，肺与胃家都在其中。这个地段的"治安"如何，可以说主要由阳明的功用来决定。阳明的功用好，元气通过这个地界就没有障碍，如果阳明的功用有问题，那元气就很难顺利通过这块领地。元气在这个地段受阻，那就势必会影响元气到达其他地段的时间。这样环环相因，人身这个小天地里的周天运行就很难再与大天地里的运行相应，这便导致了不健康的产生，这便导致了疾病的产生。

沿着上面这个思路，元气在周天运行过程中分别受到六经的不同作用和影响，比如在申酉戌这样一个特殊时段及特殊地段中，它主要受阳明的作用，更具体地说是受阳明通降功能的作用。这样一个作用及影响的提出，就将整体与六经局部以时空的方式巧妙地联系起来了。大家对我们在第一章中提到过的用理中汤加味外敷巧治重症肺炎的例子还有印象吗？外敷神阙为什么能够治疗重症肺炎？

相关内容在第6页。

外敷神阙为什么能够使病情发生全面而迅速的转机？我们从上面这个联系，我们从以上这个作用及影响去思考，是否会有新的感受和发现呢？

中医的外治法是很值得浓墨重书的一法，清代的吴师机著有《理瀹骈文》一书，该书就专谈外治法，以外治法通治百病，很值得一读。民间流传一个治疗恶性肿瘤的方法，就是用动物外敷膻中这块区域，敷上去一个对时，或者反复多次，部分病人真就有了转机。为什么呢？原来膻中这块区域正好是胸腺的所在地，胸腺是人体一个重要的免疫器官，它主要产生T淋巴细胞，起到免疫监视作用。因此，胸腺的免疫功能与肿瘤的发生有着非常直接的关系。为什么众多的恶性肿瘤多发生于40岁以后呢？就是因为40岁以后（女性略有提前）胸腺便自然萎缩，T淋巴细胞的产生逐渐减少，失去免疫监视作用，变异细胞便得以肆虐。膻中处申位，系阳明领地，《素问·上古天真论》云："五七，阳明脉衰，面始焦，发始堕。"外敷膻中，外敷阳明领地，是否能起到强化阳明、激活胸腺的作用？这是很值得我们研究的课题。中医里面有意义的课题太多太多，可以信手拈来。可为什么我们就喜欢捆在这一两条道上？你现在打开杂志来看一看，要么就是某某新药研究，要么就是某某方治疗某某病多少多少例。限在一两条路上，要是众所周知的活路，那竞争太强，高手也免不了要败阵，何苦吃力不讨好呢？要是碰到的是死路，那就更惨了。所以，对于中医的科研我始终搞不懂，我始终费解，我们为什么不能把思路放宽一些、把眼光放远一些呢？

4. 阳明治方要义

阳明的本性我们讲了三点，就是通、降、凉，而阳明病的成因就是失却通、失却降、失却凉。所以，对于阳明病的治疗，或者说阳明的治方，其关键就是如何从失却通、失却降、失却凉恢复到通、降、凉上来。我们看阳明的代表方白虎汤和承气汤就充分体现了上述这个作用。

三承气汤性皆属凉，又皆通降，用之得当，顿复阳明本性，这一点是容易理解的。那么，白虎汤呢？未学过中医的人一听到这个名字就会觉得稀奇，可一旦弄清楚了，就觉得"白虎"这个名字妙不可言。白虎其实就是西方，就是申酉戌，就是秋三月。阳明病为什么要用西方白虎，为什么要用申酉戌，为什么要用秋三月？大家知道，阳明病的主要因素是火热，是火热导致这个不通，是火热导致这个不降。现在白虎来了，秋三月来了，气转凉爽，不复温热，阳明的性用便会自然恢复。所以，白虎不仅代表西方，也代表秋三月，这便与欲解时申酉戌打成了一片。中医治病开方为什么不是开时间呢？确实就是开时间。

☞

白虎妙义。

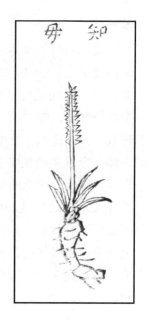

知母

白虎汤我们可以从几个方面来看。首先是它的药味，白虎汤用药共四味，"四"是什么呢？河图云：地四生金，天九成之。四为金数，为西方之数，此与方名相合，与申酉戌相合；其次是君药石膏，色白味辛，白为西方色，辛为西方味，此又与方名相合，与申酉戌相合；再次看诸药之用量，君药石膏用一斤，臣药知母用六两，"一""六"是什么数呢？河图云：天一生水，地六成之。是知"一""六"乃为坎水之数，乃为北方之数，白虎本为清泻火热之剂，火热何以清之？以寒水清之，以北方清之。西方而用北方之数，这不但是以子救母，亦为金水相生。只这一招，白虎的威力便陡增数倍。佐使药粳米用六合，亦为此意，且粳米之用为生津，故亦宜用水数。剩下是甘草用二两，"二"是什么呢？"二"是南方火数，在泻火之剂中为什么要用一个火数呢？以石膏、知母皆大寒之品，虽有清泻火热之功，却不乏伤伐中阳之弊，以甘草二两用之，则平和之中又具顾护中阳之妙。是方走西北而不碍中土者也。

白虎汤也好，三承气也好，它们的功用总起来无非就是实现这个申酉戌的效用，阳明病为什么要欲解于申酉戌呢？道理是很清楚的，但是要把它落到实处，要对中医治病开方就是开时间有真实的受用，却需要一番功夫。我们应该把这个问题看开来，看广来，把它与整个中医连成一片，这个时候你就会有受用。

回过头来看阳明，阳明着重的是温热，不少人便认为后世的温病其实就是从阳明发展而来的，有没有道理呢？我看有一定的道理。从横向来看，阳明往前便是温病的卫分，往后便是营血；从纵向来看，往上便是上焦，往下便是下焦。卫气营血和三焦的这个枢纽，便在阳明篇中。张仲景是不是只谈寒，叶、薛、王、吴是不是只谈温？显然不是这么回事。不过"术业有专攻"，这又是肯定的。这就使我们又联想到前面的中庸话题。中庸是讲王道，而非臣将之道。换句话说，中庸是对领导者而言，而非对一般人而言的，搞学问，或者做专家，能不能用中庸呢？如果用，那就是真正的"中庸不可能也"。如果做学问、做专家你也中庸了，那你注定是平庸之辈，那你注定什么都搞不出来。

今天早上从电视上看到杨振宁教授的一个重要演讲，演讲的题目是：美与物理。在这个演讲中，杨振宁教授提到了20世纪物理学领域的两个重要人物：一个是狄拉克，一个是海森堡。从狄拉克与海森堡身上，我们看到的是两种不可调和的路数与风格。他们所研究的在当时看来几乎都是异端，尤其是狄拉克方程发表后，他的研究遭到了当时相当多的大物理学家的讥讽和嘲笑。可是事实证明，他们的"异端"研究在最大限度上发展和影响了20世纪的物理学。专家也好，学者也好，你必须有一个方向，方向设定以后，你就得一直走下去，这样一个走向其实就是"攻端"，就是"执端"。你不执端，你徘徊了，你犹豫了，那你还能搞出什么成就？你注定要半途而废！所以，做学问、做专家，或者是要搞成其他什么，你都必须专注，专注了就要执着于一端。就像现在搞中医它无外乎就是两条路，要么你专注于现代，专注于分子生物学，一切从现代出发，从现代中认识中医，改造中医，发展中医；要么你专注于传统，专注于经典，一切从传统出发，传统搞得深了，也许你会发现她与现代并不相违，稍加调整她就可以适应现代，甚至指点现代。当然，专注传统并不妨碍你关注现代，你也必须关注现代，而专注现代你亦应该关注传统。关注与专注这两个概念不同，现代与传统是两端，你只能执其一端，你不可能既是传统的高手，又是大物理学家。像杨振宁教授，他专注的是现代物理学，更具体地说他专注的是理论物理学的某个分支。但是，杨振宁教授又非常关注中国的传统文化，关注传统的中医。以杨教授极高的天赋，他可不可能既

鱼和熊掌不可兼得。

做一个大物理学家、一个诺贝尔奖获得者，同时又做一个中医专家呢？这一点不可能！鱼和熊掌不可兼得。

决策者更要懂得中庸。

可是作为领导者，作为政策的制定者，情况就完全不同了，鱼和熊掌你还必须兼得，你还必须执其两端。执其两端而用中，这便是中庸的境界，这便是成就王道的境界。做领导的、制定政策的你不这样，你还像专家那样只执一端，只允许中医搞现代化，不允许中医搞传统化，我看这个中医很快就会完蛋。大家想一想，当前中医界的情况是不是这么回事。我们可以举一个非常简单的例子，过去中医晋升职称，在语言方面你可以考外语也可以考医古文，这两门是任你选择的。这样有个好处，你传统钻得深，你无暇顾及外语，你可以考古文。反过来呢？你的现代化专注得好，你的外文当然很棒，那你就考外语吧。这样一个政策就很有一些中庸的味道，你乐意搞传统，你乐意深入经藏，好！那你就专心搞你的传统。传统的这条路是绿灯，你不会担心搞传统就上了贼船，丢了职称。你喜欢搞现代吗，好！那你就专心搞你的现代化。这里更是海阔凭鱼跃，天高任鸟飞。我想干领导的，制订政策的，你必须换一个角度，从前你是专家，现在你不能再是专家，你需要做的就是设法营造出这么一个环境，让搞现代的有奔头，让搞传统的也有奔头，科研经费不要光撒在现代这条道上，也要分一些到传统这条道上来。如果能真正形成这么一个环境，这么一个氛围，那无疑就是为中医的生存，为中医走出困境创造了最好的条件。

中医现代化是大势所趋，是人心所向，是历史的潮流不可阻挡。在开始写这部书的时候，我还存有非分之想，可现在孔夫子把我教聪明了。在中医这个行业，搞中医现代化的必定是大多数，而搞中医传统化的只能是一小撮。像我读博士时的许多同学，要么去了广州、深圳，要么去了北京、上海，有的甚至出了国，都奔现代化去了，只有我这个山野村夫回到了广西。我想，从我的同学和我的身上，你也就能很清楚地看到现在的中医状况。现在大家都向往现代化，北京、上海还不过瘾，还要纽约、伦敦。可是一旦放长假，你看都往哪儿奔？都往黄山、泰山、九寨沟奔，都往山区、农村奔。现代与传统其实就是这么一回事。所以，在这里我要为专注传统的同志鼓鼓劲，你们既不要希望所有的中医同仁都来搞传统，

孔子把我教聪明了。

为专注传统的同志鼓鼓劲。

你们也不用担心中医会无人问津。如果我们将城市和农村比作现代和传统的两极，那么必然会有物极必反的一天。北大英语系教授辜正坤作过一个"网络与中西文化"的演讲，在演讲的结尾辜教授谈到，网络时代真正到来之时，"城市向乡村的反向运行可能会发生"。我想辜教授的这个结尾也许会成为日后回归传统的一个预言。当然，我所指的这个回归并不是指的物质上的回归，而是指的一种精神上的回归、思想上的回归。

5. 阳明欲剧时相

阳明欲剧时相要分两方面谈，一方面就是一般意义上的欲剧时相，另一方面是特殊的欲剧时相。

（1）寅至辰上

这方面的欲剧时相与太阳的意义一样，即与欲解时相对、相冲、相反的时相即为欲剧时相。阳明的欲解时为申至戌，那么，欲剧时当然就在寅至辰。申酉戌为西方，为秋三月，其性主凉、主降，寅卯辰为东方，为春三月，其性主温、主升，正好与阳明的性用相反。因此，对于阳明病它很容易成为一个不利的因素，它很容易导致阳明病的加剧。寅卯辰的这样一个时相特征，对于我们诊断阳明病应该有比较大的帮助。

（2）日晡所发潮热

阳明欲剧时相的另外一个特殊方面就是日晡所，更具体一点说就是日晡所发潮热。潮热在这样一个日晡所发生，对于诊断阳明病，特别是对诊断阳明病的府实证，具有重要的意义。我们翻开阳明篇，随处都可以见到这个"潮热"。前人将阳明病分作经府二证，阳明府证的确定就主要依据这个"潮热"。而阳明府证中大小承气汤的运用，尤其是大承气汤的运用，更是以潮热为第一指证，即如208条所云："其热不潮，未可与承气汤。"

上述潮热的发作点即在日晡所，因此有必要对日晡所及潮热在日晡所发生的特殊意义作一番讨论。日晡，《玉篇》云：申时也。《淮南子·天文训》云："日至于悲谷，是谓晡时。""日晡"在这里与"所"连用，"所"是一个比较宽泛的字词，它既可以表时间，又可以表地点。表时间当然是指上面讨论的这段时间，《玉篇》把它定死了，就在申时，而其他的却比较灵活，因为太阳落山会随着不同的季节、不同的经纬度区域而有较大幅度的差别。比如夏天，我们这儿傍晚6、7点太阳就下山了，而在新疆却要到8、9点，这个差别显然很大。那么，地点呢？从自然的角度讲，太阳落下去了，落到哪儿了呢？落到西半球去了。在东半球看来是"落"，在西半球看来就成了"升"的过程。而在人体这个系统呢？人体的太阳落到哪去呢？当然是落到阳明里了。证之实际，日落亦正好处于酉的这个时候。而申酉戌为阳明所主，因此，这个阳不是落到阳明里，还能落到哪里去呢？另外，《说文》云："所，伐木声也。"《诗》云："伐木所所。"而伐木者，金也。因此，日晡而用所，是表日晡为金时也。既然指金时，当然就应该包括申酉戌三时。这与方中行所言"申酉戌间独热，余时不热者，为潮热"的解释相合。

☞

潮热的两性。　　这里讨论潮热，大家要清楚潮热有两个重要的特性。其一，言有时也。这个"时"即日晡所，即申酉戌。其二，言其高也。这一点需特别的注意，这一点也很容易被忽略，以为光有时，凡是在日晡所发的热都可以叫潮热，要是这样来理解潮热这个概念，那还不完整。用这样一个理解来看阳明，来看阳明府证，那就会有问题。既然叫潮热，那就不是一般的热，这个热与"潮"相关。石头落入湖中产生的涟漪能不能称潮？显然不能称潮，"洪湖水，浪打浪"这个浪能称潮吗？也不能称潮。所以，潮，它必须有一个高度，有一个气势，联系到潮热，一般高度的热，甚至是低热，就不能叫潮热。我们回过头去看方中行的解释，他只讲对了一半。

　　我们在前面用了不少的篇幅来讨论潮，潮涨之时在月满，故云：月满观潮。而潮最盛大的时候又在哪里呢？在八月。八月卦为观卦。八月卦为什么就叫观卦呢？这是很有意思的一个问题。潮为什么有涨落？我们前面讲过这是阳气作用的结果，阳加于阴谓之潮。既然是阳气作用产生潮，那这个最盛大的潮为什么不在夏日？为什么不在阳气最盛大的时候？反而要在阳气开始收潜的八月？这就关系到潮产生的两个重要因素，一个因素当然是推动的因素，这个完全要靠阳，另外一个就是阻挡的因素，这个当然是阴的作用。光有推动能不能形成潮呢？不能形成潮！最多你是"飞流直下三千尺"，你成瀑布了，可你还是不能形成潮。要想形成潮，必须是一个推力一个阻力，你推我阻，潮便很自然地形成。而这个推阻之力恰到好处的时候，这个阴阳的作用恰到好处的时候，就会形成最盛大的潮。潮盛八月，也正是这个道理。

潮的道理搞清楚了，潮热的问题就很容易解决。潮热我们既要注意它的时间性，也要注意它的高涨性。前人讲阳明，多从经府的角度谈。经也讲热，府也讲热，那这个热有什么区别呢？就在这个潮与不潮。阳明经热它不讲潮，而阳明府热它不离潮，潮与不潮便是经热府热的根本区别。我们讲阳明经证之热与阳明的凉降失用有关，阳明的另外一个重要性用"通"虽然也同时受到一定影响，但，在"经"这个阶段，对这个"通"的影响程度还不很大。而一旦到了"府"的阶段，情况就完全不同了，通受到了很大程度的障碍，阳明篇不是有"胃中必有燥屎五六枚"吗？燥屎将阳明的道阻滞了，而这个时候的阳热又很盛，推动力又很强，就这样一推一阻，阳明府证的潮热便应势而生。因此，热的潮与不潮，除了说明热势的亢盛程度以外，更根本的是反映这个阻滞的程度。为什么说"其热不潮，未可与承气汤"呢？就是因为热不潮，阻滞的程度就不重，阻滞不重，干吗要用承气汤呢？所以，中医的东西看起来好像松散，其实它很严密，像潮热这样一个证你说严不严密呢？确实很严密。

导致潮热的要素。

6. 对高血压病的思考

日晡所本为阳明的欲解时，可是这里的日晡所发潮热却不仅成了阳明的欲剧时，也成了阳明府实证的重要诊断依据，还成了应用大、小承气汤的重要指征。可见这个欲剧时是非常的欲剧时，正是这样一个非常处引发我们思考一些其他的相关问题。

前些年曾看到过日本人的一则报道，他们将高血压的动脉硬化与阳明的脉大联系起来，因而运用了以石膏为主的白虎剂来进行治疗。当初对这个报道我并没有往深处想，只是觉得这样联系未免太生硬。此次写作阳明这一章，等到对潮热作了上面一番思考后，对于高血压这样一个问题，我便突然觉得有了陶公笔下的那个感受："复行数十步，豁然开朗。"

☞

血压为什么要升高？

血压的作用是什么，血压为什么要升高？我们考虑这个问题可以先不从医学的角度去考虑，我们可以先从一般的物理意义去考虑。血压的作用无非是维持一定的血流量，人体的组织器官需要一定的血液来供养，单位体积内，每分或者每秒需要有一个血供量，达到这个量新陈代谢就可以得到保障。单位体积内的血供量在一般情况下是相对恒定的，但也会随着各种因素的变化而有一定幅度的差异，所以，血压的变化它也有一个正常的允许值。例如，低压60～90 mmHg，高压90～120 mmHg都算正常的血压。而现在血压升高了，大大超过了正常值，这是什么原因呢？根本的原因就在于单位体积内的这个血供量发生了改变，血供量不足了，达不到原来的正常量，这个时候怎么办呢？这个时候机体只有启动血压这个调节机制，通过升高血压来维持原有的血液灌注。而在正常的血压下，单位体积内的血供量为什么会下降？为什么达不到原来需要的那个值？很显然，必定是运血的道路出现了障碍，血管壁变厚了，血管变窄了，或是其他的原因阻滞了循环的这个过程，循环道路的阻力增加了，而压力维持不变，那单位面积的血流量必然减少，血供必然不足。如何解决这个矛盾呢？在无法拿掉血循过程中的这个阻滞，而又必须保证组织器官的血供量的这样一个前提下，机体万般无奈地选择了提高血压的方法，而正是这个无奈的选择使机体掉进了高血压病的恶性循环之中。

当然，上面这个思路还很粗糙，还需要大家一起来深化细化，但是它已经在宏观上向我们道明了高血压病产生的关键因素，这个因素就是阻滞，就是循环过程的障碍。因此，治疗高血压病的根本办法不是降压，压降下去了，它还会重新升起来而且会升得更高。因为要解决血供不足的矛盾就必须升压，所以，西医的降压药要你终身服用，这真不是一个好办法。那么，根本的办法是什么呢？根本的办法是消除这个阻滞。血循过程的障碍减少了，甚至拿掉了，血压自然地就会降下来，根本不劳你去用钙离子拮抗剂，根本不劳你去用血管扩张剂。为什么高血压病的发病率越来越高？为什么高血压病的发病率越来越年轻化？就是因为形成上述这个阻滞、这个障碍的因素增多了，方便了。可见高血压病的形成，还有一个不可忽略的人为因素、社会因素。而如何拿掉这个阻滞，消除这个障碍，进而从根本上治愈高血压，这是需要中西医同仁乃至社会各方携手努力解决的问题。

阳明病就讨论到这里。

第七章 少阳病纲要

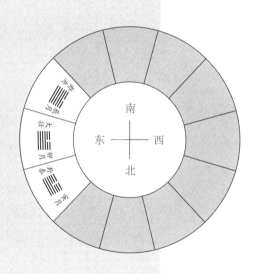

少阳病欲解时，

从寅至辰上。

一、 少阳解义

少阳这一章我们仍从篇题谈起，篇题的其他内容前面两章已作过讨论，这里仅就少阳的含义作四方面的简述。

1. 少阳本义

何谓少阳？少者小也，未大也。所以，若从字面来直接理解少阳的本义，那么，少阳应该就是初生之阳，未大之阳。《素问·阴阳类论》将少阳喻为"一阳"，亦就包含有这个意义。这是少阳的第一层意思。

第二层，道家于四方设有四帝君，而东华帝君即号少阳。东华帝君主东方之事，以东华帝君命少阳，说明道家将少阳定位在东方。少阳与东方相关，当然就与春三月相关，当然就与寅卯辰相关。这样一个定位很符合少阳的本性，古云：医者、道者，其揆一也。诚非虚语。

第三层，少阳以一阳言之，以初生之阳言之，以未大之阳言之，以东华帝君言之，它显然具有木的性用，而在运气中少阳却明确定为相火，这就说明在经典里少阳兼具木火两重性用。这样一个两重性实际上也就是一个体用性。我们看《易》的先后天八卦，离卦属火，在后天八卦中它处于南方正位，南方火这是众所周知的，这也是从用的角度谈。可是在先天八卦中，离火却位于东方，却位于木位。这就关系到一个体的问题、源的问题。火从哪里来？火从木中来。古时候不像现在，有各种各样的取火工具，有火柴，有火机，还有电子打火。古人靠什么取火呢？靠钻木取火。所以，火从木中来。那么更早一些，连钻木取火的方法都没有的时候，这个火从哪里来？这个火就从雷电中来。惊蛰节后，春雷响动，大的雷电将干草枯木击燃，这便是最自然、最原始的火种。雷属春，春

作为龙的传人，我们应该思考些什么？

属木，这便又将木火连为一体了。雷属春，龙亦属春，雷属东方，龙亦属东方，华夏以龙自称，华夏民族为龙的传人，那么这个龙究竟是什么？是恐龙吗？绝不是！龙是虚指还是实指呢？我们只在雷鸣电闪之时仿佛能见到古人所描绘的龙的形象，龙雷之间是不是有一种很实在的、很直接的关系？这是作为龙的传人应该搞清楚的问题。而古人将木火，将少阳火称为龙雷之火，显然与火的自然出处有关。龙雷火，木火，木中有火，火出木中，这便是少阳所具的两重性。

2. 少阳经义

从经络的意义看，少阳有手足少阳，在这里足少阳的意义显得更为突出。足少阳布身之两侧，足太阳布身之后，足阳明布身之前。《素问·阴阳离合论》云："太阳为开，阳明为合，少阳为枢。"这样一个开合枢的关系正好与上述经络的布局相应。

少阳在两侧，正应门枢亦在两侧，门枢主门之开合，少阳主太阳阳明之开合。更具体一些来区分，左为阳，右为阴，阳主开，阴主合，故左少阳主要负责枢转太阳之开，右少阳主要负责枢转阳明之合。因此，左少阳发生病变它主要影响太阳，应合太阳而治之，论中的柴胡桂枝汤即为此而设；右少阳发生病变则主要影响阳明，应合阳明而治之，论中的大柴胡汤，以及小柴胡加芒硝汤即为此而备。

3. 少阳府义

少阳府主要包括胆与三焦，胆是六府之一，也是六府中一个非常奇特的府，为什么说它奇特呢？因为六府中的胃、大肠、小肠、三焦、膀胱都只限于一个"六府"的性用，而唯独这个胆，它还兼具有奇恒之府的性用。从藏府的性用而言，藏为阴，府为阳，二者皆有偏性，故五藏主藏精气而不泻，六府主传化物而不藏。一个藏而不泻，一个泻而不藏。而唯独上述这个胆与众不同，它既具六府之性，即泻而不藏，同时又具五藏之性，即藏而不泻。一府而兼两

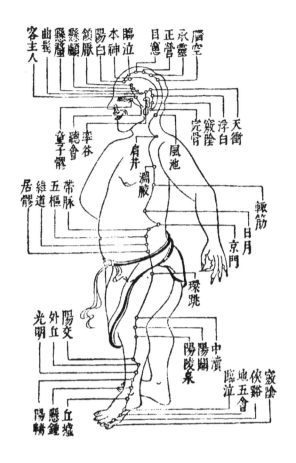

性，不偏不倚居乎中正，这是"五藏六府"中独一无二的。正因为这样一个特性，《素问·六节藏象论》云："凡十一藏，取决于胆也。"正因为这样一个特性，《素问·灵兰秘典论》将胆封为"中正之官，决断出焉"。所以，胆的这个"中正之官"不是随便就封的，你要真能不偏不倚，你要真能处乎中正。光是泻而不藏，或光是藏而不泻，那都不行，那都是偏倚，那都不是中正。而唯有这个中正的前提具备了，方能行使决断的功能。不中正能行决断吗？你不中正，你偏倚了，你偏袒了其中一方，这个还叫决断吗？这个不叫决断！这叫徇私舞弊，这叫贪赃枉法。因此，《素问·灵兰秘典

中正之官的意义。

论》给胆所做的这样一个功能定位，它不但具有重要的生理意义，同时也具有十分重要的社会意义。

另外，我们从胆的字形看，胆的声符用"旦"，"旦"是什么呢？日出地者为旦，旭日东升，九州普照，所以，旦为明也。而唯其明者，方能行司决断。你不明，你昏庸了，你财迷心窍了，你权迷心窍了，你怎么能做到中正，不中正怎么决断呢？所以要明，明则行，明则决断。

胆为中正之官，胆主明，胆又为清净之府，胆的这些功用可以用四个字来概括，就是清正廉明。而事实上，唯有做到"清正廉明"，这个"决断"方有真正的意义。因此，今天我们来谈论胆的这个问题，它显然已不是一个纯粹的生理学、生命学、生物学的问题，它还涵括了很重要的社会问题。透过生理现象映射出一定的社会问题，而通过社会现象的研究反过来促进生理问题的认识，这便是《素问·灵兰秘典论》向我们展示的社会医学模式。

接下来我们看"三焦"这一府，三焦的官位，《素问·灵兰秘典论》封定为："决渎之官，水道出焉。"什么是决渎呢？决者，疏通也，流行也，开闭也，故《灵枢·九针十二原》曰："闭虽久，犹可决也。"那么，渎呢？渎，《说文》云："沟也。"沟这是从小的方面言渎，大的方面，"江河淮济为四渎"，即长江、黄河、淮河、济水名为四渎。所以，决渎合起来就是疏通沟渠水路，使水道畅通，故"决渎之官，水道出焉"。而唯有水道畅通，才能保障水利万物而不害万物。因此，决渎这一官对于身体健康，对于国计民生，都是很重要的一官。

决渎这一官为什么会是三焦来承担呢？这个问题很复杂，也很有争议，似乎我也没有这个能力把它全面地澄清。因此，这里只是就三焦这个概念谈一些相关的想法。三焦我们首先来看"焦"，"焦"的意义应该比较清楚，它是火字底，所以与火有关系。我们将什么东西往火上一烤，它就发出"焦"臭来，因此，焦者火之臭也。焦就是火的作用的一个显现。我们看运气，运气的少阳相火即以三焦言，说明三焦与火的联系是很确凿的。决渎之官要三焦来担当，开通水道的作用要三焦来完成，这说明什么问题呢？这说明了水的功用必须靠火来帮助完成，这又再一次证明了我们在太阳这一章中阐述的理论。

焦的意义我们清楚了，它与火有关，那为什么要叫"三焦"呢？三焦说明火的性质有三，火的来路有三，说宽一点，三火就是天火、地火、人火，说窄一点，就是上焦之火、中焦之火、下焦之火。上焦之火主要讲心肺之阳，中焦之火主要讲脾阳，下焦之火主要讲肾阳。我们回忆一下《中医内科》，《中医内科》在讲到水肿的时候，水液的代谢是不是主要与肺、脾、肾三脏相关？确实主要与肺、脾、肾相关。火的性质，火的来路我们讲了三个，同理，靠火作用的这个水的出路亦应该有三个，这就是上焦天水，中焦地水，下焦水水。从自然的角度讲，天水即自然降雨之水，而肺为五藏之天，肺为水之上源，肺所主的这个水与天水相关；地水即地下水，地下之暗河系统即属于此类，脾主运化，脾属土，土克水，脾所主的这个水与地水相应；水水即江河湖海之水，肾为水藏，肾所主的这个水与水水相应。

可以与126—130页的内容相参看。

三水说。

上面这些水，上焦水、中焦水、下焦水，分开来是三水，合起来是一水，因为水与水之间始终在相互作用、相互影响。三水之中，我们尤其应该注重这个中焦水，中焦水也就是地下暗河系统的水，这个暗河系统的走向形成了传统所说的"龙脉"。龙脉不仅是风水学关心的一个大问题，也应该是现代生态学关注的一个大问题。有些地方为什么草木茂密，郁郁葱葱？有些地方为什么寸草不生，甚至还要沙漠化？关键的在于有无这个"龙脉"。有龙脉，有地下水，那自然万物生长，山林茂密。没有龙脉，没有地下水，那自然万物不生，山野荒芜。青山绿水这句话应该往深处看，这个绿水是青山的前提，有绿水才有青山，没有绿水，那就只有不毛之地。而这个绿水有时是我们看到的河溪，有时则是看不到的地下水，是龙脉。因此，人工植树造林也要看条件，看你植树的地方有没有这个龙脉，有龙脉你植的树就容易成林，没有龙脉呢？你很可能白打工。所以，植树造林也不能光凭热情，还要讲科学，还要讲风水。风水术中就有辨认龙脉的具体方法。你把龙脉转换成地下水，转换成暗河系统，那寻找龙脉就变成了科学。其实古代的很多学科研究的是科学，只是这个名字叫起来使我们很容易联系到迷信。因此，命名的科学化、现代化倒是一个值得考虑的问题。

什么是龙脉？

新的医学模式。

中焦地水关系到整个生态，现在搞西部开发首先强调生态环境，但是，如果没有很好地认识这个地水与生态的关系，还是这样无限止地开采地水，那这个生态没法好起来。另外就是地水受到日益严重的破坏，这对于人体的中焦会有什么影响呢？这个因素必须考虑进去。现在现代医学已经意识到社会因素、心理因素对于医学的影响，搞了社会医学模式、心理医学模式。那么，这个环境医学模式、生态医学模式应该迟早会提出来。

4. 少阳运气义

前面谈少阳经义的时候，言及少阳经所处的位置与它主枢的功用非常相符。这使我们想到经典概念的严密性，它不仅有功能的基础，也有结构的基础。这就要求我们在探讨每一个经典的概念时，都必须做到严肃认真，切忌得过且过。经典概念的含义很广，以我们目前所编写的教材而言，这个含义还远远没有探求出来。迄今（2000年）为止，统编教材已搞了六版，现在又在紧锣密鼓地组编七版，这些不同版的教材有什么区别呢？除了版本上的区别，在内涵上看不出有什么大的突破。中医教育适不适合搞统编教材？我们需不需要这样频繁地变更教材？这个问题值得大家商讨。

学好中医需要获得定解。

对于经典的每一个概念都应该花大力气去研究、去探求，我的这部著述起名为"思考中医"，其实就是通过对中医一些主要概念的思考，尤其是对《伤寒论》中一些主要概念的思考展开来的。中医的一些基本概念思考清楚了，中医的整个脉络就会十分明晰地呈现在你的眼前。这个时候不管你搞不搞中医，也不管外界对中医是个什么看法，都无法动摇你对中医的认识。这样一个认识在佛门中又叫定解，定解不容易获得，而一旦获得就牢不可破。在现代化的时代里要想学好中医，这个定解非建立不可。

在运气里，少阳主相火，相火这个概念的建立具有非常重要的意义，由它映射出的问题恐怕不是现在这个篇幅可以探讨清楚的。因此，本节只能由浅入深地作一个相似的讨论。

很显然，相火是针对君火而提出来的一个概念，因此，讨论相火必然就得跟君火联系起来。我们看运气的相火在人属三焦、心包，君火在人属心与小肠，现在我们暂且撇开三焦、小肠，来看这个心与心包。心之外有一个独立的心包，而且有专门的手厥阴相连，这在中医确实是一个非常特殊的地方。除心之外，肝脾肺肾有没有相应的肝包、脾包、肺包、肾包呢？没有！只有心有。因此，心之有心包，与火之分君相是有紧密关联的，我们不能将它作为一般的问题来讨论。过去一些医家，特别是金元时期的一些医家，把这个问题简单化了、一般化了，以为火分君相，一个变俩，这便将土木金水一对一的格局打破了，本来是一水对一火，现在搞出两个火来，一水怎能治二火呢？于是"阴常不足，阳常有余"的观点被提出来了，而滋阴一派、泻火一派亦应运而生。

为什么五藏之中只有心有包？

上述这个问题不能这样简单来看，火之有君相，即如心之有心包，一个是从五行六气的角度谈，一个是从藏府的角度谈。五行之间有区别。水火怎么没区别，它有寒热的区别；天地怎么没区别，它有高下的区别。从寒热、从高下来谈区别是可以的，但从有余不足去谈这个区别，那就会有不妥处。心与其余四藏，火与其余四行，我们很难将它们放在同一水平来思考。它们之间不平等，它们之间有差别。你不承认这个不平等，你不承认这个差别，那整个自然之性就会被扭曲。

上述这个差别，上述这个不平等，在形而上与形而下里表现得更为突出。《易·系辞》云："形而上者谓之道，形而下者谓之器。"有关形而上与形而下以及道与器的问题，我们在第一章中已作过讨论，心为君主之官，处形而上之位，其余藏府则为臣使之官，而处形而下的范围。上述的这个关系如果从五行的角度看，则能得到更好的说明。五行中，火属心，其余金木水土分属肺肝肾脾。五行之间一个最大的差别是什么呢？就是火与其余四行的差别。火放开了，它往上走，因为火性炎上，而其余的金木水土放开了，它们往哪走？它们只能往下走。因此，在五行里，这个形而上与形而下的区别是了了分明的，用不着我们去动脑筋，它自然地就上下分明。

可以与19—21页的内容相参看。

形而上者谓之道，形而下者谓之器。道与器有什么区别呢？除了上面这个有形无形、向上向下的区别外，还有一个很内在、很本质的区别：是器它就有生化，它就有升降出入。所以，《素问·六微旨大论》云："是以升降出入，无器不有。故器者生化之宇，器散则分之，生化息矣。"有器就有生化，有生化就必有不生化；有器就有升降出入，有升降出入就必有升降息、出入废。这是非常辩证的一对关系。既然有器形成，那自然就有器散的时候，"器散则分之，生化息矣"。有生化就有不生化，而从佛门的观点说就是有生必有灭，生灭相随。那么，这个生化与不生化以及这个生灭的根源在哪里呢？很显然与这个器有关，与这个形而下有关。所以，器世界的东西、形而下的东西都是有生化的，都是生灭相随。有生化，有生灭，这就有变动，《易》也好，医也好，都强调一个"成败倚伏生乎动"。因此，这个变动生起来，成败、兴衰就生起来，轮转漂流就生起来。你要想获得永恒，在器世界这个层次，在形而下这个层次，那是万万不可能。因为你有生化，有生灭。要想获得永恒，那怎么办呢？只有一个办法，就是设法不生不化。无有生灭，无有生化，自然就无有变动，如果不动那还有什么成败，还有

☞

医道中的"不
生不灭"。

什么兴衰，这就永恒了。对这样一个问题的可能性，黄帝也十分关切，于是便有"帝曰：善。有不生不化乎？岐伯曰：悉乎哉问也！与道合同，惟真人也。帝曰：善"（见《六微旨大论》）这样一段对话。可见不生不化是完全有可能的，条件就是"与道合同"，与"形而上"合同。因为在形而上这个层次，在道这个层次，在心这个层次，它不具器，不具器，那就不会有生化，没有生化，所以它能"不生不灭，不增不减，不垢不净"。因此，佛家也好，道家也好，她所追求的最高境界，她的理想目标，其实就在形而上这个范围里。《老子》云："为学日益，为道日损，损之又损，以至于无为。"损什么呢？就是损这个器世界的东西，就是损这个形而下的东西。你对器世界的执着越来越少，你对形而下的执着越来越少，那当然就趋向形而上了，这就是"与道合同"的过程。佛家讲"看破，放下，随缘，自在"，看破什么，放下什么？就是要看破、放下这个器世界，这个形而下。在形而下里，在器世界里，到处是束缚，到处是障碍，你怎么可能获得自在？所以，你要想真正地大自在，那就必须"看破，放下"。

佛家修炼讲"明心见性"，道家修炼讲"修心养性"，可见都在形而上这个圈子里。因此，形而上与形而下不仅将道器区分出

来，也将圣凡区分出来，也将中西文化的差别区分出来。你要搞中西文化的比较研究，如果你不把着眼点放在这个上面，你能比较出一个什么来？我们谈火分君相，也要着眼到这个上面来。既然心火属形而上这个层次，位居君主，不具形器，那它怎么跟器世界的其余藏府打成一片？作为火它怎么腐熟水谷，它怎么蒸腾津液，它怎么熏肤、充身、泽毛？那就只好由相火来，让相火来履行这个"凡火"的职责。因此，相火概念的产生正是基于这样一个理性思考和实际需要的前提。所以，从形而上与形而下来讲，君火属形而上，相火属形而下。形而上，故君火以明；形而下，故相火以位。心者，君主之官，神明出焉。《易·系辞》曰"神无方"，神无方，故以相火为方，以相火为位。神用没有方位可言，她只随缘显现，而在器世界这个层次又不能没有方位，因此，建立相火以为方位。

前面我们曾经谈到人与其他动物最大差别这个问题，这里我们提出"主动用火"亦是一个最大的差别。迄今为止，在所有的动物中，只有人类是主动用火的，而在这个主动用火的现象背后存在一个更具实义的差别，就是人类独特的思维。心火主神明，故火与思维有密切的关系。火与思维相关，思维由火所主。而现在火作了君相的划分，作了形而上与形而下的划分，这就向我们提出了一个问题，思维是否也有君相的差别？在思维这个领域，在意识这个领域，哪些属于形而上，哪些属于形而下？潜意识、无意识，以及思维中的直觉，是否就属于形而上的范围？而逻辑思维是否就属于形而下的范畴？思维和意识问题受到了越来越多的关注，尤其是对那些影响人类文明进程的重大发现后面的这些思维和意识过程，这些过程中所显现的和谐和惊世骇俗，令人们惊讶不已并深受感动。历代的科学家们都在探讨这个过程，想使之"真相大白"。心灵深处的这些东西是怎么爆发出来的？心灵深处所唤醒的东西来自何处？对此，柏拉图在《斐德罗》中表述道："这些被唤醒的东西并不是从外部输入的，而是一直潜藏在无意识领域的深处。"

行星运动定律的发现者开普勒为他的这一发现所显示的和谐深深感动，在《世界的和谐》一书中，他写道："人们可以追问，灵魂既不参加概念思维，又不可能预先知道和谐关系，它怎么有能力

火与智慧有什么关系？

认识外部世界已有的那些关系？……对于这个问题，我的看法是，所有纯粹的理念，或如我们所说的和谐原型，是那些能领悟它们的人本身固有的。它们不是通过概念过程被接纳，相反，它们产生于一种先天性直觉。"

著名物理学家泡利对开普勒的这一思想进行了更为精确的表述："从最初无序的经验材料通向理念的桥梁，是某种早就存在于灵魂中的原始意象（images）——开普勒的原型。这些原始的意象并不处于意识中，或者说，它们不与某种特定的、可以合理形式化的观念相联系。相反，它们存在于人类灵魂无意识领域里，是一些具有强烈感情色彩的意象。它们不是被思考出来的，而是像图形一样被感知到的。发现新知识时所感到的欢欣，正是来自这早就存在的意象与外部客体行为的协调一致。"（上述两则引文引自钱德拉塞卡著，杨建邺、王晓明先生翻译的《莎士比亚、牛顿和贝多芬》一书，谨此致谢！）

☞ 这是不是伏藏脑？这几段文字可以跟42—44页关于伏藏脑的内容相参看。

一个创造，一个光辉的思想，一个激动人心的理论，它们来自"某种早就存在于灵魂中的原始意象"。这个原始意象不来自外部，不存在于意识这个层面，它来自无意识；这个原始意象"不是被思考出来，而是像图形一样被感知到的"。这使我们想到了孔子在《易·系辞》中的一段名言："易无思也，无为也，寂然不动，感而遂通天下之故。"由上述这个原始意象产生出来的思想可以不同，由上述这个原始意象产生出来的创造可以不同，但是，对这个原始意象存在的认识和描述却是这样惊人的相似。这使我们由衷地感到：古圣今圣，其揆一也；中圣西圣，其揆一也。我们不禁要问：《易》是一门什么样的学问？儒家为什么要将《易》立为群经之首？《易》是否就是要专门探讨原始意象那个层面的东西？

☞ 中圣西圣，其揆一也。

"星星还是那个星星，月亮还是那个月亮，山也还是那座山哪，梁也还是那道梁。"人类科学迄今为止所发现的这些伟大理论，它们所揭示的，它们要说明的，不过就是自然界这奇异的均衡关系，不过就是自然界各部分之间以及各部分与整体之间的固有的和谐。科学并没有在自然之外创造什么，科学也没有在自然之内减少什么。星星还是那个星星，月亮还是那个月亮。科学只是充分地揭示和利用了自然给出的这个均衡与和谐。写到这里，我们惊奇地发现，中医正是这样一门科学，她在揭示人与自然的和谐方面，她在利用人与自然的和谐方面，做到了尽善尽美，无以复加！

二、 少阳病提纲

少阳病提纲的讨论主要以少阳篇263条"少阳之为病，口苦，咽干，目眩也"为依据。这部分的讨论拟分两个方面。

1. 总义

（1）少阳病机

提纲条文其实就是病机条文，这在太阳及阳明篇中已作过论述，既然是病机条文，那它的含义就关系到整个少阳篇。因此，在这一条上必须多花工夫。为了显示病机条文的重要性，我们还是给它一个病机格式，就是："诸口苦，咽干，目眩，皆属于少阳。"

（2）三窍的特殊性

我们看提纲条文中讲到三个非常简单的证，就是"口苦，咽干，目眩"，这样三个证好像不痛不痒，怎么可以用它来做少阳病的提纲？说实在的，就口苦、咽干、目眩这三证的本身而言，确实有些不打紧，但是，我们一想到经典的特性是"一字之安，坚若磐石；一义之出，灿若星辰"，就知道三证的简单中必然蕴涵着不简单。

口苦、咽干、目眩，它主要讲了口、咽、目这三窍，现在我们暂且撇下苦、干、眩，看看这三窍有什么特别的地方。窍者孔穴也，以供出入者也，山川的窍以及人身的窍都不外乎这个出入的作用。既然是出入，那就关系到一个开合的问题。我们看看人身的诸窍中，哪些窍的开合最灵敏，哪些窍的开合最频繁呢？只有口、咽、目这三窍。而且这三窍的开合是最直观的，最易于感觉到的。

☞
表法的运用。

我们说话的时候，一个最重要的过程就是口在不停地开合，而我们的讲话，连带我们进食、呼吸的动作，也在不停地开合，只是这个开合稍深了一层。目呢？目的开合更容易感受到。所以，口、咽、目的一个最大特征，也是一个我们最容易感受到的特征，就是它们的开合性。讲开合，开合这个过程的实现，它靠什么呢？它靠一个枢机。开合越频繁，开合越灵敏，那必然是枢机越灵敏。开合的特征越显著，必然就是枢机的特征越显著。因此，谈口、咽、目，它们实际上把一个什么问题带出来了呢？它们把枢机的问题带出来了，它们把少阳带出来了。你看口、咽、目，你感觉到它们的开合，你感觉到它们在"位"的变化上异常灵活，那这个"开合"，这个"位"的变化从哪里来？当然是从"枢"上来。因此，谈一个口、咽、目，便将少阳主枢，便将相火以位的内在含义活脱脱地呈现出来。还有什么比口、咽、目更适合于作少阳的提纲？还有什么比口、咽、目更能透出枢机的要义？这时你真有一种非此莫属的感觉。

以口、咽、目为少阳提纲，并不是说这三窍就由少阳所主，而是透过这三窍表现出少阳病最最关键的机要。醉翁之意不在酒，诸如此类的手笔，不由得你不叹服。

（3）苦、干、眩义

接下来我们看苦、干、眩。苦是什么呢？苦是火的本味，火味为苦。干呢？凡物近火则干，故干者火之性也。眩者则如《释名》所言："悬也，目视动乱如悬物，遥遥然不定也。"是什么东西具备这个"遥遥然不定也"之性呢？很显然，风（木）具备这个性，火具备这个性。因此，谈苦、干、眩，并不是说苦、干、眩只限于少阳病所有，而是透过苦、干、眩表出少阳枢机的木火之性、相火之性。

另外，对于少阳提纲的讨论我们还可以引而申之，触类而长之。比如这个苦的问题，苦于五行属火，所以，《素问·阴阳应象大论》云："南方生热，热生火，火生苦，苦生心。"苦不但属火味，亦与心相关。而我们稍作深入，就会发现与苦联系最密切的痛也与心相关，故《素问·至真要大论》云："诸痛痒疮，皆属于心。"痛苦与心相关，而在五志中，喜乐亦与心相关。痛苦属心，痛苦生于心；喜乐亦属心，喜乐亦生于心。痛苦、喜乐与心的这个特殊关系，便将宇宙人生的一个大问题引发出来。

苦生于心，乐亦生于心。

　　痛苦本为生理现象，但由于生理与心理的相互影响之深、之大，我们很难将它们分割开来，因此，对于痛苦和喜乐我们完全应该从综合的角度来看。人类的问题千千万，但是，这些千差万别的问题能不能归结到一个点上或者说一个问题上来呢？从最根本的意义，从最究竟的意义去思考，这是完全可以的，这个点、这个问题就是痛苦与喜乐，简称苦乐。我们可以从纵向来看，也可以从横向来看，看看人类付出的所有努力是不是都是为了解决这么一个问题。古代的也好，现代的也好，科学的也好，艺术的也好，宗教的也好，是不是都是在这个上面用功，是不是都是为了减少一些痛苦，增加一些喜乐。人类的所有行为、所有努力是不是都是为了这样一个目的、这样一个宗旨？至少在动机上，在主观愿望上没有一个例外。因此，只要我们从苦乐的问题上去作意、去思考，那就把人类的复杂问题、人生的复杂问题简单化了、真实化了。将人生的问题简单化、真实化以后，对这个根本问题的解决，便有了一个直截了当的思考和判断。

人生最根本的问题。

　　毫无疑问，解决人的根本问题，使人少苦多乐，甚至离苦得乐，是人类一切行为和努力的动机和宗旨，过去如是，现在如是，将来亦如是。而我们从本质上对所有的这些行为和努力作一个划分，则不外两类，一类行为和努力是在形而上的这个层面用功，一类行为和努力是在形而下的这个层面用功。而更具体地说，形而下的这个层面就是物质的层面，形而上的这个层面就是精神的层面，就是心的层面。上述这个划分建立以后，很多问题就十分清楚了，整个现代科学她是在哪个层面用功呢？她在形而下这个层面，在物质这个层面。她的一切努力都集中在这个点上，企图用改造物质的方法来作用人类，用这个物质手段来使人类离苦得乐。物质手段能不能使人离苦得乐呢？当然可以。肚子饿了，给你吃的，身子冷了，给你穿的，饥寒交迫的苦一下子得到了解决。但是，温饱的问题解决以后，物质手段还能在多少程度上使人离苦得乐呢？这个问题我想大家都会有感受，感受过了你就应该有思考。百万富翁、亿

物质手段在解决人生根本问题上的能力究竟有多大？

万富翁有没有烦恼，有没有痛苦，是不是他们已经完全地解决了人生的根本问题？他们已经拥有了太多的物质，已经占有了太多的形而下这个层面，是不是他们就已经完完全全地离苦得乐了？如果不是这么回事，如果他们的人生仍然充满了烦恼和痛苦，那用物质手段解决人生根本问题的能力就会让人产生怀疑。

物质手段在解决人生根本问题的能力上为什么有限？我们回观前文便能明白，因为人生这个根本问题的根源，人生这个苦乐的根源，它不来自形而下这个层面，它不来自物质这个层面，它来自形而上，来自心这个层面。因此，用物质手段来着眼这个问题就很难从根上去解决。它是间接的，它始终绕着圈子。在温饱没有解决前，在饥寒交迫的这个阶段，物质的作用好像很强，但是，这个层面的问题一旦解决了，物质手段的能力就基本达到饱和。再往下走，物质手段所能起的作用便只是隔靴搔痒了。所以，要解决这个问题，就必须直截了当，就必须从根本上抓，连根拔起，问题才能真正解决。那么，根在哪儿呢？当然就在形而上，就在心这个层面。笔走于斯，我们才恍然大悟，传统的学问，传统的儒、释、道

☞

修心是为了什么？

为什么都强调"修心"？为什么都把在形而上这个层面、心这个层面的用功放在第一位？原来就是要解决这个人生的最根本问题。你看《老子》，他不叫你去追求物质，他不叫你去不断地丰富这个物质手段，他叫你"知足者乐"。为什么呢？因为他已经参透了，他知道这个人生的乐不可能最终从物质这个层面得到，在物质这个层面上只要你不知足，那千万、亿万的家产、身家你也不乐，你也可能痛苦。因此，沿着物质这条路，沿着形而下这条路，你就是走到天上去了，走到太空，甚至外太空，人生的这个根本问题你还是没法解决。到时醒悟了你还得回头，你还得走形而上这条根本的道

☞

老子的致富之道。

路。老子看清了这一点，看透了这一点。所以，他不鼓励人们走物质探索的这条路，在这条路上他告诉你知足就行了。"知足不辱，知止不殆"，你干吗要去干吃力不讨好的事？从这个层面你去看中国为什么没有率先走向现代化这条道，为什么没有率先走向物质发展这条道，也就不足为怪了。

对中医的认识，尤其是对中医价值的认识，我们不能光局限在几个病上，应该放开来看。古人云：上医治国，中医治人，下医治

病。从少阳提纲条文的讨论，从对苦这样一个问题的引申，我们看到中医的内涵确实包括了上述三个层次的东西，只看你能不能真正地把握它，受用它。

上医治国，中医治人，下医治病。

2. 别义

（1）五窍之特点

少阳提纲条文谈到口、咽、目三窍，这使我们想到五窍的问题。五窍即心开窍于舌，脾开窍于口，肺开窍于鼻，肾开窍于耳，肝开窍于目。窍是什么？《说文》云："穴也，空也。"《礼记·礼运》曰："地秉窍于山川。"《疏》谓："谓地秉持于阴气，为孔于山川以出纳其气。"综《说文》《礼记》所云，窍就是山川中的孔穴，也就是我们俗称的山洞，这些孔穴有什么作用呢？就是出纳地气。地虽然属阴，虽然藏而不泻，但它也要交换，与天交换，与阳交换。它也要有呼吸。这个交换、这个呼吸就是通过位于山川的孔窍来进行的。可见自然天成的每一样造化都不是没用处的，都不会闲置，只是你没有认识到。认识到上述这个"窍"的含义，我们来看五藏的窍就非常清楚了。首先在中医里只有五藏有窍，六府没有窍。为什么呢？六府属阳，五藏属阴，六府应天，故泻而不藏，五藏应地，故藏而不泻。应天则本就空灵，何需有窍？应地则实而厚深，故需有窍以供出纳。所以，我们一再强调中医理论它的基础很深厚，它的背景很深厚，而这个深厚处就是自然。因此，谈中医你处处在在都不要忘记自然。你道法自然了，你的理论的根基自然就深厚了，你的层次也就自然地上去了。你对这个理论就会坚信不疑。这不是盲目自信，而是你心中有数，了了分明。像这个五藏主窍的问题，一联系到自然，你就很清楚了。

何以藏有窍而府无窍？

另外一个问题，我们看肝、脾、肺、肾这几窍，这几窍皆符合于《说文》《礼记》所给出的窍的含义，即皆位于山川（头者身之山川也），皆具空穴孔窍之性。而且在这几窍中，肝窍目、肾窍耳、肺窍鼻皆分左右两窍，脾窍口虽不分左右两窍，然由上下两唇相构，且诸窍皆直通于外。唯独心之窍不具这个特性，它既不直通于外，亦非空穴之窍，且不分左右、上下，而为一独窍。五藏之中，肝脾肺肾诸藏皆实，而其窍却虚；心藏本虚，而其窍却实。五藏之中，心为君主。君主为孤为寡，故无有左右，无有上下。余则为百官而有左右、上下之分。五窍的这样一个特性，既使我们看到了自然的一面，也使我们看到了社会的一面，二者似不可分。

（2）九窍之布局

☞
泰卦的格局。

谈完五窍的问题，接下来我们看九窍。九窍即二耳、二目、二鼻、一口、一前阴、一后阴。九窍的布局很有意思，双窍的有三，单窍的亦有三。双窍的耳、目、鼻居于上，单窍的口、前阴、后阴居于下。双窍之构成恰似易卦之阴爻（－－），而单窍之构成则恰似易卦之阳爻（－），且双数偶亦为阴，单数奇亦为阳。上三阴是为坤，下三阳是为乾，上坤下乾是一个什么卦象呢？正好是一个泰卦。所以，九窍的布局就正好构成一个天然的地天泰卦。而连接这个地天的又是什么呢？就是处于口鼻之间的人中。

☞
人中的意义。

人中的称谓过去我们也许不理解，它不过是鼻口之间的一个沟渠，为什么要叫人中？其实人中的这个称谓，甚得中医的三昧。它就像是一个机关，这个机关解开了，中医的许多东西就能一目了然。何谓人中？天在上，地在下，人在其中矣。天食人以五气，地食人以五味，五气入鼻，藏于心肺，五味入口，藏于胃。因此，鼻口实际就是天地与人身的一个重要连接处，天气通过鼻与人身连接，地味通过口与人身连接。《内经》云："人以天地之气生。"人何以天地之气生？天地之气何以生人？显然这个口鼻担当了重要的作用。而鼻为肺窍，口为脾窍，肺主乎天，脾主乎地。故鼻口者，天地之谓也。即以鼻口言天地，那处于其间的这道沟渠不为人中为何？因此，人中的这个称谓非它莫属。

《素问·六微旨大论》云："言天者求之本，言地者求之位，言人者求之气交。"研究人气交是一个至关重要的问题。什么是气交呢？气交就是指天地的气交，阴阳的气交。天气要下降，地气要上升，阳气要下降，阴气要上升，天降地升这就气交了。气交了就有万物化生，气交了就有人的产生。故曰：天地气交而人生焉。天地气交，乾天之气下降，坤地之气上升，这是一个什么格局呢？这正好是一个泰卦的格局。所以，人身这个九窍的布局，它要三个双窍在上，三个单窍在下，这就正好体现了天地的气交，就正好体现了泰卦这个格局。这好像是巧合，又好像不是巧合。总之，造化的奇妙着实令人赞叹。天地要气交，阴阳要气交，这个气交的过程总要有一个通道，而人中生就的是一个沟渠，这样一个结构就正好可以作为气交的通道。有诸内必形诸外，人中这个通道虽然是外在的，但它必然反映内在天地气交、阴阳气交的情况。因此，人中的这个结构，人中的这个形相就非常的重要。相家从人中可以看人的寿元，为什么呢？因为人中的结构反映了人体气交的状况，"言人者求之气交"，人的身体状况，人的健康，人的长寿，它由什么来决定呢？就由这个气交来决定。气交好的人，你当然就有了健康和长寿的基础，气交不好，天地之气不生你，四时之法不成你，你从哪里去找健康？你从哪里去找长寿？基础没有，根基没有，你没法获得健康和长寿。所以，看人中实际上就是看气交，看气交实际上就是看生命的根本。生命的根本你都看到了，那你为什么不知道他的寿命，当然就知道了。因此，大家不要以为看相就是迷信，孙真人要求一个大医必须精通诸家相法，这不是没有道理的。你从基因去了解一个人的生命状况，去了解一个人的寿命长短，那我为什么就不能从人中去研究、去了解呢？难道从基因看出的就是科学，从人中看出的就是迷信吗？我看天底下没有这样的道理。怎么只许官家放火，不许百姓点灯呢？重要的应该来考究它能不能看出，能不能看准？如果看不出，看不准，你又说能看出，能看准，那当然是骗人！当然是迷信！倘若他能看出，且又能看准，与基因研究的结果不相上下，那这个问题就严重了。这样一个简单的方法，不需要借助任何外部条件，却能与一个高科技的、复杂的方法所得出的结果相近，甚至相符。单就这个事实就足以引起我们的深思，就足以让我们对这个简单的方法刮目相看。简单了难道就不科学，难道就注定是土气、是朴素，难道就登不了大雅之堂。让我们看拉丁的一则箴言："简单是真的标志。（Simplex sigillum veri.）"科学所要追求的是什么？难道不是这个"真"吗？简单其实就意味着真，越真的就越简单，越简单的就越真。复杂了那是没办法，那是不得已，而复杂了往往容易失真。

　　《老子》讲："飘风不终朝，骤雨不终日。"这个简不简单，

只许官家放火，不许百姓点灯！

真是够简单。可正因为这个简单，它透发出真实。人生的真实，社会的真实，都包含在这个简单里面。可就因为这个简单，"天下莫能知，天下莫能晓"。人性是不是都有喜复杂的一面呢？本来赤条条，来去无牵挂，可人总觉得这样简单不过瘾，还是复杂一些好。你摸脉摸出这个病来，他觉得不保险，不放心，还是要搞一些现代手段的检查。另外，现在你开医院如果就是望、闻、问、切，就是开几剂中药，即使你把病人治好了，那你的医院也要倒闭。为什么呢？经济在制约你，你的经济指标上不去，医院怎么能开下去？所以，你必须开大量的检查，也必须上西药。这是现实，中医也还得食人间烟火吧，那你就得随行就市。

人为天地气交的产物，这一气交就变成泰的格局，而九窍的布局就正好符合这个格局。天地气交通过什么道路进行呢？通过人中这个道路进行。故人中之道宜深、宜长、宜广。人中深、长、广了，那么，它所代表的这个内在的道也必然会深、长、广，这就为气交创造了一个良好的条件。气交好了，生命当然就会长久，这是必然的道理。人昏过去以后，人的生命危急的时候，很多人都知道去掐按人中。许多人就因为这一掐，苏醒过来了，转危为安了，为什么呢？气交的道疏通了，打开了，气交恢复了，生命也就自然回复到原来的状态。人中是不是一个重要的机关？人中这个称谓是不是真透着中医的三昧？大家可以思考。

掐按人中为什么可以起死回生？

（3）否极泰来

九窍的分布充分体现了泰的格局，泰其实就是宇宙演变到有生命的这个阶段的一个标志。而人体的外部结构正好记录下了这个标志。这便提示我们，要想透彻地理解生命的过程，泰卦便是一个很值得注意的问题。

宇宙演变到生命阶段的标志。

泰卦的布局已如上述，它正好与否卦的布局相对相反。所以，自《易》始，否泰就分别用来表示两个截然相反的事态。诸如善恶、好坏、吉凶、小人君子等。而泰卦当然代表着好的一面，否卦就代表着坏的一面。否泰为什么会有这个差别呢？让我们看一看《易经》否泰二卦的象辞即知。否的布局是乾天在上，坤地在下，故否卦卦辞曰："否之匪人，不利君子贞，大往小来。"尚秉和注云："阳上升，阴下降。乃阳即在上，阴即在下，愈去愈远，故天地不交而为否。否闭也。"又象曰："否之匪人，不利君子贞，大往小来。则是天地不交，而万物不通也。上下不交，而天下无邦也。内阴而外阳，内柔而外刚。内小人而外君子。小人道长，君子道消。"尚秉和注云："天气本上腾而在外，地气本下降而在内。愈去愈远，故气不交。气不交故万物不通而死矣。"由是可知。否之所以为否，否之所以为诸困顿不吉，关键就在于天地不交。

那么泰呢？泰的布局上坤下乾，卦辞曰："泰，小往大来，吉，亨。"尚秉和注云："阳性上升，阴性下降。乃阴在上，阳在下，故其气相接相交而为泰。泰，通也。"又象曰："泰，小往大来，吉亨。则是天地交而万物通也，上下交而其志同也。内阳而外阴，内健而外顺，内君子而外小人。君子道长，小人道消。"由是亦知，泰之所以为泰，泰之所以为诸通达吉亨，其关键就是天地交通。

由上述否泰二卦的象辞我们可以看到，否泰二卦的含义非常深广，有自然科学的方面，有社会科学的方面，也包括了很深厚的人文内涵。这些诸多方面的内涵都值得我们去研究，去实践。从自然方面而言，《易·系辞》曰："天地氤氲，万物化醇。男女构精，万物化生。"天地为什么会氤氲，男女为什么会构精？其实这就是泰的状态。而反过来，天地要是处于否的状态，那就没法氤氲，没法构精了。没法氤氲，没法构精，就不可能有万物的化醇、万物的化生。没有化醇，没有化生，生命怎么产生？即便是产生了，又怎么能够健康地维持下去呢？所以，我们将生命的产生，以及生命过程的诸多正常和不正常态作一个根本意义上的归纳，其实它就是一个否泰的问题。否代表着不健康态，也就是疾病态，而泰当然就代表着健康态。因此，从这个角度而言，医学的一个根本的目的实际上就是实现由否至泰的转变。

否是乾上坤下，由于处在这样一个状态下，天地不能交通，阴阳的气交不能很好地实现，五藏的元真不能很好地通畅，因此，人的诸多疾病其实就是由这个因素渐渐演变而来的。那么，怎么实现由否向泰的转变呢？一个就是要设法使乾阳下降，另一个就是设法使坤阴上升。而这两个方法孰轻孰重，以及是否同时进行，则完全

疾病的治疗实际上是"否""泰"的转化。

取决于引起否的这个因素。在天地氤氲、男女构精以后，生命本来应该处于泰的状态，健康的状态，而现在为什么会沦入到否的状态上来呢？说到底还是阴阳的问题，还是升降的问题。一方面乾阳太过，升而不降，可致否的形成；另一方面坤阴太沉，降而不升，亦可致否的形成；而更重要的一个方面是，如果调节升降的枢机出现问题，就更容易导致否的形成。当然有的时候引起否的因素是综合的，是错综复杂的。

由否转泰的具体过程，反映在太阳篇的痞证里，这个"痞"其实就是上述"否"的状态在人身上的一个具体表现。痞应该有非常多的表现，可是在《伤寒论》里却把这诸多的表现集中在一个"心下"，谓之"心下痞"。为什么要将这样一个非常重要的证用"心下"来表述呢？心下不是讲五藏的心下，而是指剑突以下、腹以上的脘域，这个脘域称为心下，这个脘域正好是脾胃所居。脾胃在这里有什么意义呢？它的一个最重要的意义就是升降之枢纽。如果脾胃出现问题，那升降就必然会有问题。升降出现障碍，天地之气怎么相接相交，这便有了否的形成。所以，一个心下痞其实已把形成否的这个症结道明了。

对于痞证的治疗，《伤寒论》用的是泻心汤，共计有大黄黄连、附子、半夏、甘草、生姜等五个泻心汤。治痞为什么要用泻心汤呢？泻非言补泻，泻者言其通也。心即上述之脘域，即上述之脾胃，即上述之升降枢纽所居处。这个地方闭塞了，不通了，升降怎么能够正常地进行，这就会有痞证的发生。故泻心者，决其壅阻，通其闭塞，使复升降也。升降得复，则升者降之，降者升之，自然转否为泰矣。因此，泻心汤实际上是一个转否成泰之方。以上述诸泻心汤而言，大黄黄连泻心汤者，降阳之方也。举凡阳明胃不降则乾阳不降，乾阳不降而生否者，宜此大黄黄连泻心汤。服之令乾阳下降，自成泰之格局。半夏、生姜、甘草诸泻心汤者，降阳升阴之方也。举凡阳明胃不降则乾阳不降，太阴脾不升则坤阴不升，乾阳不降、坤阴不升而致否者，宜此诸泻心汤。方中所用芩连，即降阳也；所用参、姜、草、枣，即升阴也；半夏则开通闭塞、交通上下也。服之自然阳降阴升而转否成泰。附子泻心汤亦为降阳升阴反否为泰之类。

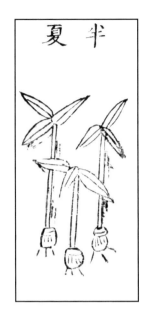

半夏

否者闭也。闭则天地不交而否。泻心汤能通其闭塞，交其天地，故用之而能"天地交而万物通也，上下交而其志同也"，用之而能"君子道长，小人道消也"。泻心虽只五方，若能引而伸之，触类而长之，则何愁不能于天地间立此泻心一派，以扫荡诸疾哉！曾记去岁治一藏族同胞，肝病下利之后，胸中热如火燎，腰以下冷如冰雪，经某县医院西医治疗，下利得止，而余证不减，渐至昼而烦躁，夜不安卧。观此胸热如燎者，乃阳不得降也；脚冷如冰者，乃阴不得升也。阳不降，阴不升，非否而何？故径投半夏泻心汤加肉桂，加肉桂者，以桂配黄连又成交泰之势（古方有交泰丸即由黄连、肉桂相伍而成）。服之半月余，胸热渐平，脚冷渐温，诸证皆除，否去泰来。

转否为泰的典范。

建立泻心一派。

三、 少阳病时相

前面我们谈到少阳主窍的问题，而由这个窍引出了对否泰的讨论。应该说否泰是我们讨论中医的一个非常重要的切入点。为什么说它是一个重要的切入点呢？因为无论什么问题，什么疾病，你都可以从否泰去切入，都可以把它归结到否泰上来。不但在人事、社会的领域我们可以用"否极泰来"，在医这个领域我们似乎可以更具体地、更实在地运用它。

开合机制可参看 92—96 页的内容。

在前面第三章谈阴阳的开合机制时，我们曾经用开合去分析疾病，我们曾经以开合为切入点。从开合切入，我们可以用它来分析所有的疾病，而现在从否泰切入，我们也说可以用它来分析所有的疾病，似乎从每一个切入点切入都能包打天下。其实，这是中医一个很有趣的问题，很值得研究的问题。

条条道路通北京。

条条道路通北京。我们从南宁去北京要坐T6特快列车，那么从成都去北京呢？当然不必坐T6，你要乘T8。所以，从任何一个点上深入进去了，你都可以见道。道只有一个，中医的道也好，儒、释、道的道也好，都只有一个。但是，见到它、证到它却可以有许多的方法。佛教有八万四千法门，也就是有八万四千种方法，八万四千个切入点。从这些切入点切入，你都能够最终认识宇宙人生的根本。我们这样来看历史上中医的许多流派，那就不足为怪了。张仲景他从三阴三阳切入，李东垣他从脾胃切入，叶天士他从卫气营血切入，吴鞠通他从三焦切入。只要从这些点上真正地深入进去了，最后都到了"北京"，都见到道了。那么，这些法门、这些切入点就应该都是可取的。所谓法门无高下，见道即为真。既然法门无有高下，那你为什么总是强调经典呢？明眼人应该可以看

这部分内容可与 30—55 页的论述相参看。

到，经典是什么呢？其实经典就是"北京"！后世那么多有成就的医家，建立了那么多不同的流派，不同的学科。有的医家成就很大，眼界也很高，几乎目空一切了，但是，为什么他们都强调经典，都认为自己流派的出处是来自经典。这恐怕不完全是沽名钓誉，一定要找一个圣贤为依托。而是一门深入以后，当深入到相当的程度时，当他们豁然开朗时，都会不约而同地发现：原来这就是经典！

经典与后世不同流派之间的关系，我们在第二章中已作过讨论。它实际上就是一个体用的关系。经典为体，后世学说为用。无体无以成用，而无用亦无以显体。体用密不可分。这样一个关系学中医的必须搞清楚。这个关系如果没有弄清，你就会觉得无所适从。一会跟着张三跑，一会跟着李四学，茫茫然不知所措。到最后两头不到岸，什么都不是，更不要说成一家之言了。所以，这个问

从六经的角度去解决女科问题。

题应该引起注意。你清楚了它们是这么一种关系之后，就知道路路不相左，法法不相违。你可以根据自己的特点，选择适合的方法。或者单刀直入，直接从经典入手，从体启用；或者迂回而入，从用见体，从后世的医家入手。我想这些方法都可以，都不相违。我的先师就是直接从经典入手学医的，而更多的人则是用第二种方法，

先从后世入手。只要你功夫用得深，功夫到位了，都可以学出来。就怕你浅尝辄止，半途而废。这样的人不但自己学不出来，而且说三道四的就是这些人，存门户之见的也是这些人。功夫做深了，见道了，都是岐黄的子孙哪会有什么门户之见？看一看《临证指南医案》，看一看《温病条辨》，你就清楚了。

1. 寅至辰上

这一节我们讨论少阳病的时相问题。讨论时相当然离不开欲解时，少阳病的欲解时条文见272条，即"少阳病欲解时，从寅至辰上"。寅至辰的类似概念我们在太阳及阳明篇已讨论了很多，从时上而言，它有许多层次可分。如以日这个周期层次而言，它包括寅卯辰三个时辰，即凌晨3点至上午9点的这段区域属少阳病的欲解时。如果疾病的特点是表现在这段区间欲解，那么，我们应该考虑有少阳病的可能。当然，这样一个问题我们还应该放开来看，联系前面讨论过的问题来看。寅卯辰不只是时间的问题，它还有许多相关性，根据这个相关性我们来举一反三，这才是研究中医的正路。比如寅卯辰它包不包括东方呢？当然包括东方。一个病，或者是眩晕，或者是肠胃不好，或者是其他什么，在南宁的时候你很不舒服，你周身不自在，可是你一到了上海，一到了浙江，你就舒服了、自在了，头也不晕，肠胃也好啦。这个算不算少阳病呢？这个你也应该考虑有少阳的可能。因为它的欲解也在寅卯辰。

寅卯辰从月上来讲，它应该是哪个区间呢？它应该是与阳明欲解时申酉戌相对的那个区间，也就是上弦及前后的这个区间。

讲到月周期，我们联想到一个很重要的问题，这个问题与女性有很大的关系。女性与男性的一个很特别的差异是什么呢？就是女性要来月经。而月经一个最显著的特点就是《素问·上古天真论》说的"月事以时下"。这个时包括了两层含义：第一层就是每一次经潮的时间，以及经潮与经潮之间的时间间隔都是相对固定的；第二层就是这个间隔的时间一般是一个月。为什么女性的这个特殊生理现象要叫月经或者月事呢？其实就是根据这第二层含义而来的。月事每月一潮，月亮每月圆满一次，而前面我们谈到潮汐的时候，又是月满而潮。月相的变化与女性的经事，与潮汐的涨落，这个联系一提出来，中医的很多问题你就可以感受出来。特别是女同志，发生在你们身上的事，你们自己应该有感受，有思考。思考发生在你身上的事，感受这个"天人合一"。所以，从这一方面来讲，我觉得女性学中医应该有优势。因为中医这个理在你身上有很好的印证。

经事每月一潮，这个是大的相应、粗的相应，我们还应该注意它细小方面的相应，也就是月事来潮的具体时间。是在圆满潮还是月晦潮，是上弦潮还是下弦潮。我曾经看过一份资料，这份资料专门探讨月经来潮的时间与不孕症的关系。结果发现，凡是在月满或接近月满这段时间来月经的，不孕症的发生率就很低。而不在月满的时候来潮，离月满的时间越远，甚至在月晦来潮的妇女，不孕症的发生率就会很高。而且其他妇科病的发生率也远远高于月满而潮者。为什么会有这个差别呢？这就是相应与不相应的问题。所谓"得道多助，失道寡助"，我们怎么去看待这个"得道"与"失道"呢？其实就是相应与不相应。相应就是得道多助。老天的力量有多大，自然的力量有多大，你相应了，老天都帮助你，那还有什么问题不能解决？你的疾病自然就会很少。所以，《素问·四气调神大论》所说的"故阴阳四时者，万物之终始也，死生之本也，逆之则灾害生，从之则苛疾不起，是谓得道"，这在女性身上应该反映得更加充分。

月经来潮是由于子宫内膜的脱落，而子宫内膜脱落又由女性激素的分泌水平决定。这使我们看到，女性激素的分泌有一个周期性，而这周期正好与月周期相当。日为阳，月为阴，男为阳，女为阴。女性的激素分泌有一个月周期的变化，这是阴与阴应。那么，男性的激素分泌有没有一个类似的周期变化？这个周期变化是不是就与日的周期相当？这亦是值得探讨的一个问题。这就从传统的角度向现代提出了课题，而这样一些课题的研究，不但为现代提出了问题，而且也为解决现代问题创造了契机。

月事以时下，随着个体的不同，甚至是年龄阶段的不同，这个时会有很大的差异。我们讨论六经病的时相，如果将这个时相放在月周期层次上来考虑，那么，就可以把一个月分成六个刻度，以分别与六经的时相相应。月周期内的六经时相区域确定以后，上述"月事以时下"的"时"差异就很容易与六经时相建立对应关系。这个对应关系建立以后，妇科疾病与六经病之间就建立起了一种内在联系，就可以帮助我们从六经的角度去思考和解决女科的许多问题。这是一个很有意义、很值得研究的课题。

中医不但讲辨证，而且还要讲辨病。辨病是纲，辨证是目，纲举才能目张。因此，从这个角度看，把"辨证施治"作为中医的一大特点，而不提"辨病施治"，这是很不完全的。当然，中医辨病的内涵与西医不同，比如我们上面讨论的，在妇科疾病与六经病之间建立一种内在联系，这就是一个辨病的过程。辨病是辨方向，方向都不清楚，还谈什么路线呢？而中医辨病的指标往往比较明确、比较客观。像时间、方位、五运、六气，这些因素都很清楚地摆在那里，你很容易地就能抓住它。这段时间都在下雨，阴雨绵绵的，这是什么呢？这就是湿，这就是太阴病的指标。这个指标不用你去做化验，也不用你去做CT，你很容易地就得到了。可是正是这样一个很容易就能得到的指标，我们许多搞中医的人对它不屑一顾，放着西瓜不要，偏偏去找捉摸不定的芝麻。所以，尽管搞中医的年头不少，可还是一个糊涂虫。

此处可与165页的内容相参看。

西医辨病可以完全不要上述这些指标，隆冬三九得大叶性肺炎与雨湿天气得大叶性肺炎没有什么区别，用一个"抗菌消炎"的方法就都解决了。可是做中医你也不要这些指标，那问题就严重了。为什么石家庄治疗乙脑的成功经验搬到第二年的北京就不灵了？是不是中医的经验不能重复？非也！是辨病的这些指标不同了。指标不同了，病就有差异，当然治疗就应该有差异。

寅卯辰在月的层次上我们做了如上的讨论，那么在年的层次上呢？它就是寅卯辰三个月，即农历的正月、二月、三月。在年的层次上再往上走，就是寅年、卯年、辰年，凡遇这些年我们都应该考虑它与少阳时相的特殊关联。

2. 少阳病要

前面谈过少阳在功用上的两个特点，一个就是主枢，谈枢当然就离不开开合，枢与开合的问题大家应该牢牢记住。我们研究和学习《伤寒论》，始终是把这个问题放在很重要的位置。为什么呢？因为它是一个很方便的法门，一个很直接的切入点。从这里一门深入，你很容易见到伤寒这个道。而少阳在功用上的另一个特点，就是本章开头讨论的相火。

少阳主枢，枢机要想发挥正常的作用，它有一个重要的条件，就是必须流通畅达。因为枢机是在转动中来调节开合，如果枢机不转动了，结在那里，这个开合的调节怎么实现？因此，枢机一个很重要的特点就是贵畅达而忌郁结。如果不畅达，郁结了，那就没法调节开合，那就会产生疾病。另外一方面就是相火，火性炎上，它也是喜舒展奔放而忌遏制压抑，遏制压抑则易生亢害。所以，总起来说，使少阳的功用没法正常发挥，进而产生疾病的一个最关键的因素，就是这个郁结，就是这个遏抑。这是少阳病的根本要素。

3. 少阳时相要义

☞

此处内容可与63—74页的内容相参看。

少阳病的要素清楚以后，我们来看少阳时相的欲解时。少阳病为什么要在寅卯辰这样一个时相欲解呢？我想很重要的一点就是寅卯辰时相所蕴含的要义能够有效地帮助解决少阳病的上述问题。

寅卯辰从年上讲属春三月，属木，木性条达舒畅。条达了、舒畅了，少阳枢机就可以活泼泼地转动；条达了、舒畅了，少阳的木火性用便不会遏郁。另一方面，我们讨论六经时相，讨论三阴三阳时相，应该时刻不忘与五行时相进行参合。阴阳与五行是两门，合起来其实就是一个。为什么这么说呢？大家回顾前面几章讨论的内容就应该很清楚。木是什么？木就是阳气处于升发的这个状态，当然这个时候的升发还不是全升发，它还有一丝二丝阴气在束缚；到了火的时候，阳气全升发了，全开放了，阳气不完全开放，大家想一想会不会有火产生？绝对不会有火产生。那么到金呢？到金的时候阳气已经由开放转入到收藏，或者说阳气渐渐进入到阴的状态了；更进一步到水的时候，阳气完全处于收藏状态。大家可以想一想，阳气要是不完全收藏，怎么会有冰雪产生呢？现在全球的气候逐渐变暖，北极及内陆的冰川逐渐在消融，这说明什么呢？这说明整个世界的阳气收藏在逐渐变弱，而开放却在逐渐加强。

用中医的理论，用五行的理论来看上面这个问题，是非常清楚的。所以，我们讲金木水火，实际讲的是什么呢？它讲的完全就是阴阳的不同状态。因此，讲五行离开了阴阳，你很难讲到点子上，你很难对这门学问有真实的受用。那么五行中的"土"是什么呢？它代表了阴阳的哪个状态？它代表了阴阳的一个很特殊的状态。因为这个特殊，所以董仲舒在《春秋繁露》中把它称为五行之主。五行的金木水火如果没有土都不能成就其所用。阴阳要从水的状态、收藏的状态进入到木的状态、升发的状态，它靠什么？就是靠这个土。同理，从木到火，从火到金，从金到水，也都离不开这个土。阴阳要变化，阴阳要流转，阴阳要周而复始，都必须落实到土上。因此，土在中医中的作用就显得非常重要，非常特殊。我们为什么要把脾胃当作后天之本，《素问》言脉为什么要讲"有胃则生，无胃则死"？这些都与土有非常密切的关系，值得我们认真研究。

五行表述的是阴阳的不同状态，而五行的每一行在不同的时间区域内又有旺、相、休、囚、绝的不同变化过程，这便构成了五行时相的重要内容。所谓旺，就是旺盛的意思，某一行，或者说阴阳的某一个特殊状态，在某一个特殊的时区内最当时、最旺盛；相，就是促成旺的因素，是达到旺的状态所必须经历的阶段；休，就是旺的状态已经衰退；囚，旺的状态衰退，但较之休的程度略好；绝，完全衰退的状态。以火为例，火旺于夏，相于春，休于立春、立夏、立秋、立冬前各十八天，囚于秋，绝于冬。春为寅卯辰，火相于春，即火相于寅卯辰。又，相者助也，上述关系反过来称，即春为相火，寅卯辰为相火。由上可见，一个寅卯辰已然将少阳的性用、相火的性用充分地体现出来。少阳发生病变，少阳的性用失掉了，遇到寅卯辰就很有可能重新恢复过来。因此，少阳病当然就欲解于寅卯辰。

4. 少阳持方要义

少阳病的主方是大家熟悉的小柴胡汤。现在我们就来看小柴胡汤的治方要义是不是符合我们上面讨论的这些内容。

（1）象数层面

小柴胡汤用药七味，所以，我们先从七来入手。七是什么数？七是火数。故河图云：地二生火，天七成之。学中医的对河图、洛书这两个图要记得很清楚，这两个图很关键，传统的数学就包含在这两图之中。现代科学如果没有数学，那就称不上科学。没有数学语言表述，怎么能登大雅之堂？其实中医也是这样，中医同样需要数学，所以也就离不了上述两图。《内经》也好，《伤寒》也好，都用到这两个图。孙思邈说："不知易不足以为大医。"我们且不要说知易，了解一点总是应该的。小柴胡汤用药七味，这说明它用的是火的格局，这就与相火相应了。

接下来我们看具体的用药，小柴胡汤用药七味，第一味就是柴胡。我们看《伤寒论》的方应该注意它药物排列的次第，谁先谁后，这个是很有讲究的，随便不得。排第一位的往往就是君药，第二的往往是臣药，排后面的当然就是佐使药。现在开方往往不管这些，先记哪味就先写哪味。开一个小柴胡汤他可能把人参写第一、生姜写第一，这就乱套了。"行家一出手，便知有没有。"你这样来处一个方，不用说人家就知道你的家底。

柴胡位属第一，是当然的君药，黄芩位于第二，是为臣药。我们看君药臣药的用量是多少呢？柴胡用八两，黄芩用三两。一个三，一个八，正好是东方之数，正好是寅卯辰之数。单就一个君臣药的用量，就把整个少阳的性用烘托出来，就把少阳病的欲解时相烘托出来。可见张仲景的撰述是非常严谨的。不是你想怎么样就怎么样。如果开一个小柴胡汤，柴胡不用八两，黄芩不用三两，它还是小柴胡汤吗？它已然不是小柴胡汤了。再用它作为少阳病的主方，那就会出问题。又如桂枝汤，如果把桂枝的用量加上去，由原来的三两变成五两，这个就不再是桂枝汤。它变成了治奔豚的桂枝加桂汤。这一变就由群方之祖，由至尊之位，沦为草民了。所以，中医的用量重不重要呢？确实很重要！当然这个量更重要的是在数的方面。

天津南郊有一位盲医，善治多种疑难病证，远近的许多人都慕

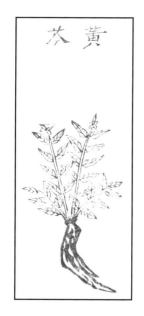

黄芩

名去求医。既然是盲医，当然就不能望而知之，他主要靠问诊和切诊来诊断疾病。疾病诊断出来以后，开什么药呢？他开的"药"来来去去都是我们日用的食品，像绿豆、红豆、葡萄干、黄花菜等。不管你什么病，他都用这些东西。唯一的区别就在这个数上。张三的病，他用二十颗绿豆，二十颗葡萄干；李四的病，他用二十一颗绿豆，二十一颗葡萄干。按照现代人的理解，二十颗绿豆与二十一颗绿豆有什么区别呢？熬出来的不都是绿豆汤吗？要是按照现在的成分来分析，它确实没有什么差别。而且如果不严格计较绿豆的大小，二十一颗绿豆与二十颗绿豆的重量也可能完全相同。但为什么在中医这里

会有这么大的差别呢？这就要联系到我们从前提到过的象数这门学问了。

上述这位盲医善于用数来治病，而我们循流探源地追溯上去，张仲景才真正是中医用数的鼻祖。大家单看《伤寒论》中大枣的用量就很有意思。桂枝汤大枣用十二枚，小柴胡汤大枣也用十二枚，十枣汤大枣用十枚，炙甘草汤大枣用三十枚，当归四逆汤大枣用二十五枚。前面的十二枚、十枚好像还容易理解，到了炙甘草汤和当归四逆汤，大枣为什么要用三十枚和二十五枚呢？三十枚大枣代表着什么？二十五枚大枣又代表着什么？这个问题提出来，即使你不回答，恐怕也能够感受到它的不寻常。

用数的鼻祖。

炙甘草汤是太阳篇的煞尾方，用于治疗"脉结代，心动悸"。20世纪80年代初，《上海中医药》杂志曾连载柯雪帆教授所著的《医林掇英》。后来，《医林掇英》出了单行本。该书是采用章回小说的形式写就的，既有医理医案，也有故事情节。其中有一章就专门谈到炙甘草汤的运用。炙甘草汤是一首治疗心律失常的良方，特别是一些顽固性的心律失常，像房颤这一类心律失常，用之得当，往往都可以将失常的心律转复正常。这个得当包括两方面，第

传药不传火。

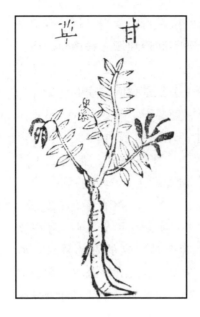

甘草

一方面当然是辨证得当，你要搞清楚炙甘草汤适应哪一类证。我们姑且不论它什么心律失常，你得先从阴阳去分，看看它适应阴证还是阳证。更具体一些，适应阴虚证还是阳虚证。我们一分析方剂的组成，《伤寒论》中的养阴药几乎都集中在这一方中。因此，它适应于阴虚证应该没有疑问。然而就是这样一个在《伤寒论》中集养阴之大成的方子，它还是要加进桂枝、生姜、清酒这些阳的成分。我们去看太极阴阳的画面时，你很能感受出阴中有阳、阳中有阴来。而我们回过来看炙甘草汤，阴阳的这层含义亦活脱脱地呈现出来。

炙甘草汤适用于阴虚类的心律失常，这个是辨证得当，但是仅仅有这个条件还不够，还必须用量得当。这一点是柯教授专门谈到的问题。你看这个房颤，各方面的条件都符合炙甘草汤证，可是用下去就是没有应验。问题出在哪呢？就出在用量上。道门炼丹有一句行话，叫作"传药不传火"。药可以告诉你，可是火候不轻易告诉你。为什么呢？因为它太重要了。一炉丹能不能炼成，有时就看这个火候的把握。中医的方子可以告诉你，可是量却不轻传。为什么呢？量者火候也！火候才是成败的关键，那当然不能轻传。可是张仲景不同，他是医界的孔圣，既是孔圣，那就应该"吾无隐乎尔！"所以，张仲景不但传方、传药，而且连用量也和盘托出。

讨论《伤寒论》的用量，应该注意两个问题，一个是重量，一个是数量。这两个问题有联系，但在本质上又有差别。重量不同，量变了会发生质变；而数不同，同样的也可以发生质变。对于第一个质变，我们容易理解，现代用药的剂量就是这个含义。而对于第二个质变，由数而引起的质变，我们往往不容易理解，也不容易

量变与数变。

相信。

有关《伤寒论》的用药重量，现在的教科书都以3克算一两，而药典所规定的剂量也与这个差不多。但是，柯雪帆等根据大量出土的秦汉铜铁权及现存于中国历史博物馆的东汉"光和大司农铜权"的实测结果发现，东汉时期的一两应折合为现在的15.625克。一两合3克与一两合15.625克，这个差别太大了，直差五倍有余。像炙甘草汤中的生地黄用量为一斤，如果照一两3克算，只是48克，若按东汉铜权的实测结果，则应是250克。正好相当于现在的半斤。

《伤寒论》成书于东汉末年，这是一个公认的事实。既然是东汉的著作，那这个用量理所当然地应该按东汉时的重量来折合。可是这一折合，问题就大了。生地黄可以用半斤，麻黄可以用93.75克（按大青龙汤麻黄用六两来折合），这就大大超过了《中华人民共和国药典》所规定的用量。你按东汉的剂量治好一千个人没你的事，但只要有一个人出了问题，那你就吃不了兜着走。为什么呢？因为药典不支持你，你没有法律依据。所以，柯老先生尽管知道《伤寒论》的剂量就应该是东汉时的那个剂量（这个"知道"不但有考古的依据，而且还有临床实践的依据。何以见得？因为炙甘草汤你按照现在一两3克的常规用量，这个房颤就是转不过来。而一旦你用回东汉时的剂量，生地用250克了，炙甘草汤还是这个炙甘草汤，剂量一变，火候不同，房颤很快就转复成正常的心律），可是，柯老先生还是要强调一句："应以中国药典所规定的用量与中药学教科书所规定的常用量为依据。"（见柯雪帆主编的《伤寒论选读》，上海科学技术出版社，1996年3月版）不强调这一句，出问题打官司，10个柯老也不济事。

剂量问题是一个大问题，如果这个问题含糊了，那《伤寒论》的半壁江山就有可能会丢失。你的证辨得再准，你的方药用得再准，可是量没有用准，火候没有用准，这个疗效能不打折扣吗？而最后怪罪下来，还是中医不好，还是中医没疗效。对剂量的问题我是有很深体会的。记得1990年暑期，我的爱人赵琳怀孕40天时，突发宫外孕破裂出血。当时由于诸多因素，我们选择了中医保守治疗，并立即将情况电话告知身在南宁的师父（即先师李阳波）。师父于电话中口述一方，并嘱立刻购用，即藏红花10克，水煎服。师

妙施火候。

言藏红花治疗内出血，诚天下第一药也。次日，师父亲临桂林。诊脉后，处方如下：白芍180克、淫羊藿30克、枳实15克，水煎服，每日一剂。经用上述两方，至第三日B超复查，不但出血停止，腹腔原有出血大部分吸收，且意外发现宫内还有一个胎儿。我与妻子不禁抚额庆幸，要是选择手术治疗，还会有我们今天的女儿吗？每思及此事，都免不了要增添几分对先师的思念及感激之情。

先师所用第二方，药皆平平，为什么会有如此神奇的效果呢？看来奥妙就在这个用量上。我们平常用白芍，也就10来克、20克，至多也不过30—50克。用到180克，真有些惊世骇俗。但是，不用这个量就解决不了问题。因此，用量的问题确实是一个关系至大的问题，值得大家来认真地思考与研究，尤其应该由国家来组织攻关。个人来研究这个课题，充其量是你个人的看法，它不能作为法律依据。如果大家公认了，东汉的用量确实就是柯雪帆教授研究出的这个量，那我们就应该想一想，对于《伤寒论》的许多问题，对于中医的许多问题，是不是就要重新来认识和评价呢？

接下来我们看引起质变的第二个因素，即数变到质变。由数的变化而致质的变化，在上述这两个方剂中表现得尤其充分。我们看炙甘草汤，炙甘草汤上面已经敲定了，是一个养阴的方剂。方中大枣用量是三十枚。三十是一个什么数呢？三十是一个"群阴会"。我们将十个基数中的阴数也就是偶数二、四、六、八、十相加，会得到一个什么数呢？正好是三十。十基数中的阴数总和就是三十，所以我们把它叫"群阴会"。既然是这样一个数，那当然就有养阴的作用。这个数用在炙甘草汤中，就正好与它的主治相符。另外一个方，就是当归四逆汤。当归四逆汤是厥阴篇的一张方，用治"手足厥寒，脉细欲绝"之证。从当归四逆汤的方，从当归四逆汤的证，可以肯定它是一张温养阳气的方。是方大枣用二十五枚。二十五又是一个什么数？是一个"群阳会"。我们将十基数中的阳数一、三、五、七、九相加，就正好是这个数。这就与当归四逆汤的主治功用相应了。

☞
"群阴会"与
"群阳会"。

一个是"群阴相会"，一个是"群阳相会"，张仲景为什么不把它颠倒过来，炙甘草汤用二十五枚，当归四逆汤用三十枚呢？可见数是不容含糊的。数变，象也就变。象变了，阴阳变不变呢？当

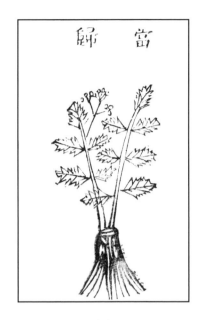

当归

然要变！阴阳一变，全盘皆变。所以，数这个问题不是一个小问题，它与前面那个重量问题同等的重要。

数在传统中医里，它不是一个纯粹抽象的数，它是数中有象，象中有数，象数合一。数变则象变，象变则阴阳变。为什么呢？因为阴阳是以象起用的。所以，《素问》专门立有一篇"阴阳应象大论"。这篇大论以"应象"为名，就是要从"象"上明阴阳的理，从"象"上现阴阳的用。当然，象数之难于取信于人也在这里。我们总会觉得三十颗大枣与二十五颗大枣会有什么区别呢？我们总觉得有疑问。既然有疑问，那又何妨一试呢？实践是检验真理的唯一标准，那我们就用实践来检验它。

我们可以找一些相应的病例，当然不要太重的，最好是调养阶段的心脏病。如果病例多，可以分作两组，一组是心阳虚，一组是心阴虚。心阳虚的我们每天以二十五枚大枣煎汤服，心阴虚的我们以三十枚大枣煎汤服。看看有没有效应。有效应了，效应稳定了，我们再颠倒过来，阳虚的一组换成三十枚，阴虚的一组换成二十五枚，看看会不会有变化。如果有变化，那你就知道象数的学问确实不是虚设，数里面确实包含着东西。数里面包含的这个"东西"是什么"东西"？是信息，还是光色？这个我们可以做研究。先肯定下来，再从容研究。如果一口否定，那也就没戏了。这是我们从少阳的治方，从小柴胡汤的三、八之数所引中出来的一些讨论。

（2）"物"的层次

从小柴胡汤的用量，我们看出了中医的一点门道。它取三、八之数，是跟寅卯辰相应，是跟少阳病的欲解时相应。我们辨证开方为的什么？不就是为了使疾病"欲解"吗？所以，与欲解相应就是一个根本的问题。

象、数、物的不同层面。

数的问题我们必须把它归到象上来讨论，象虽然有实义，毋庸置疑，可总还嫌它虚无缥缈。因此，我们还是要讨论一些实实在在的东西，也就是物这个层面上的东西。我们研究现代科学与传统中医，如果将两者放在象、数、物这三个层面来界定，那么，中医与现代科学都在研究物的这个层面，这是共同的。在这个层面上，我们应该肯定，现代科学要比中医走得远，走得好。她对物的认识更为微细，更为具体，手段更多。但是，现代科学的研究有没有伸展到象的层面、数的层面？或者说现代科学所采用的唯物的研究手段，是否扩展到了唯象和唯数的层面呢？从传统的象数含义来说，她好像还没有。而在这两个层面，也就是在用唯象和唯数的手段认识世界的方面，传统中医已经走得很深、很远了。

这样一界定，我们就可以看出，现代科学与传统中医是各有千秋，各有长短。在象数的方面是我们的长处，可是在物的方面我们要差一点。为什么呢？那个时候的"物"的确太贫乏。大家想一想，两千多年前我们有多少物呀？而物这个东西，你要打开它，认识它，那还必须靠物，这叫作以物识物。大家看现代科学的研究过程就非常清楚。你要认识这个物质，你要找到物质的基本结构，你需要什么呢？你首先需要精密的仪器，需要高速度、大能量的粒子碰撞机。没有这些东西，微细的粒子就没办法打开，你也就没办法看到物质结构的真面目。所以，以物识物的格局一旦形成，它就仿佛进入到一个怪圈，进入到一个拧不断的循环。你越想认识物，你就越要依赖物，认识的程度越高，这个依赖也就越大。随着这样一个循环的不断深入，心的作用就自然被淡化了。

传统与现代的区别：以心知物与以物知物。

现代人以物知物，而古人是以心知物。以心知物，所以要"格物"而致知，所以要"知止而后有定，定而后能静，静而后能安，安而后能虑，虑而后能得"。得到最后，便成"心物一元"了。这些就是传统和现代在认识方法和认识手段上的差别。我们研究现代科学和传统中医，如果把她们放在文化的高度、思想的高度，那就必须认识到这些差别。

传统在"物"这个层次上所做的工作是比较薄弱的，这一方面我们可以吸收现代的东西，其实这也是中医现代化的主体工程。大家可以思考这个道理，传统的东西、中医的东西有什么值得现代呢？那只有"物"这个层面的东西值得现代，或者说只有"物"这个层面的东西可以考虑现代。除此以外，"数"这个层次，"象"这个层次，怎么现代呢？这些方面刚好反过来，是要现代来老老实实地做学生，是现代来传统化。不光是现代来化传统，传统也可以化现代！

我们做这样一种思考和联系有什么好处呢？或许有助于现代科学突破一些固有的模式和僵化的思想。现代科学在某些领域已经步入了怪圈，比如基本粒子这个领域，现在已经搞到夸克。夸克意味着什么呢？再往下去不容易了。所以，在物质这个层面，在"有"这个层面，在一定的阶段里，你可以细分，微分，毫微分。可是分到一定的时候，你分不下去了。再分，"有"就会骤然变成"无"。这个时候如果再想往下走，那就必须有思想领域的根本变革，我想这个时候就非常需要传统了。也只有到这个时候，传统在象数这个领域、在形而上这个领域、在"无"这个领域的东西才会得到真正的认可。

我经常在想，搞中医的人应该练点内功，应该耐着性子，不要看到这个世界什么都现代化了，我也非现代化不可。你甭急！中医不在于现代了没有，而在于你学好了没有。学好了，你不但可以走四方，还可以做现代的导师。孔子在《里仁》这一篇里说："不患无位，患所以立。"孔子的这句话我们学中医的值得很好地参照。"不患无位"，你不用担心将来中医有没有位置、有没有地位。用现代的话来说，你不用担心中医的市场份额，不用担心搞中医能不能捞上饭吃。这些问题你不要去操心，你不用去"患"它。而真正应该操心的是什么呢？"患所以立"也。中医靠什么来立？传统靠什么来立？显然不是靠现代来立。因此，只要你真正学好了中医，真正搞清了传统，那你就不患无位。

对象数这个层面的认识和把握相对要困难一些，我们可以先来看"物"的这个层面。从物这个层次讲，小柴胡汤的君药是柴胡。柴胡气味苦平，它的主治功效《神农本草经》中讲得很清楚。另外，就是清代名医周岩写的一本书叫《本草思辨录》，这本书把

搞中医的人应该练点内功。

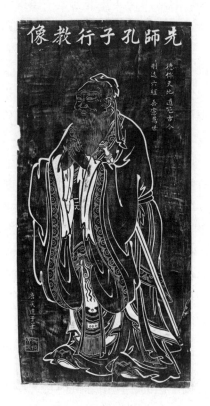

孔子行教像 吴道子绘

柴胡的性用讲得很地道、很形象。他说柴胡的作用就是"从阴出阳"。从阴出阳怎么理解呢？大家看一看寅卯辰就知道了。阴阳我们可以从南北来分，从冬夏来分，从水火来分。冬为阴，夏为阳，而位于冬夏之间的这个"寅卯辰"，不就正好是从阴出阳吗？所以，柴胡这个"从阴出阳"的性用正好是与寅卯辰相应的。与寅卯辰相应，当然就与少阳相应，当然就与少阳病的欲解时相应，当然就与少阳的治方大义相应。所以，周岩讲柴胡的这个功用讲得很地道。

接下来是黄芩，黄芩起什么作用呢？作用很清楚，就是清热去火。为什么要清热，为什么要去火呢？我们刚刚讲过的少阳病的要义大家应该没有忘记，这就是郁结。郁结了最容易产生什么？

当过农民的应该最清楚。过去我当农民的时候，还是人民公社集体制，那个时候种田很少用化肥。肥料一方面靠城里人的大小便，另一方面就是每家的猪牛粪。所以，每到一定的时候，或者是一月、两月，你家牛栏的猪牛粪满了，村里就要组织社员到你家"出牛粪"。出出来的牛粪挑到村头的一块空地上堆集起来。开春以后，需要施肥的时候，再把这些堆积的牛粪挑到田里。每当扒开这些堆积的牛粪时，你都会看到热气腾腾的，只有在远处用长把的梳耙把牛粪钩到粪框里。手脚是不敢伸进去的，进去了必烫伤无疑。这个温度足以煮熟鸡蛋，你说火不火，你说热不热。而这个火热不是你去用柴点燃的一个火热，这个火热怎么来呢？这就是郁结生热。所以，郁结了，就很容易生火热。这个时候，你一方面要升达，疏解这个郁结，这就要靠柴胡；另一方面，因郁结而产生的这个火热也要清除掉，这就需要黄芩。

再下来就是人参，人参的作用可以濡养五藏，补益气阴。所以，吃人参以后，从远的功效讲，它可以益寿延年；而从近的功效讲，它可以使人保持旺盛的精力。柴胡性具升达、疏解，从阴出阳。所以，用柴胡能够有效地恢复少阳的功用。但是，柴胡在升达，在从阴出阳，在转动枢机的这个过程中，需不需要加油，需不需要帮助呢？需要加油，需要帮助，而人参就充当加油和帮助的作用。

小柴胡汤的其余四味药，即半夏、炙甘草、生姜、大枣的功用，大家可以自己去思考。

（3）选择服药的时间

在讲太阳和阳明欲解时的时候，我们没有强调服药的时间，其实这个问题也应该引起高度重视。一个疾病你诊断出来了，而且开了相应的药方，比如你开了小柴胡汤，方子开出后，写上"水煎服，日三次"，这样当然也可以。但是，对于少阳病而言，乃至推及其他的六经病，有没有一个最佳的服药时间？而在这个最佳的服药时间服药，往往能够收到事半功倍的疗效。现代医学在这方面已经有所关注，比如洋地黄类强心药，服用的时间不同，药效截然不同。在凌晨4时左右服用，其效价要远远高于其他时间服用。而降糖

事半功倍的法门。

类药物也有类似的特点。同样一个药物，只因在不同的时间服用，就会带来如此大的效价差异。可见研究服药的时间，确实是一件投入小而获益大的事情。而中医在这些方面应该大有文章可做。一个是传统的文章，即挖掘经典在这方面的内涵；一个是现代的文章，这就要寻找与现代的契合点。

传统方面，《素问·四气调神大论》的"所以圣人春夏养阳，秋冬养阴，以从其根"，已然从阴阳这个根上将它包揽了。你从这里一口咬定，一门深入下去，必能打成一片。浅近一些讲，养阳的药该什么时候服用？养阴的药该什么时候服用？这已经很清楚了。在这样一个时候服用，就好比我们给植物浇水，一下就浇到了根子上，那当然就事半功倍啦。但是，也要提醒大家，中医的问题死板不得。如果养阳的药一定等到春夏才服，养阴的药一定等到秋冬才服，那岂不惨了。一日之中又何尝没有四时呢？养阳的药开出来不必等到春夏，一日之中的寅卯辰可服，巳午未也可服；养阴的药开出来，也不必等到秋冬，申酉戌不就是秋，亥子丑不就是冬吗？

上述的问题稍作延伸，就又回到了欲解时上来。少阳为什么欲解于寅卯辰？太阳为什么欲解于巳午未？阳明为什么欲解于申酉戌？一样的是"春夏养阳，秋冬养阴"，只不过这个"养阳"和"养阴"是老天帮你完成的。这样一联系，你就知道，六经的欲解时，其实也就是六经病服药的正时。比如太阳的麻黄汤、桂枝汤就应该在巳午未服用，这个时候服用是应时的服用，是"以从其根"的服用，自然也是事半功倍的服用。而其余时间则视方便而定。

现代方面，我们可以根据现代研究的一些苗头，与传统进行有效的连接，以便互相启迪，共同提高。比如我们前面提到过的强心药和降糖药，如果经过更进一步的研究确证了这两类药的最佳服用时间就在凌晨4时左右（寅时），那么，糖尿病、心脏病也就很自然地与厥阴病、少阴病、少阳病建立了一种内在联系。因为寅时是上述三病共有的欲解时。寅时不仅三病共有，而且占两阴一阳，这在六经时相中是绝无仅有的。因此，寅这个特殊的时相，不但值得我们从传统的角度去挖掘研究，也很值得我们从现代的角度去发现，去思考。比如糖尿病与厥阴病的内在联系你思考清楚了，那我包管你在治疗上会有新的思路、新的突破。中西医为什么不能结合呢？

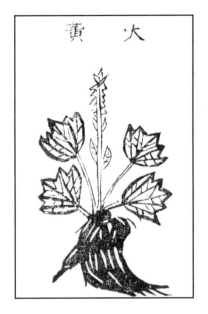

大黄

当然能结合！但要看你如何结合。工作到家了，敌都可以化而为友，更何况是中医西医。

5. 《本经》中两味特殊的药

谈少阳的治方，我们还想引申一个问题。这个问题与《本经》两味特殊的药相关，一味就是小柴胡汤的君药柴胡，另一味是大黄，这味药在大柴胡汤中用到。

柴胡为《本经》上品，大黄为《本经》下品。这两味药在《本经》中的气味、功用分别如下："柴胡，味苦平。主治心腹肠胃中结气，饮食积聚，寒热邪气，推陈致新。久服轻身、明目、益精。""大黄，味苦寒。主下瘀血、血闭、寒热，破症瘕积聚，留饮宿食，荡涤肠胃，推陈致新，通利水谷，调中化食，安和五藏。"柴胡和大黄在气味和功用上有差异，但是，透过《本经》的记载，我们发现这两味药在大的方面有很多共通之处。一方面就是破除积聚和通达肠胃，当然在这个破除和通达的力度上、层次上二者有区别，这一点我们以后会专门谈到。另一方面，也是最大的一个共通方面，就是"推陈致新"。据我查证，《本经》里面具有"推陈致新"功效的药仅有三味，还有另一味就是消石。消石不是常用的药，在这里不作讨论。下面就柴胡和大黄的共通问题，作进一步的引申讨论。

（1）临界相变

先来讨论"推陈致新"这个问题。陈与新是一个相对的概念，"陈"代表一种旧有的东西，旧有的状态，"新"当然就是一种相反的状态。将旧有的状态推翻了，建立新的状态，这是推陈致新，促使一个事物进行变化转换，以形成另一个事物，这也是推陈致新。

在现代物理学前沿，有一门非常重要的学问，叫作"临界相变"。今天我们来谈这门学问，不是从专业的角度去谈（从专业的角度我们也没这个资格谈），而是把它泛化开来，作为一个一般的思想，这样我们就有处可入了。

相变，说白了就是事物状态的变化，这个变化在中医看来就要归之于阴阳。故云：阴阳者，变化之父母。阴阳的变化是以象言，所以《内经》又将上述这个变化称为"象变"。事物由此一状态进入到彼一状态，必须经历一个变化过程，而这个过程的某一区间或状态，对于变化是否发生，变化的进程，以及变化的方向，都是至关重要的、决定性的因素。这样一个假设的区间或状态，就称之为临界或临界状态。在临界状态所发生的变化，即为临界相变。因此，临界状态以及临界相变的情况也就决定了事物的变化情况。

"推陈致新"与"临界相变"。

临界状态的变化影响整个事物的变化，事物能否由"陈"的状态进入到"新"的状态，就要看临界相变的发生情况。从这一点上来看，柴胡与大黄这个"推陈致新"的作用，是否就是直接作用在临界状态及临界相变上呢？这是非常值得思考的一个问题。假如柴胡和大黄的这个功效确实能够很直接地作用于临界状态，确实能够很直接地促使临界相变的发生，那这个意义就太大了。疾病是一种状态，健康也是一种状态。有些时候我们从健康走向疾病，有些时候我们由疾病回到健康。为什么会有这个变化呢？相变不同，相变的方向不同，所以就有这个健康和疾病状态的不同。由疾病态进入健康态，这个相变是好的，是我们希望的；而由健康变为疾病呢，这就不是我们所希望的相变了。我们能否利用上述药物的特殊作用，通过适当的方法、适当的配伍来直接参与相变，影响相变，使相变的方向朝着有利于健康的方向发展？尤其是对那些突变性疾病，如恶性肿瘤类疾病，这应该是一个值得思考的路子。

（2）东西法门

我们由柴胡、大黄的"推陈致新"作用引入了"临界相变"这个概念，当然这还是一个很粗的思路，但是，把它作为与现代接轨的一个切入点还是值得提出来的。这是其一。

其二，我们谈到柴胡、大黄在功用方面的另一个特点，是它对结气、积聚、瘀血、血闭的破决、通达作用。如果用现代一些的语言来描述柴胡、大黄的上述特点，就是它具有扫清障碍的作用。结气、积聚、瘀血、血闭，这些都是什么呢？这些就是人体五藏六府、四肢百骸、经络隧道中的阻滞和障碍。古人云：但使五藏元真通畅，则百病不生。人为什么会生百病，就因为五藏元真不通畅。而五藏元真为什么不通畅呢？因为阻滞了，障碍了。因此，你能拿掉阻滞，疏通障碍，也就解决了导致疾病的一个关键问题。

柴胡、大黄有这样一个共性特点，那么，在这个共性上有没有区别呢？有一个很重要的区别。这就要连带扯出"东西"的问题。

中国人讲东西很特别，英文的"thing"是完全翻译不出"东西"的。为什么呢？因为东西太大了，什么都可以包括进去，什么都可以叫东西。什么都可以叫东西，那东西又是什么呢？记得前面谈人中的时候，我们说人中这个称谓透着中医的三昧。其实这个"东西"也具有这样的内涵，而且更宽更广。

中国人认识事物离不开阴阳，故《素问·阴阳应象大论》开首即云："阴阳者，天地之道也，万物之纲纪，变化之父母，生杀之本始，神明之府也。"而阴阳的问题有如前述，都可以归结到"阳生阴长，阳杀阴藏"上来。什么是阳生？东就是阳生。什么是阳杀？西就是阳杀。而唯有生才有长，唯有杀才有藏。是以一个东西已然包赅"生长杀藏"。所以，东西的内涵很深刻，没法用"thing"来翻译。就像周汝昌先生说"红楼梦"没法用"A Dream of Red Chamber"来翻译一样。用"A Dream of Red Chamber"来翻译"红楼梦"，不但这个内涵表达不了，而且所有的义趣、境界也荡然无存。一个"东西"，生杀在里面了，变化在里面了，无常在里面了，传统的基本理念也在里面了。为什么孔子老是强调"君子食无求饱，居无求安"？为什么老子慎言，却要不停地唠叨"知足不辱，知足常乐"？因为事事生灭，事事无常。你要想在这个生灭里求一个永恒的东西，在这个无常里求常，那你永远没有出头的日子。与其这样，那还不如及早回头，不在物器里打转，而在道里面用功。因此，"东西"这个称谓确实透着理性的三昧。

另一方面，在器这个层面，《素问》讲："升降出入，无器不有。"升者出者，亦东也；降者入者，亦西也。一个东西，升降出入在其中，器亦在其中。升降出入对于维系生命，维系健康，都太重要了。所以，《素问·六微旨大论》又言："出入废则神机化灭，升降息则气立孤危。故非出入，则无以生长壮老已；非升降，则无以生长化收藏。"而出入升降为什么会废息呢？很重要的一个原因，就是出入升降的这个"道"阻滞了，障碍了。道路不通，你怎么出入，怎么升降？那就只好作罢。

上述这个"道"粗分起来不外两条，一条是东边的道，它管升出，一条是西边的道，它管入降。这两条道都要通畅，通畅了，升降出入有保证，神机气立有保证，那当然健康就有保证。阻滞了，障碍了，神机化灭，气立孤危，怎么还会有健康。这就要设法疏通它。

前面我们谈到柴胡和大黄在扫除阻滞、清理障碍方面有共同的地方，但也有区别。这个区别在哪呢？就在上述两条道上。柴胡善于清扫东道，也就是升出这条道上的障碍，而大黄则善于清扫西道，也就是入降这条道上的障碍。有些时候引起疾病是因为东道上的阻滞，有些时候引起疾病是因为西道上的障碍，而有的时候东西两道都障碍了。这就需要根据脉证来分别对待。东道上的问题当然用柴胡，西道上的问题当然用大黄，东西两道都有问题，那就柴胡、大黄一起上。太阳篇的大柴胡汤不就是一起上的吗？所以，小柴胡汤和大柴胡汤的功用我们应该很清楚。小柴胡汤是解决东道的问题，而大柴胡汤则是解决东西两道的问题。

☞

用好柴胡、大黄，横行天下无双。

从上面这个切入点，是不是又引申出一个法门？这就叫东西法门、升降法门、出入法门。任何疾病，也都不出这个法门。要么是东道的问题，要么是西道的问题，要么是东西两道都有问题。而从这个法门，我们看到柴胡、大黄这两味药的重要性。先师在世时，对柴胡、大黄二味药特别重视，曾言：用好柴胡、大黄，横行天下无双。对此中奥秘，既可以从"推陈出新"言，从"临界相变"言，亦可以从东西法门言。

前面讨论阳明篇的时候，我们曾经谈到了治疗高血压的一个思路，高血压病很根本的一个起因就是阻滞。而谈阻滞，这又回到了东西的问题上来。在阳明篇的时候，我们谈阻滞还比较笼统，现在我们讨论少阳，讨论东西法门，这个问题就比较具体了。阻滞无非就是东西两道的阻滞，前面谈阳明重的是西道，这里讲少阳似乎重东道。东道也好，西道也好，只要阻滞了，都有可能导致血压升高。这就要求我们在治疗的时候区别对待。现在许多中医被西医这个"高血压"框死了，跳不出来。一想到高血压，就离不开平肝熄风。这就叫"辨病施治"吗？这个不叫"辨病施治"！中医的主张没有了，你凭什么施治？

可与233—235页的内容互参。

西医治疗高血压，用降压的方法，这是应该的，因为它有一个理在。如果中医也如此这般，那就糟了！高血压是个什么"东西"？你降它的什么？临床上有的高血压服用西药不理想，中医也看了一大堆，都是平肝潜阳、镇肝熄风一类，血压还是降不下来。一看脉证，一派阳虚、水饮之证。你一温阳，一化饮，血压反而慢慢降下来。为什么呢？因为阳气一温，水饮一化，东道上的问题就解决了。所以，搞中医的一定要分清本末主次，不要被西医的病名牵着到处跑。一牵着跑，那中医的本性就迷失了。

6. 少阳之脉

下面我们简单地讲一讲少阳病的两个常见脉象。

少阳病的两脉，我们一看书就知道了。一个是265条："伤寒，脉弦细，头痛发热者，属少阳。"一个是266条："本太阳病不解，转入少阳者，胁下硬满，干呕不能食，往来寒热，尚未吐下，脉沉紧者，与小柴胡汤。"一个是弦细，一个是沉紧。弦细也好，沉紧也好，都是少阳病脉。为什么呢？我们回看前面的内容，知道少阳病是在升达的过程中受到了压抑，产生郁结。一压抑，一郁结，脉气就无法升浮起来、条畅起来，或弦或细或沉或紧便由兹产生。此如清代医家周岩所云："然当阴尽生阳之后，未离乎阴，易为寒气所郁，寒气郁之，则阳不得伸而与阴争。"故脉现弦细、沉紧也。

少阳的问题就讨论到这里。

第八章 太阴病纲要

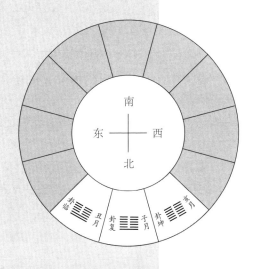

太阴病欲解时，
从亥至丑上。

从这一章开始，我们进入三阴病的讨论，这里先来看太阴篇。太阴篇是《伤寒论》中条文最少的一篇，仅8条原文。从这8条原文看，它主要讨论太阴脾土的问题，而太阴肺金基本没有涉及。

太阴篇8条原文，而我这里又正好是第八章讨论太阴病，这本来完全出于无心，只是写到此处的时候，才发现这个偶合。可无心之中又似有心。邵康节是宋代的易学大师，他有一本很著名的《梅花易数》，该书中谈到了八卦与数的对应关系，这个关系分别为：乾一、兑二、离三、震四、巽五、坎六、艮七、坤八。坤为土，坤数为八。这又暗合了太阴篇的条文数。数的问题真奇妙。

下面我们来讨论太阴篇的第一个问题。

一、 太阴解义

1. 太阴本义

太阴属脾土，这是很明确的问题。但是，我们在"本义"这样一个立题下来讨论太阴，却免不了要扯得宽远一些。太阴这样一个名相，除了土的意义外，还有其他的意义吗？有！这个意义就是水。所以，从太阴的本义讲应该看到水土这两个问题，它是水土合德。水土合德很重要，我们这个宇宙，我们这个世界，乃至我们这个人，如果水土不合德，那是很难想象的，生命根本无法延续下去。我们讨论太阴的本义，很重要的就是要弄清这个水土合德。

（1）太阴者，言脾土也

太阴主脾土，在很多经文里都明确地提到过，因此，太阴脾土在经典方面是有充分依据的。像《素问·太阴阳明论》《素问·诊要经终论》《素问·五常政大论》以及《素问·六元正纪大论》里面都很清楚地谈到太阴脾土的问题。

另外，《素问·金匮真言论》里也谈到脾土的问题。但它不从太少讲，它从阴中之至阴讲。给脾土起了一个"至阴"的名字。脾土为什么为至阴？或者倒过来，至阴何以为土？这里有两个说法：

其一，至是什么？"至"是"最"的意思，极限的意思。用英文表示，可能就是加后辍——est，最高级。这个意思大家可以琢磨"至高无上"这个用词。所以，至阴，言下之意，就是最阴最阴的，阴到这里就打止了。至阴我们这样表述了，但能不能更具体一些呢？这就要用到《周易》的知识。我们看《周易》的经卦或者别卦，哪一个卦是至阴呢？就是那一个阳爻都没有的卦。是哪一个卦纯阴无阳？当然是坤卦。坤者，土也。所以，至阴为土，在易卦里是很清楚的。

其二，"至"还有其他什么意思呢？我们说从南宁至昆明，这个"至"是什么？就是到的意思。所以，至阴就是到阴，到达阴。阴是什么呢？我们看一年四季的春夏秋冬，春夏为阳，秋冬为阴。秋是阴的开始，至阴也就是至秋，到达秋。将要到达秋的这个时候是什么时候呢？是长夏。而长夏属土，这是至阴为土的第二个说法。

再一个就是古人讲：太阴者，月也。月是什么呢？《公羊传》云："月者，土地之精。"所以，从这个角度，太阴也还是属土的。

（2）太阴者，言肾水也

前面讲太阴属土，我们略分了三个方面。这里言太阴与水，亦应从以上三方面去看。

首先是太阴方面，即如《灵枢·九针十二原》所说："阴中之太阴，肾也。"这里的太阴为肾讲得很直接，故不必多言。

其次是太阴亦为至阴，而至阴在这里又有另外的说法。这就是《素问·水热穴论》所说："肾者，至阴也，至阴者，盛水也。"《素问·解精微论》亦云："积水者，至阴也，至阴者，肾之精也。"上述两篇经文对至阴的定位都很明确，因此，至阴属肾水应该没有疑问。另外，就是针灸的穴位里面也有一个至阴穴。至阴是哪一经的穴呢？至阴是膀胱经的井穴，故《灵枢·本输》云："膀胱出于至阴，至阴者，足小指之端，为井金。"膀胱为州都之官，为水府。膀胱经的井穴，也就是第一个穴直称"至阴"，这又佐证了至阴为水的定位。

另外一个方面，就是太阴为月的问题。《说文》云：月者，太阴之精也。而《淮南子·天文训》则云："水气之精者为月。"太阴为月，水气之精亦为月。这样一联系，太阴又回到了水上来。

（3）水土合德

从上述两标题的讨论，我们可以看到，在医的范围内，太阴属脾土，至阴亦属脾土，这是显而易见的；而太阴属肾水，至阴亦属肾水，同样有足够的证据。在医外呢？一会是"太阴者，土地之精"，一会又是"太阴者，水气之精"。这就把人搞糊涂了。于是乎就觉得中医的概念太混乱，太不规范。公说它属土，婆说它属水，你说混不混乱？乍看起来是有些混乱。可一旦你透过这个"混乱"的现象看它的本质，你就不是这个看法了。你会觉得这里面有深义，这个深义就是我们前面讲到的水土合德。

"水土合德，世界大成矣。"

水土合德太重要了，没有水土合德，哪有我们人类？哪有我们地球？我们居住的这个星球有人类、有生命，而迄今为止，在我们这个太阳系里，还没有发现第二个有生命居住的星球。外太空的星球上有没有生命呢？也许会有。只是这六合之外的事情，用凡人的眼、用现代科学的手段还没有办法探求出来。而就我们这个太阳系而言，为什么只有地球上有生命？为什么只有地球上有人类？就因为有这个水土合德。其他星球上有没有水土合德呢？我们已经登上了火星和月球，这些星球上有水土合德吗？没有！统统没有！

记得在前面的几章中，向大家推荐过清代四川名医郑寿全的两本小书，一本是《医法圆通》，一本是《医理真传》。这两书在20世纪90年代都由中国中医药出版社出版过，希望大家购来一读。在《医理真传》的第5页中，有这样一句话："水土合德，世界大成矣。"这句话讲得真棒！以中医这个行当而言，这是一句见道之言。太阴这样一个概念，这样一个名词，它兼具水土的双重含义，完全不是概念和名词的混淆。它是在讲我们生命当中，我们生活当中，我们的其他诸多方面，都要以这个水土关系为前提。水土不调合，水土不合德，那什么事情都免谈！

水土的关系太重要了，就像《老子》讲道一样，不可须臾离。水离开土行不行？不行！水离开土，它就没法发挥作用。而土呢？没有水的土，大家想一想，它怎么生长化收藏？所以，水土须合德，世界方大成。

由水土合德，成就了我们人类，成就了我们世界。而人类世界成就以后，就应该反过来维护这个合德。传统文化苦苦支撑了几千年，为的是什么？很大程度就是要维系这个合德。成就人类的这个基本条件你不去维系它，照应它，你只管你的科学，你只管过河拆桥，那遭报的还是人类。"皮之不存，毛将安附"，毛长起来了，你应该更好地关照皮，这才是长久之计。科学应该是长久之计！如果科学光顾眼前，光顾我们现世，而不顾后世，我们吃喝玩乐花后世的"钱"，让子孙后代为我们背债，如果科学讲到底是这样一种行为，那科学行为所带给我们的理念就值得推敲了。

☞

皮之不存，毛将安附？

☞

功成身退，是谓"玄德"。

水土合德很重要，水土为什么合德？这可以从《周易》里面找到依据。易分先后天，在先天八卦里，它是一个什么布局呢？它是乾南、坤北、离东、坎西。南北西东叫四正位，乾、坤、坎、离居之。乾、坤、坎、离，即天、地、水、火。乾天为阳，坤地为阴，离火为阳，坎水为阴。乾、坤、坎、离居四正位，即天、地、水、火居四正位。天、地、水、火居四正位，即阴阳居四正位。于北位上，坤土居之，这是先天的格局。先天的格局一打破，天左旋、地右转，这就形成了后天世界。在后天世界里，四正位上是一个什么布局呢？离南、坎北、震东、兑西。这个时候天地退位了，由水火来承担。为什么退位呢？旋转以后，气交以后，万物化生了，故而功成身退。这个过程又叫"玄德"。为什么呢？因为它"生而不有，为而不恃，长而不宰"，有了这个"功成身退"，有了这个"玄德"，所以天地可以长久。

天地退位以后，坎水移居坤位，水土同居，这就形成了水土合德的基础。水土合德我们要从动态来看，天地不交，水土难以合德；天地不退位，水土亦难合德。天地退位，坎水居坤，我们说是水土同居，这个说法有没有证据呢？当然有证据。我们看《周易》上经有一个同人卦，同人卦（䷌）上乾下离。上乾下离为什么要叫同人呢？《周易尚氏学》于同人卦辞注云："荀爽曰：乾舍于离，相与同居。九家曰：乾舍于离，同而为日，天日同明，故曰同人。是乾之居南，汉儒已言之矣。又荀爽注阴阳之义配日月云：乾舍于离，配日而居；坤舍于坎，配月而居。"乾舍于离者，即言后天离居于南，而先天乾亦居南也。乾离同居于南，故曰"相与同居"，故曰同人。那么，坤舍于坎，坎居坤位，又何尝不是"相与同居"呢。所以，我们说水土同居、水土合德是有根据的。

天日同明，是谓"同人"。

乾离相与是为同人，坤坎相与是为师。故师上坤下坎者也。俗谓地水师（䷆）。师卦于《易》排行第七，七为火数，居南方君位。坤者坎者本居北，合和成师后，则反居君位矣。古云：用师者王，用友者霸，用徒者亡。故师道者亦王道也。既为王道，当然应居君位了。过去，每家的厅堂南面（正面）都立有五个字，或以镇宅，或以供奉，这五个字就是：天地君亲师。可见师道尊严，不能一概地都破了。

坤坎相与，是谓"师"。

水土合德在《易》里面有依据，其实只要我们留心，处处都可以找到依据。比如作为部首的"月"字，不知大家思考过没有，它也是水土同居的。月既可以做四画的月部首，亦可以做六画的肉部首。所以，"月"这个部首是四六同居，月肉同旁。月是什么？前面我们讲过它与水的关系，水月相连。那么肉呢？脾主肉，脾属土，故肉者土也。因此，单是这个"月"部首，就蕴涵着水土合德。

（4）水土流失

水土合德确确实实是一个很重要的问题。土中无水，变成焦土了，它怎么长养万物？这个容易理解。那么，水无土亦不成，这个怎么理解呢？下面就讨论这个问题。

现在报纸、电视说得很多的一个话题，就是水土流失。我们国家每年都有大片土地流失，有大片土地荒漠化。土地为什么会流失呢？植被减少了。20世纪50年代起，中央实施以粮为纲的政策，把粮食放在第一位。大片森林砍伐了，草地、荒山都用来做粮田。其

站在中医的立场看环境。

木克土的意义。

结果呢？植被少了，木少了。木少不能克土，当然要土地流失，当然要荒漠化。所以，五行的生克大家不要看简单了。不要一谈木不克土，你就只想到脾胃病，只想到逍遥散、柴胡疏肝散。这个仅仅是治病。你还要想到这个土地流失，这个荒漠化。想到这个层面就是"上医治国"了。

土地大片流失以后，土地大片荒漠化以后，才想到要禁砍禁伐，才想到要退耕还林。当然，亡羊补牢，犹未为晚。植被破坏了，我们还可以"退耕还林"，要是石油枯竭了，我们也可以"退采还油"吗？

土木的关系非常重要。有的地方植被很好，凡是有土的地方都有植被，所以擦一次皮鞋可以顶一个月。而有的地方上午刚擦完，下午就不行了。为什么呢？植被太少了，那当然就尘土飞扬。所以，皮鞋易脏的事虽小，可它反映出当地的植被破坏、土地流失问题却不小。土地流失，看上去是土不好，可土为什么不好呢？根子还在木上，在植被上。木不克土，土当然就会有问题。

我们现在常讲水土流失。土之所以流失，是由木造成的，根子在木那里。那么，水的流失呢？当然就要在土那里找原因。土不但长养万物，而且藏纳万物。土所藏纳的一个最重要的东西是什么呢？就是藏水。土不藏水，那水当然就会流失。

环境的破坏本质上就是对土功能的破坏。

土藏水的功能大家不要光理解为水库的蓄水，这仅仅是一个很小的方面。怎样理解这个藏水的功能呢？年纪长一些的人都知道，过去下一场大雨，不像现在这样容易涨水。现在一场雨稍微大一些，稍微长一些，就水漫街头了。为什么呢？过去土的功能比较好，它能够藏水。不管下多少个毫米的雨，这个土都能消化掉、吸收掉。当然太大的雨也不行，这个功能还是有限度，但起码比现在好。现在的土不行了，雨下下来，它不能吸收，不能消化，那当然就汇集成流，到街头去了，到江河去了。所以，现在一个很严重的问题就是土的功能问题。土的功能没办法保证，这就形成了一系列的恶性循环。

土的质量下降，土的功能没法保证，与植被有很大的关系，这是很根本的一个问题。而植物也就是木的因素为什么对土的功能会有如此大的作用呢？我们来看土的一个很重要的特性。这个特性可以很容易地从坤卦中反映出来。《三字经》中有一个卦爻歌，叫作：乾三连，坤六断，震仰盂，艮覆碗，离中虚，坎中满，兑上缺，巽下断。乾三连，乾卦的三爻都是一气连接，没有中断。而坤卦呢？它是六断，每一爻中间都断裂，所以，看起来是虚的，通透性很好。就因为"坤六断"所造成的这个虚性和通透性，成为土的一个非常重要的特性。土不通透，土不虚松，这个土是什么土？这是死土，死土当然没法发挥它正常的功用。

农村来的，或者看过农民种地的，对这个都应该很清楚。农民种地播种前，都要先松土，为什么要松土呢？就是为了保证坤地的这个本性。它要松，它不能紧。所以植物好的那个地方的土壤，你看它怎么样呢？它都很松活。而不毛之地的那个土呢？它不疏松，它像石头一样，这就失却土性了。失却土性，它首先就不能收藏，不能收藏，又何以生长呢？所以，土的这样一个疏松态是非常重要的，疏松了它才能藏。大家没有当过农民，可能也种养过几盆花草。花盆的土要是久不翻动，板结了，这时尽管土很干燥，可是淋下的水，都往旁边走，不往根上去。要是农民他就会说，这是土不"吃"水了。为什么呢？土板实了，不通透，不松活，它怎么"吃"水。所以，久旱以后，浇水之前，农民都会先松土。为的就是要让土能吃水，土能藏水。

清华有两句很著名的校训，一句是：自强不息；一句是：厚德载物。前一句从乾卦中出，后一句从坤卦中出。一句校训已然包含天地，清华不愧为一流的学府。对于坤卦的"厚德载物"，我们要从两方面来理解，一个就是"至哉坤元，万物资生"，坤元是不是"万物资生"？确实是万物资生。我们吃的，我们用的，还没有一样不是来自坤元。这是坤元资生长养万物的一面。但是坤元的"万物资生"也不是白给，这就有另一面"坤厚载物"。这一面也就是我们前面讲的藏纳之性。藏纳是入，资生是出，可是这个入出很不一样。现在大家不要的东西都往地里面扔，大便小便这些污秽的东西往地里面倒，它也不厌弃你，它都会默默地承载这些废物，藏纳这些废物。而经过这个承载藏纳之后，它给出我们的，却是我们生命的所需。坤就是这样一个"以德报怨"的东西。所以，孔子要称赞坤为"德合无疆"。

万物资生，厚德载物。

坤的厚德载物，它有一个前提，就是坤的阴柔、疏缓、松活之性。而现在的问题，除了这个植被以外，城市建设、交通建设以及其他配套建设的规模越来越大。这一建设，大片大片的土地还有坤性吗？水泥钢筋一铸造，一粉刷，土地就像铜墙铁壁似的，哪还有半点坤性。没有了上述的这个坤性，它怎么藏纳，怎么克水？所以，雨水一下到地面，它就流掉了。这个就是水的流失。雨水下下来，藏纳在土里，这个有大用场。木靠什么生养，植物靠什么生养？就要靠这个水来生养。

另外一方面，现在种地使用的肥料大都是化肥。使用化肥的结果会怎么样？这几年、这几十年是可以的，庄稼也可以长得很好，而且比用农家肥的产量还高。可是过几十年会怎么样呢？土地板结了。土的性用大大地改变了。土是有机的呀，你长期使用无机的东西，那有机的肯定就慢慢地转为无机。坤土的性用是有机的，你现在把它无机化了，坤土的性用就慢慢地丧失了。坤土就没办法下载，没办法收藏。以前一场雨下来，土都把水吸收掉了，可现在土的吸水功能要差得多。水吸收到土里，这个太重要了，这比流到河里面的意义大得多。大家还记得我们前面提到过的龙脉吗？龙脉与生态的关系太重大了。而土所吸收的雨水，很重要的一个方面就是用以涵养这个龙脉。龙脉涵养起来，生气自然就旺盛，就自然会有这一片片青山绿树的大好山河。

☞ 可与243—244 页上的内容相参看。

现在有种种因素影响坤土的柔和之性，而这个柔和之性受到影响之后，又会环环相因地影响水、影响木，形成一个恶性的循环。上述这些影响是从自然方面讲，而人天相应，人天相感，这样一个自然方面的作用也会影响到人。坤土受到影响后，与它对应的人类是什么呢？乾男、坤女，就是女性这一族。大家看到女性现在的许多变化，就与这个相关。

坤性含藏，你看过去女性的衣着，就知道何谓含藏。长衣要拖地，三寸金莲是不让你瞧见的。就是笑都不要露齿，笑也要守住这个含藏之性，更甭论其他了。可现在的女性呢？大家可以作个调查，这个调查不用花钱，出门往马路边一站就行了。你看看路过你眼前的男女，分别计算一下各自暴露在衣着以外的表面积。这一计算你就清楚了。女性还含藏吗？不含藏了。男的反而长袖长裤，

☞ 坤性不藏了。

女的反而短袖短裙，甚至还穿背心，反正能露的都要露出来，不能露的，也依稀可见。虽然这与时代相关，与潮流相关，但是，人与自然息息相通，坤土之性的改变，植被的改变，未必不是一个大的因素。

在比较远古的时候，我们的先民是分部落居住。部落在某一地方居住到一定的时候，她要迁徙。她不是永远地在这个地方住下去。为什么呢？可持续发展啊！一个土地使用到一定的时候，坤柔之性就慢慢地失去，你要让它休息，让它恢复，所以，就要迁徙。可现在呢？没有这一条了。因此，人类稍不注意，就会造成影响自然的诸多因素，而自然又会最终回报给人类。

前面我们谈到人的衣着与性情也要受自然的潜移默化，那么，生理方面呢？就更不用说了。举一个简单的例子，现在的萎缩性胃炎越来越多，这样一个常见疾病的发生，与上述的环境改变有没有关系呢？当然会有关系。胃在五行属土，而且是阳土。也就是比较表层一些的土。前面我们提到表层土的疏松、柔和之性对于土的功能至关重要。既然胃为阳土，那么，胃体表面的黏膜、腺体也应该具有这样一个坤柔之性。可现在有太多的因素影响这个坤柔，而且基本建设的不断扩大，又使坤土的有效面积不断"萎缩"。人禀天地之气生，四时之法成，这样一些自然的变化影响到人体，怎么不会得萎缩性胃炎呢？人与自然同气相连，城门失火，怎么不会殃及池鱼？

☞ 天人相应了。

作为一个中医，特别是21世纪的中医，我想这个作用不应该仅仅局限在看人的生理疾病方面。我们的眼界完全可以放宽一些。你有这样一套理论，你用它来看这个地球，看这个宇宙，很多问题是非常清楚的。你用这样的理念来认识环境，治理环境，这个是治本。现在也提倡治理环境，列出了许许多多的措施，可这些多是治标，治皮毛，不是根本的方法。一个美国，你连温室气体的排放量都不肯削减下来，你谈什么保护环境呢？现在提倡可持续发展战略，这样一个战略的实施，也应该反过来请教传统，用传统的理念来监督。所以，作为中医，你的手完全可以伸长一些，你凭什么不可以对现代指指点点呢？

☞ 治理环境要治本。

这是我们从水土合德联想到水土流失所做的一点发挥。

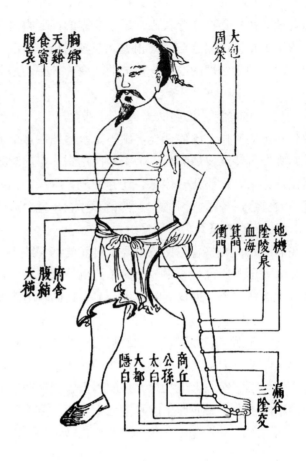

2. 太阴经义

太阴的经义比较容易解决。太阴有足太阴与手太阴，可是太阴篇很明确地是谈足太阴，而手太阴的问题则主要包含在前面的太阳和阳明篇里。

足太阴起于足大趾末端的隐白穴，然后由足腿的内侧上行入腹，属脾络胃，经横膈上行，连系舌根，散于舌下。脾为什么开窍于口呢？看来与经络的联系不无关联。这是足太阴脾经的空间分布。

在时间上，足太阴于巳初起行于隐白、巳末止于腋下大包。

并于大包交接手少阴心，于午初起腋下手少阴极泉穴。巳时之前为辰时，辰时系足阳明胃经流注，言太阴当不忘阳明，以二者为表里也。阳明于辰初起目下承泣穴，至辰末止足次趾厉兑穴，厉兑与隐白相近，遂于此处例行交接。

足阳明起于承泣后，它往下走，止于厉兑。足太阴起于隐白后，它往上走，止于大包（分支上止舌本）。阳经往下走，阴经朝上走，阳下阴上，这便交通了。这是什么格局呢？显然这又是一个泰的格局。从经络的走向，从经络的布局，从经络的交接，我们感到有太多有意思而且非常值得探讨的问题，从这里一门深入，又是一个宏大的法门。这里不能一一展开阐述，只好忍痛打住。

3. 太阴藏义

前面我们讨论三阳，都讲什么？都讲府义。现在讨论三阴，就转到藏义了。这是一个区别，大家应该注意到这个区别。讲太阴的时候，我们作了比较广泛的联系。但在讲藏义的时候，我们还是主要来谈脾。

（1）脾之造字

要研究脾中的道道，不妨还是先从文字起，看这个脾的造字。五藏的造字我们前面已经部分地讨论过，这是很有意思的。像肝的造字、肺的造字、肾的造字，你认真琢磨进去了，就能够感受到它理趣无穷。以脾的造字而言，左边的这部分与其他各藏（除心以外）都是共同的，都用月。讲月我们应该想到"四六同居，月肉同旁"。前面跟大家谈脉的时候，曾经指出《康熙字典》的一个错误，这个说法看来不完全，应该检讨。讨论"月"大家始终应该记住它的两重性。讲肉不全，讲月也不全，月肉相合方全。这才叫天人合一。月是讲天，肉是讲人。善言天者，必应于人。讲天而不应人，月肉分离了，这个怎么叫"天人合一"？

五藏除心以外，左边的部首相同，这说明四藏有一个月肉的共同基础。而它们的区别，就要看右边的这部分。脾的右边为"卑"，卑是什么呢？学过一些《易》的人可能会知道，《易·系

可以与145—153页的内容相参看。

辞》开首的一段话是什么？就是："天尊地卑，乾坤定矣。卑高以陈，贵贱位矣。动静有常，刚柔断矣。"卑是什么？卑是坤，卑是地，卑是土。所以，脾的这样一个造字，便将它的属性，它的定位，很明确地表达出来。

脾的定位在土，脾的性用在土。我们考查脾的整个功能，其实都可以落实在这个土上。我们说脾主生化，为后天之本。大家看一看，土是不是主生化的呀？坤卦讲"万物资生"，你看苹果是土中长出的，龙眼、荔枝也是从土中长出的，小麦、水稻还是从土中长出的。你不是神仙，你还要食人间烟火，那就离不开这个土。所以，土怎么不主生化，怎么不是后天之本呢？另一方面，脾主统血，脾主运化水湿。血者水也，我们刚刚用大量的篇幅所讨论的水土关系，水土合德，不就正好揭示了脾土在这方面的功能吗？所以，一个造字已然将脾的定位和功能和盘托出。文以载道，良非虚语也。

（2）脾不主时

五藏的造字很值得大家认真推敲，特别是右边的这部分是个性化的部分。

对于肝，我们如何从"干"中去探求？肾，我们如何从"臤"中去探求？肺，我们如何从"市"中去探求？这些都留待大家自己去思考。

五藏中，肺主秋，依次的还有肾主冬、肝主春、心主夏。春夏秋冬这四时都被肝心肺肾占去了，脾显然已经没有位置。所以，《素问·太阴阳明论》在谈到脾土的时候说："不得主时也。"不得主时，是说不得主于春夏秋冬这四正时。正位不让我居，总得给我一个偏位吧。所以，《素问·太阴阳明论》又言："脾者土也，治中央，常以四时长四藏，各十八日寄治，不得独主于时也。"脾土不得独主于时，好像四时都没它的份，可是脾却能"常以四时长四藏，各十八日寄治"，这里的"各十八日"是指哪十八日呢？就是春夏秋冬四时之末的各十八日。四时末的十八日即为季月末的十八日。因为每时的三月皆分孟、仲、季，如春三月即分孟春、仲春、季春，余者依此类推。

季月末的各十八日所处之位又称四隅，与上述心肝肺肾所处之四正位刚好形成鲜明的对比。四正为尊为贵，四隅为贱为卑。正隅一比较，脾不主时而旺于四季的这样一个时空特性又活脱脱地呈现在它的造字之中。

脾土不居正而居隅，脾土不位尊而位卑，可是董仲舒的《春秋繁露》称其为"五行之主"。何以为五行之主呢？因为金木水火不因土不能成，春夏秋冬不因土不能就。大家看脾所寄治各季月中的十八日，这十八日正是过渡到下一个时的关键时刻。比如由春能否正常过渡到夏，依次地能否正常过渡到秋、冬、春，就要看十八日的寄治情况。这个十八日寄治不好，那就没法施行四时之间的正常交替变换。所以，脾虽不独主于时，可是四时却离不了它。土虽不处四正，可四正都离不了它的参与。如果四正离了土，不能正常转换，那会怎么样呢？就会形成亢害。如果四时老是停在夏这个位置，会怎么样呢？那夏气就要生亢，这一亢，害便随之而生。所以，它要承制。什么是承制呢？承就是承接，就是转换。夏秋一转换，一承接，炎热烦闷转为秋高气爽了，这个夏气之亢还存在吗？不存在了，得到制约了。所以，《素问·六微旨大论》云："亢则害，承乃制，制则生化。"怎么制亢呢？关键还在于"承"，这就要落实到脾土上。脾在人身上为什么这么重要？土在自然中为什么这么重要？就与这个承制相关。现在自然的气候为什么容易出现偏激，容易出现亢害？很重要的问题就是这个"承制"的机制破坏了，土破坏了。

亢害承制，其要在土。

在第一章我们曾经谈到肺主治节、肺主气的问题。在节气这个层次上天地转换了，承接了，人怎么跟上这个转换呢？就要靠肺。而在四时这个层次上，天地转换了，承接了，人要与之相应，要跟上这个转换、承接，这就要落实到脾上。所以，"脾不主时"是保持人与天地在四时这个层次上相应的重要保证。

可参看50—52页的内容。

（3）脾主肉

脾主肉的功用大家很熟悉，凡是学过中医的人都知道脾有这个功能。现在需要大家往深处想一想，这一想，你就将脾主肌肉与上面的问题联系起来了。

我们前面谈到脾属土，土能长养万物、变化万物、藏纳万物，土与万物的关系非常密切。我们又讲到脾不主时，可是四时却须臾离不了它，金木水火离不开土，四时的转变亦离不开土。我们顺着这个思路看脾主肉这个功能，现代医学将人体分为四大组织，即上皮组织、肌肉组织、结缔组织、神经组织。而结缔组织又包括骨组织、脂肪组织等。在所有这些组织中，肌肉组织和脂肪组织，都属于中医讲的"肉"类，都是脾所主的范围。按照这样一个划分，人体内而五脏六腑，外而四肢百骸，哪一个没有肌肉？哪一个不主要是由肌肉组织构成？就连血管这样一个好像与肌肉不搭界的东西，也主要是由血管平滑肌组成。

大家可以认真思考上述这个问题，看看有没有一个例外。要有例外，那只有心例外，因为心没有这个"月肉"旁，其他的都有这个"月肉"旁。肺有这个旁，肝有这个旁，大肠、小肠、脑、脉、胆都有这个旁。有这样一个旁，说明它们都有肉的成分，都离不开肉的构成。我们这个人身有哪一点能够离开肉呢？离不开肉，那当然就离不开土，离不开脾。所以，我们谈脾主肌肉，你应该把它放宽一点，你往深处看，往远处看，何处不是肌肉？心脏有心肌，就连骨中也充满"肌肉"组织。脾主肌肉，而人身中有形的部分绝大多数都冠以"月肉"旁，这样一种联系便奠定了脾与整个人身，与人身各部分的密切关联。脾为什么能作"后天之本"呢？这个"本"不是可以滥用的。从这里我们又领会到了文字工具的重要性，把握了这个工具，它可以帮助你很方便地打开一些深层的认识。

文以载道，非虚语也。

另外，对文字的认识和研究，大家始终应该抱定一个严肃认真的态度。这个过程随意不得，因为我们从上述这些研究可以看到，文字的构造不是随意的，它依据一个严格的"理"，而这个理又是从事中来。理以事显，事以理成，理事不二，这在中国的文字里体现得尤其充分。比如"骨"这个造字，大家都知道肉是很具柔性的东西，而骨则非常坚硬。我们现在在镜下才知道这个骨组织中充满了脂肪细胞，而古人却早已将这个"月肉"置于骨中了。古人凭什么知道的呢？古人凭什么这样安排？这就需要我们认真对待。随意不得！马虎不得！

（4）人为倮虫之长

在《内经》里面它把所有的动物都叫作虫，虫是一个大类，即动物的这一类。小时候看《水浒》的时候，看到武松上景阳冈的这一段，书中把老虎称大虫，当时很不理解，还以为是不是施兄弄错了，后来才知道这是有出处的。

☞
施兄没有搞错！

《内经》将虫分为五类，即毛虫、羽虫、倮虫、介虫、鳞虫。毛虫属木，羽虫属火，倮虫属土，介虫属金，鳞虫属水。毛虫就是身上长毛的这一类，像老虎、狮子、猫、狗，这些都归毛虫。羽虫就是身有羽毛而能飞翔的这一类，鸟类即属羽虫。倮虫呢？当然就是赤条条的，一眼就能见肉的这一类，像人就属倮虫这一类，有的人虽然多毛，但这个毛不能跟虎豹的毛相比，所以也还只能归到倮虫。介虫就是甲壳类动物，龟、鳖即属此类。鳞虫即身上长鳞的一类，大部分水生动物都归鳞这一类。

将所有的动物分作毛、羽、倮、介、鳞这五类，在每一类下当然就包括了许许多多不同的种属。而在这些不同的种属当中，有一个是最具代表性的，这个最具代表性的动物即称之为"长"。故古云："毛虫三百六十，麟为之长。羽虫三百六十，凤为之长。倮虫三百六十，人为之长。鳞虫三百六十，龙为之长。介虫三百六十，龟为之长。"（见《黄帝内经素问》）人为倮虫之长，也就是作为土虫这一类中最具代表性的动物。这有什么意义呢？这个意义太大了。就一个人身而言，它虽然有金、木、水、火、土之分，虽然有心、肝、脾、肺、肾之别，但作为人，作为这个种属而言，整个的它就叫倮虫，整个的都属于土。就像我们居住的这个地球，地球上虽然有金、木、火、水、土的区别，但就整个地球而言，它是归属于土的。人为什么可以作为万物之灵呢？或者说人为什么能够成为万物之灵？很重要的一个方面就是因为它是土虫之长。人的这个总的归属与地球的归属相应、相同，这便自然成就了他作为地球上的一个主宰。

所以，我们应该很清楚，人就是一个土属类的动物。你要在人身上去求木，求火，求金，求水，你怎么求呢？你只能从土中去求。从土中去求木，从土中去求火，从土中去求金，从土中去求水。知道从土中去求这些东西，这个意义就变得非常重要。所以，

☞
一切从土出发。

我们研究人，一切都得从土中出发，一切都得从土中着眼，这就要落实到脾胃上面。

在金元时代，有一位著名医家，叫李东垣。他的一部流传很广、影响很深远的著作名字就叫《脾胃论》。我们看中医的整个历史，除了这部《脾胃论》以外，还有没有一部以其他藏府名义立论而又这样流传深广的著作呢？没有了！为什么叫《脾胃论》呢？其实它就是立足于土。从土中去求金木水火，从土中去求其他的一切。我想，这应该是中医的一个正路。人为倮虫之长，你不从土中去求，你从哪去求呢？当然你要研究龟，你要研究龙、凤，那也许就要改一个立足点，要从金中去求其他，或者从水中、从火中去求其他。

研究人要立足于土，我们看一看整个《伤寒论》就会清楚这一点。《伤寒论》有112方，用药不过百来味，而常用的药就这几十味。在这百来味、几十味药中，大家可以做一个统计，看看哪一味药的使用频率最高？统计的结果是甘草的使用频率最高，有70多个方用了甘草，占去整个伤寒方的大半。有的方甚至把甘草作为打头的君药，像炙甘草汤、甘草汤、甘草干姜汤、甘草附子汤、甘草泻心汤等。现在大家把甘草看小了，以为它可有可无，做个佐药还可以，做个君药就不成了。甘草在《伤寒论》中为什么那么重要？为什么那么多的方子都要用甘草？就因为它属土啊！如果我们按照上述动物的划分方法，将植物类的东西也作一个五行的划分。将五行的植物也选出一个"长"来，那么，这个土本之长是谁呢？那就非甘草莫属。

甘草气味甘平，色黄，是得土气最全的一味药。我们从甘草在《伤寒论》方中的使用率排首位这个事实，就可以看到张仲景早就悟到了这一点。人为倮虫之长，所以，治疗人的疾病当从土中去求。既是从土中去求，那当然要用甘草了。甘草不仅仅是一个和事佬，不仅仅能调和诸药，它代表着一种很深的理念。

（5）脾主中焦

脾胃主中焦，中焦有什么作用呢？中焦的作用太大了。中焦，也就是不上不下的这个焦。我们前面讨论否泰的时候曾经谈到，上，下要交通，不交通就是否，交通了就是泰，而交通了才有生机。这样一个交通，也就是上下的交通，它靠什么呢？就靠这个中。所以，中焦的作用是交通上下、连接上下的。《内经》里面讲到“言天者求之本，言地者求之位”，那么，“言人”呢？就要求之“气交”。什么叫气交？天气下降，地气上升，这叫气交；上焦之气下降，下焦之气上升，这也叫气交。上下的气交也好，天地的气交也好，都要求之于中。这就要落实到中焦上，这就要落实到脾胃上，这就要落实到土上。所以，脾胃于气交而言，关系至大。与气交的关系至大，就是与人的关系至大，这又回到了上面的问题。孔子云：吾道一以贯之。回顾中医之道，又何尝不是“一以贯之”！

可参阅254—256页的论述。

4. 太阴运气义

太阴在运气中的意义界定得很清楚，就是在天为湿，在地为土，合言湿土。土的问题前面用了很大的篇幅来讨论，大家应该很熟悉。这里着重来讨论湿。

（1）湿义解

湿的含义在阳明篇中根据它的造字讨论过。湿的字形有多个，一个就是阳明篇已经讲过的“濕”，另一个就是这里要讲的“溼”。前面讲过的“濕”不是本来的湿字，而是转借过来的，可是这个转借却从理上很好地说明了它的产生。

现在我们来看另外一个湿字。它的形符还是“氵”，说明湿与水是很有关联的。右边的声符上面是一横，这一横用以表天，声符最下面的是一个土字，土字用以表地，天地之间的这个“丝”是什么呢？“丝”读作幽，《说文》云：微也。《广韵》云：微小也。天地之间的这个微小的东西是什么呢？一联系形符的“氵”，你就知道这个微小的东西是指水。天地之间这样一些微小的水、很微细的水，这是什么呢？这就是湿。所以，你体会到的湿，实际上就是天地之间，或者说就是空气中所弥漫的微小水粒。很微细的湿你只能感受到它，看不到它。而这个湿稍微放大一点，放大到你不仅能够感受它，而且能够看到它，这个又是什么呢？这个就是雨。因此，雨湿二者从根本上讲它是同一个东西，只不过有粗微之分，有幽显之别。所以，《素问》将雨湿二者划为同一类属的东西，即皆属于土。

"湿"字里面的理与事。可与 196—203 页的内容互参。

从繁体的这两个湿字我们看到，第一个"濕"着重讲理，第二个"溼"着重讲事。既是讲事，所以，它更直接一些，更形象一些。

我们讨论湿的本义，除了从造字的义上去探讨，还应该注意一个很重要，也是一个很容易混淆的问题，就是湿与水的区别。上面我们提到微细的湿，你只能感受到，而不能直接看到它。可是你用现代的抽湿机一抽，抽出来的是什么？是水。而湿粗化一些，变成雨了，你不仅能感受它，更能看到它。这一看就更觉得它与水没有区别了。于是乎很自然地将水湿混为一谈。

水湿有联系，而且是很密切的联系，要不然不会说水土合德。但是，二者也有很根本的差别，这就是水土之间的差别。"文化大革命"期间，做什么事都讲成分，唯成分论。现在我们研究中医，好像也是"唯成分论"，这个药、这个方有没有效果，怎么研究它呢？就从这个有效成分去研究它。有效成分当然可以说明部分的问题，也可以把它作为其中一个路子来研究。可是如果将它作为衡量的标准，那就不成了。像水与湿，你如果单单从现代的成分上去考虑，它有什么区别呢？这个分子式都是H_2O，所以，它没有区别。可是用中医的眼光去衡量，却有大区别。一个是土，一个是水，两者是相克的关系，怎么会没区别呢？因此，从什么角度来考虑，从什么角度来衡量，确实是中医研究的一个大问题。

肉包子打狗。

中医有时更注重的是事物的状态和它的变化过程。在江河湖海的时候，它是水，而一旦弥漫到空气中，它就成为湿。状态改变了，定性定位亦随之而变。为什么呢？因为阴阳改变了。阴阳不改变，事物的状态怎么会改变呢？所以，你研究成分如果不与阴阳挂钩，或者说你的成分与阴阳挂不上钩，那这个研究对中医来说还是没有实义，还是一厢情愿，还是解决不了根本的问题。所以，判断一个科研是不是有水准，是不是能够真正地帮助中医解决问题，上面这个"挂钩"便是衡量的标准。没有这个"挂钩"，你就是省部级课题，你就是国家级课题，你就是投资百万、千万甚至是亿万的课题，又怎么样呢？同样是肉包子打狗，有去无回！

另外，研究湿义，除了注意水湿之间的联系与区别，还应弄清雨湿的问题。雨为湿类，为土类，这在《素问》，特别是在"运气七篇大论"中反复地强调过。如"大雨时行，湿气乃用"，"岁土太过，雨湿流行"等。可是还是有不少的中医同行将雨归到水类。比如辛巳年的时候，辛巳年的一大特点就是水运不及。于是好些人问我，今年不是水不及吗？可为什么南方下雨这么多，有这么多的地方涨水？如果你这样来领会运气，那你就会错了。水是北方，是寒，是冰雪，而不是雨。所以，水不及就是这些因素不及。今年北方为什么持续高温？冰雪的融化为什么大于往年？这就是水运不及。

水与湿的区别。

（2）湿何以配土

湿为什么配土？或者土为什么配湿？这个问题从农村出来的都会很清楚。土是生养万物的。可它靠什么来生养呢？大家知道，今年北方的许多地方持续干旱，这一干旱，不但庄稼种不成，连野生的草木也枯死了。所以，土一旦失去了"湿"性，变成焦土了，这个生养的作用也就荡然无存。土不能离开湿，所以要湿土相配。但土亦不能过湿，土一过湿，生养的作用同样要大打折扣。《中基》在讲脾的性用时，强调脾喜燥恶湿，其实就是讲的这个方面。因此，土不能不湿，亦不能过湿。既不能不及，又不可太过。这是为什么呢？兹引王冰一段令人拍案叫绝的注释，权作解答："湿气内蕴，土体乃全，湿则土生，干则土死，死则庶类凋丧，生则万物滋荣，此湿气之化尔。湿气施化则土宅而云腾雨降。其为变极则骤注土崩也。"

"湿气内蕴，土体乃全。"

《素问·五行运大论》云："中央生湿，湿生土，土生甘，甘生脾，脾生肉，肉生肺。其在天为湿，在地为土，在体为肉，在气为充，在藏为脾。"《五行运》讲中央，讲湿、土、甘、脾、肉、肺……这一连串的问题如果思考清楚了，并获得了定解，那么，我们研究倮虫之长，并解决倮虫之长的诸多问题，便有了一个坚实的依靠处。湿与土，合之为一体，分开来又有天地之别。湿以气讲，土以形言。形气之间是一个什么关系呢？《内经》讲得很清楚，就

物有本末，事有终始。知所先后，则近道矣！

是"气聚则形成"。所以，土是什么？土是怎么构成的？我们看到的这个实实在在的大块是怎么形成的？就是这个湿气聚合而成的。所以，《素问》它讲"中央生湿，湿生土"，而不讲"中央生土，土生湿"，这就是一个本末的问题，先后的问题。这个问题大家要很清楚，不能混淆。《大学》讲："物有本末，事有终始。知所先后，则近道矣。"大家想想，如果这个本末、先后你搞不清楚，你怎么去近道？

（3）辰戌丑未

上面我们谈太阴、谈湿土，是从气的角度而言。《素问·六节藏象论》云："时立气布"，云："不知年之所加，气之盛衰，虚实之所起，不可以为工。"因此，在知道气的内涵之后，还必须清楚相应的时年。以太阴湿土而言，这个相应的时年就是标题所说的辰戌丑未。具体地说，辰戌之纪是太阳寒水司天，太阴湿土在泉。其中司天管上半年的加布，在泉管下半年的加布。丑未之年正好相反，它是太阴湿土司天，太阳寒水在泉。

明确了时年与太阴湿土的加布关系后，太阴之气到来时，具体会产生什么变化呢？有关这一点，《素问·六元正纪大论》从时化之常、司化之常、气化之常、德化之常、布政之常、气变之常、令行之常、病之常等八个方面进行了描述。即太阴所至为埃溽（时化）；太阴所至为雨府为员盈（司化）；太阴所至为化为云雨（气化）；太阴所至为湿生，终为注雨（德化）；太阴所至为倮化（德化）；太阴所至为濡化（布政）；太阴所至为雷霆骤注烈风（气变）；太阴所至为沉阴为白埃为晦暝（令行）；太阴所至为积饮否隔（病）；太阴所至为稸满（病）；太阴所至为中满霍乱吐下（病）；太阴所至为重胕肿（病）。

2000年是庚辰年，辰年的司天是太阳寒水，在泉是太阴湿土。我们看下半年雨湿很多，特别是台湾地区出现了50年未遇的洪涝灾害，还有泥石流灾害，很多房屋被冲毁了。本来洪涝多数都在上半年发生，在夏季发生，怎么2000年的洪涝却移到了下半年？这显然与太阴所至有关联。太阴湿土在泉，"太阴所至"的机会必然相应增多，而太阴所至有可能为"终为注雨"，有可能为"雷霆骤注烈风"，所以，在这个区间发生洪涝也就不足为怪了。

运气是一门相当复杂的学问，不但有常，而且有变，不但有胜，而且有复。所以，把握起来很不容易。以上是灾害发生了，气已经来临了，我们再反推这个年时。虽然这有些马后炮，但对我们感受运气的意义，仍然是有帮助的。我们不妨由此下手，多做一些马后炮式的研究。将运气与气候变化及疾病变化的资料一一列出，分析其中的常、变、胜、复关系。这个研究娴熟了，有体会了，再把它转到"马前炮"的研究中来，这个时候就能"先立其年，以明其气"了。

（4）天地交通的标志

上面我们谈到太阴的气化之常，这个常就是"太阴所至为化为云雨"。作为太阴，其气化启动后，会产生化和云雨。化是什么呢？《素问》云："物生谓之化，物极谓之变。"而《韵会》则曰："天地阴阳运行，自有而无，自无而有，万物生息则为化。"因此，化主要指的是万物的生息。《素问·六元正纪大论》将"化"与"云雨"同列为太阴气化之常，是极具深义的。云雨之事我们司空见惯，但是，要回答它与化、与万物生息何以具有如此密切的关联，却需要我们从理上来作一番思考。

由太阴去看气交。

云雨的产生，《素问·阴阳应象大论》讲得十分清楚："地气上为云，天气下为雨；雨出地气，云出天气。"云雨是天地产生的。更具体一些，是地气上升，天气下降，天地气交产生的。地气升，天气降，天地气交，这个过程我们在前面讨论否泰二卦时候已经谈到过。也知道天地气交的重要性。天地不交，则万物不通而死；天地气交，则万物通而生息。可尽管如此，还是觉得这个气交的过程有些玄乎其玄。能不能有一个方法使我们更直接一些地把握气交？能不能有一个手段使我们更明白一些地洞察气交？有！这个方法、这个手段就是云雨。

云雨是天地气交的产物，是天地气交过程中的一个显而易见的标志。天地气交，万物方生。那我们为什么不可以从这个显而易见的事象中去探求玄乎其玄的天地气交，进而去探知这个万物的生息呢？所以，云雨的事你若参透了，它真是我们仰观俯察天地、妙解

参透云雨，造化可知。

阴阳万物的一个极其方便的法门。

你要考察万物的生息，你要考察天地气交的状况，你看什么呢？看这个云雨即可了事。扯远一些，火星上有没有生命？月球上有没有生命？用得着去登陆吗？不用去登陆，你就看这个云雨就行了。如果没有云雨，你就知道这儿的天地还没有交通，天地都没有交通，你去找什么生命？你去找什么万物？那不是白费心思？现在的卫星探测技术很发达，虽然确定一个星球上有没有生命还难以办到，但是，确定它有没有云雨，应该不会太困难。而云雨的事一旦确定，其实也就为我们寻找地球外生命奠定了一个大的方向。

讲近一些，我们这个地球，由于时间和地域的关系，天地气交的状况亦不尽相同。以地域而言，有的地方云雨多，有的地方云雨少，有的地方甚至终年都见不到云雨。云雨多的地方，云雨均匀的地方，天地气交的情况相对就好。你去看这些地方，不但万物生息茂盛，而且多半人烟稠密。大家看一看云南、四川及江南大部分地区的生息情况，就知道笔者在这里不是胡说。而云雨少的地方，甚至是终年不见云雨的地方，你去看它，大都是沙漠、是不毛之地，是杳无人烟之区。为什么呢？因为天地的气交不行。天地不交，所以，万物不通，怎么会有生息？怎么会有人烟？从时间而言，上述这个特征更为突出。在我国的大部分地区，以春夏二季降雨为多，秋冬二季降雨为少。而春夏二季万物发陈、蕃秀，到处一派欣欣向荣；秋冬二季万物容平、凋零，一派荒凉景象。春夏二季以泰为起手，泰者天地交也，交故生云雨；秋冬二季以否为起手，否者天地不交也，不交故少云雨。

由太阴至而有云雨，由云雨而知天地气交，而知万物生息。是知太阴在天地气交这个过程中扮演的角色十分重要，十分关键。现在我们由大天地拉回到小天地，在人体中"太阴所至为化为云雨"又是如何体现的呢？化还是讲生息、生化，太阴脾（胃）土为后天之本，气血生化之源，这是应太阴所至的"化"。太阴脾（胃）为升降之枢纽，人体这个小天地如何气交？就要靠这个升降枢纽。那么，这个云雨呢？这个天地气交的标志，这个升降的标志，在人身与什么相应？在人身上能不能找到这样一个显而易见的东西，用以反映其气交，显示其生化呢？当然可以。这东西就是大家熟知的

"口水"。中医把它称为"涎"，西医将之称为"唾液"。涎也好，唾液也好，大家都不能小看它，它是人身气交的标志，生息的标志。经云："言人者，求之气交。"既然人以气交为本，那你怎能小看它呢？

在天地自然里，我们以云雨去看它的气交、看它的生息，的确是一个再方便不过的法门。而在人身，从你口中的"涎"，从你口中的"唾液"去看，又何尝不最方便呢？对于生命的良好状态，我们可以用生息来形容，可以用化来形容。除此以外，还有一个更为通俗而直接的字眼，那就是"活"。大家看活字怎么构成？不就是舌水吗？舌上的水，或者是舌周围的水，这水是什么？不就是上面的"涎"，不就是上面的"唾液"？这东西就是"活"，就是生命生息状态的标志。你为什么不可以从这个"活"，从这个"舌水"，从这个"涎"，从这个"唾液"，从这个你最容易体察到的东西，去探求生命内在的状态，去探求生命中那些最奥妙的过程呢？

自然也好，人身也好，其实都有许多像"云雨"这样既显而易见、唾手可得，但又能说明很深奥、很内在问题的东西。可就因为它太"显而易见"，太"唾手可得"了，我们反而"不能见"，反而"不能得"。人是不是都有这样的劣根，太容易得到的，反而不知珍惜？所以，孔子感叹曰："一阴一阳之谓道。继之者善也，成之者性也。仁者见之谓之仁，智者见之谓之智，百姓日用而不知，故君子之道鲜矣。"

"太阴所至为化为云雨"，而太阴属脾，脾开窍于口，其华在唇。五藏化液，脾液为涎。王冰注液曰："溢于唇口也。"所以，这个涎，这个溢于唇口者，为什么不是云雨呢？你为什么不可以从这个"涎"入手，从这个"云雨"入手，去探知你体内的气交状况，去探知你体内的生息状况，进而去把握你的健康状况？其实，脾涎能不能反映气交，能不能反映身体的健康状况，大家一反观自身就知道了。当你精神状态、身体状态最佳的时候，这个时候注意体会一下你的口中，看看是不是有一丝丝、一股股清香、甘甜的津液？要是有，这就是你要会的那"东西"。有这"东西"，就像自然有云雨，那你的气交当然是最佳，你的生息当然最佳。你的整

道不远人。

个人身都处于"天地交而万物通"的状态，那你的精神状态、健康状态为什么不处于最佳状态呢？而反过来，当你疲劳的时候，当你健康出现问题的时候，再关注你的口中，这一丝丝、一股股清香、甘甜的津液还在吗？不在了。代之的是口苦，是口干，是口臭、口黏，反正口中不清爽。为什么呢？气交不行了，人身后天的这个根本出了问题。这样至简至易的方法，我们为什么不用？所以，大家想知道自己的身体状况，不用急着去搞化验、去做CT，先感受一下你口中的"滋味"，看看这个脾涎、唾液，也就能知道个大概了。

前面我们谈到，道家修炼的一个重要功夫就是打通大小周天。打通周天不是一件简单的事，它要经过刻苦的炼己筑基。前些年气功"大师"满天飞，都打着佛、道的旗号，传你一个功，三天五天就能打通周天。有这么便宜的事吗？可还是有太多的人去图这个便宜，结果是上当了事。周天贯通是要有应验的，用现代的话说，就是要有客观指标。不是你那里想一想，它就会贯通的。而其中一个重要的应验，就是这满口清香、甘甜的涎液。这涎液有的称甘露，有的称金津玉液。甘露也好，金津玉液也好，无非就是我们上述的"云雨"，无非就是脾涎，当然也还包括肾唾。从这个角度看，周天修炼，不就是提升人体的气交，使这个气交上一个层次，上一个台阶吗？所以，对我们口中的这点津液你要抓住它，你要看透它，你要真把它当作生命的源头"活水"。学医的人都知道燕窝，就是平常百姓也晓得它的价值不菲。燕窝不就是金丝燕口中的这点涎唾凝结而成的吗？小小金丝燕的涎唾都有这样的作用，那么人的呢？这就可想而知了。经言：善言天者必应于人。上述这个讨论真的参透了，又何尝不是一个"言天应人"的过程？

（5）龙战于野，其血玄黄

笔者于此部书稿的许多章节都谈到《易》，《易》究竟是一部什么样的书呢？有关这一点，孔子在《易·系辞》中曾作过一个十分经典和权威的交代，其曰："易之为书也，广大悉备。有天道焉，有人道焉，有地道焉。兼三才而两之故六。六者非他，三才之道也。"无独有偶，《素问·气交变大论》亦云："夫道者，上知天文，下知地理，中知人事，可以长久。"易兼三才，而广大悉备；医知天地人，而可长久。从这里看去，古人言医易相通、医易同源，是有根据的、有道理的。

医易是否相通？我们且看《易》坤卦上六爻之"龙战于野，其血玄黄"。这个龙是什么？龙战于野，何以其血玄黄？乍看起来，真是像二龙争战于野，打得两败俱伤，流出玄黄之血来。而古来确实有不少易家持此见解。如近代的一位大易家，即于上句下注云："盖古人认为，龙本凉血动物，其血不赤，黑龙血黑，黄龙血黄，故曰龙战于野，其血玄黄。此二龙相斗，两败俱伤之象。"龙是中国的象征，中国人即是龙的传人。如果这样来看易中之龙，那不但真见不着这龙的首尾，且也将整个华夏民族贬低了。一个冷血动物，怎么能传承出这中华民族的热血男儿？因此，这样的看法，不但于理不通，于事亦不符也。

那么，这个龙究竟指的什么？龙战于野，何以其血玄黄？兹引《周易尚氏学》于坤上六爻辞下的一段注释以资说明："阴至上六，坤德全矣。故万物由以出生。然孤阴不能生也。荀爽云：消息之位，坤在于亥，下有伏乾，阴阳相和，故曰龙战于野。坤为野，龙者阳。说文壬下云：易曰龙战于野，战者接也。乾凿度云：乾坤合气戌亥，合气即接。九家云：玄黄天地之杂，言乾坤合居。夫曰相合，曰合气，曰合居，则战之为和合明矣。皆与许诂同也。而万物出生之本由于血，血者天地所遗氤氲之气。天玄地黄，其血玄黄者，言此血为天地所和合，故能生万物也。易林说此云：符左契右，相与合齿；乾坤利贞，乳生六子。夫曰符契，曰合齿，则乾坤接也，即龙战于野也。消息卦，坤亥下即震子出，故曰乳生六子。象传云：乃终有庆。庆此也。惟荀与九家，皆以血为阴，仍违易旨。易明言天地杂，则血非纯阴可知。纯阴则离其类矣，胡能生物。至侯果谓阴盛似阳。王弼干宝谓阴盛逼阳，阳不堪故战。以战为战争。后孔颖达朱子，因经言战又言血，疑阴阳两伤者，皆梦呓语也。清儒独惠士奇用许说谓战者接也。阴阳交接，卦无伤象。识过前人远矣。"

《易经》以象寓理，又复以辞言象。是故象不离辞，辞不离象也。离辞则象无以明，象无以明，理亦无从明之。若以象为多余，离象而言辞，则势如空楼言鹤，鲜有不梦呓语者。即以龙为凉血动物，已足见一斑。龙绝不是什么凉血动物，战也非战斗、争斗。"龙战于野"我们当合起来看，它其实就是讲的乾坤和合、阴阳交接的这样一个状态。乾坤本有天地尊卑之别，阴阳本有"男女授受不亲"之异。从这个别，从这个异，现在却走到一起来了，和合了。为什么呢？当然是阴升阳降、天地气交的缘故。天地气交，则生云雨。刚刚还天高云淡，忽然间电闪雷鸣，乌云压顶，天地一团，满地黄水。这不就"其血玄黄"了吗？

所以，"龙战于野，其血玄黄"它完全是讲的雷电云雨这样一个特殊的自然征象。其实这个征象的描述不足奇，奇的是为什么要把它放在坤卦的上六爻来讨论。这就是说你要讨论"龙战于野，其血玄黄"的意义，你必须要结合上六爻这个特殊的象。有这个象，易的真实义才能和盘托出。若离象来言易，离象来言义，那就如尚氏所云，多半是梦呓之语了。将龙作冷血动物，将战作争战，就是离象言易、离象言义的一个明证。

前面我们曾探讨过龙的含义，龙是主管兴云布雨的。看过《西游记》的人，对这一点应该很清楚。悟空想要降雨的时候，怎么办呢？就把龙王招来。龙王一现身，就兴起云作起雨来。要是小说家，我们可以就此打住了，将这云雨之事一概交与龙王老子。可是作为医家，作为易家，却还不能就此了事，还必须知道这个云雨是由"地气上为云，天气下为雨"，由天地气交而生云雨。这样我

☞

龙为何物？

们也就知道，龙实际上就是讲的天地的气交。龙为什么配属东方？惊蛰雷动为什么在春？四海龙王为什么以东海敖广为长？雨水节气为什么亦在春？春为什么主万物之生？这一切不都与天地气交相关吗？

《易·系辞》云："天地氤氲，万物化醇。男女构精，万物化生。"天地氤氲了，万物才化醇。那什么是天地氤氲呢？孔子怕我们这些后生小子悟性差，搞不清楚，所以，特别补出一句"男女构精，万物化生"。男女构精大家总该明白吧。所以，氤氲讲的就是天地的交通，说得再俗一点，就是天地在做爱。这一做爱的结果，便是"万物化醇"。用做爱这个词还是觉得不恰当，有些亵渎天地。亵渎天地，则恐遭天谴，所以，还是用氤氲为好。

氤氲这个词很有意思，有时是只可意会难以言说，更不可书之

于纸，诸位只好将就意会去。天地在氤氲的过程中，它是不欲人见的，因为这是隐秘事。怎么办呢？那就打雷下雨吧。雷雨来了，大家总要躲起来，乘这个时刻，天地也就氤氲了。所以，用氤氲这个词，用氤氲这个义，是很文明的。

我们从"龙战于野，其血玄黄"，到"天地氤氲，万物化醇"，知道它都是讲的一回事，言龙言战，便知道天地氤氲了。而天地氤氲，万物化醇。人虽称人，亦是万物之一。所以，人作为龙的传人，有什么不可以承当？

我们看"三言""二拍"这一类旧小说，古人将男女之事、阴阳交接之行作什么言？作交战言，作云雨事言。这一方面说明天人合一诚非虚语，另一方面亦证明尚氏及笔者之说非虚言。

"龙战于野，其血玄黄"为什么要放到坤之上六爻来讨论呢？以坤至上六，其德乃全。坤德一全，则与太阴无异。这"龙战于野，其血玄黄"，这"天地氤氲，万物化醇"，与此"太阴所至为化为云雨"还有什么区别么？要是没有区别，那医易相通，医易同源，便没什么疑问了。

太阴湿土的意义非常广大，单就这个"化"、这个"云雨"，已然举足轻重了。我的硕士导师陈治恒教授认为，中医最重要的问题是"两本三枢"。哪两本？就是先天之本和后天之本。先天之本为肾，后天之本即此太阴脾胃。哪三枢呢？一个是少阳枢，一个是少阴枢，还有一个就是太阴脾所主的升降之枢。两本三枢中，太阴就占去一本一枢。所以，太阴的重要性是显而易见的。大家不可看太阴的篇幅最少，就以为可以一笔带过。像前面我们说的，研究倮虫，研究人，就要全仗这个太阴。

二、 太阴病提纲

讨论太阴病提纲，仍以273条提纲条文为依据。即："太阴之为病，腹满而吐，食不下，自利益甚，时腹自痛，若下之，必胸下结硬。"下面拟从几个方面来讨论。

1. 太阴病机

273条是太阴病的提纲条文，也是太阴病的病机条文，讨论太阴的病机，就要以这个病机条文为依据。为方便起见，我们还是将它改为病机格式，即：诸腹满而吐，食不下，自利益甚，时腹自痛，皆属于太阴。

2. 太阴的位性特征

前面我们讲过太阴主要属坤土，而易曰："坤也，至柔。"那在我们人身当中，这个至柔的地方在哪里呢？很显然，这个至柔的地方是在腹部。人身的其他地方都不像腹部这么柔软，其他的地方都有坚硬的骨头，唯独腹部没有。所以，人身的坤位，人身的太阴位，就是这个腹部。《易·说卦》曰"坤为腹"即是证明。而太阴发生病变当然就会首先影响到它的专位，故太阴病机条文首言"腹满"，再言"腹痛"。这是太阴病的定位问题。

其次，太阴坤性还有什么特征呢？坤者，厚也。故《易·象》曰："坤厚载物，德合无疆。"太阴的许多特性都与这个"坤厚"有关。首先是《说文》及《尔雅·释诂》皆云："腹，厚也。"这就与前面讲的定位相应了。腹部确实是反映太阴特征及太阴病的重要场所，这是值得我们注意的问题。所以，凡是腹部的病变，都要考虑到它与太阴的相关性。

另外，太阴篇主要是讲坤土，主要是讲脾胃，而《素问·灵兰秘典论》曰："脾胃者，仓廪之官，五味出焉。"言仓廪之官，言五味出焉，这就牵涉到两个问题。第一个问题是，仓廪者，言其载物也。载物则必以厚。故曰：坤厚载物。所以，我们观察坤土、观察太阴、观察脾胃的一个很重要的方法，就是看它的厚薄。厚是它的本性，说明它能载物，能为仓廪之官。若是薄了，那就难以载物，难为仓廪了。

看厚薄主要从太阴的位上看，也就是从腹部看。要是腹部太薄，甚至成舟状腹了，那这个太阴的本性肯定有问题，脾胃肯定虚弱。坤薄就没有坤性，怎么载物，怎么为仓廪呢？看腹的厚薄还需注意一个问题，特别是看小孩。厚薄是指肉的厚薄，有的小孩肚子很大，肉却很薄，只是一层皮包裹着，这个不能作厚看。另外一个看厚薄的重要地方就是肚脐，肚脐的浅深、厚薄甚能反映太阴的强弱、脾胃的强弱，这是我们观察太阴脾胃的一个很方便而直观的法门。当然，太阴坤土宜厚，薄则有失坤性而为不及，然太厚亦不宜。太厚则变生肥胖，在《素问》则云敦阜，这是要生亢害的。这是第一个问题。

第二个问题，就是《易》坤象所云："至哉坤元，万物资生，乃顺承天。"这其实就是《素问·灵兰秘典论》所说的"五味出焉"的问题。在自然界，坤元资生万物，在人体呢？就是这个"五味出焉"。五味的问题相当重要，我们在《素问》里可以看到这样的原文："天食人以五气，地食人以五味。"讲实在的，我们要维持生命，靠的是什么呢？一要靠这个天气，因为我们不能没有呼吸，一时一刻没有呼吸都不行。这个呼吸之气就是天给人的五气。剩下的就要靠地的五味，所以，我们除呼吸之外，不能不吃东西。我们吃进的这些东西，就是地给我们的五味。

现代医学对我们进食的各种食物主要是从营养的角度去考虑，像蛋白质、脂肪、碳水化合物、各类维生素及微量元素等。可是中医呢，它就用两个字，就是"五味"。我们除了要食天气，要呼吸以外，其他的一切营养都可以用这两个字来形容，都可以用这两个字来思考。不管是蛋白质还是脂肪，不管是维生素还是矿物质，都叫作五味。西医看一个皮肤干燥，认为是缺乏某种维生素，看你头发脱落，认为是缺钙，所以，要补充这些维生素和钙。要是作一个中医你也这样去思考，西医认为缺钙，你就加一些龙骨、牡蛎，那这个思维就成问题。

搞中医的人不是不可以借鉴其他的东西，借鉴和吸收都是可以的，"他山之石可以攻玉"嘛。但得有个主干思维，不能反奴为主。这样不但对中医没有好处，对其他学科也不见得是一件好事。最近，拜访了云南著名老中医吴佩衡的嫡传长孙吴荣祖先生，吴先生谈到一个很有意思的话题，就是当前我们搞结合要设法搞1+1大于1的结合，而不能搞1+1小于1的结合。为什么有这个提法呢？因为吴先生眼里看到的中西医结合大多是这类小于1的结合。比如，炎症用青霉素治疗已经绰绰有余，但是为了搞结合再加上一些清热解毒的中药，这样反而降低了青霉素的效力。没有增加药的效力，反而增加了医用成本，现在许多中医院的病房就是搞的这一套。谈起这些，吴先生流露出无奈和痛心。

什么是中医的主干思维呢？以上面讲的营养话题为例，如果你也跟着喊维生素、矿物质，要补充这个维生素，补充那个矿物质，那你就没有主干思维。作为中医你要思考这个五味。五味有外五味和内五味，外五味就是坤卦里说的"至哉坤元，万物资生，乃顺承天"，也就是大宇宙的坤地所生出的五味。内五味呢？就是《素问·灵兰秘典论》所讲的"仓廪之官，五味出焉"的这个五味，是由人身这个小天地的脾胃坤土所化生的五味。我们临床上看到很多病人，在饮食摄入的质和量上都相差无几，也就是这个外五味的摄入上没什么差别，同吃一锅饭，同吃一样的菜，为什么就你缺乏维生素，而别人不缺维生素呢？很显然，这个缺乏不是出在外五味上，外五味并不缺乏，缺乏的是内五味。你的太阴、你的脾胃、你的仓廪之官不能很好地"五味出焉"，那这个内生五味自然就缺乏了。这个时候，你去补他的外五味能起多少作用呢？起作用也是一时的作用，也是权宜之计，不是根本的方法。你应该着眼于他的太阴，他的脾胃，他的内坤元，让这部分厚壮起来，正常起来。这部分能够"万物资生"，能够"五味出焉"，那这个维生素的缺乏、矿物质的缺乏就从根本上得到了解决。这就是运用主干思维。中医的这个主干思维任何时候都不能丢。

中西医结合
应该是1+1>1
的结合。

内五味与外五
味。

中医的主干思
维不能丢。

3. 太阴的病候特征

（1）其用有二，其病亦二

上面我们谈到太阴脾胃的性用有二，其一是坤厚载物，其二是万物资生。载物讲的是装载、藏纳；资生讲的是运化、变化。太阴的这样一些性用也充分体现在它的病变上，提纲条文里提到的"吐，食不下，自利"，其实就是载物出了问题。太阴坤土不能载物，那当然就会患食不下、利、吐之证。因此，食不下、利、吐这些就是太阴不能载物的一个特征。另一方面，就是资生的问题，资生障碍会影响"五味出焉"这个功能。如果这个障碍得不到及时的解除，那就会进而全面影响到太阴脾胃作为后天之本的作用。虽然，这个作用的丧失是渐进的，不会一夜之间形成，但是，值得我们高度地重视。提纲条文提到"腹满，时腹自痛"就是上述运化功能受到影响的一个表现。

（2）太阴利的特点

下利是太阴病的一大特点，是坤不载物的表现。这里提请大家注意，张仲景在条文里用的是"自利"两字，这就需要我们作一个区分。什么是自利呢？假如开一个大承气汤，病人吃了以后拉肚子，一天甚至拉十多次，这个算不算自利呢？显然，这个不能算自利，这个应该算"他利"。又比如，朋友们外面聚会，吃了不干净的东西，大家都下利，这个利也不叫"自利"，因为有一个很明显的导致下利的因素。所以，自利是有范围的，有特指的，没有上述这些明显的因素，他也拉肚子，他也下利，这个才能叫"自利"。这是太阴病的一大特征。

太阴病的这个利除了自利的特征之外，还有一个相伴的特征就是"不渴"，这在277条里有明确的指示，即"自利不渴者，属太阴"。为什么要把这个"不渴"作为太阴下利的特征呢？因为一般的下利很容易发生口渴。下利就会有大量的水分丢失，所以，很容易发生口渴。而唯独太阴病的下利不伴随口渴，因此，这个不渴就具有特异性，对太阴病就具有鉴别诊断意义。

（3）藏寒

太阴的许多病变都与藏寒有极大的关系，所以，277条明确指出："自利不渴者，属太阴，以其藏有寒故也，当温之，宜服四逆辈。"藏寒对太阴各方面的性用都会造成不良影响，载物的性用会受影响，资生万物的性用也会受到影响。所以，太阴提纲条文所提到的诸证都与藏寒有直接关系。《内经》云"藏寒生满病"，而太阴提纲条文的第一个证就是"腹满"，这一方面说明了藏寒与太阴病的密切关系，另一方面也说明了《伤寒论》条文的叙证次第是有严格把握的，这一点尤其值得我们重视。现在研究《伤寒论》的人太不注重这个问题，条文的次序可以任意改动，因此，对每一条文孰证在先孰证在后也就根本不在意了。

太阴病为什么藏寒，我们在第三章曾作过专门讨论，大家可以参考前面的内容。藏为什么寒？当然是藏的阳气太少了。阳是主温煦的，阳少了自然就不温，这就是藏寒。因此，我们讨论引起藏寒的因素，应该围绕着阳气来谈。

①素体关系

素体因素也就是先天的因素，父母构精的时候给你的阳气就少，所以生出来以后阳气自然就弱。阳气弱，藏就会寒，这一种藏寒比较难办。因为先天的因素你没法改变，你只有通过后天来调理。后天也就是太阴，也就是脾胃。所以，藏寒的问题放到太阴篇来讨论是有特殊意义的。

②嗜食寒凉

这是后天的因素，这一点非常重要，特别是我们南方人。南方人，像是南宁人，动不动就讲上火，你看10个病人，有9个说火气大。这个也热气，那个也热气，都不能吃。能吃什么呢？就能吃寒凉的东西、清火的东西。而现在要吃寒凉非常方便，打开冰箱就是了。所以，我说冰箱造出来有一半的功、一半的过。我们好不容易养就这一团阳气，让这个寒凉的、冰冷的东西下去就给糟蹋了。我在门诊看病，对上述的问题体会很深。病人只要是本地人，百分之八九十平常在喝凉茶。有的病人已经虚寒得很厉害了，用附子尚恐不及，可病人还在喝凉茶，医生还在清热。看到这样的情况，真是

☞

善护这一团真阳！

十分痛心。

　　造成上述的局面，很显然是两方面的因素。一方面是病人的医学知识太贫乏，这方面我们应该加强医学知识的普及；另一方面就是我们医生，医生根本弄不清阴阳，也跟着病人凑热闹。病人说热，他就跟着清热，也不管脉证是否真的有热。是热是寒、是实是虚这是要有实据的，不能光听病人的一面之词。现在确实有很多的人稍吃一点煎炒就咽喉痛，就鼻出血，是不是真的有火热呢？这个也还得看舌脉这，看是否真的有火热的证据。我曾经在前面举过一个例子，久旱的土地本身很干，很需要水，可是我们把水淋下去以后它却不吸收，水又从旁边流走了。看起来好像是土里面的水太多了，满出来了，可实际上干得很，一点水都没有渗下去。为什么呢？土地太板结了，土一点也不松动，所以它不吸水。对这一点农民非常有经验，对久旱的土地，对板结的土地，要淋水前必须先松土。先把土的"经络"疏通，"经络"疏通了，再一淋水，它就全部吸收了，再也不漫溢出来。

切勿人云亦云。

此处可与289—292页的内容互参。

　　人的情况也是这样，你吃一点油炸的东西就上火，甚至闻到一些油炸的东西也上火，是不是你体内的火太多了？阳气太旺了？实际往往不是这么回事。是你的经络堵了，气血不通了。经络不通，这就像上面的淋水一样，稍微淋一点，它就会漫出来。所以，稍微吃一点油炸你就咽喉痛。咽喉痛了，病人认为热，医生也当成热，于是就用寒凉，就打青霉素。殊不知寒则凝滞，寒凉下去，青霉素下去，经络只会越来越堵，越来越不通。就这样三五年、七八年，甚至十余年，寒凉的药还在用，可是这个"火"照"上"不误。真是苦海无边，迷不知返啊！

　　我们看临床上这类"上火"病人，有几个见得到火热的真凭实据呢？大多数没有！舌脉上反映的多是一派虚寒景象。这时给他用温药，附子、干姜、肉桂放胆用去。温热药下去，经络的凝滞温通了，松动了，再多的"火"它也能吸纳。加上真水不寒，汞火不飞。再去吃油炸，再去吃火锅，怎么就没事了呢？

　　清末名医郑钦安云："医学一途，不难于用药，而难于识症；亦不难于识症，而难于识阴阳。"因此，做中医的应该在阴阳寒热的辨识上下功夫。如果阴阳识不清，寒热辨不准，没有热你去清

上火了，不要轻易吃凉药。

热，结果受害的是什么呢？当然是阳气。阳气的功用大家应该知道，特别是《素问·生气通天论》讲的"阳气者，若天与日，失其所则折寿而不彰"，如果为了一个咽喉痛把阳气损伤了，这个代价就太惨重了。

☞

中医的副作用。

现在有不少的人喜欢中医，为什么呢？因为他们认为中医药没有副作用。而做中医的本身也这样认为。我是坚决反对这种认识的，我以为中医的副作用可能比西医还大。何以见得？因为西医的副作用很容易识别，每一药物有什么副作用它会清楚地告诉你。青霉素容易导致过敏，它提醒你必须做皮试。利福平容易引起肝肾功能损害，这就告诉你要定期做肝肾检查，以便对有可能出现的肝肾功能损害做及时的处理。可中医呢？中医披着一层没有副作用的外衣，什么都可以用，什么人都可以吃，其实这是草菅人命。如果把阳气耗损了，这个副作用就不仅仅是肝肾损害的问题，而是要折寿的问题。中医治病是以偏救弊，用寒去治热，用热去治寒。热者寒之，前提是真正有热，你才用寒。如果没有热，你也用寒，那结果会怎样呢？这就是《内经》说的"久而气增，夭之由也"。所以，诸位能说中医没有副作用吗？中医的副作用太可怕了！要不然古人怎么会说"庸医杀人不用刀"呢？你要想做中医，尤其想做一个好的中医，这个问题千万不能含糊。这是由寒凉引出的一段话，这个问题不但患者要注意，医生尤其要注意。

③烦劳太过

《内经》讲："阳气者，烦劳则张。"这个"张"是什么意思呢？就是弛张，就是向外，就是发泄释放。前面我们曾经讲过，太阴一个很重要的功用就是开。太阴一开，阳气就入内，阳气入内以后，不但温养藏府，而且得到休养生息。倘若烦劳，则阳气必外张而不得入内，不得入内则阳不蓄养，久之亦亏虚而藏寒。故烦劳太过者，阳气多易亏损。此亦与太阴开机障碍相关。

④作息非时

阳气的耗损可由多方面的原因造成，没有吃生冷、没有吃寒凉，会不会造成阳气损伤呢？同样会的。比如我们作息非时也会成为耗损阳气的一个原因。前面曾谈到"冬三月，此谓闭藏"，在这样一个闭藏的时期，我们的作息也要与它相应，就是要"早卧晚起，必待日光"。如果冬三月，天地在闭藏，你不闭藏，你还是很晚睡觉，那这个阳气就得不到应有的蓄养，得不到蓄养阳气当然就会亏损。阳气亏损了自然会藏寒，藏寒了就会导致"腹满而吐，食不下，自利益甚，时腹自痛"的发生。

诸位应该清楚，饮食靠什么来消化呢？靠阳气来消化。现在相当多的医生碰到病人"食不下"只会用山楂、麦芽、神曲，这些药有没有用呢？当然有用。在的确有食滞的情况下，用上这些药是会很见效的。可是如果不是食滞，这个舌脉根本不是食滞的舌脉，而是一个阳虚的舌脉，藏寒的舌脉，那这个"食不下"就不是上述这些消导药所能解决的。这个时候必须温养阳气，必须用理中汤一类。理中汤下去，阳气起来了，病人自然就会胃口大开。

（4）谏议之官

将脾定为谏议
之官真是太重
要了。

谏议之官出自《素问》遗篇《刺法论》中，在《素问·灵兰秘典论》中曾经谈到十一个官，即"心者，君主之官""肺者，相傅之官""肝者，将军之官""胆者，中正之官""膻中者，臣使之官""脾胃者，仓廪之官""大肠者，传道之官""小肠者，受盛之官""肾者，作强之官""三焦者，决渎之官""膀胱者，州都之官"。在这十一官里，除脾胃外，都是单独谈。唯到"仓廪之官"的时候，将脾胃合起来了。合起谈，脾胃各自的功能特性就不容易区分。所以，到《素问·刺法论》里，就将脾胃的官位区别开了。原来的"仓廪之官，五味出焉"继续由胃来担当，而脾则定为"谏议之官，知周出焉"。

将脾定为"谏议之官"真是太重要了，单是脾家的这一定位，你就应该知道《刺法论》非等闲之论。切莫以为其为遗篇而小视之，若轻视此论，那就当面错过了。谏议为古官名，后称谏议大夫。何为谏？《说文》徐注曰："谏者，多别善恶以陈于君。"所以，谏议之官是一个非常重要的官位，他享有特权，可以将任何的善恶之事直接面禀君王。有了谏议之官，君王就不会被蒙在鼓里，就不会因一面之词而做出错误的决断。也就是有了这个谏议之官，君主才会真正地神而明之，才不会做昏君。这就是所谓的"知周出焉"。所以，这个"知周"实际上是针对"君主之官"而言的。

《易·系辞》所云"知周乎万物而道济天下，故不过"，就是讲的这个意思。君王要想没有过失，要想真正地知周乎万物而道济天下，就要靠这个"谏议之官"。

通过上面这段文字，我们应该对"谏议之官"的意义有所了解。人的生命，乃至国家的兴衰，虽系于"君主之官"，然而君主却要仰仗"谏议"方能神明，方能知周，从而道济天下无有过失。可见这个"谏议"的官位非同寻常，不是小可之辈能够担当的。要担当这个非常之位，至少得有三个条件。第一就是要正直，不正无以明是非，无以别善恶，故《广雅》释谏为"正也"。第二必须重义，倘无义薄云天之气概，你瞻前顾后，畏首畏尾，时时想着要保乌纱，那这个谏议就名存实亡。《旧唐书·职官志》言："凡谏有五，一曰讽谏，二曰顺谏，三曰规谏，四曰致谏，五曰直谏。"要是没有这个义，就是一谏也难以做到。第三就是要有大度，要大公无私。如果你的亲朋好友，如果是给过你好处的人，他有恶你也不谏；如果是你的怨敌，你就无事生非，那这个"谏"也就失去了根本的意义。

积善之家，必有余庆；积不善之家，必有余殃。

从"谏议之官"的三个基本条件回看《素问》的"刺法论"，就知道"谏议"的这个官位非脾莫属。因为只有脾具备这些条件。脾属坤土，具坤之性。我们翻开《周易》，其坤卦之六二云："直方大，不习无不利。"何为"直方大"呢？坤卦文言云："直其正也，方其义也。君子敬以直内，义以方外。敬义立而德不孤。'直方大，不习无不利'，则不疑其所行也。"由此"直方大"，则知脾为"谏议之官"的条件是完全具备的。坤卦文言又云："积善之家，必有余庆。积不善之家，必有余殃。臣杀其君，子杀其父，非一朝一夕之故，其所由来者渐矣。由辩之不早辩也。"积者，言坤厚载物也。故非坤无以言积。然而这个"积"有善与不善的区别，积善则有余庆，积不善则有余殃。臣杀其君，子杀其父，虽是骇人听闻的事，但却非一朝一夕所能造就。这个事看起来像是突发的偶然事件，但实际上却有一个必然的渐进积累的过程。可为什么没有在这样一个渐进的过程中及早被发现呢？"由辩之不早辩也"。而这里讲的"辩"很显然就是一个"谏议"的过程。

在坤卦里讨论"臣杀其君，子杀其父"，在坤卦里讨论"辩之不早辩"，这一联系起来，实在就是《素问·刺法论》里讲"脾为谏议之官，知周出焉"的最好证明。一个国家，或者一个家庭，要避免上述事件的发生，那就必须保证这个"谏议"的职责随时发挥作用。而作为我们身体呢？这个"臣杀其君，子杀其父"，当然就是指的那些暴病、坏病、恶病。像现在讲的癌症、恶性肿瘤，这个病被突然发现，似乎是在一夜之间发生的。其实不然。正如坤卦所云："非一朝一夕之故。其所由来者渐矣。"但为什么在这样一个"由来者渐"的过程中，机体没能识别，没能发现，没能及时予以处理，而等其酿成大祸呢？这就是"谏议之官"失去了作用的缘故。

恶性肿瘤是机体细胞异常分化所致，为什么会形成这样一个疾病呢？现代医学把它归结为免疫的问题。人体的免疫系统有三大功能，其一是免疫防御功能，其二是免疫稳定功能。其三呢？就是免疫监视功能。如果免疫监视的功能能够正常发挥，就能及时识别出机体异常分化的细胞，并通过各种途径，启动各项功能来清除和调整这些异常细胞，从而杜绝肿瘤疾病的发生。这样一个"免疫监视"作用其实与"谏议之官"的作用非常相似。《刺法论》为我们做出了脾的特殊定位，而坤卦为这个特殊定位的意义作了很具体的描述，再结合现代的免疫科学，我想在肿瘤预防和治疗上应该大有文章可做。目前，肿瘤的发病率越来越高，而这些病人在接受各种治疗后，需要解决的一个最迫切的问题就是复发问题。怎么杜绝肿瘤的复发呢？在西医要求诸免疫，在免疫上下功夫。那么中医呢？我想作为"谏议之官"的脾就应该是一个重要的突破口。

肿瘤防治的突破口。

我们在新世纪里学习经典，在新世纪里研究《伤寒论》，会不会有一些新的收获呢？通过太阴篇的讨论，大家应该有所感受。前面谈到经典一个最显著的特点就是历久弥新，就是说经典的东西永远不会过时。你再新的研究，再尖端的课题，都可以在经典里找到落身处。就看你有没有悟性，就看你敢不敢承当。不敢承当，当然就失之交臂了。所以，传统与现代，诸位不要看绝对了，两者往往是相依而行。传统不离现代，现在是21世纪，传统必须要适应现代、服务现代，乃至于最大限度地影响现代、引导现代。这一点搞传统的必须牢牢记住，这也是传统存在的根本意义所在。如果不弄

故学者必须博极医源，精勤不倦。

清这个所在，还是抱着长袍马褂、之乎者也不放，那这个传统还有什么意义？同样，现代又何尝离开过传统，只因我们先入为主，把传统看得太低了，所以，不自明，不自知，得了便宜还卖乖。这亦是孔圣所云："百姓日用而不知，故君子之道鲜矣。"

三、 太阴病时相

讨论太阴病时相仍以太阴病的欲解时条文为依据，即275条："太阴病欲解时，从亥至丑上。"下面拟分几个方面来展开。

1. 亥至丑上

亥子丑在日周期里，是亥子丑这三个时辰，也就是晚上9时至凌晨3时这段时间。

月周期里，每个时辰约占2天半的时间。所以，亥子丑就位于晦日前后的7天半里。晦日前后的这段时间，是每个月周期里月相最缺甚或隐匿的时候。月相缺或隐反映了阳的收藏，这与太阴的性用相符。

年周期里，亥子丑即亥月、子月、丑月，亦即农历的十月、十一月、十二月。上述三个月分别与十二消息卦里的坤、复、临相配。坤卦六爻皆阴，很多人看到这个卦以为阴盛阳衰了，阳气没有了、消灭了。其实这是错会了坤卦。六爻皆阴不是阳气没有了，而是收藏起来了。正是这个藏才使阳气得到蓄养，得到恢复，才有后面的一阳生，二阳生。

亥子丑除了上述的时间特性外，还有空间方位特性，这就是北方。前面我们谈到先后天的问题，先天卦里，北方居坤。先天为体，后天为用。所以，坤之体在北，坤之用在西南。坤体居北与坎同居，我们前面用水土合德来形容。而亥子丑为太阴病的欲解时却又为太阳病的欲剧时，这亦是值得思考的问题。

2. 欲解时要义

我们现在看到的《伤寒论讲义》是经过节选的本子。而由王叔和所整理的《伤寒论》，在起手的太阳篇前，还有另外的四篇，即"辨脉法第一""平脉法第二""伤寒例第三""辨痉湿暍第四"。在"辨脉法第一"篇中有这样一段话："五月之时，阳气在表，胃中虚冷，以阳气内微，不能胜冷，故欲著复衣；十一月之时，阳气在里，胃中烦热，以阴气内弱，不能胜热，故欲裸其身。"这一段文字一半讲生理，一半讲病变。虽然它讲的是另外一个问题，但是对于我们理解太阴病欲解时却有很大的帮助。

五月也就是夏至月，也就是午月，可是它能够涵括整个夏月，涵括巳午未。五月有什么特征呢？张仲景在这里讲道"阳气在表，胃中虚冷"，这个时候为什么阳气在表呢？因为整个春夏阳气都在蒸蒸日上，向上、向外，由于阳气是这样一个向表、向外的趋势，所以，在里的阳反而虚少，阳气虚少了当然就会冷，故曰"阳气在表，胃中虚冷"。而到了冬天，到了十一月，到了亥子丑的时候，情况正好相反。这个时候，阳气向里、向内，处于收藏的趋势。所以，这时在外的阳渐虚少，在里的阳渐多，阳多则热，故曰"阳气在里，胃中烦热"。民间流传这样一句话："冬吃萝卜夏吃姜，不找医生开药方。"为什么呢？学中医的应该明白这个道理。萝卜是凉性的，姜是温性的。夏日天气炎热，为何反要吃姜？因为这个时候阳气在表，胃中虚冷，所以，要吃姜来温里暖胃。冬日寒冷，为何反要吃萝卜？因为冬日阳气在里，胃中烦热，所以，就用萝卜的凉性来平衡，以免积热的产生。

☞

"冬吃萝卜夏吃姜"的道理。

冬月阳气趋里，所以，内里反热，如果你是太阴病，那么，正好可以借这个亥子丑的阳气入里，使藏寒得到温暖，使太阴病的里虚寒证得到转机。所以，太阴病要欲解于亥子丑。透过亥子丑，太阴病的内在含义我们清楚了，太阴病的治疗规矩也就自然在把握之中。张仲景对六经病的描述是通过两方面：一方面是通过提纲条文，这方面往往有形可征，有案可查，也是大家注重的一方面；另一方面就是欲解时条文，从欲解时条文来揭示六经病，好似无形可征，无案可查，是以从古至今关注它的医家很少。其实，它是无形而无不形，无案而无不案。它的蕴义更深广、更透彻。经言：夫道者，上知天文，下知地理，中知人事，可以长久。从上述两方面看，提纲条文是讲人事的条文，而欲解时条文则是讲天文、地理的。如果仅言提纲，显然已流于人事中医，那中医的这个道能够长久吗？

长久之道。

3. 欲剧时相

欲剧时或者欲作时的概念我们前面已经提到过，它是与欲解时相对的。既然太阴病在这样一个时候容易好，在这样一个时候比较舒服，那就必然会有另一个不容易好，或者说比较恼火的时候。否则，光有好的时候，没有恼火的时候，那这个天地之道也就失却公允了。

太阴病欲解时是亥子丑，因为这时的阳气在里，这对于太阴病的里虚寒而言，无疑是得道，得道多助，故曰欲解。那么，太阴病在什么时候欲剧呢？应该就是巳午未。巳午未的阳气在表，阳在表则里易虚冷，这对于太阴病而言，无疑是失道，失道寡助，故曰欲剧。

最容易得太阴病的时候。

巳午未阳气趋表，里易虚冷，故易生藏寒，易生太阴病。这是从理上去分析。现在我们回到事上来，夏天的天气很热，阳气蒸腾向外，这个时候由于天热，人们纷纷吃生饮冷，什么东西都来冰的。本来就胃中虚冷，偏偏还要大进生冷，这不就雪上加霜了？所以，这是最容易得太阴病的时候。大家不要以为冬天才容易得太阴病，其实恰恰相反，夏天才是最容易得太阴病的时候。因此，夏天用理中汤的机会很多。只是现在有太多的人不明这个事理，不但患者不明，医者亦不明。光知道夏有暑热，却不知夏亦有寒凉。夏日是天热而地寒，天地的区别大家要搞清楚。特别是我们学太阴篇更应弄清这层关系。

太阴分手足太阴，手太阴肺就是言天，足太阴脾则是言地。所以，夏日这个天热地寒的格局其实也就是肺热脾寒的格局。如果我们只知道热，只知道叶天士的"温邪上受，首先犯肺"，只知道用寒凉，这还不够，充其量我们只是知道了天的一面。夏日用寒凉，很有名的是刘河间《宣明论方》的益元散，也叫六一散，太白散。什么叫太白呢？看《西游记》就知道有一个太白金星，所以，太白实际上是指金、指肺。因此，太白散实际上是针对夏日里天的这一面，肺的这一面。还有地的这一面呢？也就是太阴脾的这一面呢？如果这一面照顾不好，那就很容易影响太阴，太阴的门一开，三阴的门也就随之打开了。因此，大家应该很好地把握天地的格局，除了知道益元散、太白散之外，还应该知道理中汤也很好用。

从时间上看，巳午未三时是太阴病的欲剧时，而前面我们反复强调过时空（方）的同一性、统一性。因此，我们研究欲解或者欲剧时都应该结合空间方位。从空间方位看，巳午未就是南方，所以，南方也就应该成为太阴病的欲剧方。这说明南方人得太阴病的机会就要多一些。进一步而言，南方人的脾胃就要比北方人的相对为弱。大家思考一下，是不是这么回事呢？我们拿南人与北人一比，你就清楚了。北人的个头普遍较南人大，四肢较南人粗壮，为什么呢？就因为北人土气强，南人土气弱。土气弱，四肢肌肉不发达，个头当然就小了。所以，大家对这样一个南北的差异要弄清楚，要知道南方人有一个比北方人容易患太阴病的基础。作为南方人，作为南方的医生，就更应该意识到温养的重要，保护脾胃的重要，不要一天到晚只知道凉茶、凉茶。

☞

北人多热，南人多寒。

上面的讨论实际上是通过《辨脉法》的一段文字展开的，在《辨脉法》中还有另一段十分精彩的对话："问曰：凡病欲知何时得？何时愈？答曰：假令夜半得病，明日日中愈；日中得病，夜半愈。何以言之？日中得病，夜半愈者，以阳得阴则解也。夜半得病，明日日中愈者，以阴得阳则解也。"夜半是什么时候？是子时，推广开来就是亥子丑。日中呢？日中是午时，推广开来就是巳午未。日中得病而夜半愈，这正好符合于太阴病欲解于亥子丑，欲剧（作）于巳午未的格局。将这样一个格局延伸开来，六经病的得时与愈时就能很容易地确定出来。由此亦见，《辨脉法》等篇的内容与六经各篇关系密切，轻忽不得。现在研究《伤寒论》的往往不重视这几篇，有的甚至根本不知道有这几篇，这样来看《伤寒论》也就很难看得透彻。

巳午未是太阴病的欲剧时或得时，这个巳午未可能是一天的巳、午、未三时，可能是一月的望月前后，也可能是一年的农历四、五、六月。但这都是相对固定的时。在这些时里，阳气蒸腾向外、向上，所以，在里的阳气相对虚少，容易胃中虚冷。根据巳午未时空里阳气的这样一种趋势，我们就应该联想到在这个相对固定的巳午未外，还有一个不固定的、灵活的"巳午未"。也就是凡是机体处在阳气蒸腾在外、胃中虚冷的这样一个状态，都应该为巳午未，都应该视为太阴病的欲剧时或得时。比如我们剧烈运动了，烦劳了，这个时候的阳气就在外，胃中就容易虚冷，就是容易患太阴病的时候。因此，这个时候我们要特别小心，不要马上打开冰箱喝冷饮。实在想喝，就喝一些温水热饮，这样反而解渴。非要喝冷饮，只有等静下来，阳气慢慢转头向内的时候，才可以喝一点。这是太阴病的欲剧时。

4. 太阴治方要义

太阴的治方可以用太阴篇277条的一句话来概括，就是"当温之，宜服四逆辈"。温者，温什么呢？就是温藏，就是温里。这样一个治方显然就与太阴病的欲解时相亥子丑的意义相符。

（1）四逆义

太阴病属里虚寒，用理中汤本来是大家非常熟悉的，可是在太阴篇里，张仲景给出的是四逆辈。这说明四逆汤这一类的方子与太阴有着密切的关系。

太阴的主方为什么叫"四逆"？四逆与太阴有什么关系？首先我们看四，四的含义是什么呢？四主要指的是四肢。而四肢禀气于胃，脾又主四肢，所以，四与脾胃的关系是最密切的。接下来我们看逆，逆的一个比较公认的说法是逆冷，合四就是四肢的逆冷。什么叫作逆冷呢？逆它有另外一层含义，这个含义正好与顺相对。顺是指由上而下，由近而远，由中央而四傍。逆则刚好反过来，就是由下而上，由远而近。所以，逆冷就是指这个冷是从四肢的远端开始，从肢末开始，逐渐向上发展，甚至延肘过膝。而为什么会产生逆冷呢？当然是火没有了，阳气虚衰了。

《伤寒论》将疾病分阴阳两类，阳类即太阳、阳明、少阳，阴类即太阴、少阴、厥阴。病至于阴，阳气开始不足了，这个不足主要是内里的阳气不足，内里的阳不足，这就导致里虚寒。所以，三阴病一个基本的共同特征就是里虚寒。而三阴病的这个里虚寒是由太阴开始的。太阴虚寒了，阳气不足了，它首先表现在哪里呢？就表现在它所主的、所禀气的这个四肢，出现四肢不温，出现四逆。这个四肢不温是从四肢远端，也就是肢末开始。虽然在太阴的时候程度不会很厉害，但是，这已经是一个明显的信号。它提示疾病已经开始向三阴发展，机体的体质已经趋于虚寒。这个时候应该赶快温里，这时的温里往往见效特快，可以比较容易地将虚寒的体质转变过来，从而避免疾病继续向少阴发展。所以，在太阴的阶段谈四逆，实在具有非常重要的警示意义。而在太阴的阶段用四逆汤，则有防微杜渐之功。

另外，逆还有一个很特殊的意义，这个意义在《素问·平人气象论》中有专门的论述，其曰："平人之常气禀于胃，胃者平人之常气也，人无胃气曰逆，逆者死。"什么是逆呢？这里讲得很清楚，就是人无胃气的意思。人无胃气曰逆，逆者死。所以，逆证，亦即四逆证，实际上就是一个危证、险证甚至是死证。而证之于《伤寒论》，四逆汤亦确实是一个救治危证、险证甚至是死证的方剂。在《伤寒论》中，太阴篇只是在理上提出这个四逆来，好让大家留心，好让大家注意，好让大家把好太阴这个关口。如果这个关口没有把好，那就会进入到少阴、厥阴，从而出现事上的四逆来。所以，太阴病的治疗我们要很注意这个"当温之，宜服四逆辈"。这里面的内涵很深，切莫轻易滑过。

（2）四逆汤解

四逆汤是三阴通用的方子，是一个温里之方、壮火之方，也是一个救逆之方。四逆汤的三味药中，附子、干姜都是大温大热，用以温里、壮火理所当然，没有任何疑问。有疑问的是甘草这味药，甘草在四逆汤中排在首位。大家知道，《伤寒论》方剂中药物的排列次序是有规矩的，不容乱来。这有些像当今领导出场，谁走先谁四逆汤中的君药。

走后是有严格规定的，这就是身份等级的象征。所以，经方里排列在前的往往是君药、主药，排列在后的则为辅药、臣使药。炙甘草虽是中土药的王牌，但其性究属平和，与四逆汤之温里、壮火、救逆似乎无关紧要。但恰是这样一味无关紧要的药却置于四逆汤之首，这便引出许多争议来。部分医家因甘草在此方中的排列位置，坚持以甘草为君，如成无己云："却阴扶阳，必以甘为主，是以甘草为君。"《医宗金鉴》亦云："君以炙草之甘温，温养阳气，臣以姜附之辛温，助阳胜寒。"而大部分医家究因甘草性味平和，于温阳助火剂中不应占主导地位，故应为佐使，起到调和姜附，使其性勿过燥的作用。

炙甘草究竟是佐使药还是君药呢？我的看法应该偏于君药。但是，为什么是君药？这个道理得说清楚。四逆汤是温阳、壮火、逐寒、救逆之剂，这一点是有定论的。虽然我们前面提到过在太阴的阶段抓住时机用四逆辈，具有防微杜渐的意义。可是四逆汤的正用还是在少阴及厥阴病里。这个时候阴寒很盛，不仅上中二焦的阳气亏虚了，而且下元的阳也不行了。如果阴寒盛，而阳气进一步亏虚，就很容易产生一个现象，这就是我们常说的"水寒不藏龙"。龙藏不住了，这个龙雷之火，这个生气的来源、生命的根本就要飞越。龙火飞越起来会产生什么现象呢？这个时候尽管很寒，尽管阳很虚，可是却会出现少阴篇通脉四逆汤证的"身反不恶寒，其人面色赤"，龙火飞跃此乃性命攸关之大事，此时尚有一线生机，就是看你的治疗能否把飞越的龙火重新送回原位。为什么方书把四逆、通脉四逆这一类的方子称为回阳救逆呢？所谓回阳就是使龙归原位，所谓救逆就是使龙火不再飞腾。

补火的窍诀。

阳气虚衰、阴寒内盛的人本该温里、壮火、逐寒，本该用温热药、用火药。可是这个时候由于水寒，真龙不得安身，龙火已然跃跃欲越了。这个时候的状况则如丹家所言，是药水汞而非真汞，遇火即飞。所以，温热的药，像姜附这类火药下去，欲越的龙火飞潜得更快。为什么很多人阳虚的证候非常典型，可是一碰姜附就上火，就咽喉肿痛，就口舌生疮呢？道理就在这里。因此，对于阳虚的病人，我们用温热药，用一团火，究竟能不能起到真实的作用，究竟能不能让这一团火温养到下元，温养到生命的根本，真正起到持续的温煦作用，而不是遇火即飞、见火即炎，这便成为我们用温阳、用壮火剂的一个十分关键的技术问题。

谈到这个技术问题，很自然地就想到了甘草，甘草在四逆汤中的作用是否就是为了解决这个问题呢？记得小时候在农村，要到很远的地方去放牛或打柴，中午饭不能回家吃，怎么办呢？就带几个红薯或芋头。等把牛赶到目的地，就先挖一些土块起一座小窑，再拾一些干柴放到小土窑里点起来。等烧到小土窑快发红的时候，就把柴都掏出来，然后将带的红薯或芋头塞到土窑里，一脚将土窑踏平。到了中午肚子饿的时候，就去将踏平的小土窑挖开，等待你的就是香喷喷的、热乎乎的一顿美餐。这样烧出的红薯或芋头熟得又透，可是一点也不焦，比烤出来的还要香甜可口。孩时的往事虽已过去几十年，可至今想起来还直流口水。

孩提时候的这件事对解决我们今天的问题会很有帮助，我们直接用这个火来烤红薯，很可能红薯的表皮已成炭，可里面还没熟。而换成上面的方法，先将土烧"熟"，然后再用烧熟的土去煨红薯，那煨出来的红薯不但熟得很透，而且表皮一点也不焦。这就是土的妙用。

土的藏性可以将火的烧炎灼烈之性转变成持续的温煦作用，所以，火经土的作用后，则既能温物、熟物，却不焦物、炎物。言至于此，明眼人就应该知道，四逆汤中为什么要用甘草呢？起的就是这个土的作用。土虽非火，可是却能使火的作用真正落到实处，使火熟物而不焦物，使火温物而不炎物。前面我们谈到，阴寒内盛、阳气虚衰的时候，龙火、药汞遇火即飞，可有了这个甘草，有了这个土，就能解决这个问题。就能使龙火回头，使姜附发挥煦煦的温养作用。由斯可见，四逆汤要想真正地发挥温养的作用、回阳救逆的作用，炙甘草便是关键的关键。诚如《长沙方歌括》所言："建功姜附如良将，将将从容借草筐。"能够将将的是什么呢？当然是君，当然是帅。所以，对于四逆汤中的甘草大家不要小看了，它实在是用温热剂的一个关窍所在。很多中医不敢用热性的药，一用病人就叫上火，其实就是因为没有把握好这个关窍。

通过这些年的临床，对上述问题的感慨越来越深。不少的医生在用温热药的时候，一碰到病人上火，就把持不住了，而反过来改

☞

谨熟阴阳，无
与众谋。

用寒凉。很多的病人亦因吃一些油炸煎炒就咽痛、就长疮，而自取寒凉。几番折腾，便将一片大好河山糟蹋得不成样子。无怪乎《内经》要说"谨熟阴阳，无与众谋"。阴阳你谨熟了，阴阳你能了然于心，还怕什么上火不上火。就怕你阴阳不熟，脚跟不稳，那自然就东说东倒，西说西倒。

近治一咽喉肿痛月余的病人，已输抗生素半月，并自服牛黄解毒一类，咽痛丝毫未减。诊时见扁桃体大，且满布脓点，舌淡，边齿印，苔薄白，脉双沉细弱，口甚苦。察舌按脉，一派阴寒，故用抗菌、清热杳无疗效。以此咽肿非热毒之肿，乃龙火沸腾所致，理当温潜之剂方能奏效，然顾及"口甚苦"一证，还是有些投鼠忌器。思索再三，遂以小柴胡汤打头，合郑钦安习用之潜阳丹，药用柴胡、黄芩、党参、半夏、炙甘草、大枣、生姜、附片、砂仁、龟板、桔梗。处方五剂，以为必效无疑。谁知五天以后，病人复诊，仍无点滴之效。再诊舌脉，仍是一派虚寒，绝无阳证可言，乃毅然剔除小柴胡汤，纯用温热之剂。药用附片、砂仁、龟板、炙甘草、桔梗、熟地。附片用至60克，炙甘草用至24克。五剂以后，咽痛消失，脓点不见，扁桃体亦大大回缩。可见肿痛的不一定是热，化脓的不一定是热，口苦的也不一定是热。要在于通过四诊，通过舌脉，鉴出阴阳。阴阳了然了，就能高屋建瓴，就能八九不离十。

☞

一句真心话。

诸位要是信得过，且听我一句话，那就是抱定阴阳，朝于斯，夕于斯，流离于斯，颠沛于斯。果能如此，不出数年，包管大家在中医上有一个境界，也包管大家能够真正列入仲景的门墙。

现在很多人只知道苦寒能降火，滋阴能降火，如果用了苦寒，用了滋阴，这个火还是降不下来，他就没招了。应该知道降火有多途，特别我们学习了太阴篇，知道太阴的开就是为了使这个火入里，就是为了使这个火收藏，就是为了使这个火能降下来，甘温为什么能除大热呢？其实就是着眼在太阴这个开机上。从太阴的开机着眼，也就能够很好地理解四逆汤中甘草的重要作用，也就能够很好地理解太阴篇的意义所在。太阴的问题就讨论到这里。

第九章 少阴病纲要

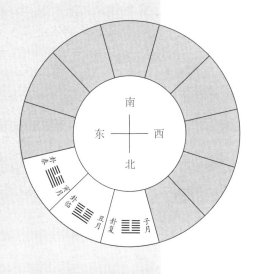

少阴病欲解时，

从子至寅上。

一、 少阴解义

少阴为三阴的枢机。病至少阴已然到了一个关键的时刻，为什么呢？这与少阴的内涵是很有关联的。下面拟从四个方面来探讨少阴的内涵。

1. 少阴本义

少阴的本义其实就是水火的本义。按照常识，水火是不相容的，可是在少阴里，水火却要相依相容。

（1）坎水义

首先我们来研究水，水在易卦中属坎，故习称坎水。郑钦安的《医理真传》中有一首坎卦诗，颇得坎水之旨趣，姑录于下。诗曰：

> 天施地孕水才通，一气含三造化工。
> 万物根基从此立，生生化化沐时中。

① 坎水之形成

易讲乾坤生六子，三男三女，哪三男呢？就是长男震雷，中男坎水，少男艮山。所以，坎水实为乾坤所生六子中的一子。郑诗首句"天施地孕水才通"即为此义。

乾天坤地，乾父坤母，故乾坤交媾而有六子之生。那么，坎水中男这一子是怎么生出来的呢？就是由乾坤二卦之中爻相交，若乾交坤，坤之中爻变阳，即生坎中满。若坤交乾，乾之中爻变阴，则生离中虚。

乾之中爻交坤而生坎，坤虽变坎，而余体尚在。故坤坎同居，水土合德。坤德为藏，坎德亦为藏。藏什么呢？其实就是藏的这坎中之阳。坎中之阳源自先天，故称真阳、元阳，亦称命门火、龙火。有关此阳，我们在太阴篇讲四逆汤的时候已经提到过。此阳此火宜潜藏而不宜飞越，那靠什么来潜藏呢？除了坎德本身之藏以外，尚需依赖坤德之藏。所以，水土合德的关系不但在太阴篇里很重要，在少阴篇里仍然不能轻视这个关系。

② 真阳命火

真人不露相，
露相非真人。

上述坎水中之阳亦称真阳、元阳、龙火、命火，由这个称谓便知它是人身中绝顶重要的东西。有它才有生命，无它便无生命可言。而这样一个绝顶重要的东西亦就有一个绝顶重要的特性，这就是上面说的宜潜藏而不宜飞越。所谓真人不露相，露相非真人。

真阳、命火为什么要潜藏呢？因为潜藏了才能温养生气，才能让生气旭旭而生、煦煦而养，如此生命乃得久长。如果真阳不得潜藏，或者将真阳派作其他用场，那这个生气便得不到温养，连生气都不得温养，你想，生命怎么不危机四伏呢？

所以，真阳、命火的涵藏性于生命是绝顶重要的。如果失于涵藏，那真阳外越的诸多危证便会随之发生。我们看少阴篇和厥阴篇，有相当多的内容就是讨论的这个问题。少阴病为什么有戴阳证、格阳证？许多危重病人临终前为什么会出现回光返照？这其实就是真阳外越的一个征兆。

在人身有这样一个真阳、命火来温养生气，使生命得以延续。而人与天地相应，在自然里，在我们生存的这个地球上，有没有一个类似的真阳、命火，以使我们地球的生气得以不断延续呢？有！这就是寄藏于坎水之中、埋藏于坤土里的，大家所熟知的能源。

地球的真阳是
什么？

我们现在使用的主要能源有石油、煤与天然气，这些能源要么藏于海底，要么深埋于地下，这与人身真阳、命火的涵藏处非常一致。而且石油是以液体的，也就是与水相似的形式存在的。煤虽为固体结构，可是其色黑，既然色黑，那就脱不了水的干系。石油、煤、天然气，这些能源的蕴藏量都不是无限的，照这般开采下去，用不了多久就会枯竭。等这些能源枯竭了，未来的人类用什么能源呢？2000年10月28日的《参考消息》，有篇题为"未来能源在海底"的文章。文章指出，未来洁净能源的最大一部分也许在海底，它是以冰冷的冰块晶体的形式存在，这就是水合甲烷。

由上述讨论我们看到，无论是现在的能源还是未来的能源，都无一例外的蕴藏于坎水中、坤体里，这与人身之真阳、命火何其相似！这使我们联想到一个非常重要的问题。我们这个地球为什么会有生命呢？很重要的一个前提就是它有生气。有这个生气才会有生命，包括植物生命和动物生命。要是没这个生气，一切生命都是泡影，都不可能。而这个生气的来源就是上述的"真阳""命火"。可见，我们现在所开采和运用的这些深藏于海底和地下的能源是有专门用场的。地球的生气就要靠它来温养，地球生命的前提就要靠它来保障。能源即是地球的"真阳"，能源即是地球的"命火"，所以，它就应该潜藏。唯有潜藏，方能温养地球的生气。现在将这些"真阳""命火"大量地开采出来以供我们日用，这个过程实际是一个什么过程呢？实际是一个我们人为的使地球"真阳""命火"外越的过程。大家可以仔细地思考，看是不是这么回事。随着地球"真阳""命火"的大量外越，地球生气的温养来源也就逐渐减少。生气日少，生命的前提没有了保障，我们生存的这个地球怎么不危机四伏呢？当然就危机四伏了。

对能源的思考。

所以，我们看人类对待地球其实就像人对待我们自身一样。现代科学虽然不知道什么"真阳""命火"，可是她毕竟清楚这样无限制的开采能源对人类的将来没有什么好处。而人呢？《内经》早就讲到人应该"恬淡虚无"，因为"恬淡虚无，真气从之，精神内守，病安从来"。其实很多人都知道这个道理，都知道"恬淡"的好处，可是他还是偏偏要贪嗔，要物欲横流，要以酒为浆，以妄为常。就像抽烟，没有几个抽烟的人不知道抽烟的害处。更有趣的是烟草的广告，在所有的广告中，无不是"王婆卖瓜，自卖自夸"，都是一分好处说成十分。唯有烟草的广告不然，它只告诉你"吸烟有害健康！"可尽管这样，烟草的消费还是很大。这就提醒我们，人的问题、人类的问题不是光靠科学就能解决，还需要哲学，还需要文化。世界应该是多极化，同样的，文化也应该是多极化、多元化。

由以上分析，我们看到了地球的"真阳""命火"正在遭受日益的外泄。现在整个地表的温度为什么会逐年增高？冰川为什么日渐融化？这其实就是地球"真阳""命火"外越的一个显兆。这其实就是"戴阳证""格阳证"。所以，如果我们从伤寒的角度、用六经的眼光来为我们所处的地球号一号脉，那么，地球已然处于少阴病的阶段。我们怎样来为地球"回阳"，怎样来为地球"救逆"呢？这实在是全人类应该共同思考的大问题！

（2）离火义

诗云：

地产天成号火王，阴阳互合隐维皇。
神明出入真无定，个里机关只伏藏。

有关离火的意义，我们亦从郑氏的这首诗开始。

①离火的形成

从郑氏离卦诗的开首句"地产天成号火王"，可知离火的形成亦是乾坤交媾的结果。乾坤交媾，由乾之中爻交坤，坤之中爻变阳，即得到我们上面讨论的坎水。反过来，由坤之中爻交乾，乾之中爻变阴，即形成离火。因此，离火与坎水正好相反，它是以乾为体的。

前面我们提到易有乾坤生六子，三男三女。坎为水为阴却号男，离为火为阳却号女，为什么呢？这里面既有体用的关系，又有相依的关系，也有更值得我们思考的深层问题。阳言生化，阴言伏藏，此为常理。可是于郑诗中，坎水却言生化，离火却言伏藏，这与中男中女之称实有异曲同工之妙。此中的旨趣若能参透，阴阳至理便在把握之中了。这是离火的形成。

②离火的自然性用

前面讲坎水是先从人身开始，讲离火我们把它倒过来，先从自然开始。离火的自然性用与特征，概括起来至少有六个方面。

其一，热性。

其二，明性。火之热明二性，皆为众所周知。

其三，动力。火之动力性实在是造就现代科学的一个最大的因素。整个现代工业文明是怎么产生的呢？其实就是从认识火的动力性开始的。蒸汽机的发明就是一个最典型的例子。

其四，熟物。生的东西经过火的作用就会变熟，可以说人类丰富的饮食文化就是由火来造就的。如果没有火，那我们只好像其他动物一样食用生的食物。

其五，变化。火的变化作用是显而易见的。冰是固体，经火的作用很快就变成液体，而液体再经火的作用又可以变成气态。学过化学，对火的变化作用会更清楚，为什么大多数化学反应有加热的过程？为的就是加速变化，促进变化。

其六，但见其用，无形可征。前面我们曾经谈到，人类与其他动物最大的一个区别就是能够主动用火。主动用火的含义有两个方面，一方面是没有火他可以主动去寻找火，现在我们开采石油、开采天然气实际上就是寻找火；另一方面就是人类能够主动地发现火的上述性能并加以利用，而其他的一切动物都不具备这个能力。是什么改变了人类文明的进程，是什么使社会如此飞速地发展呢？说到底就是这个火。火的作用如此重要，而火在发挥这些作用的时候又有一个十分独特的地方，这就是我们此处讨论的"但见其用，无形可征"。

在五行里，除火以外的其他物质，都有一个具体的形体供我们查征。比如木，它有一个很具体的形，我们可以拿它来做成方桌，也可以用它来做成圆桌，金土也有这个"有形性、可塑性"。水虽没有这样固定的形体，可它还是有形可征的。而唯有火不具备这个共性，你只能强烈地感受到它的作用，却看不到它"可形、可塑"的特征。

五行中独火无形，而《老子》里亦有一个无形，这就是"大象无形"。这个无形的大象有什么性用呢？《老子》又云："执大象，天下往。"由此看来，火之所以能够彻底地改变整个人类，火之所以有如此重要的作用，与此无形的特性，与此大象的特性是分不开的。

③ 火之身用

火的自然性用已如上述，正如《内经》所言："善言天者，必应于人。"故知火于人身，或者说阳气于人身的性用，亦不离上述六个方面。

其一，温热身体。人活着的时候都有体温，这个体温靠什么呢？就靠火的温热之性。所以，我们只要从身上的冷暖、手足的冷暖，就可以知道人身的火、人身的阳气充不充足。

其二，视物光明。人的眼睛为什么能看见这个世界呢？靠的也是这个火、这个阳气。我们只知道肝开窍于目，目受血而能视，这还不行。我们更应该清楚肝是体阴而用阳。目之视物更在于这南明离火。人的岁数一大，两眼就昏花，就易生诸障，这就是因为阳火虚衰的缘故。

其三，人身的机能活动。人的精力靠什么呢？主要就是靠这个阳火。这与火的动力效应是非常相像的。人到少阴病的时候，为什么会但欲寐？为什么一动也不想动？为什么心脏的搏动力渐渐减弱？就是因为火在日渐地衰弱。

其四，人胃腐熟水谷的功能与火的熟物是很相应的。所以，我们就知道胃是靠火来腐熟的。如果胃火不足，那吃下去的东西就不能腐熟，拉出来的还是这些东西；如果胃火太过了，那就要消谷善饥，吃多少都不知道饱。

其五，人的一生处于不断的变化之中，用现代一些的语言，这就叫新陈代谢。变化也好，代谢也好，它靠的什么？还是火。这与火在自然的变化性用是一致的。

其六，上面我们谈到，"但见其用，无形可征"是火的一个最重要、最独特的地方，这一个最重要和独特的地方在人身与什么相应呢？很显然，它是与神明相应。神明的作用可以说是人身中最最重要的，它无处不在，无处不用。故而《素问·灵兰秘典论》云："心者，君主之官，神明出焉。"如果神明的作用丧失了，那会是一个什么情况呢？这就如张仲景于《伤寒杂病论》序中所言："厥身已毙，神明消灭，变为异物，幽潜重泉，徒为啼泣。"神明的作用如此重要，可以说有它才有生命，无它则无生命可言。但是，神明是一个什么形状？神明是一个什么样子呢？这却难以言清难以道明。故《中庸》曰："视之而弗见，听之而弗闻，体物而不可遗，使天下之人齐明。"故《诗》曰："神之格思，不可度思，矧可射思？"神其谓欤！

五行中，火是但见其用，无形可征的。而在人身，神明由心所主，心与其他四藏有什么区别呢？这一点好像前面谈到过，除心以外，其他各藏的造字都有一个月肉旁，有月肉就有形可征，有形可鉴。所以，肝、脾、肺、肾各藏皆有一个具体的形状。而唯独心缺少月肉旁，没有月肉，那当然就无形可征、无形可鉴了。从五行火的特性，从五藏心的造字，从神明的特征，我们对中医赖以建立的这个基础，对中医的基本理念，应该有一个比较深刻的认识。中医虽然是有关人的医学，可是为什么《内经》却要强调搞中医必须谈天论地呢？因为你不谈天、不论地，这个人就弄不清楚，人弄不清楚，怎么可能把中医搞好呢？

（3）同名少阴

上面我们讲了坎水和离火，坎水和离火在人身它归到哪里呢？都归到了少阴。水火本不相容，可是在人身它不仅要相容，而且还同叫一个名字，这是为什么呢？下面就来讨论这个问题。

① 水火者，血气之男女也

水火同名少阴，一方面是强调水火在人身的重要性，另一方面则强调水火这两个东西一定要配合好。水火要相依，不能相离，如果一相离，那就会出问题。为什么呢？《素问·阴阳应象大论》里说得很清楚，水火是什么？水火就是阴阳。阴阳是什么呢？阴阳就是男女。所以，人身的水火就是人身的阴阳，就是人身的男女。一对男女住在同一个宅子里，这是什么呢？当然是夫妻。是夫妻就要相依，就要夫唱妇随。过去妻到夫家都要随夫姓，所以，水火同名少阴，这个含义是很深刻的。

阴阳、男女、水火宜和合、宜相依，前面讲太阴的时候，曾举过《易·系辞》的一段话："天地氤氲，万物化醇。男女构精，万物化生。"不和合，不相依，怎么氤氲？怎么构精呢？所以，《素问·上古天真论》云："阴阳和，故能有子。"

上述的氤氲和构精有内外的区别，从外这一方面讲，前者是大宇宙天地的氤氲，就是天气下降，地气上升。这一氤氲，就化醇出万物来。我们地球上所有的植物生命和动物生命都是这一氤氲的结果。构精呢？就是男女夫妻间的构精，这一构精便有"万物"的化生，便生出新的男女。

☞
水火相容。

☞
内氤氲与外氤氲。

上面这个构精，在现代来讲，比较文明的称呼就叫"性行为"，而在儒家那里则可以笼统地归到"色"的问题上。"食色，性也。""饮食男女，人之大欲存焉。"性是什么呢？性就是自然的东西，就是人所需要的东西。这个东西包括了两个方面，一方面是食，人能不能不食呢？根本不能！人就靠食来维持生命。所以，古人常言：民以食为天。可见食的重要可以与天同语。另一方面呢？就是色，就是男女之事，就是性行为。这一方面同样重要，因为没有它人类根本就无法繁衍。况且色的意义还不仅仅在于繁衍，它还有其他的意义。这个意义我们从《素问·生气通天论》中隐约可见，其曰："凡阴阳之要，阳密乃固，两者不和，若春无秋，若冬无夏，因而和之，是谓圣度。"所以，阴阳之要，在"因而和之"，如果不和，则如春无秋，如冬无夏。光有春而无秋，光有冬而无夏，这成什么体统，成什么世界呢？但阴阳的和不是乱和，乱和则为淫。这个和很有讲究，很有学问，要不然岐伯怎么会称之为"圣度"呢？

上述的氤氲、构精、阴阳和，除了使万物化醇，除了繁衍生息，还有另外一个重要的作用，那就是以外和引内和。通过外和引动内和，使人身内在的阴阳、水火能够相依、相合而不相离。如此方能"阴平阳秘，精神乃治"，方能生化不息。所以，这样一个男女构精，这样一个阴阳合，除了繁衍后代之外，对于人的身心健康同样具有重要的意义。关键的问题是这个过程要有"圣度"，马虎不得。古代有一门学问叫"房中术"，就是专门讨论这个问题的。人活着要吃饭，不吃饭不行。除了吃饭，还有一样东西同样的重要，这就是男女。所以，一个饮食卫生，一个男女卫生，就成为影响人的身心健康的最重要的方面，也是我们对人类进行研究的两个基本点。人类如此重要的两个方面，儒家就用"食色"两个字给概括了，足见儒家的学问功夫了不得。

综上所述，人身需要饮食，需要男女。饮食的作用是为人身的阴阳、水火提供给养。那么男女呢？男女就是实现人身阴阳、水火的调和。大家也许会问，对于在家这一族，饮食男女都好解决，那么，对出家这一族，男女的问题怎么解决呢？这就要通过修炼来解决。在道家的功夫里，我们经常可以看到姹女婴儿、龙虎交媾、水火相济、取坎填离，其实这些都是内和的方法。他是直接通过内氤氲、内构精的方法来实现人身水火、阴阳的和合。

② 阴阳水火何以相媾

人身的水火要很好地交媾，两者须臾不能相离。但是，按照常理，水为阴，它是重浊而下降的，火为阳，它是轻清而上浮的。下降的下降，上浮的上浮，两者只会越离越远，怎么能够相和、相媾呢？可见，水火的相媾确实是一个很巧妙的过程。

本乎天者亲上，本乎地者亲下。

《易》曰："本乎天者亲上，本乎地者亲下。"前面我们讲坎离形成的时候曾经谈到，离为火，离中虚的这一爻是从哪里来呢？从坤中来。坎为水，坎中满的这一爻从哪里来呢？从乾中来。所以，坎中满者，本乎天也，"本乎天者亲上"；离中虚者，本乎地也，"本乎地者亲下"。正是由于这样的因素，使上者能下、下者能上，才有水火的相济，才有坎离的沟通。因此，中医的问题一旦进入到很深的层面时，就要借助"易"这门学问。在一般的层面，好像没有"易"也可以，但是，到深层次没有"易"就不行了。孙思邈为什么说"不知易不足以为大医"呢？如果你只想做小医，那知不知"易"都无所谓。像当年的赤脚医生，需要什么"易"呢？当然不需要！可是你要想做大医，你要想在中医这个领域搞到比较深的层次，那就必须知"易"。

赤脚医生当然不用学易。

③ 乾坤为体，水火为用

要知"易"就必须先知八卦，而讲八卦就必须先明先后天。先后天的关系，实际上就是体用的关系。以先天为体，以后天为用。在先天卦里，乾坤分居南北。可是到了后天卦，这个格局就变了，原来乾坤的位置让坎离给占据了。离火占据乾位，而演出天火同人；坎水占据坤位，而演出地水师。在讲水火形成的时候，我们为什么说坎水以坤为体，离火以乾为体呢？就是因为有这样一个特殊的先后天关系。

在八卦的八方里，有四正四隅之分。东西南北为正，余者为隅。先天卦里，乾坤居南北正，离坎居东西正。而至后天八卦，乾坤由正退于隅位，离坎则由东西正跃居南北正。由八卦的这样一个先天后的布局，我们应该清楚地看到，卦虽分八，然"易"所独重的是坎离水火。是以八卦之中，唯坎离二卦得独居正位。于先天中坎离居纬正，后天中坎离居经正。

易以先天为体，后天为用。而乾坤乃体中之体，坎离为用中之用。由先后天中坎离始终居正，则知易所重者用也。何以故？以先天不易变，而后天易变。易有三义，其中一义即为变易也。故易重变革、易重当下的精神于此昭然若揭。

易重坎离水火，是知言水火即言乾坤，言水火即言男女，言水火即言阴阳。而少阴之名、少阴之经已将水火赅尽，故知少阴一经关系至重。若病至少阴，往往扰乱乾坤、气血、水火、阴阳，致使阴阳离绝。故病至少阴，即多死证。

④ 坎离水火，立命之根

坎离水火的作用何以如此重要，何以独能居于四正？这个问题郑钦安于《医理真传》中讲得很清楚，其曰："乾坤六子，长少皆得乾坤性情之偏。惟中男、中女，独得乾坤性情之正。人禀天地之正气而生，此坎离所以为人生立命之根也。"由"人禀天地之正气而生"的这个道理，我们很容易理解为什么坎离可以为人生立命之根。经云：善言天者，必应于人。反过来，善言人者，亦必应于社会。这不禁使我们联想到，二千年的封建社会代代相传，帝王皆立长而不立中，这其实是非常错误的。

少阴这个名包含了水火两方面的含义。以上我们从水火、阴阳、男女、乾坤等四个方面来谈了这个问题。其实，我们翻开《周易》就会很清楚。《周易》是一个什么结构呢？它是以乾坤为首，所以，它的第一卦是乾，第二卦是坤。那易以什么作结尾呢？易之结尾有两个，一个是上经的结尾，一个是下经的结尾。上经以坎离结尾。下经呢？还是这个坎离。只不过它是放在既济、未济里。所以，我们从整个《周易》的结构就可以看出，它是以乾坤为首，以坎离为尾，以乾坤为体，以坎离为用的。因此，虽为一少阴，其实已囊尽了乾坤、天地、阴阳、水火。

易以乾坤为首，以坎离为尾，这个结构很重要。所以，我们在讨论六经病的时候，就应该清楚，虽然厥阴是最后一经，但是，六经病最重要的结局还是看少阴。看看这一关能否透得过，这一关透过了，那就不会有大问题。如果这一关透不过，那就很麻烦。因此，三阴篇我们应该花大力气在少阴这一篇。

（4）乾坤生六子

乾坤生六子，过去对这句话没有很好重视，经过这次的仔细思考，才觉得它很重要。天地间的许多道理，其实就包括在这句话中。乾坤生六子，是六子而非一子，这就显示出差别来。所以，孔子于《系辞》言："天地氤氲，万物化醇。"我们看天地间的万物，它的差别很大，植物界的差别很大，动物界更是千差万别。那么，由男女构精所生的六子呢？同样的是千差万别。我们看有的生儿当皇帝，有的生儿做乞丐，有的富可敌国，有的穷困潦倒。真应了杜甫的诗句："朱门酒肉臭，路有冻死骨。"可见天地与人的相应、人与自然的相应，你只要留心了，那是随处可见的。

易之为书也，广大悉备。

乾坤氤氲生六子，阴阳交合化五行。现在的中医书往往阴阳五行并称，但五行与阴阳究竟是一个什么关系，却常常道不明白。通过上面的讨论，我们应该清楚，五行讲到最后还是要在阴阳里面寻求，如此方能在理上立住脚。

乾坤生六子，居正位，但到了后天，到了启用的时候，乾坤到哪去了呢？退到四隅了。四隅与四正相较，当然是二线。孔子说："易之为书也，广大悉备。有天道焉，有人道焉，有地道焉。"我们看乾坤的退位，便知道这就是老子讲的"功成身退"。即如《老子·九章》所云："功遂身退，天之道也。"及《老子·十章》所云："生之，畜之，生而不有，为而不恃，长而不宰，是谓玄德。"天地的功劳大不大呢？当然很大！六子是它生，万物是它生。可是六子一旦生出来，水火当家了，它马上就退居二线。这样的德，老子称为"玄德"。这一点非常重要，天地为什么会长久呢？就因为有这个玄德。故《老子·七章》云："天长地久，天地所以能长且久者，以其不自生，故能长生。"

功成身退。

历史上有一个很著名的故事，汉高祖刘邦的两个功臣，一个叫张良，一个叫韩信。张良是黄石公的得意弟子，是真正懂易的，所以，汉朝的江山一打下来，他就隐退了。而韩信呢？韩信不像张良，他功成而身不退，最后落得一个惨死的下场。都说要以史为鉴，可是做起来却不容易。每个人功成都不愿意身退，都想居功，都想享受胜利的果实。做不到《老子》说的"生而不有，为而不恃，长而不宰"，结果呢？以其自生而不能长生，大都落得一个不如人意的下场。足见易的东西真是广大悉备，里面有自然科学，也有社会科学、人文科学。参透了易，做人的道理就都在里面了。

2. 少阴经义

少阴经义包括手足少阴。足少阴于酉时起于涌泉穴。涌泉是少阴井穴，这是很奇特的一个地方。因为所有的井穴都位于趾（指）端，唯有少阴的井穴位于足底。涌泉这个名字，听起来就知道少阴是主水的，泉水就从这里涌出。足少阴从酉初由涌泉穴开始，至酉末行至胸前俞府穴止。手少阴午初起于腋下的极泉穴，午末终于手小指端之少冲穴。

3. 少阴藏义

甲、心

手少阴心，前面说得很多，这里补充一些大家容易忽略的问题。

（1）天下万物生于有，有生于无

心与其他四藏有什么区别呢？首先从造字上看，其他的藏和府都有一个"月肉"旁。这就意味着这些藏和府都是有形的，是"有"；而心呢，它没有这个"月肉"旁，它是"无"。在道家的学问里，有无是很重要的一对概念。《老子》云："天下万物生于有，有生于无。""有"重不重要呢？我们的生活，我们的一切，都离不开这个"有"。可"有"却是从"无"中来。所以，道家的思想很注重无为。故云：道常无为而无不为。

无为的思想很可贵，很有用场。用来做学问，用来为人处世，乃至于用来治国平天下都十分重要。如果真能够处于这样的境界，那确实是可以无所不为的。只可惜现在的人都做不到这一点，个人做不到这一点，国家也做不到这一点。都想"无所不为"，可是却做不到"无为"。自己在某方面稍稍"长"一点，就拼命地想

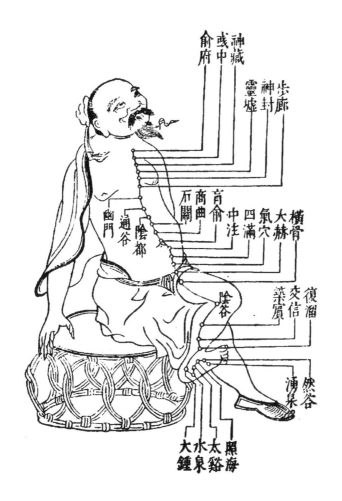

神藏
彧中
俞府
靈墟
神封
步廊
肓俞
商曲
石關
陰都
通谷
幽門
中注
四滿
氣穴
大赫
橫骨
復溜
交信
築賓
陰谷
然谷
湧泉
大鍾
水泉
太谿
照海

"宰"之。不能像《老子》说的那样"长而不宰"。像现在的美国，科技发达一些，军事强大一些，就到处派兵，到处动武，到处想"宰"之。殊不知"兵者，不祥之器也"，"大军之后，必有凶年"。靠军事强大，靠四处动武，就能征服天下，就能消灭恐怖？我看未必！到头来还是"玩火者，必自焚"。所以，很希望美国的当权者们以及其他试图用武力征服世界的人好好地学习一下《老子》的思想，打消这个用兵称霸的念头。兵霸是不能持久的，有这

奉劝用武者学学《老子》。

个称霸的念头，已然不能霸了。那么，靠什么才能真正地众望所归，天下趋之？只有靠道莅天下，靠德化天下。这就是孔子所云："为政以德，譬如北辰，居其所而众星共之。"

☞

三位一体。

从五藏的造字可以看到，没有"月肉"旁的心，反而是君主之官，反而是至高无上。透过这样的安排，我们知道中医的确有很浓厚的道家思想。以前讨论医的起源，认为是劳动人民长期与疾病做斗争的过程中创造的，这种说法太笼统。那么，医究竟源于哪里？有说医源于易，有说医源于道，我想这些都有可能。从某种意义来说，医、易、道是三位一体的。因为在《内经》里，我们既可以看到很多易的东西，也可以看到很多道家的东西。最早给《素问》全面作注的是唐代的王冰，他的注到现在都有很大的权威性。而从他的注释内容，看得出道家的韵味十分浓厚。更有趣者，王冰自号启玄子，这是一个地道的道家称谓。由此亦见医道之水乳交融。

（2）君主之官，神明出焉

《素问·至真要大论》的十九病机中，有五条是专门针对五藏的，其中心的一条是："诸痛痒疮，皆属于心。"心的这条病机非常重要，它告诉我们，凡是痛、痒、疮，都与心有关，都是由心的毛病所致。痛与痒总的来说是讲一种感觉，一种觉受。感觉的问题很复杂，除痛痒之外，还有胀麻，还有酸楚，还有更多的心灵感受，但是，痛痒是最典型的，是最容易觉察到的感受。所以，岐伯把痛痒提出来，作为一个代表。而实际的情况不仅仅是痛痒属于心，其他的觉受亦属于心。

☞

明察秋毫。

痛痒与心的这样一个关系，使我们想到，痛痒以及其他的一切不好的觉受虽会给我们心身带来诸多不适，诸多痛苦，甚至会使我们坐立不安。可是我们应该意识到，痛痒也不见得都是坏事。为什么这么说呢？因为身体有一点点毛病，四大有一些不调，你就痛痒了，你就不舒服了，你就能感觉出来。这说明心所主的这个神明不明？很明啊！说明这个君主是一个明君，它能明察秋毫。天下有一点点动静，它都能察觉，身体有一点点异常，它都能反映出痛痒。矛盾及早暴露，及早解决，这就不至于酿成大祸。所以，痛痒是不是好事呢？从这个角度来说，它又成了好事。反映了君主很神明，能够神而明之。

大家想一想，如果情况不是上述这样，身体有毛病了，甚至是有了很严重的毛病，你也不痛痒，你还毫无感觉，这样好不好呢？这只能说明你的君主不明，是个昏君。心是主痛痒的，应该痛痒的你不痛痒，不是昏君是什么？如果是明君，你稍微有点动作，他就发觉了，就把你搞定了。

现在许多疾病的情况就是这样，这些疾病在被检查出来前，往往没有什么大的感觉，既不痛也不痒。可是一检查出来，就已经是晚期癌症或者尿毒症。为什么这样严重的疾病却感觉不出来呢？因为你遇上昏君了。你的君主不明，不能明察秋毫。其结果呢？那当然就像《素问·灵兰秘典论》所说的："主不明则十二官危，使道闭塞而不通，形乃大伤，以此养生则殃，以为天下者，其宗大危，戒之戒之！"

心主神明，神若明，则无所不见，无所不察。而我们在太阴篇所讲的"谏议之官"才能真正地发挥作用。如此方能如《素问·灵兰秘典论》所云："主明则下安，以此养生则寿，殁世不殆，以为天下则大昌。"为什么呢？因为你稍有变化，机体就察觉了，就能做出相应的处理。我们机体每天都面临着细胞的异常分化，可为什么它不形成肿瘤呢？因为它一异化，就被发觉，机体就做出调整和处理。其他的一切疾病亦是如此，只要我们的"主"明，就能及早发现，就不至于使其形成大患。

大家看一看："君主之官，神明出焉。""诸痛痒疮，皆属于心。"这样一些问题是不是很重要呢？确实很重要。如果对这个问题认识清楚了，并逐步地加以解决。那机体很多的大毛病，尤其是像肿瘤这一类毛病，就可以得到杜绝。因此，中医里面不是没有课题，而是看你深入了没有，联系了没有。

（3）疼痛

上面我们谈了痛与心的内在关系，并就这一关系作了引申。其实，我们只要从文字上多加留意，从平时的用词上多加留意，这样的关系亦显而易见。

中医的大课题。

比如跟痛常常连用的词是什么呢？是心痛，是痛心，是痛苦。前两词很明显地指出了痛与心的关系。后一个词的含义，实际也差不多。以苦为南方味，为心味也。这就告诉我们，对于平常百姓的一些说法，对一些很平常的词语，我们不能轻视了。这里面往往含有很深的医理和哲理。我们看《周易》和《老子》《论语》这些书，大多数是很普通、很平常的话。但是，从这些平常里却能见到非常深的道理。这就是大师们的所作，这就是圣人的所作！

☞ 疼痛的机理。

另外一个常常与痛连用的词是什么呢？是疼。对这个司空见惯的词，不知大家思考过没有。为什么疼痛往往连用？为什么疼也叫痛，痛也叫疼呢？疼的声符用的是"冬"，冬气为寒。疼痛与寒有什么关联呢？《素问》里有一篇专门讨论疼痛的文章，叫"举痛论"。这一篇里举了十多个疼痛的例子，所以叫"举痛"。而这十多个例子中，除一例外，都是讲的寒气致痛。另外，《素问·痹论》亦云："痛者，寒气多也，有寒故痛也。"说明《素问》对痛的认识是很清楚的，就是"有寒故痛也"。由此我们就知道，痛为什么以疼言？以疼言者，即言其寒也。

此外，痛的造字亦很值得研究。痛的声符是"甬"，"甬"是什么意思呢？甬者，道路也。现在在"疒"旁里面加一个"甬"，说明道路有问题了。道路有什么问题呢？道路是用来行走的，用来交通的。现在道路有问题，当然是不通了。不通了就痛。这与中医常讲的"痛则不通，不通则痛"如出一辙。所以，痛这个文字，以及疼痛这个词，实际上已完完全全地将痛的原因及机理告诉你了。只是你不明白，还要去"身"外求法。

疼痛是众多疾病的共同表现，也是疾病给人带来的最大一个问题。许多疾病，尤其像晚期癌症这一类疾病，由于疼痛太剧烈，很多病人甚至想用安乐死来结束自己的生命。这说明止痛确实是医界很重要的一个任务，也是很迫切的一个任务。我想，我们上述所讨论的内容，应该有助于这个问题的解决。心的问题就谈到这里。

乙、肾

（1）上善若水

有关肾这个"道"，我们仍然先从文字开始。肾的造字，古字上为"臤"，下为月。"臤"是什么意思呢？"臤"古作"贤"，贤者，善也。月的意思前面多处都作过讨论，它是水月相合，它是水之精气。故言月者，亦言水也。所以，肾的造字上下合起来，就正好印证了《老子》的一句话："上善若水。"善在上，水在下，老子的精神尽在其中。

（2）肾者，作强之官，伎巧出焉

《素问·灵兰秘典论》云："肾者，作强之官，伎巧出焉。"对肾这一官，我思考了很多年，直到近年才觉得对这个问题逐渐清晰起来。要弄清这一官的作用，还是先得从文字着手。首先是"作强"，"作"的意思应该比较清楚，就是作为、作用。这里关键是"强"的意义。"强"是什么？强在这里有两层意义。第一层是本义，即米虫也。如《玉篇》云："米中蠹。"又如《尔雅·释虫》云："强，虫名也。"所以，强的第一层本义就是指的米中的蠹虫。米中的蠹虫大家应该都见过，它像人体的什么器官呢？就像男性的生殖器。这个东西就叫"强"。为什么呢？因为肾主二阴。从这第一层的含义，已经很清楚地将肾与外阴，与生殖器联系起来了。既然肾为作强之官，那当然就与生殖相关。大家想一想，在天下的诸多伎巧中，还有什么是比生殖繁衍更大的伎巧？这样一个大伎巧又谓之造化，故王冰释云："造化形容，故云伎巧。"

第二层是引申义，就是坚强、刚强、强硬之义。我们看人身的哪一部分具有这样的性质呢？只有骨头！人身中最刚强、最坚硬的东西，最能胜任强力、重力的东西，非骨莫属。所以，强的含义，第一是生殖器，第二是骨。而肾主骨，肾主外阴。因此，肾为作强之官，是再合适不过的。

肾主水，水是至柔的，为什么它反而能作强？这个道理十分深邃。我们看《老子·四十三章》云："天下之至柔，驰骋天下之至坚。"《老子·七十八章》云："天下柔弱莫过于水，而攻坚强者莫之能胜，以其无以易之。弱之胜强，柔之胜刚，天下莫不知，莫能行。"肾主水，又主骨。水与骨好像风马牛不相及，可是在人身

☞
强豉矫！

☞
造化者，伎巧也。

上它们却扯到一起了。所以，人身中至柔和至坚的，实际都聚集在肾里。又至柔，又至刚，刚柔结合在一起了，你说能不生伎巧吗？因此，在肾这一官里，真正体现了《老子》"天下之至柔，驰骋天下之至坚"的理念。谁说医道不同源呢？医道确实同源。

伎巧说深了，就是人的生殖繁衍能力，是人的造化功能。说浅一些，则为技艺、工巧一类。说深的能不能离开刚柔？我们生殖器的功能就最好地体现了这个刚柔。说浅的，技艺、工巧能离开刚柔吗？同样需要刚柔的结合。所以，将整个肾的功能特征作一个归纳，就是这个"作强之官，伎巧出焉"。

（3）肾者，主蛰，封藏之本，精之处也

接下来，是《素问·六节藏象论》所说："肾者，主蛰，封藏之本，精之处也。"肾主蛰，蛰是什么呢？蛰就是封藏。封藏什么东西呢？前面我们讲过，就是封藏阳气。结合前面谈到的坎水，对肾的封藏含义就会更加清楚。肾为水藏，为坎藏。坎象是什么呢？就是两阴之中包含一个阳。所以，两阴之间封藏的一个东西，就是阳。那么，"精之处"呢？精实际就是指的阳的封藏状态。阳封藏的那个地方就是精所处的地方。所以，将"封藏之本"与"精之处"联起来讲，这个精的含义就更为清楚。

☞

激素的效用是以什么为代价的？

现在我们国内的医生都很喜欢用激素，这里有必要说一说。激素的作用确实不可思议，它对很多的疾病有效果。像肾炎的病人一用激素，肿也消了，蛋白尿也消了；哮喘发作的病人一用激素，哮喘很快就能止住；有的高热病人用什么都不退烧，可是一上激素，烧就哗啦啦地退下来。20世纪50年代的诺贝尔医学奖，就是因为发现激素的诸多临床效用而获得的。激素为什么有这样显著的作用？从中医的角度我们如何来思考这个问题呢？

结合我们这里讲的内容，就应该知道，激素的作用点是在肾里，它主要是将肾所封藏的阳气释放出来。肾中所封藏的阳气就是精啊！这可是了不得的东西，它就像原子弹。原子弹的能量你说大不大？所以，它可以干很多的事，可以对很多的疾病有"奇效"。但是，大家应该清楚，肾所封藏的这个阳、这个精是用来温养生气的，是用以养命的。你现在把它动用出来，派作别的用场，一时的

疗效虽然神奇，可是用多之后，封藏的阳气少了，精少了，随之而来的是，生气的来源少了，养命的东西少了。所以，激素用多了，它所带来的结果是可想而知的。目前整个西方对滥用激素的危害十分清楚，因此，对激素的使用是慎之又慎，非到万不得已是绝不上激素的。可是现在国内的医生，尤其是基层的医生，对激素的运用还正在劲头上，普通一个感冒发热都要上激素，更不要说其他了。庸医杀人不用刀，非但中医如是，西医亦如是。

激素的作用点在肾，滥用激素必伤肾。伤肾的什么呢？显然是伤肾的主蛰，伤肾的封藏。主蛰不行了，封藏不行了，哪还有"精之处"呢？所以，补救的方法就是要在肾上下功夫。然而与其补救，不如防患于未然。这是医界应该共同呼吁的问题。

（4）诸寒收引，皆属于肾

上面我们主要谈了肾的正常生理功能，下面接着谈病机。肾的病机是："诸寒收引，皆属于肾。"前面我们说过，疼痛的主因是寒。这里讲诸寒皆属于肾，此为其一。其二，前面谈到疼痛更直接的因素是"不通"。为什么会"不通"呢？因为收引了。经脉收引了，血脉收引了，变小了，就容易造成不通。而这里讲收引也是属肾。这就给大家一个更明确、更清晰的思路。

疼痛与什么有关系呢？与肾有很密切的关系！也可以说它的因在肾，果在心。从少阴的讨论，我们就把疼痛的因果看得很明白了。这又是一个意义深远的大课题，而这个课题完全可以结合现代的问题来下手。疼痛究竟是应该治因还是治果呢？要想彻底治愈它，当然要因果两治。但是，有的情况因一时难以祛除，或者难以一时确定，那么，就只好在果上下功夫。因此，镇痛，特别是强力镇痛就恐怕要把重点放在心上。这是肾的问题。

疼痛的因果。

前面我们讲"诸痛痒疮，皆属于心"的时候，曾经讲到心的作用确实就像《素问·灵兰秘典论》所说的一样，非常的重要。机体发生了疾病，已经出现功能异常了，这个时候机体应该及早地发现它，并予以及时地调整与清除。这是人体一个很自然的过程。事实上，很多疾病，像感冒、腹泻等，为什么具有自愈性呢？就是上述这个缘故。

　　人有了疾病，首先是要把它感受出来。这就要产生一些表现，一些证候。这其实就是一个识别过程。识别出来以后，再进行自我调整，能够调整过来，这个疾病就好了，就不治而愈。实际上，是不是不治呢？不是的！不治怎么能愈。只是这个"治"不是他治，不是外治，而是自治。这个自治的机制仍然是通过调节阴阳来完成，还是"寒者热之，热者寒之"，还是"审其阴阳，以别柔刚，阳病治阴，阴病治阳，定其血气，各守其乡，血实宜决之，气虚宜掣引之"。不光是我们治疗疾病用这套方法，机体本身才真正是这方面的高手。你的火太过了，它会启动水这个系统来"热者寒之"，而你的火不足了，它会启动另一个系统来"寒者热之"。因此，机体内部实际有一个非常完善的系统来应对和解决这些问题。只有当系统的应对能力下降或出现障碍，以至不能自治，这个时候疾病才轮到我们外治、他治。而我们所采取的外治、他治，不过就是模仿机体的这套方法。中医讲"上工治未病"，什么是"治未病"呢？我想其中的一个含义，就是不时地调节机体，帮助其恢复自治的能力。

　　人体的自治系统非常复杂，包括如何识别、如何应对、如何处理。而识别系统的主导，就是上面所讲的心。在正常情况下，识别系统应该很灵敏，轻微的异常它都能够发觉。只有当这个系统不行了，瘫痪了，机体出现异常的时候，它没法识别出来，这就会酿成大患。

　　我在农村的时候，经常听到农民说一句土话，土话的大概意思是，烂墙经得住风雨。在农村我们常可以看到一些失修的房屋，只剩下一堵破墙，在那里经受日晒风吹雨淋，可是几十年下来，这堵破墙还是那样，还是纹丝不动地立在那里。而有些好的房子，看上去墙很坚牢，可一受风雨就倒塌了。用上述的含义来比喻人，有的人经常毛病不断，今天这不舒服，明天那不舒服，可是这样的人却不容易害大病，而且往往都比较长寿。而有的人平常一点毛病也没有，可一害起病来就不是小病，甚至是要命的病。为什么呢？我想就与这个识别系统的灵敏度有关。不是没有疾病，而是你没有识别出来、反映出来。所以，我们对平素很健康的人，就应该懂得区别他的真假。真健康当然好，要是假健康，那就很危险。因为你的识别系统出了问题，识别系统麻痹了，碰上昏君了，潜在的隐患没有办法揭露，你说危不危险呢？

从上面的讨论，我想大家对《素问·灵兰秘典论》的重要性会有更充分的认识。大家现在接触得更多的是社会，《素问·灵兰秘典论》实际上就是用社会观去看待人体。人就是在君主之官的号令下，分工合作，各司其职。这一点很重要。我们讲五行也好，讲藏象也好，都是讲这个各司其职。

少阴的藏义，我们重点谈了心肾。可以说，心肾这对关系在人身再怎么强调也不过分。肾心是什么关系呢？用两个字来形容，是水火，是阴阳，是男女，也是精神。我们天天都在用精神这个词，可精神是什么呢？实际上就是心肾。《素问·六节藏象论》云："心者，生之本，神之变也……肾者，主蛰，封藏之本，精之处也。"一个精之处，一个是神之变。一个主藏精，一个主藏神。这就是精神。所以，从一个人的精神状态，就完全可以看出心肾的状态。当然也就可以看出水火、阴阳的状态。心属火、属离；肾属水、属坎。正常情况下，水火要既济，心肾要相交。心火下降的目的是温暖肾水，也就是温暖坎中之阳。肾水上升的目的是济养心阴，也就是离中之阴。坎离相交，各得其所。

4. 少阴运气义

下面讨论第四个问题，就是少阴的运气问题。少阴在运气方面属什么呢？属君火。君火以明，相火以位。君相的明和位在少阳篇中已经讨论过，这里不再重复。

刚才谈心的时候，曾多次提到《素问·灵兰秘典论》，论云：主明则下安，主不明则十二官皆危。所以，少阴很大程度上是在讲主，由于主不明，而致十二官皆危。为什么少阴这一篇有很多的危证出现，可见这一篇主要就是探讨这个"主不明"的问题。

那么，君主为什么能明呢？它凭什么明？我们在讨论火的自然性用时曾经谈到，火的一个很重要的性用就是明。能明物者，无非阳火。因此，君主要明，关键就是要阳火充足。为什么心属火而又主神明？为什么"君火以明"？很显然，就是要强调火与明的关系。所以，只有阳火用事，君主才能神明。现在为什么主不明呢？很显然就是阳火虚衰了。我们看少阴篇中的危证和死证，也就知道它无一不是由阳火虚衰引起的。

少阴病总体上可分为寒化证和热化证。热化证里，危证、死证都没有。危证和死证全都集中在寒化证里。寒化证也就是阳火虚衰之证。从整个《伤寒论》来看，亦是如此。因热化，也就是因阳火过盛而危而死者，所占甚少，仅阳明篇中有数条。而绝大多数之危证死证存于少阴、厥阴篇中，皆由阳火虚衰所致。由此便知，不管西医诊断出是什么疾病，心血管疾病也好，肿瘤也好，肺心病也好，最后导致险情出现甚至死亡的，其主要原因大都属阳火不及。所以，从宏观上看，不但是东汉末的建安年间，其死亡者伤寒十居其七，就是现在的死亡者中，伤寒亦占大多数，阳火虚衰亦占大多数。为什么呢？因为阳火虚衰，则君主不明，主不明，则十二官皆危矣。

回过头，我们再看十九病机。十九病机中，火热病机占九条，而风、寒、湿病机仅各占一条。什么道理呢？就是强调火热与诸多疾病的关系。而这个关系并不是说火热一定亢盛。有火热会产生这些疾病，无火热也会产生这些疾病；火热盛会产生这些疾病，火热虚也会产生这些疾病。有关这一点，岐伯在紧接十九病机后的一段文字中说得十分清楚。而后世的许多医家，仅看到病机十九条，却忽略了这段将病机落向实处的至关重要的文字。故尔认为天下疾病火热盛者多，危证死证亦多属阳火亢盛。只知阳火亢盛、热盛能致神昏，却全然不知阳火虚衰则君主不明，主不明则十二官皆危，更何况神昏之证。所以到了后世，对于危证险证医家但知以三宝来救逆，却不知四逆才是救逆的正法。

宋代窦材撰有一本《扁鹊心书》，这本书虽然多谈灸刺，但是它的一个主干思想却非常值得我们借鉴。窦氏认为，人身的疾病阳证比较容易解决，为什么呢？因为阳证易于发觉。阳火太过就像纸包火一样，包得住吗？包不住的。所以阳证它潜伏不了，能够得到及时的治疗。而阴证则不然，阴证易伏易藏，我们不易发觉它。所以，到最后能酿成大患、造成危证险证的，往往就是这个阴证。为什么阴证易伏藏而不易发觉呢？根本的原因就是阳火虚衰了，识别

☞ 阳证易躲，阴证难防。

系统麻木了，对任何异常都反应不出来。一句话，就是主不明了。
窦氏提出的这个思想，很值得我们结合现实来进行思考。

总的来说，君火在上，肾水在下。《老子》云：高以下为基，
贵以贱为本。君火高高在上，贵为君主，可是它的基、它的本在哪
里呢？在下，在肾水。所以，君火与肾水又是这样的一种关系。病
至少阴，往往高高在上和低低在下的都不行了。没有在下的这个基
和本，在上的君主也就难以发挥作用。因此，疾病发展到少阴，就
到了一个很棘手的阶段。

二、 少阴病提纲

少阴病提纲以原文281条之"少阴之为病，脉微细，但欲寐"为
依据。为与病机相合，我们仍可将其改为："诸脉微细，但欲寐，
皆属于少阴。"有关少阴病提纲，我们拟从三方面来讨论。

1. 微妙在脉

由六经篇题皆云"辨某某病脉证并治"，可知仲景对脉是非
常强调的。但是，具体地落实到六经提纲条文里，却并非皆有脉。
如阳明提纲条文云："阳明之为病，胃家实是也。"而未云："阳
明之为病，脉大，胃家实。"同样，少阳之提纲条文云："少阳之
为病，口苦，咽干，目眩。"而未云："少阳之为病，脉弦细，
口苦，咽干，目眩。"可见六经虽皆重脉，然直接将脉落实于提纲
条文里的，则仅有太阳少阴两经。故知脉与太阳少阴具有特殊的
意义。

脉的意义很微妙，正如《素问·脉要精微论》所云："微妙在
脉，不可不察，察之有纪，从阴阳始。"所以，察脉关键的是看阴
阳。前面我们讲过，阳加于阴谓之脉。从物理学的角度看，心脏不
停地搏动，致使血液在脉管里流动，并形成脉压差，这就有像潮水

一样起伏涨落的脉搏出现。血属阴本静，为什么会在血管里流动，并形成起伏的变化呢？这就是阳的作用。因此，我们将脉形容为阳加于阴，是十分恰当的。这样一来，我们诊脉其实就是察阴阳、察水火，从而也就是察心肾。心肾水火阴阳者，皆属少阴。以少阴为心肾水火之藏。所以，脉与少阴的关系就很特别。而少阴与太阳又是标本、对待、表里的关系，因此，在整个六经的提纲条文里，就只有太阳少阴谈到脉。

太阳少阴为表里，太阳是在外一层谈阴阳，谈水火。太阳为什么与寒水相连？就是要强调这个阴阳水火。火升则水升，火降则水降，这才有水的循环。而少阴呢？少阴则是在内一层讲阴阳、讲水火。在外的太阳言阴阳水火之用，在内的少阴言阴阳水火之体。因此，太阳与少阴实际上就是体与用的关系。病到了少阴，显然体用都衰微了。用不行了，脉势就显得很微弱；体不足了，脉当然就细起来。因此，"脉微细"实际上讲的是体与用都不行了。

"脉微细"的情况在《伤寒论》中有两处，一处在少阴篇里（少阴篇不只一条），另一处在哪里呢？就在太阳篇。太阳篇60条云："下之后，复发汗，必振寒，脉微细。所以然者，以内外俱虚故也。"太阳篇的这一条讲得非常形象，刚好将我们以上讨论的内容作了一个总结。太阳病，经汗下之后，出现振寒，脉微细。为什么会脉微细呢？以内外俱虚故也。内则言少阴言体，外则言太阳言用。用虚则脉微，体虚则脉细。故一个"脉微细"，已然将水火、心肾、内外、体用的病变揭露无遗。你说这个脉微不微妙呢？

2. 但欲寐

（1）人之寤寐

我们首先来看人的寤寐情况。人的睡眠和觉醒是什么因素造成的呢？这在前面已经多次谈到过。我们曾作过一个很形象的比喻，人的清醒与睡眠，就像白天的光明与夜晚的黑暗一样。故《内经》云：天有昼夜，人有起卧。中医理论的一大特色就是天人相应、天人合一。而这个"天有昼夜，人有起卧"，我想就是最大的相应、最大的合一。如果我们从天之昼夜及人之寤寐中，仍参不出这个合一，仍以为中医这个理念是虚玄的，那就只好"道不同不相为谋"了。

　　既然天之昼夜即是人之寤寐，那当然人之寤寐就要与昼夜相应。现代几乎大多数人不明这个道理，以为只要睡够八小时就行了，而这个睡觉的时间并不重要。其实不然，天地白昼了，你醒了，你寤了，天地黑夜了，你睡了，你寐了，这个才叫相应，这个才叫合一。如果反过来，那就不是相应，不是合一了。相应、合一又叫得道，得什么道呢？得天之道。得道多助。不相应、不合一又叫失道，失道寡助。因此要想养生保健，把握好寤寐的时间，其实就是很大的一个方面。

睡眠之道。

　　昼何以明呢？以日出地则明也。夜何以暗？以日入地则暗。由此亦知，人之寤寐也是因为这个日出地和日入地的关系。

　　日出地则明，于易卦则为晋。晋者上离下坤，离在坤上为晋（䷢）。离为火为日，坤为地。日火出地，阳光普照，何得不明？故《说文》云："晋，进也，日出万物进。"《杂卦》云："晋，昼也。"《象》曰："晋，进也。明出地上，顺而丽乎大明。"

觉醒的易象表达。

　　日入地则暗，于易卦则为明夷（䷣）。明夷正好是晋的一个相反卦。把晋卦倒过来，变成坤上离下，就成为明夷。明是光明，夷呢？夷者伤也。明伤故晦。日出地上，其明乃光。此则为晋，为昼，亦为寤矣。至其入地，明则伤矣。此则为明夷，为夜，亦为寐也。

睡眠的易象表达。

　　《易·系辞》曰："古者包牺氏之王天下也，仰则观象于天，俯则观法于地。观鸟兽之文，与地之宜。近取诸身，远取诸物。于是始作八卦，以通神明之德，以类万物之情。"晋与明夷二卦，远则以类天地，以类昼夜；近则以类寤寐。远类昼夜，经中已有明训。近类寤寐呢？我们略观双目即能知晓。

　　双目外覆眼睑，上睑属脾，下睑属胃，合之共由脾胃所主。故其属土也，属地也，属坤也。双睑打开，则目外露而能视物，此则为明也。《说卦》云："离为目。"睑开而目露，这与什么相类呢？正与日出于地相类。日出于地为晋，而人之由寐至寤，所干的第一件事是什么呢？就是睁开双目进入晋的状态。可见晋之与寤确为一类。日入地为明夷，亦为寐。我们睡眠的时候，首先需要的就是合上双睑，闭上双目。让双目覆于睑下，此非明夷为何？故寐之与明夷亦确为一类。

从人之寤寐，与易卦之晋与明夷，我们看到了医易之间的关系是非常实在的。本来寤寐的过程好像很玄，可是透过易象，透过晋与明夷，就变得很直观、很清楚。由此我们会联想到什么呢？第一，睡眠的过程对于人的身心健康都非常重要，而从目前的情况看，处于不良睡眠状态的人越来越多。西医解决这个问题主要靠镇静安眠，这显然不是一个很好的方法。而作为中医，我们如何去解决这个问题呢？我想就要从晋与明夷去考虑。认识到睡眠就是由晋进入明夷，从而帮助实现明夷的状态，就能够很好地解决上述问题。

☞

知易与不知易的差别。

明夷的状态何以实现？就是要坤土上而离火下。所以，要实现明夷，无非就是解决这两个问题。依照这样一个思路，多年来以太阳篇半夏泻心汤化裁治疗失眠，取得了良好的效果。半夏泻心汤在前面已经讨论过，它主要针对痞证而设，多用于现代的肠胃病。这样一个方子为什么可以治疗失眠呢？关键就在于它能够帮助解决上述两个问题。方中的主药半夏功善开结，能够打开上下交通的道路。上下的道路打开了，交通起来就比较方便。黄连、黄芩用于帮助离火的下降，人参、干姜、炙甘草、大枣用于帮助坤土的上升。离火降于下，坤土升于上，明夷的格局便自然地形成，良好的睡眠状态亦自然地形成。是不治寐而寐自治，不安神而神自安也。这便显出知易与不知易的差别。

第二，研究易学确实不能脱离象。故古称易乃象辞之学、象数之学、象占之学。理数象占，四者不可缺一。如果离开象，那易的辞理就很难落到实处。单就这个晋与明夷，我们也很难把它们说清楚。而一旦结合象，易理是很通透的，而医理亦在象中得到很清楚的表露。

（2）日入地者，太阴也；日出地者，厥阴也

日入地靠什么呢？从明夷卦可以看到，它靠太阴。太阴开，日才能入。从理论上至少可以这样来看。当然，太阴开的这个过程还

需要阳明来配合。那么，日出地靠什么呢？这就要靠厥阴。而这个过程同样需要太阳的配合。太阴与厥阴，一个开一个合。这个开合把握好了，晋与明夷便没有问题。而这个开合靠什么来把握呢？靠少阴枢来把握。所以，在少阴病的提纲条文里，谈"但欲寐"的问题，其含义是十分深刻的。

但欲寐是什么意思呢？但是只的意思，仅的意思；欲是想；寐是睡觉。合起来，就是一天到晚想睡觉。但欲寐，大家想一想，实际上能不能寐呢？不能寐！所以，但欲寐的实际情况是，一天到晚都想睡，可是却不能入寐。不能寐，就应该是寤的状态、觉醒的状态，可是因为他昏昏欲寐，却又不能很好地寤。因此，但欲寐，实际上是寐也不能，寤也不能，寐寤皆不能。若以易卦言之，则是明夷与晋皆不能。为什么不能？就是调节上述开合、调节太厥二阴的少阴枢出了问题。因此，在少阴病的提纲条文里讨论"但欲寐"，就正好反映了少阴主枢的特性。

另者，寤寐的问题亦可以从心肾的角度来谈。寤是一个什么状态呢？是阳气开放日出于地的状态，因此，这个状态应该是心所主。寐呢？寐是阳气收藏日入于地的状态，因此，这个状态理应由肾来主。所以，寤寐的问题无非又是一个心肾的问题。现在病人出现"但欲寐"，很想睡但又不能睡，寤寐皆不能，精神萎靡不振。这样的状态标志着心肾都不行了，心肾都有虚衰的趋势。如果在生病的过程中，突然出现"但欲寐"及前面所讲的"脉微细"，这就是疾病转入危重的一个信号。所以，少阴病的这两个提纲证，于少阴病的危重性而言，是很具代表性的。

三阴的开合枢关系可参看91页的内容。

3. 少阴病形

少阴病281条的提纲非常简单，也许大家还有不理解的地方，所以，仲景在接下来的282条补充云："少阴病，欲吐不吐，心烦，但欲寐。五六日自利而渴者，属少阴也。虚故引水自救，若小便色白者，少阴病形悉俱。小便白者，以下焦虚有寒，不能制水，故令色白也。"以下仅就本条所论，对提纲条文作两点补充。

（1）但欲寐而心烦

对于282条的内容，我们只要稍加留意，就能发现一个问题。在《伤寒论》中，心烦一证总是跟什么联系在一起呢？总是跟不眠连在一起。如61条："昼日烦躁不得眠"；71条："胃中干，烦躁不得眠"；76条："虚烦不得眠"；303条："心中烦，不得卧"；319条："心烦不得眠者"；等等。心烦为什么老是跟失眠连在一起呢？这说明两者之间是很有关联的。两者之间甚至有一个因果的关系。而在少阴篇的282条里，却一反常规，心烦反而与"但欲寐"连在一起。为什么呢？我想这样一个反常必定有它反常的原因。这就有必要对烦及其与但欲寐的关系作一番讨论。

① 何为烦

烦是什么东西呢？烦是心不能定静，是一种内心的感觉，所以，往往称为心烦。心烦是内在的不静，外在并不表现出什么。而一旦内在的不静及于外在，外在亦不静，这种情况就称为烦躁。

烦是心神的不安定，是心神的扰乱。为什么会烦呢？从造字来看，烦的形符是火，右边是页。页是什么意思呢？首也，头也。所以，《说文》将烦释为"热头痛"。为什么呢？因为烦就是火加在头上。因此，烦的造字及《说文》的释义是很直观的。当然，在这里我们不一定将烦作热头痛讲，可是它必定与烦的这样一个结构有关联。因为页为头为上，所以，烦就必定与火在上、火浮于上的因素有关联。火在上为烦，在易卦中哪些是火在上的卦呢？我们刚刚讨论过的晋就是一个火在上的卦。晋为寤，明夷为寐，故晋亦不寐也。为什么烦总与不眠相连呢？从烦之造字及易之晋象便十分清楚了。

② 归根曰静

火浮越在上则容易起烦，所以，火要归根。为什么中医要强调心肾相交呢？心肾相交的目的是什么？就是要肾水来济心火，心火不浮越在上，火便归根了。这是一个方面。而从我们上面讨论的明夷卦可知，要使火不浮越，要使火归根，太阴脾土的作用同样是十分重要的。火浮越则烦，火不浮越，火归根了则不烦，不烦曰静。由此烦静，我们又一次见到了水土合德的意义。

《老子·十六章》云："夫物芸芸，各复归其根。归根曰静，静曰复命，复命曰常，知常曰明。不知常，妄作凶。"所以，归根是很重要的，静是很重要的。考察我们人类，芸芸众生，怎么才叫归根？怎么才叫复命？归根曰静。以一天的24小时而言，什么时候是静呢？当然是睡眠的时候。所以，人的睡眠其实就是一种归根、一种静，而静了则能复命。因此，我们每天都有一次复命的机会。否则，我们的生命怎么延续呢？对这样一个复命的机会，大家都应该很好地把握。

归根曰静，静曰复命。

2000年11月8号的《参考消息》，有一篇题为"睡眠不足寿命短"的文章。其文曰"最新研究显示，睡眠不足对健康的威胁与不良饮食习惯和缺乏锻炼对健康的威胁一样严重。睡眠不足，或者在正确的睡眠时间没有得到充分睡眠，都可能严重危害你的健康"。该文以猴子为例，在很多正常的睡眠时间里不让它们睡觉，结果猴子的健康状况急剧恶化，并很快死去。当然，上述研究对中医而言，并没有什么新处。我们在前面谈阴阳的工作机制时就知道，睡眠实际上是让人体阳气得到收藏、得到蓄养的过程。睡眠虽不像吃饭那样直接地给机体补充给养，但相比之下，也许它比吃饭更重要。吃饭要是吃得快一点的，几分钟就解决了，可是睡眠却不能在几分钟里解决，它必须有充足的时间。

如上所言，人的睡眠实际上就是一种复命，恢复生命的活力。因此，没有这个复命不行，生命就难以延续。为什么"睡眠不足寿命短"呢？原因就在这里。这一点，中医这样认为，现代医学亦这样认为。由于睡眠的时候，阳气收藏了，到阴分去了，到根上去了。因此，睡眠实际就是阳归根的过程。提高睡眠的质量，也就是提高归根的质量。归根好，复命自然就好。如此不但生命的质量会提高，寿命也会延长。《内经》云："阳气者，静则神藏，躁则消亡。"因此，复命的过程也就是神藏的过程。道云：复命曰常，知常曰明。而医云：神藏则主明，主明则下安，以此养生则寿。故知道者医者，其揆一也。

③ 睡眠为大归根，吸纳为小归根

睡眠是归根，而且是大归根。有大就有小，什么是小归根呢？就是呼吸过程中的吸纳。呼吸是一个非常玄妙的过程，而这个过程说到底就是一个阴阳。呼吸是我们活着的每个人每时每刻都在进行的大事，当年阿难尊者请教世尊释迦牟尼：生死是一个什么概念呢？世尊回答：生死是呼吸间的事。故若能将这样一个生死大事置于阴阳中来讨论，我想对于阴阳的把握也就真正落到了实处。

我们说呼吸的过程就是阴阳的过程，其中呼出这个过程为阳，而吸纳这个过程为阴。阴属体，阳属用。如果我们吸纳得很深，则呼出就必定很长，反过来，要是有很长的呼出，那就必须要很深的吸入。这便很好地体现了阴阳体用相生的关系，也很好地体现了"阳生阴长，阳杀阴藏"的这样一个主导过程。呼出为阳，阳者言释放也，言功用也；吸纳为阴，阴者言收藏也，蓄积也。练过武功的人就应该很清楚，我们发大力往往是在什么时候呢？都是在呼出的时候，而在吸纳的时候是发不出大力的。可是在发大力前，往往都需一口很深的吸纳。即便不练武功，就是我们平常使大劲，也都是这样的情况。因此，以呼吸言阴阳、言体用是非常深刻的。

道家与瑜伽的修炼都非常讲究呼吸，如《庄子》中就专门提出一个"踵息"的概念。踵就是脚跟，是人体最下的地方，所以，踵息实际上就是指的很深的呼吸。而这样很深长的呼吸，道家又有一个术语，叫"息息归根"。这个功夫做好了，基础也就打牢了，脚跟也就站稳了。因此，道家的筑基，主要就是锻炼这个呼吸。锻炼呼吸还有什么好处呢？因为锻炼呼吸就要"息息归根"，所以，锻炼呼吸其实也就是锻炼归根。而"归根曰静"，因此，这样一个很深长的呼吸是很能够帮助我们入静的。大家可以思考一个相反的例子，在你跑动的时候，在你躁扰的时候，在你烦乱的时候，这个时候的呼吸深不深长呢？这个时候的呼吸绝对不深长，都很浅表。从这个事例，你也就知道深呼吸是很有助于安静的。如果晚上不能很好睡眠的人，在睡前不妨试着双腿相盘，做一会儿深呼吸，做一会儿归根的锻炼，这会很有益于你的入睡。

不妨试试。

深呼吸看上去是归根，是静，是保这个体。可是体厚则必定用强，所以，静之后就有复命。复命是什么呢？复命其实就是讲用的过程。因此，深呼吸不但是练体，连用也得到增强。是体用双修、阴阳双修的一个好方法。古云：大道不繁。做一个深呼吸繁不繁呢？当然不繁。可是在这不繁之中却有大道存焉。奉劝诸君，切莫小视之！

在民间，对人的寿命还有另外一个很形象的称呼，就是"气数"。如果说你的气数未尽，那说明你还可以活上一段时间；如果是气数已尽了，那就意味着寿命即将终结。气数是什么呢？其实很简单，就是讲的人呼吸的次数。一个人一生中的呼吸次数有一个相对的量，当然每个人的相对量是不同的，而这个相对量就构成了"气数"这个概念。这有点像一个电器开关，我们到五金公司买一个电器开关，在开关的说明书里，它会告诉你这个开关可以正常使用的开关次数，比如说是三万次。那么，在三万次的使用期限内，如果开关坏了，那厂家会负责保修。如果超过了三万次，那开关的使用寿限就到期了，这时若再发生故障，厂家就没有责任了。通过上述事例，我们现在来做一道算术题，我们把人的平均寿命定为七十二岁。若将人的正常呼吸数，按每分钟十五次计算，那么，每天的呼吸次数为二万一千六百次，一年若按三百六十天计算，则每年的呼吸次数为七百七十七万六千次。将这个年呼吸数再乘以七十二，就得到五亿五千九百八十七万二千次。这就是人一辈子的平均呼吸次数，就是一个人的气数。

☞
生死是呼吸间的事。

　　既然人的气数是这样一个概念，它有一个相对一定的范围，那这里就大有文章可做了。试想我们若将单位时间里的呼吸次数增加一倍，也就是三十次。那我们上述气数的使用期限就缩短到了三十六年。为什么从事剧烈体育运动，比如足球运动的运动员，其寿命普遍低于人均寿命呢？原因就在这里。而反过来，我们若能像《庄子》讲的那样，息息都归根，将这个呼吸的次数降到每分钟七次八次，甚至更少，那上述气数的使用期限不就大大地延长了吗？尽管不会成倍地延长，可是在一定程度上延长寿命却是毫无疑问的。要不然，道家何以敢言"我命在我不在天"呢？

☞
鼻息法门。

　　踵息为小归根，归根曰静，静则不烦也。不烦则得寐得眠。能寐能眠又为大归根，大归根则得大静，静曰复命。故此一过程，实为小静引大静也。诚如佛祖所云，生死乃呼吸间之事。既然生死是呼吸间的事，那么，把握生死何以不从呼吸开始呢？谚云："君若识得呼吸事，生死海中任游行。"信不诬也。

　　④烦则不当欲寐

　　上面我们讲到，烦就是火不归根，就是火气上浮。而火气浮越了，烦了，就应该"不寐"，而不是"欲寐"。所以，前面讲的绝大多数条文，都是把烦与不眠连在一起。烦为因，不眠为果。而在这里，心烦却与"但欲寐"连在一起，说明这是很反常的现象，不是一般的毛病。这个"心烦，但欲寐"既不是一般的困倦，亦不是一般的失眠。以心烦者，真阳亡失而上越也；但欲寐者，心火虚衰，神明昏暗也。故而它是心肾将衰的一个信号，是少阴病很重要的一个特点。用这个特点，就可以将它与上述的一般情况区别开来。

（2）渴而小便色白

《伤寒论》中有许多讨论渴的条文，在我们以往的印象中，渴多是伤津了，什么伤津呢？当然是热伤津。所以，连带地就会出现小便黄，小便短赤。可是在上述的282条里，口渴却不是小便黄，而是小便色白。也就是又口渴小便又清长。为什么呢？"以下焦虚有寒，不能制水，故令色白也。"所以，这也是一个反常的现象，也是少阴病的一个特色。

现在让我们回过头来看前面的几篇，太阳篇里有没有讲口渴的？有。五苓散证就是讲口渴。如71条云："若脉浮，小便不利，微热消渴者，五苓散主之。"所以，太阳病的口渴兼小便不利，兼脉浮。阳明有没有渴？更有渴。白虎汤证、白虎加人参汤证就有口渴。而且这个渴很厉害，要饮水数升，小便也一定短黄。少阳病里也有口渴，一个是小柴胡汤的加减里有治口渴的；另外，就是147条的柴胡桂枝干姜汤证也有口渴，这个口渴也兼有小便不利。以上三阳病都有口渴，但各有各的兼证，各有各的机理。到了三阴病，情况就不同了。所以，到太阴篇的时候就专门有一条条文谈到这个问题，如277条云："自利不渴者，属太阴。"而到少阴病又开始讲口渴，故282条云："五六日自利而渴者，属少阴也。"这就明确地与太阴病的自利区分开来了。到了厥阴病，口渴更是成了它提纲条文的首证。因此，综观六经，只有太阴这一篇没有口渴，唯其不渴，这又成为太阴病的一个很大的特点。现在临床上的很多医生，见到口渴就是花粉、麦冬一类的养阴生津药，这行不行呢？显然不行！如果这个渴是在阳明，那用养阴生津还算对证。如果是少阴的渴，你也用养阴生津，那就糟糕了。这是我们从少阴口渴引出的一些问题，由这些问题，大家会不会有所感受呢？我想应该有所感受。少阴病提纲就讨论到这里。

三、 少阴病时相

少阴病时相，即为少阴篇291条"少阴病欲解时，从子至寅上"所讨论的内容。

子至寅就是子丑寅。一日之中，为晚上11点至次日凌晨5点。一月之中，为初一到上弦的这7天半。一年之中，则为农历十一月至次年一月。以下从两方面来讨论少阴病时相。

1. 子者复也

（1）七日来复

三阴的欲解时与三阳的欲解时有一个很大的差别，在三阴中，每经欲解时的三个时辰有两个互为相重。如太阴的亥子丑中，子丑与少阴相重；少阴的子丑寅中，丑寅与厥阴相重。故而在三阴欲解时的讨论中，开首的这一时就显得特别的重要。如太阴之于亥，少阴之于子，厥阴之于丑，皆具特别的意义。

子于十二消息卦正与复卦相应，复卦卦辞云："复，亨。出入无疾，朋来无咎。反复其道，七日来复，利有攸往。"复者指的是阳气来复，阳气恢复之意。而这个阳气的恢复需要七日的时间，故云："反复其道，七日来复。"为什么需要七日呢？我们只要将十二消息卦综合起来看就能明白。

按照奇门遁甲的说法，十二消息卦共分阴阳二局。其中复、临、泰、大壮、夬、乾这六卦为阳局，因为这六卦所处的过程是一个阳在增长的过程；而姤、遁、否、观、剥、坤这六卦为阴局，因为这六卦所处的过程为阴不断增长的过程。一个阳局走完之后就到了阴局，阴局由姤卦始，若按每卦一天算，走完整个阴局正好是六天。阴局完结之后，继续往前走，就又重新回复到下一个阳局。阳局由复卦始，由阴局到下一个新的阳局正好需要七天，这便是复卦卦辞所言："反复其道，七日来复。"其实，不仅是阳复，亦即由姤至复需七日；阴复，亦即由复至姤，亦为七日。故七者，周而复始之数也。可见一周七日并非传自西方，《周易》里已经有这个周七之数。我们再回看六经传变，按《素问·热论》所云，伤寒一日，太阳受之，二日阳明受之，三日少阳受之，四日太阴受之，五日少阴受之，六日厥阴受之。六日竟后，至七日又复太阳。故伤寒六经的传变，亦是七日来复。

（2）冬至一阳生

复卦所在的月份中有一个很重要的节气，这个节气就是冬至。复卦虽配十一月，但严格地说，必须要等到冬至节来临的时候，复气才正式启动。所以，冬至的一阳，实际就是指的复卦的一阳。

☞
至日的时候要闭关。

复卦的卦象是上坤下震，故曰地雷复。象曰："雷在地中，复。先王以至日闭关，商旅不行。"至日就是指冬至日。冬至为什么要闭关呢？因为这个时候正是一阳初生的时候，正是阳气来复的时候，正是阳气归根的时候，正是阴阳转换的时候。这个来复、这个转换如果成功了，下一个周期的循环就能很顺利地进行。如何保证上述过程能够成功呢？闭关就是一个很好的方法。闭关也就是处静。通过闭关，杜绝一切烦劳之事，让机体在一个很安静的环境里进行上述的转换、来复。其实，不但是冬至需要闭关，夏至也一样地需要闭关。故《后汉书·鲁恭传》云："易五月姤用事，先王施命令止四方行止者。"以五月乃夏至所居，姤卦启动之时也。先王施命令止四方行止者，即是"先王以至日闭关，商旅不行"之意。反复其道，七日来复。故不但于冬至阴交阳时需闭关，于夏至阳交阴时，亦需闭关。于此阴阳交替之际，于此阴阳初生之时，皆需细心呵护。

子午于一年为十一月和五月，于一日则子午时也。故子时亦有一阳生，午时亦有一阴生。故子午之时亦需小闭关。午时怎么闭关呢？小事休息，或静坐，或小睡，皆为闭关之举。由是亦知，中国人的午休习惯可以上溯至周代。目下有人妄论午休习惯无益于健康，是不知易者也。

（3）欲解时要义

子居正北，为水之所在，为体之所在。阳用为什么要归根呢？就是要归到这个体里面。阳归于体，方得休养生息。故子交复以后，阳即得来复，阳气即进入慢慢增长的阶段。少阴病为什么要欲解于子丑寅呢？因少阴病系阳气虚衰，阳不归根，以此病遇子丑寅，则正值阳气归根来复，阳渐增息的过程，何得不愈？此为天道地道以助人道也。尤证"人禀天地之气而生"非虚语。

少阴病很重要的一个方剂也是四逆汤，如太阴篇所述，其方以炙甘草为君，炙甘草气味甘平，得土气最全，故其象坤也。干姜、附子辛温辛热，颇得雷气，为臣使，其象震也。上君而下臣，上坤而下震，正好是地雷复。故知四逆汤一类，颇具复卦之象，这便与少阴病的欲解时很好地对应起来了。此亦方时相应也。

2. 欲解何以占三时

以上我们重点地讨论了少阴病欲解时中的子，尽管子这一时对于少阴有非常特殊的意义，但我们还是应该注意到欲解时是由三时构成的这个问题。欲解时为什么一定要由三时构成呢？这便引出了一个很重要的术数问题。

三是一个什么数？它有什么特性呢？《素问·生气通天论》云："其生五，其气三。"《素问·六节藏象论》云："五日谓之候，三候谓之气。"故知三而成气也。一年由四时组成，一时有几个月呢？三个月。故知三而成时。易之经卦，由三爻组成，故知三而成卦。道有天道、地道、人道，三道俱乃为全，故知三而成道。《老子》云："道生一，一生二，二生三，三生万物。"故知三而成物。前云时方合一，时方统一。时遇三乃成，方亦然也。故亥子丑乃得北方，寅卯辰乃得东方，巳午未乃得南方，申酉戌乃得西方。是知三而成方。为什么中医的走向最终是由单方发展到复方呢？就是因为单味药很难构成一个完整的方，需多味药组合乃得构

用三之道。

成全方。为什么欲解时不是一个时，而一定要三个时呢？同样是这个道理。以一时不成方，三时乃得成方。方成则气全，气全才有欲解之用。

另外，有关三这个数，还有很重要的一个内容，就是三而成合。五行配地支，除了正行相配，即寅卯木、巳午火、申酉金、亥子水、辰戌丑未土之外，还有三合相配。怎么三合呢？即亥卯未合木，寅午戌合火，巳酉丑合金，申子辰合水。这便又成就了一个三而成合，三而成行。三合的概念非常重要，我们看五行的木火金水里都分别含一个辰、戌、丑、未——辰、戌、丑、未是什么呢？就是土！前面我们讨论五行的时候，曾谈到金木水火不因土不能成；我们讨论脾不主时而旺于四季的时候，曾谈到四时的交替没有土就不能成功，为什么呢？从这个三合里应该看得很清楚。

三合的意义很多，比如我们临床辨证辨出了水虚或火虚，可是这个水火却补不进去。或者一补水，就有碍脾胃，一补火就口舌生疮。为什么呢？很可能的一个原因就是没有把握好时机。如果我们在三合的时候补，比如在申子辰的时候补水，在寅午戌的时候补火，以此类推，在亥卯未的时候补木，在巳酉丑的时候补金，我想没有补不进的。少阴的时相问题就讨论到这里。

四、 对AD病的思考

☞

对老年性疾病的另一个思考。这个问题可以跟 222 页的论述相参看。

AD病也叫阿尔茨海默病，亦即俗称的老年性痴呆，或早老性痴呆。它的英文简称就是AD。

AD病为现代社会最常见的老年性中枢神经系统疾病之一，在北美及澳大利亚，65岁以上的患病率为6.6%～15.8%。过去认为，中国AD病的患病率远不如西方高，但"九五"期间的一项攻关课题显示，中国AD病的发病率与西方已经没有什么差别。该项调查显示，北京市65岁以上老人AD病的患病率为7.3%，且每隔5年的年龄段，患病率增长约1倍，如70岁为5.3%，75岁为11.9%，80岁则为22%。

据2000年11月6日的《健康报》报道，截至2000年，中国65岁以上人口按8000万计，则AD病患者已达500余万。

现代医学认为，AD病是一种不可逆性的脑功能逐渐衰退性疾病。迄今为止，尚无任何有效的能够治疗和阻断这一疾病的方法。所以，一旦患上这个疾病，那就只有等待其逐渐衰竭，直至死亡。21世纪，是中国真正走向现代化的世纪，同时也是老龄化的世纪。由于许多家庭都是独生子女，所以，今后这些家庭必定会面临两个青年四个老人的格局。如果其中一个老人患上AD病，那这个家庭的境况就够呛。所以，这是一个日益严重的社会问题，也是迫切需要我们医界同仁解决的问题。

作为中医，我们怎么看这个AD病？AD病有没有治好的可能？对这个问题我是比较乐观的。其实AD病，我们如从六经的层面去思考它，它就是一个少阴病。AD病的早期是由记忆障碍开始的，并逐渐发展到神志障碍。记忆的问题我们前面曾经谈到过，它实际就是心肾的问题。记为贮藏过程，这个过程与肾的主蛰、封藏相应，故记的过程系由肾所主；忆则为提取过程，这个过程与夏日之释放相应，故忆的过程实由心所主。因此，记忆的障碍实际就是心肾的障碍，就是少阴的障碍。而神志的障碍则更与少阴心肾相关，以心藏神，肾藏志也。

少阴病的病机是：脉微细，但欲寐。寐的问题我们前面从寤寐的角度谈，这只是一个方面。还有另一个方面即如《康熙字典》所言："寐之言迷也，不明之意。"老年性痴呆是一个什么状况呢？实际上就是一个迷而不明的状况。否则，怎么会连亲生儿女的名字也不知道，连居住了几十年的家也记不住呢？既然老年性痴呆是一个地地道道的"寐"的状态，那它当然就应该从少阴病去考虑。少阴病固然危重，但也还是有回转之机，救逆之法。因此，从少阴的层面去论治AD病，应该大有文章可做。

第十章　厥阴病纲要

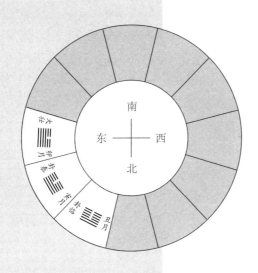

厥阴病欲解时，
从丑至卯上。

一、 厥阴解义

1. 厥阴本义

厥阴是伤寒六经的最后一经，厥阴有什么含义呢？我们先从本义上来看这个问题。

《素问·至真要大论》云："帝曰：厥阴何也？岐伯曰：两阴交尽也。"两阴是什么呢？两阴指的是太阴和少阴。我们从《伤寒论》六经的排列，它把厥阴放在最后一经，放在太阴少阴之末，可知这就是一个"两阴交尽"。这是从排列的次第来看厥阴的意义。此为其一。

其二，《素问·至真要大论》云："两阴交尽故曰幽。"前云两阴交尽为厥阴，此云两阴交尽故为幽，是知厥阴之为义者幽也。幽为何意？《正韵》曰："幽囚也。"囚的意思大家很清楚，就是囚禁。厥阴曰幽，曰囚禁。囚禁什么呢？前面我们讲阴阳离合的时候曾经谈过，厥阴为合。合什么呢？就是合阴气。把阴气合起来，关闭起来，以便让阳气能够很好地升发。故幽者，实为囚禁阴气之意。此与阴阳之离合机制甚为相符。

其三，太少二阴以太少言，乃言其长幼、多寡也，厥阴言何？《玉篇》云："厥短也。"《康熙字典》引《前汉书·诸侯王表》注云："厥者顿也。"又顿者何？顿者止也。故知厥阴即短阴也，即止阴也。考厥阴乃阴尽阳生之经，乃阴止而阳息之时，故曰短阴，曰止阴者，皆相符合。又《灵枢·阴阳系日月》云："亥十月，左足之厥阴。戌九月，右足之厥阴。此两阴交尽，故曰厥阴。"戌亥为地支之尽，尽后遇子则阳气来复，故曰厥阴也。此为厥阴之大义。

2. 厥阴经义

厥阴经即指手足厥阴经，手厥阴于戌初起乳后天池穴，戌末止中指中冲穴。足厥阴于丑初起拇趾大敦穴，于丑末止乳下期门。别支上走巅顶交百会穴。

对于六经的行止及大体分布，是每个学习中医的人都必须弄清的问题。我们讲六经辨证，其实有很重要的一部分就是经络分布区域的辨证。巅顶头痛为什么说多属厥阴呢？就与厥阴经的分布相关。

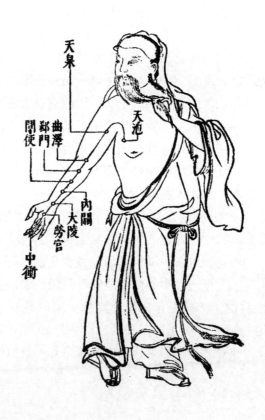

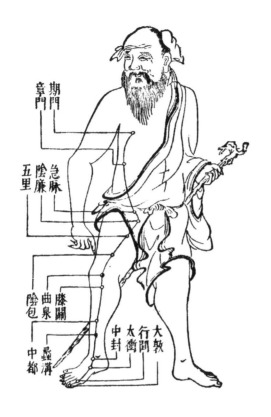

3. 厥阴藏义

（1）肝

前面我们讨论了五藏的心脾肺肾，从这些讨论中，我们应该深刻地感受到五藏的功能特性都与它们的造字相关。同样，肝藏亦不例外。那么，肝的造字与它的特性是一个什么关系呢？肝用干，《说文》云："干，犯也。"《尔雅·释言》曰："干，扞也。"即扞卫也。《康熙字典》云："干，盾也。"故《诗·大雅》有"干戈戚扬"之句。

威用六极，平
定诸乱。

综上诸义，犯者，扞卫者，盾者，干戈者，都与什么相关呢？
都与武力相关，都与战争相关。这便使我们很自然地想到了《素
问·灵兰秘典论》的"将军之官，谋虑出焉"。既然是用武之事，
既然是战争之事，那就要靠将军来把握它。因此，肝的造字与其为
官将军的特性是非常切合的。

将军要用武，要用战争来结束战争，要化干戈为玉帛，他靠的
是什么呢？靠的是威武、勇猛和谋虑。必须智勇双全乃为将军，若
有勇无谋，则一介匹夫也。威武、勇猛所用者何？所用者阳气也。
谋虑所用者何？谋虑所用者阴气也。故肝虽号称刚藏，却又体阴而
用阳。由是亦知，将军者，必以谋虑为体，以勇猛为用。

过去我们曾经强调过，《素问·灵兰秘典论》和《素问·六
节藏象论》是很重要的两论。前者从社会功能的角度来谈藏府，后
者从生理功能的角度谈藏府。必须两者结合，互为参用，才能对
藏府的内涵有很透彻的理解。于《素问·灵兰秘典论》中，肝为
"将军之官，谋虑出焉"，而于《素问·六节藏象论》中，则肝为
"罢极之本，魂之居也"。罢极是什么意思呢？罢者，休也，已也
（见《玉篇》）。故《论语·子罕》曰："欲罢不能。"极者，极
至也，极端也。但凡武力、战争之事皆由争端起，故极者，又为诸
乱之源。是以罢极者，罢其争端，罢其诸乱也。争端已起，诸乱已
发，何以罢之？则必以其人之道还治其人之身，必以战争结束战
争。此则为将军用武之道也。由此可见，"将军之官""罢极之
本"实为异名同类尔。

对"罢极"的
两种不同的
论述（参看
88—89页）。

极为诸乱之源，故古有六极穷极之谓。《康熙字典》云："六
极穷极恶事也。"《书·洪范》曰："威用六极。六极，一曰凶短
折，二曰疾，三曰忧，四曰贫，五曰恶，六曰弱。"少阴篇里，我
们曾谈到人有一个复杂的自治系统，在这个系统中，脾为谏议之
官，担负发现诸乱，并及时呈报于上；心为君主之官，则于所报之
诸乱善识别之，或宜文治，或宜武功，皆由君主号令；肝为将军之
官，罢极之本者，则威用六极，平定诸乱也。因此，肝于人体健康
自治中所能发挥的作用，甚宜结合现代医学思考之。这里面有非常
值得研究的课题。

（2）心包

足厥阴为肝，手厥阴为心包。心包者，亦包心也。是包绕心君的一个结构，故古称为"心主之宫城"。古人认为，心为君主之官，心不能受邪，心包代心受邪。所以，心包所担负的，主要就是护卫心的作用。肝为将军之官，其威用六极，平定诸乱，亦为护卫君主。由此亦见，手厥阴心包与足厥阴肝，在其作用方面的联系是非常密切的。

4. 厥阴运气义

在运气方面，厥阴在天为风，在地为木，故合称厥阴风木。下面就从风木两方面来讨论厥阴的运气问题。

（1）风义

① 风者天地之使

风是六气中很特殊的一气，这个特殊之处在于，风不仅生于东方，四面八方皆可生风。故谚称八面来风。《灵枢》有一篇叫"九宫八风"，篇中即专门谈到由八方来的八种风。即风从南方来，名曰大弱风；风从西南方来，名曰谋风；风从西方来，名曰刚风；风从西北方来，名曰折风；风从北方来，名曰大刚风；风从东北方来，名曰凶风；风从东方来，名曰婴儿风；风从东南方来，名曰弱风。风有四风，有八风，有十二风。我们可以说东风、西风、南风、北风、西南风、西北风，但却未见有讲东湿、西湿、南湿、北湿，亦未见讲东寒、西寒、南寒、北寒者，这是风与其余五气的一个很大的不同之处。

风还有另外一个很特殊的地方，这就是《河图》所云："风者，天地之使也。"什么叫天地之使呢？使就是使臣的意思。就像我们现在派驻各国的人使，大使起一个什么作用呢？就是代表这个国家的作用。所以，风为天地之使，其实就是说风是天地的一个代表，天地之气要发生什么变化，都可以从风上反映出来。比如，天气要转寒了，它会首先出现什么风呢？出现北风。所以，我们见北风一起，就知道天要变寒。而天要转热转湿了，又会先出现什么风

抓住了风实际上就抓住了六气。

呢？会出现南风。因此，我们一见南风，便知晓天要变热变湿。天地之气的变化虽然复杂，可是一旦我们把握住了这个风，便能够知道天地变化的底细。故《周礼·春官·保章氏》云："以十有二风察天地之和命，乖别之妖祥。"

《素问·至真要大论》曰："帝曰：善。夫百病之生也，皆生于风寒暑湿燥火，以之化之变也。"在这里《素问》向我们提出一个很重要的疾病观，不是伤风感冒或者某几个疾病与风寒暑燥火相关，而是百病，所有的病。外感与它相关，内伤同样与它相关。不内外伤与它相不相关呢？还是相关。为什么上一次伤食了却没事，而这一次却吐泻交作？为什么前一次把腰扭了，稍一活动即没事了，而这一次轻轻一扭就动弹不得？所以，我们应该很清楚，百病都与六气相关，都与天地的变化相关。这就要求我们在诊治疾病时，将这些相关的因素考虑进去。百病的产生都离不开风寒暑湿燥火，所以，《素问·至真要大论》在谈到病机的时候，不是"谨候气宜，勿失病机"，就是"审察病机，勿失气宜"。气宜就是指的上面这六气。怎么样谨候气宜？怎么样勿失气宜呢？抓住风就行了。抓住风实际上就抓住了六气。因为风为天地之使，当然也就是六气之使。为什么《内经》反复强调"风为百病之长""风为百病之始"呢？就是因为百病皆生于六气，而风为六气之使的这样一个缘故。

② 风何以生木

我们在《素问》的很多篇中，都可以看到"东方生风，风生木"，所以，尽管风为天地之使，六气之使，尽管可以八面来风，但是，我们应该知道风的本位在东方。那么，风何以生木？风与木是一个什么关系呢？运气为什么要将风木扯在一起？这个问题不知大家思考过没有。

我们首先从五行的角度作一个分类，看看这个世界上哪一类的东西属木。《尚书·洪范》讲"木曰曲直"，但是这个过于理论化。我们可以具体一点，凡是植物这一类的东西都可以叫木，都属于木类。那么，木类与风有什么关系呢？有很大的关系。我们先来思考这样一个问题，自然界的植物为什么可以生灭相续？为什么可以一直流传下来而不灭绝？很重要的一个原因就是植物也具有繁殖的能力，也能够生息繁衍。动物的繁殖我们都很清楚，它需要雌雄两性的交配。在动物发情的时候，或者雄性动物会跑很远的地方，去找雌性动物交配，或者雌性动物会跑很远的地方，去与雄性动物交配。人类更是如此，男女双方有时是千里姻缘来相会，相会为的是什么呢？除了爱情之外，还有很重要的方面就是繁殖后代。人类便是依靠这样的方式，得以生息繁衍。

那么，植物呢？植物生在什么地方就固定在什么地方。它不能像人与其他动物一样，可以去四处寻找自己的相爱。植物只能定在那儿，不能移动。那植物靠什么去寻找它们的"相爱"，进而雌雄交配，以生息繁衍呢？其一就要靠这个风。风带动植物的花粉，使植物的雌雄亦能"相聚"，亦能交配，从而繁衍生殖。因此，风便成为植物界生息繁衍的一个最最重要的因素。可见风与木的这个关系是非常密切的，具有决定性。而《素问》"东方生风，风生木"的这句话，则将风木的关系浓缩，精彩表述到了极处。

☞

植物靠什么"氤氲"。

③ 风与动物

风与植物的关系，与木的关系，应该没有疑问了。那么，风与动物又是一个什么关系呢？我们首先从造字方面看，繁体的风（風）字里面是一个"䖝（虫）"。虫在古文里虽有几种不同的写法，但是，都代表动物。故凡属动物这一类，古时皆可以虫称之。而"風"之造字用虫，说明风与动物仍有十分密切的关系。《说文》云："风动虫生，故虫八日而化。"所以，从风的造字我们就可以看到，风不但可以生植物、生木，而且也与动物的繁衍有很大的关系。而这个关系能在繁体字中明确地显示出来。那我们再看简化的风字，这个风字里面是一把乂，这个"乂"能代表什么呢？所以，文字一改造，这个风与动物的关系，特别是与动物繁衍的关系也就荡然无存了。因此，我们前面曾经呼吁过，文字的问题是有关中华文化繁衍，有关中华文明传承的大问题，是真正的千年大计、万年大计。这样一个大计，千万要慎重，决计草率不得，马虎不得。如果在这个问题上失足了，那肯定是要成千古之恨的。

☞

千年大计，万年大计，决计草率不得。

风为什么与动物，特别是与动物的繁衍有这么密切的关系呢？让我们先来看一句大家熟悉的谚语，也就是出自《左传·僖公四年》的"惟是风马牛不相及也"。"风马牛不相及"这句话怎么解释呢？这在过去曾经闹过一个笑话。风马牛怎么不相及呢？原来是马牛跑得太快，风赶不上它。当然，现在大家清楚了，知道这句话是用来形容两件不相干的事情。可是，不相干的事为什么要用"风马牛"来形容呢？这个问题倒是应该弄清楚的。

☞

风马牛不相及。

风与木的关系已如上述，它是促使植物雌雄交配的主要因素。而风与动物的关系，其实亦有很大的类同。正如《康熙字典》引贾达对上述这句话的注释云："风放也，牝牡相诱谓之风。"什么是牝牡相诱呢？我想这个事大家心里都很清楚，毋需多言。那么，风马牛为什么不相及呢？大家想，一头公马和母马，在机缘成熟的时候，它们会相诱、相恋并且相交，这便有了生殖繁衍的可能。而一头公马和一头母牛，或一头母马和公牛，它们会相诱、相恋吗？绝对不会的！即便畜类没有伦理的约束，种属的差别也决定了它们不可能相诱起来。这便是风马牛不相及也。

异性相诱、相恋、相动谓之风，所以，《说文》所云："风动虫生。"这个"虫"从生理的意义而言，很大程度上系指男性或雄性动物的精虫。在农村，我们可以看到发情期的猫，会很凄厉地嚎嚎乱叫，这个时期的猫往往被称为春猫，或言猫叫春。为什么要以春言呢？以东方生风，通于春气也。春三月，天地以生，万物发陈，一派生机勃勃，此又与风之上述含义甚相符合。观风诸义，当于临床有所启迪。

（2）木义

① 木曰曲直

风之义已如上言，那么，木有什么意义呢？首先一个意义，就是《尚书·洪范》所说的"木曰曲直"。曲直是木的一个特性，凡是植物的东西都有这个曲直之性。而其他类的东西，如金类的东西，水类的东西，皆不具这曲直之性。《素问·阴阳应象大论》云："东方生风，风生木，木生酸，酸生肝，肝生筋。"又云："神在天为风，在地为木，在体为筋，在藏为肝。"所以，在体的这个筋和在藏的这个肝皆有此曲直之性。大家想一想，人体的筋它

☞

曲直的妙义。

的最重要的一个作用是什么呢？就是这个曲直。人的四肢为什么能够灵活地曲伸活动呢？很关键的是要靠筋的这个作用。没有筋，我们的各个关节就很难灵活地运动。所以，人体的筋主要是聚集于关节的周围。而膝关节则是聚集筋最多的地方，故膝在《内经》又称为"筋之府"。木曰曲直，木在体为筋，筋的这样一些作用，确实能够很好地体现木的曲直之性。

另外一个方面，就是《素问》许多篇章所提到的宗筋。宗筋的含义虽然不止一个，但是，最主要的就是指前阴，特别是指男性的阴茎。有关宗筋的这一意义，《灵枢·五音五味》篇的一段经文可资证明，其曰："宦者去其宗筋，伤其冲脉。"宦者即宦官，近世又称太监，太监入宫前都要历行阉割，这便是《灵枢》所云的"去其宗筋"。宗筋的这样一个含义，又把我们带回到了上述的风义里。风为牝牡相诱，风系生殖繁衍，而宗筋便是最主要的生殖器官。由此天之风，地之木，体之筋，藏之肝，足证《老子》所云"人法地，地法天，天法道，道法自然"绝非虚语。天人相应的关系在这里是证据确凿的。

《礼记·月令疏》云："春则为生，天之生育盛德在于木位。"《礼记》的这句话讲得很精彩，天所赋予我们的生育盛德在哪里呢？就在木位上。木主宗筋，这个盛德不在木位上，能在哪里呢？而宗筋要发挥作用，很关键的就是要能够曲直。现在整个世界阳痿的病人越来越多，这就是宗筋曲而不直了。为什么曲而不直呢？这里面有很多的原因。其中很重要的一方面是道德伦理方面的原因。所以，对于这样的一些毛病，显然不是几个"伟哥"能够解决的。而作为中医，则应该在厥阴上，在风木上去作意，去思考。

② 五行次第

在前面的各章中，我们着重谈了水火土金，现在再加上木，五行的内容就基本圆满了。探讨五行，除了探讨它各自的内涵，五行的次第仍是很值得关注的一个方面。有关五行的次第，在《尚书·洪范》中已经有明确的规定，其曰："一曰水，二曰火，三曰木，四曰金，五曰土。"而河图的五行次第亦与此相同。故河图云：天一生水，地六成之；地二生火，天七成之；天三生木，地八成之；地四生金，天九成之；天五生土，地十成之。五行为什么是

五行次第与物种生起次第会不会有关联？

这样一个次第呢？为什么要一曰水，二曰火，三曰木，而不能一曰木，二曰火，三曰水呢？这是很关键的问题。因为五行的这个次第向我们揭示了地球上诸物质的起源次第，地球上诸物种的生起次第，这对于我们研究地球，研究人类，无疑是很重要的一条线索。

五行一水二火三木四金五土的这样一个次第说明什么问题呢？它说明我们这个地球首先出现的第一个东西就是水，水是一切生命的基础，也是地球区别于太阳系的其他行星的重要特征。在水之后出现的便是火。为什么水火首先出现呢？《素问·阴阳应象大论》云："水火者，阴阳之征兆也。"故水火出现了，就意味着阴阳出现了。而"阴阳者，天地之道也，万物之纲纪，变化之父母，生杀之本始"，所以，水火出现以后，便能很自然地化生五行，化生万物。因此，地球上的生命在有了水火之后，就得以逐渐地诞生。当然，这个生命的诞生是先有植物生命后有动物生命的。植物生命的代表是木，动物生命的代表是土。故五行在水火之后首先有木，最后才是土。

另外，单就动物生命而言，五行次第也能很好地揭示它的进化情况。所以，从五行里我们就知道，这个地球上最早出现的动物是水生动物，然后渐渐地发展为水陆两栖动物，最后才是陆生动物。因此，五行是始于水而终于土的。前面我们曾经谈过，五行与动物的关系是水为鳞虫，火为羽虫，木为毛虫，金为介虫，土为倮虫。所以，动物生命里首先诞生的是鳞虫，鳞虫也就是水生族动物，其次是羽虫，其次是毛虫，其次是介虫，最后是倮虫。什么是倮虫呢？人就是最典型的倮虫！由此可见，人类是我们这个地球上所有的动物生命中，最后进化的一个动物生命。这与现代科学所研究的结论是完全一致的。面对这样一个结论，我们应该怎样对待古代的这个理论呢？应该刮目相看才是，应该肃然起敬才是！

③木生火义

前面我们谈到的风木，主要还是从医的角度谈。现在我们不妨把眼界放宽一些，在其他方面来看看木及其五行的相生关系，如在社会、环境，乃至整个地球方面有什么意义。

首先，我们来看水生木、木生火有什么样的意义呢？我觉得它最大的一个意义就是与一个热门话题——可持续发展有非常密切的

可持续发展问题。

关系。可以说，木生火是可持续发展的一个最为关键的环节。为什么这样说呢？我们可以一起来思考这个问题。什么是可持续发展？可持续发展的核心是一个什么问题？其实就是一个能源问题。如果能源能持续，那么，这样一个发展就是可持续发展。如果能源不能再生，不能持续，那还有什么可持续发展可言呢？

能源虽然包括许多的方面，但是，关系到人类生存和发展的一个最最主要的方面就是燃料。燃料从五行来划分，它属于火。五行的火是由什么产生呢？是由木生。所以，在古代，我们的先人是用木来做燃料的。用木做燃料，这就是五行的相生法，这样的相生非常合乎自然。合乎自然，当然就可以持续。过去在农村呆过的人，对这一点就会有很深的感受。以前，农村做饭都烧柴，柴是自己到山里打的，今年打过了，明年又会长出来，年复一年，没有穷尽。一个村庄几十户人，就那么几座山，多少千年前就开始在这儿打柴，可是打到现在还是那么多。为什么呢？因为木是可以再生的，这一点非常重要。联合国环境保护组织对可持续发展规定了两个基本条件，其一是你所利用的能源能够再生，其二是利用过以后能够降解。而以木为能源，以木来生火，就很符合上述这两个条件。所以，以木为燃料的发展方式，就是很完全的可持续发展。

那么，让我们回到现代，现代的发展模式是一个什么模式呢？我们现在使用的燃料主要是石油和煤，石油与煤在前面的讨论中已经给它定过性，即都属于水类。所以，我们现在的模式实际上是直接用"水"来生火。水为什么可以生火呢？因为水中有真阳，水中有龙火。所以，我们现在所燃烧的实际就是坎中的真阳。坎中的这个真阳，前面我们已经强调过，它是用以温养地球生气的，地球的命根就要靠它来生养。现在我们把它开采出来做寻常的火用，这样一个真阳能不能再生呢？它不能再生！它不能像木那样，今年割了，明年又会长出来。所以，开采一点，用一点，它就少一点。开采得差不多了，坎中没有真阳了，地球的命根便没有了生养的来源。这个时候地球便真正地进入衰老，而生存于地球上的一切生命便面临着灭亡。

传统以木来生火，现代直取水以生火。木生火，说明在过去木是一个主要的能源，而作为主要能源的木又是由何而生呢？由水

这个问题可以参看334—336页的相关内容。

而生。是水生木，而木生火也。由这个角度看，水最终还是能源的源泉。为什么五行的次第要以水为始呢？恐怕与这个问题是有关联的。既然水是最终的能源源泉，那么，上述两种取火的方式有什么区别呢？很重要的一个区别是，木生火的过程是一个大自然完全能够控制和把握的过程。为什么说这是自然可控可把握的过程呢？我们来看水生木、木生火的这个过程。我们采木来生火，采木来做燃料，这个过程完全是人为的，自然没有办法把握，你想割多少，你想砍多少，完全听凭人意。可是这个木的量却完全是由自然来把握的，水能生出多少木，以及木的再生速度，这个人没有办法主宰，完全要由水说了算，完全要由自然说了算。你砍多了，我不长出来，你人类还有什么招呢？只好封山育林了事。因此，大家仔细去琢磨这个水生木、木生火的过程，就能感受到它是很有意思的一个过程。

☞

建议欧佩克官员们读一读中医。

而我们直接取水生火，以坎中的真阳为火，这个过程就完全不同了。这个过程自然根本没有办法把握，完全由我人类说了算，完全由欧佩克说了算。我想一天开采几万桶就开采几万桶，我只管每桶原油的价格，而不管你水中还有多少真阳。所以，这个过程就成为自然完全没有办法控制和把握的过程。这样一个过程怎么可以持续呢？前面我们曾列举了联合国环境保护组织对可持续发展规定的两个基本条件，以我看来，这两个条件说得还不是很到位。最根本的应该是，凡是符合自然，以及自然可控的这个发展，是可持续发展；反之，凡是不符合自然，以及自然不能控制和把握的这个发展，即为不可持续发展。老子为什么要将"道法自然"放在最高的一个境界来讨论呢？一方面是老子看到了人性有脱离自然、为所欲为的一面；另一方面则告诉我们，只有法自然的道，才是真正的长久之道。

二、　厥阴病提纲

有关厥阴病提纲，我们主要以326条"厥阴之为病，消渴，气上撞心，心中疼热，饥而不欲食，食则吐蛔，下之利不止"的内容来展开。326条是厥阴病的提纲条文，亦即厥阴病的病机条文，也是六经提纲条文中最长的一条。下面拟就条文所述诸证，分别讨论之。

1. 消渴

（1）消渴泛义

厥阴提纲条文第一个讲述的证就是消渴，消渴是什么意思呢？渴就是口渴，这个大家都应该很清楚。但是，有的人口渴并不一定想喝水，或者喝一点点润润口就行了，所以，就有口渴不欲饮之证。这样的渴就是渴而不消。那么，消渴呢？当然是既渴而又能饮水，而且饮后即消，口又很快地渴起来。这是消渴的一个大概意思。

厥阴病为什么会导致消渴呢？历代的很多医家认为这是肝胃之热耗伤津液所致，包括现代通用的教材都是这个说法。但是，我们细细地来思考这个问题，就感到以热伤津液来解释厥阴的口渴未必恰当。厥阴的这个渴应该有它很特殊的意义。为什么这么说呢？道理很清楚，如果以热盛伤津来解释消渴，那厥阴的这个热怎么能跟阳明的大热相比？阳明的白虎人参汤证是舌上干燥而烦，欲饮水数升，所以，要讲热盛伤津，那么这个消渴理应放在阳明篇中。应该将阳明的提纲条文改为："阳明之为病，消渴，胃家实。"而张仲景没有这样，反而将消渴置于厥阴提纲证之首，这就很明确地告诉我们，厥阴之渴是另有所因的。

口渴虽是极普通和极常见的一个证候，但是，我们回看六经提纲条文，却只有厥阴提纲言及渴，这便提示我们消渴是厥阴病最容易出现的一个证，也是厥阴病最重要的一个证。因此，消渴对于厥阴病的诊断而言，便成为一个很重要的依据。

（2）厥阴何以渴

这节文字可与308 页"龙战于野，其血玄黄"的内容互参。

消渴为什么是厥阴病很重要的一个特征，厥阴病为什么最容易致渴？我们首先可以来感受一下口渴的过程，人之所以口渴，是因为口舌没有津液了，口舌干燥了。所以，阳明病在描述口渴的时候，多用舌上干燥。因此，口渴这个过程的感受器官是什么呢？应该就是口与舌。而口为脾之窍，舌为心之苗，所以，我们讲口舌，实际上就是讲了心脾，讲了火土。渴必由口舌，必由心脾，必由火土，这说明厥阴是最容易影响口舌、心脾、火土的因素，此亦为厥阴病渴的一个重要前提。

渴与旱实际上是很相类似的，在天地则曰旱，在人则曰渴，都是缺少水来滋润的缘故。如前所云，水在江河湖海，其性本静，故水不能自润万物，必须借助其他中介的作用，方能滋润万物。那这个中介是什么呢？其中一个最重要的中介就是厥阴，就是木。因为木为水所生，是水之子，所以，在五行中，离水最近的应非木莫属。故前人将这样一个关系形容为"乙癸同源"。乙癸同源，实际上就是水木同源，既然是同源的关系，那当然最容易得到它。而心作为五行中的火，又为木之子，由木所生。因此，心的苗窍——舌要想得到滋润，就必须靠木吸水以上养，就必须靠木的中介作用。这是一个方面。

另一方面就是木土的关系，木为什么能使土保持湿润，或者说厥阴为什么能够保证脾的口窍滋润呢？这一点我们看一看自然就会很清楚。在自然界，植物较多的地方，它的保湿性往往比较好，特别在原始森林里，不管春夏秋冬，它的土质都是湿润的。而在没有植被的地方，在黄土高坡，在沙漠里，这个情况就完全不一样，这里的土质往往都很干燥。可见太阴虽称湿土，如果没有木，这个土是湿不了的。前面我们曾经谈到，龙战于野，其血玄黄。龙是兴云布雨的东西，当然也就是保持天地不旱的重要因素。而龙属东方，龙归于木。这便彻证了木在滋润万物过程中的关键作用。因此，在正常情况下，厥阴能使心脾的苗窍——口舌保持充分的滋润，从而无有渴生。而一旦厥阴发生病变，心脾的苗窍便无法得到滋润，消渴便很自然地发生了。

（3）六经辨渴

上面我们谈到了厥阴与渴的特殊关系，厥阴病虽很容易致渴，但是，我们也应该看到它不是唯一的因素。所以，六经病中除太阴不言渴以外，其余各经皆有渴，这就有必要对六经口渴的各自特征作一个鉴别。

首先我们看三阳的口渴。太阳口渴见于太阳府证中，由太阳气化不利所致，所以，太阳之渴必兼脉浮、发热、小便不利之证；接下来是阳明之渴，阳明之渴系热盛伤津所致，故常与四大证相伴，即大热、大汗、大烦渴、脉洪大；剩下的是少阳之渴，少阳之渴由枢机不利，影响开合，影响三焦所致，故少阳之渴多伴枢机不利之证，如往来寒热、胸胁苦满、脉弦细、口苦、咽干、目眩等。三阳之渴各有特征，在鉴别上不会有太多困难。治疗上，太阳之渴用五苓散，阳明之渴用白虎汤，少阳之渴用小柴胡汤化裁，或柴胡桂枝干姜汤。

三阴病中，太阴没有渴，即便有渴也不欲饮，所以，三阴病只有少阴和厥阴言渴。少阴病的渴已如前述，它是小便色白，一派阴寒之象。因此，少阴之渴也是容易区别的，特别很容易与三阳之渴区别。对付少阴的口渴，需要动用四逆汤一类的方剂。上述三阳的口渴，及少阴的口渴都各有千秋，易于鉴别，除上述这些口渴外，其他的就都属于厥阴的口渴。所以，厥阴渴的范围是非常广泛的。凡是上述四经之外的，一切不典型的口渴，皆属于厥阴渴的范畴。从这一点我们可以看到，厥阴之于渴，就像太阳之于脉一样。我们说一个人脉浮了，大致就可以断定他是太阳病，至少也是八九不离十。除极少数虚阳外越的病人也可以见到脉浮外，大部分的脉浮与太阳相关。所以，我们根据一个脉浮就可以下一个大致的判断，这个病与太阳有关。同样，我们根据一个口渴，如果这个口渴不具备上述四经的特殊表现，那就可以大致地判断，这是一个与厥阴相关的疾病。因此，口渴，特别是渴而能饮、渴而能消者，对于厥阴病的诊断无疑就具有非常重要的意义。

（4）厥阴治渴方

上面我们讨论三阳的口渴，它都有专门的方剂对治，少阴和厥阴的口渴《伤寒论》中却没有提到对治的方剂。对于少阴而言，口渴并不是一个很主要的证，大可以随证治之即是。但是，对于厥阴病，就不能不立一个治渴的专方了。那么，这个治渴的专方是哪一个方呢？我想非厥阴的主方——乌梅丸莫属。

最近治疗一例结肠癌术后的病人。患者男性，术后已近一年，大便仍不正常，每日腹泻五六次至七八次不等，初为烂便，后即纯水。除泻利以外，口渴很厉害，终日饮水不止，每日至少需饮两大暖瓶水。半年以来，叠进中医治疗，然效不甚显。观前医所用方，多是健脾燥湿一类，兼或有固肾收涩一类，像参苓白术散、香砂六君汤、补脾益肠丸一类皆在常用之列。用上述这些方药有没有错误呢？应该没有错误。慢性腹泻，又是肿瘤术后患者，不用苦寒抗癌一类已是高手了。不从脾去治，不从太阴去治，还能从哪儿下手呢？但是，若要学过《伤寒论》，学过六经辨证，我想就断然不会去从太阴下手。为什么呢？以"自利不渴者，属太阴也"，现在病人每日渴饮两瓶水，怎么可能病在太阴呢？所以，用上面的方剂当然就没有效果了。

那么，对于上述这样一个疾病，该从何处入手呢？病人下利，然六经皆有下利。病人口渴，且饮水甚多，此即为消渴也。又下利，又消渴，这就非六经皆有，而是厥阴独具了。所以，毫无疑问地应该从厥阴来论治，应该投乌梅丸。于是为病人开具乌梅丸原方，不作一味增减，每诊开药三四剂，至第三次复诊，渴饮减一半，每日仅需喝一瓶水，水泻亦大大减轻。

由上述这个病例，大家应该初步地感受到六经辨证是一个很方便的法门。只要我们将六经的提纲把握实在了，六经病的切入是很容易的。像这个病，你若是不用六经辨证的方法，就很容易切入到太阴里面、脾胃里面去，而一旦你用六经的方法，那无论如何是不会把它摆到太阴脾胃里去思考的。因此，六经辨证不但具有上述的方便性，而且还有很大的可靠性。这样一个既方便又可靠的法门，为什么不去把握它呢？当然应该把握它！

（5）对糖尿病的思考

谈到消渴，大家会很自然地想到一个现代的病名，就是糖尿病。从文献记载来看，实际上早在隋末的时候就已经把消渴病当作糖尿病了。那么，厥阴提纲条文中提到的这个消渴与隋唐以后的消渴病，亦即与现代的糖尿病有什么联系呢？记得我上大学的时候，在讲到厥阴提纲证时，老师还会专门强调，不要将厥阴的消渴当成现代的消渴（糖尿病），教材的释义也这样明文规定。厥阴病很主要的一个证是消渴，而现代糖尿病很主要的一个证也是消渴。虽然厥阴提纲证的消渴不一定就是糖尿病，但是，糖尿病与厥阴病是不是就没有关系呢？这个问题萦绕心头，久久难去。

我们知道，糖尿病很直观的一个情况就是血糖升高，当血糖升高到一定程度时，超过了肾的糖阀值，这时就会连带出现尿糖。所以，古人对糖尿病的诊断就主要通过对尿糖的观察。尿糖怎么观察呢？那个时候又没有尿糖试纸，这就要靠蚂蚁帮忙。蚂蚁嗅觉很灵，尤其对于糖更是灵敏，一般的尿拉到地上是不招蚂蚁的，蚂蚁也怕这个臊味，可是糖尿病患者把尿拉到地上，很快就会招来许多蚂蚁。古人就通过这个方法来诊断糖尿病。

糖在身体的作用主要是为身体的组织器官提供能量，那么，现在血糖为什么会升高呢？现代的说法主要是胰岛素不足，所以，过去治疗糖尿病的唯一方法，便是设法补充胰岛素，或是设法刺激胰岛细胞的分泌。但是，最新的研究表明，胰岛素的不足仅仅是一个方面，而更主要的原因是机体组织细胞对糖的利用发生障碍。所以，看起来好像是血糖很高，好像是糖多了，而真实的情况是什么呢？真实的情况却是机体组织细胞内处于缺糖的状态。正是因为机体组织内处于这样一种糖缺乏的状态，所以，你不足我就得补足你。怎么补足呢？当然就需要机体启动各式各样的方法，其中一个我们能够直接感受到的方法就是易饥，就是多食。糖尿病人的易饥多食其实就是由此而来。而在生化上的一个集中表现，便是血糖升高。因此，对于糖尿病我们应该有这样一个宏观的认识。它不是糖太多，而是糖不足。因而，治疗糖尿病的关键问题是要设法解决糖

☞

糖代谢与木土的关系。

的利用问题。扫除了糖利用过程中的障碍，糖尿病的诸多问题就会迎刃而解。

以上我们从现代的角度对糖尿病作了一个大致剖析。那么，从中医的角度，尤其是从伤寒六经的角度，我们怎样去看待这个问题呢？糖尿病属于糖的代谢利用障碍，糖在中医它属于哪一类的东西呢？糖是甘味的东西，而甘味于五行属土，所以，很显然，糖应归到土这一类。因此，糖的代谢、利用障碍，从中医的角度来说，就应该是土系统的障碍。土系统怎么障碍呢？从上述直观的角度我们知道，糖尿病就是血中的糖太多了，糖太多当然也就是土太多，而血于中医、于自然它可以与什么类比呢？它可以与江河类比。故古人云：人之有血脉，如大地之有江河。所以，把血中的糖分过多这样一个病理情况放到自然里，实际就是水中的土太多了，江河中的土太多了。

过去，我们沿着长江往西走，江中的水是碧绿碧绿的，再加上两岸青山的依衬，真是青山绿水，美不胜收。可是后来一段时间我们再去看长江，原来的青山减少了，绿水也变得黄浊。绿水为什么会黄浊呢？水中的土太多了。土本来应该待在它的本位上，不应该到河流里，可现在为什么会跑到河流里来呢？这个原因我们在太阴篇里已经讨论过，就是土的流失。由于树木砍伐，植被减少，所以，土就很难安住在本位上，几度风雨就把它带到河流里了。由此可见，水中的土太多，使河流变得浑浊，其根本的原因还是木少了，植被少了。看上去好像是土的问题，土不安分，跑到水里来滋事，使我们看不到从前的绿水，可是追溯它的根子，却是在木上面。

我们遵循老子的"道法自然"，将上述糖尿病的过程放到自然里，就知道糖尿病虽然是土系统的毛病，可是它的病根却在木系统上，却在厥阴上。厥阴的提纲证为什么首言消渴呢？这里的消渴与后世的消渴病（糖尿病）是不是没有关系呢？这个问题就很清楚了。很显然，我们将糖尿病放到厥阴病里来思考，这便从根本上突破了原有的三消学说，使我们得以从真正的源头上来设立对治的方法。这便将糖尿病的论治、糖尿病的研究提升到了一个很高的自然境界。迄今为止，现代医学还是认为糖尿病是不可治愈性疾病，必须终身服药。而我们从厥阴的角度，能不能找到一个治愈的方法

血糖升高是不是土跑到水里面去了？

根子在木。

呢？对此我是满怀信心的。我们通过思考，利用中医的方法治愈了现代医学认为不能治愈的疾病，这个算不算现代化呢？这个不但是现代化，而且应该是超现代化。作为人类，我想，人们更希望中医以这样的方式来出奇制胜地为现代提供服务。用现代的仪器设备将中医武装起来，甚至武装到牙齿，不是没有用处，但我们应该清楚地意识到这不是唯一的方法。我们应该更多地开动脑筋，用中医的思想来武装中医，只有这样，中医的路才可能走得长远。

用中医的思想
武装中医。

2. 气上撞心，心中疼热

这里我们首先要弄清一个问题，就是《伤寒论》中所讲的心究竟是指的什么？当然心的直接指义是五藏的心，但在《伤寒论》里，我们看到更多的并不是指五藏的心，而是讲的某个与体表相对应的部位。有关心的所指，概括起来大体分三种情况，第一是直接言心，心之外没有附带其他的部位。如心悸、心烦、心乱等。这样一个心悸、心烦、心乱，我们往往很难给它一个确切的定位。第二是心下，心下讲得很多，比如心下痞、心下悸、心下急、心下支结、心下痛等。心下的部位比较明确，就是指腹以上剑突以下的这片区域。第三，是心中，如心中悸而烦、心中结痛、心中疼热等。心中指的是什么地方呢？这里有两种可能：其一，如《伤寒论辞典》所言，心中指心或心区，泛指胸部；其二，古人言心者，常非指心藏，而是指躯干的中央，这个中央就正好位于心窝（剑突下）这块地方。所以，心中实际是指心窝，亦即剑下。民间谓心痛，以及整个藏区言心痛，都是指这个部位的疼痛。因此，心中的第二层意义，实际是指胃脘的这个部位。

厥阴提纲条文讲"气上撞心，心中疼热"，这里的"心"及"心中"就应该包括上述两个方面。一个就是指的现在的心前区及胸骨后，这一片地方显然是手厥阴领地；另一个就是剑突下的这片区域，这片区域为中土所主。所以，气上撞心，心中疼热，一方面确实包括了现在的心脏疼痛，而另一方面则包括了胃脘及其周边邻近脏器的疼痛。前者属于现在的循环系统，后者属于现在的消化系统。前者之疼痛乃心包络痛也，系于手厥阴；后者的疼痛乃土系统之病变所致。土何以病呢？以木使之病，厥阴使之病也。故《金匮要略》曰"见肝之病，知肝传脾"也。因此，厥阴提纲的"气上撞心，心中疼热"，至少应该考虑到上述两个方面。

气上撞心，撞之义有如《说文》云"捣也"，有如《广韵》云"击也"。捣与击所致之痛，颇似刺痛、压榨痛、绞痛一类。心中疼热，热之义已显，即疼痛而伴火烧、火辣的感觉。结合上述之定位，则刺痛、压榨痛及绞痛多为心绞痛一类，系循环系统疾病。而疼痛又兼热辣、烧灼之感，则多为胃脘痛一类，系消化系统疾病。当然，现在的胆系疾病亦多有绞痛之感，以其部位而言，亦接近心中，故亦应从厥阴来考虑。另者，厥阴病很重要的一个内容是讨论厥，整个厥阴篇计有52处言厥。厥者，手足逆冷是也。疼痛是很容易致厥的一个疾病，而心绞痛及胆系的绞痛尤其容易致厥。这是在讨论厥阴篇时需要考虑的问题。

☞ ## 3. 饥而不欲食

对饮食的辨证。

《伤寒论》中有不少的地方谈到饮食问题，如小柴胡汤四大证之一的"默默不欲饮食"，太阴病提纲条文的"腹满而吐，食不下"，以及这里所讲的"饥而不欲食"。虽然都是饮食有问题，但是，这里面还是有区别的。小柴胡汤的"默默不欲饮食"，就是我们平常讲的"茶饭不思"，这里重在不欲、不思，强调主观的方面。而厥阴病也是"不欲食"，在这个"不欲"上，它与小柴胡汤证是很类似的。但是，在不欲食的同时，他是感觉饥饿的，又饥饿又不想吃，这就是厥阴区别于少阳的一个地方。太阴的饮食是强调食不下，为什么食不下呢？因为肚子很胀满，吃下去不舒服。所以，太阴病的食不下，是强调客观的食不下，强食之必不舒服，必生胀满。少阳、厥阴之不食，则是强调主观之食欲。太阴俱土性，少阳、厥阴俱木性，故知饮食一事，食不食主要在土（脾胃），欲不欲则主要在木（肝胆）也。

因此，临床我们对饮食有问题的病人，就不能光停留在几味神曲、山楂、麦芽上，要仔细询问病人，要抓住它的根本。是光不想吃呢，还是吃下去不舒服？是整日不知饥饿，吃也可不吃也可呢，还是饥而不欲食？这些对于我们临床辨证都是很重要的因素。最近治疗一位学生，吃饭很困难，一丁点食欲也没有，吃一餐饭要一个多小时，但是肚子却很容易饿，这是什么呢？这就是典型的"饥而不欲食"，这就是典型的厥阴病。所以，给她开了三剂乌梅丸，三剂药以后，胃口大开，一顿饭很快就吃下去了。这是我们由"饥而不欲食"引出的一个问题。

另外，在讨论六经的提纲条文时，还应注意一个问题，每一经的提纲条文内部既有较密切的联系，同时又有相对的独立性。以厥阴的提纲条文为例，并不是条文中的所有证都具备了，这才是厥阴病，这一点记得在太阳提纲的讨论中曾提起过，张仲景完全没有这个意思。只要条文中的一两个证具备了，厥阴病的诊断便可以成立。这是我们研究《伤寒论》很需要注意的一个问题。张仲景于厥阴提纲中首言消渴，可是后世的医家却不敢将这个消渴与消渴病联系起来。为什么呢？就因为条文中有"饥而不欲食"。糖尿病是既易饥又多食的，怎么可以与"饥而不欲食"扯到一块呢？所以，问题就出在我们把联系绝对化了，而把区别混淆了。厥阴病可不可以既有消渴的饥而欲食，同时又有另外一个毛病的饥而不欲食呢？这是完全可以的。就像太阳病既有有汗的中风，又有无汗的伤寒一样。我们能说中风是太阳病，而伤寒不是太阳病吗？显然不能！

4. 食则吐蛔

《伤寒论》中谈到吐蛔的有三个地方，一个是太阳篇89条的"病人有寒，复发汗，胃中冷，必吐蛔"，一个是厥阴篇338条的乌梅丸证，另一处就是厥阴的提纲条文。吐蛔不是一个常见的证，将这样一个证摆在提纲里，并不是说厥阴病一定会吐蛔，而是借这个吐蛔将厥阴的一些特征衬托出来。

蛔是潜伏于体内的一种寄生虫，平时这个虫是不易被觉察的，所以，又可以称它为蛰虫。自然界也有蛰虫，这个蛰虫就是冬季入地冬眠的这一类动物。自然界的这类冬眠动物会在什么时候重新出来活动呢？如果诸位留意，就知道二十四节气中有一个惊蛰节。惊蛰就是将冬眠的动物惊醒，就是将蛰虫惊醒。为什么蛰虫会在这个时候被惊醒呢？因为春月木气已动，万类生发。所以，蛰虫是在厥阴风木当令的时候感春气而出的。人体的蛰虫亦然，它也很容易被这个厥阴之气惊动，惊动了就会乱窜，这就会发生蛔厥和吐蛔。因此，326条的吐蛔，实际上就是要表达厥阴之气易触动蛰虫这样一个内涵。

5. 厥阴禁下

厥阴提纲讲的最后一个问题就是"下之利不止"。厥阴为什么不可下，下之为什么会利不止？这个问题只要我们回到《内经》来就很容易解决。

《素问·四气调神大论》曰："春三月，此谓发陈，天地俱生，万物以荣，夜卧早起，广步于庭，被发缓形，以使志生，生而勿杀，予而勿夺，赏而勿罚，此春气之应，养生之道也。"厥阴为风木，于时为春，禀生气者也，故宜生而不宜杀，宜予而不宜夺，宜赏而不宜罚。今用下者，是杀之也，夺之也，罚之也。如此则厥阴之气伤，养生之道违，故病厥阴者，当不用下法，强下之则利不止也。厥阴提纲的问题就讨论到这里。

三、 厥阴病时相

厥阴病时相主要以328条的"厥阴病欲解时，从丑至卯上"为纲要。

丑至卯于一日之中，为凌晨1时至上午7时；一月之中，为初三以后的7天半；一年之中，为农历十二月至二月。有关厥阴病欲解于丑寅卯的意义，我们拟分两方面来讨论。

1. 丑时义

（1）两阴交尽

厥阴病欲解时从丑开始，因此，丑对于厥阴来说具有非常特别的意义。丑于一岁而言，恰为冬之末。一年四时中，春夏为阳，秋冬为阴，合之则为二阳二阴。而丑置二阴（即秋冬也）之末，正合厥阴"两阴交尽"之义。故厥阴之欲解时起于丑，与《素问》对厥阴的定义是非常符合的。

（2）丑辟临

丑于十二消息卦中正好与临卦相配，临卦为阳息之卦，在这里它有两层含义。第一层则如《周易尚氏学》中所云："临视也。"用眼睛看东西就叫作视。所以，视物又叫临物。为什么要将视这样一个含义放到丑里面呢？这是很有意思的。首先，在前面我们谈厥阴经义的时候，曾谈到足厥阴的流注时间就在丑时，它于丑初起于大敦，于丑末止于期门。而这里又将丑定为厥阴的欲解时。这便告诉我们，丑与厥阴，尤其是与厥阴肝的联系是非常特殊的。而肝开窍于目，目者所以视物者也，这就说明视的问题与肝的关系、与厥阴的关系是很密切的。与肝密切、与厥阴密切，就必定与丑密切、与临密切。所以，当我们看到这样一个密切的联系时，我们不禁要感叹，医义、易义、文义哪个在先，哪个在后呢？有时候确实说不清楚它的先后。它里面往往是此中有彼，彼中有此。故习医者，当于医、于易、于文皆不可轻忽。

临的另外一层含义，就是临界交界的意思，现代物理学亦有临界这个概念。所谓临界，就是此一状态与彼一状态之交界。丑为什么有临界这个意思呢？前面我们讲到，丑为两阴之交尽，为冬之末。作为冬之末，它与什么临界呢？冬末之后，即是春的到来，所以，丑是以冬临春的交界点。丑就像一道门，跨过这道门就进入到另外一个全新的状态。

古人讲厥阴经常用到阴尽阳生这个词，其实无论从阴阳离合的角度还是从时相的角度，厥阴都是这样一个意思。丑为冬末，又为岁末，故丑又为阴之尽，丑的这样一个含义与厥阴是很相应的。

医、易、文皆不可轻。

《素问·六节藏象论》云："肝者，罢极之本，魂之居也。"对罢极之本我们已经结合"将军之官"作了讨论。其实，罢极还有另外一层与丑相关的含义。极的意义已如前述，有极限的意思，极点的意思。以一岁而言，什么是岁的极点呢？这个极点就在冬末，就在丑上。在这个"极"尽之后，能不能开始一个新的循环呢？这是很关键的一个问题。前面我们将丑喻为门，这道门跨过了才是新的一年，跨不过则依然在旧岁里。中医为什么讲太过不及呢？以上述这个极而言，还没到时候你就跨过了，这叫太过；时候已经到了，你却迟迟不跨，这就叫不及。所以，罢极起什么作用呢？罢极就是保证人体能及时地跨过这道门，从而与天地的步调保持一致。

（3）丑与厥

丑为阴将尽阳将生之时，亦为阴阳交替，新旧交替之时。所以，厥阴一个很重要的作用就要落实在这个上面。如果这个交替没有很好地实现，那就会产生一个很严重的证，这个证就叫厥。我们看厥阴篇一共有56条原文，而讨论"厥"的地方有多少处呢？有52处。因此，在厥阴篇里，几乎条条原文都在谈厥。这便给了我们一个很重要的信息，厥阴病最重要的内容就是讨论厥。厥为什么是厥阴病最重要的一个内容？厥阴病为什么会发生这么多厥？是什么因素导致厥呢？这个问题在原文337条里说得很清楚："凡厥者，阴阳气不相顺接，便为厥。厥者，手足逆冷是也。"什么是阴阳气不相顺接呢？其实就是指上述阴尽阳生的过程不能很顺利地交接，就是指上述阴阳交替、新旧交替不能很好地完成。而厥阴的功用已如上述，它是保证上述交接能够顺利完成的关键因素。现在厥阴发生病变了，上述的阴阳气怎么能够顺接呢？那当然就会有厥证的发生。厥阴篇何以有如此大量的篇幅在讨论厥呢？就是由于有这个因素。

☞
"厥"是厥阴篇最重要的内容。

从厥证的这样一个含义，从厥阴与丑、从丑与临的这样一个联系，我们感到中医这门学问与时间的关系太密切了。如果仅仅认为中医的这部分与时间相关，那部分与时间无关，这个认识是不完全的。时间于中医是无处不在的。所以，学习中医，时间这个观念须臾不能离。

337条将厥证产生的主要因素告诉了我们，就是"阴阳气不相顺接"，那么，由这个因素所致的厥证，它有什么最主要的临床特征呢？这个特征就是同条所述的"厥者，手足逆冷是也"。手足也就是四肢，如果我们结合上述的时间观念，手足四肢应该定位在哪里呢？应该定位在辰戌丑未里。

在十二地支里，亥子属水（冬），寅卯属木（春），巳午属火（夏），申酉属金（秋），辰戌丑未属土。土所在的时段正好是四时的季月所在。《素问·太阴阳明论》所云："脾不主时，旺于四季。"这个四季就是指的四时的季月。季月有什么特征呢？季月就是与下一时相临的月，所以，四季或者辰戌丑未又可称为四临。怎么四临呢？丑临春也，辰临夏也，未临秋也，戌临冬也。既然讲临，就有一个交界的问题，顺接的问题。因此，丑这一关是冬与春顺接，辰这一关是春与夏顺接，未这一关是夏与秋顺接，戌这一关是秋与冬顺接。而春夏为阳，秋冬为阴，春为阳中之阴，夏为阳中之阳，秋为阴中之阳，冬为阴中之阴。所以，我们讲四时的顺接实际就是讲了阴阳的顺接。可见阴阳的顺接主要是在辰戌丑未这四个点上进行的。前面我们讲到，辰戌丑未属土，属四肢。从时上而言，天地也好，人也好，它的阴阳气的顺接都是在这四个时段进行。从空间方位，从具体的地点而言，天地在东北、东南、西南、西北四隅，而人即在此手足四肢。所以，手足四肢其实就是人体阴阳气顺接的重要场所。因此，如果阴阳气的交接不能顺利地进行，那么，无疑首先就要从手足四肢上表现出来，为什么337条说"厥者，手足逆冷是也"呢？就是这个道理。

手足为人体阴阳气相顺接的场所，这一点特别的重要。它是我们认识何以致厥，以及厥证特征的一个基本着眼点。既然辰戌丑未都是阴阳的顺接点，在上述顺接点上出现问题都可以发生厥，那为什么我们在辰戌未的时候没有提出这个问题，而要在最后讨论丑的时候提出这个问题呢？说明丑这个顺接点与其他三个顺接点还是有区别的。其他三个点只是四时之间的顺接点，负责四时之间的交替，而丑这一点却是年与年之间的顺接点，负责年与年之间的交替。因此，相比之下，丑这一点是最大的阴阳顺接点。我们再看整个六经的欲解时，辰为少阳欲解时，为少阳占之；未为太阳欲解时，为太阳占之；戌为阳明欲解时，为阳明占之；而丑却为三阴共同的欲解时，为三阴共占之，这在十二支中是绝无仅有的。由此可见，从六经的时相角度言，丑的分量与其余各支的分量相较，是不可同日而语的。这样我们就会对"为什么在丑的时候，在厥阴的时候专门提出厥？为什么厥阴病厥证最多？"这样一些问题有更清楚的认识。

☞ "丑"与众不同。

（4）厥热胜复

下面简单地讨论一下厥热胜复。厥热胜复也是厥阴篇一个很重要的内容。由上面的讨论可知，丑这一关过去以后，就进入春的状态，这时的阳气日益增长，日益升发。如果这一关过不去，被挡住了，那阴阳气便不相顺接，这个时候阳气便得不到增长，得不到恢复。所以，厥证讲阴阳气不相顺接，而它的核心问题就是阳气没有办法增长，没有办法恢复，就是阳气不能由阴出阳。阳气不恢复，不能由阴出阳，那当然会出现手足逆冷。如果这样一个状态得不到纠正，厥证持续地发生，那么最终就会危及生命。如果上述的状态得以纠正，阴阳气顺接了，阳气得以增长，得以由阴出阳，那么手足自然会由逆冷转为温暖，这种情况与逆冷相比较就称之为热。因此，厥阴篇的厥热胜复实际上就是讲的手足的逆冷和温暖的情况，也就是厥热的情况。厥的情况多，逆冷的情况多，说明阴阳气不相顺接的问题十分严重，阴尽不能阳生，阳气没法恢复，那当然会导致死亡。如果反过来，是温暖的情况多，热的情况多，这就说明阴阳气不相顺接的问题逐渐得到纠正，阳气渐生、渐复，疾病当然就易于转向康复。所以，我们观察厥热的情况，实际上也就是观察了阴阳交替、阴阳顺接的情况，也就是观察了疾病转危或转安的情况。

2. 厥阴方义

（1）厥阴的立方原则

厥阴病的诸多问题实际上都是由厥阴的本性失用所致，而厥阴病的治疗及厥阴病的最后解除当然就是围绕厥阴本性的恢复。厥阴有什么本性呢？以上我们所谈的很多问题其实就是厥阴的本性。而这个本性与厥阴病的欲解时，以及与欲解时所对应的方最相关切。一旦厥阴在根本的意义上失去了它固有的时方属性，那么厥阴病便会随之发生。因此，我们为厥阴立方实际上就是要立它原有的那个方，就是与丑寅卯相对应的那个方。我想，这应该是厥阴立方的一个根本原则，当然也是中医立方的一个根本原则。老子也好，孔子也好，都非常强调"道不可须臾离，可离非道"。那中医这个道是什么呢？就是时方！这是我们应该时刻记住的问题。

丑寅卯的这样一个时方是冬尽春来，是阴尽阳生。它跨越冬春二气，因而就具有冬春二气的特征。冬气寒凉，春气温热，所以，丑寅卯时方实际上是一个寒温夹杂、寒热相兼的时方。不过从寒温二气的比例而言，丑冬占一，寅卯春占二，故温热的比例要远大于寒凉。这便应该是在寒热之气上厥阴立方的一个原则和特征。另外，厥阴属风木，风木之数为三为八，风木之味为酸，因此，除上述寒热比例以外，厥阴的数、厥阴的味也是厥阴立方应该考虑的一个重要因素。

（2）乌梅丸解

根据上述的立方原则，我们可以看到，厥阴篇的乌梅丸是厥阴病显而易见的主方。首先，我们看乌梅丸是在哪一个条文里讨论的呢？是在338条。这是不是一个巧合呢？我看不是。从这样一个条文序号，我们就应该看出古人真是煞费苦心，连一个序号也不会浪费，也要借此向我们传递一个信息。什么信息呢？就是三八的信息，就是风木的信息。我们借此机会再回看38条，38条也是用这个三八之数，它讨论的是什么呢？它讨论的是大青龙汤。青龙为东方之属，为风木之属，由此便知这个安排不是偶然，而是要借此表达象数的关系，表达象数与时方的关系。由乌梅丸在这样一个特殊条文中出现，已然知道它绝非厥阴篇的寻常之方。

接下来我们看乌梅丸在用药的寒温之气上有什么特征。乌梅丸从总体来说，由寒温两组药构成。其中温热药为乌梅、细辛、干姜、当归、附子、蜀椒、桂枝，共七味；寒凉药黄连、黄柏、人参（人参于《神农本草经》为甘、微寒），共三味。合之，温热为七，寒凉为三，温热比例远大于寒凉，正与前述厥阴之立方原则

象数实义。

相符。

紧接着我们看第三个问题，这个方的名字叫乌梅丸，那肯定是以乌梅为君的。为什么要以乌梅为君呢？以东方生风，风生木，木生酸也。以厥阴之味酸也。既然是厥阴的主方，那当然就应该用酸。而酸味药中还有什么能过于乌梅呢？因此，乌梅理所当然应该成为厥阴主方的主药。在乌梅丸中，乌梅用的是300枚，干吗不用200枚呢？可见这个数又一次体现了厥阴的方时特性。乌梅丸在用乌梅的基础上，再以苦酒渍乌梅一宿。苦酒即酸醋，这便酸上加酸了。在《伤寒论》中，用酸味药虽不只是乌梅丸，可是以用酸的程度而言，乌梅丸却是无以复加的。从乌梅丸的上述三个方面，一个气，一个味，一个数，都与厥阴的时方，都与厥阴的本性甚相符合，因此，乌梅丸作为厥阴病的主方应该是没有疑问的。

在讨论完乌梅丸的上述三个方面以后，也许大家会提出一个问题来，厥阴为阴尽阳生，厥阴为风木，因此，厥阴最主要的一个本性就应该是升发，而以我们过去的经验，像乌梅、苦酒这样一类酸性的药具有很强的收敛作用，既然厥阴要升发，为什么又要以酸收酸敛为君呢？这便形成了一个很大的矛盾，这个矛盾如果不解决，即便乌梅丸的上述问题好像谈清了，可是对乌梅丸乃至整个厥阴的治方我们还是很难落到实处。落不到实处，对于乌梅丸的运用当然就谈不上左右逢源。

木性升发，酸性收敛，升发为什么要用酸敛呢？这个道理在《老子·三十六章》中隐约可见，其曰："将欲歙之，必固张之；将欲弱之，必固强之；将欲废之，必固兴之；将欲夺之，必固与之。是谓微明。"我们将《老子》的这样一个"微明"引申到厥阴里，引申到乌梅丸里，便是："将欲升发之，必固酸敛之。"

为什么要这样呢？大家看乌梅丸的组成，乌梅丸有一个很大的特点，就是它里面的温热药特别多，一共七味，这是整个《伤寒论》用温热药最多的一个方子，再没有任何一个方的温热药能够超过它。

乌梅丸的温热药既多且杂，蜀椒、当归可以说是温厥阴的，细辛则温太阳少阴，干姜、附子虽三阴皆温，然干姜偏于太阴，附子偏于少阴，桂枝则是太阳厥阴之药。因此，乌梅丸中的这些温热药

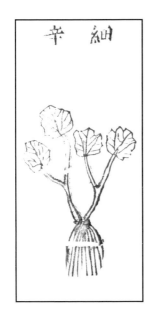

细辛

实际上是很杂乱的，可以说它是四面八方的温热药。既然是四面八方的温热药，那它们当然就要温四面八方。可是现在我们有个限定，有个固定的目标，我们不需要它温四面八方，我们只需要它温厥阴一方。这怎么办呢？张仲景在这里告诉了我们一个很巧妙的方法，就是重用乌梅、重用酸味药。乌梅就好像是一面旗帜，这面旗帜一树起来，原来杂乱无章的散兵游勇就统统地归拢到这面旗帜下，在这面旗帜的指引下，力往一处使，劲往一处发，都来温这个厥阴。所以，乌梅丸之用乌梅，这个意义实在太深刻了。

乌梅丸的立方用药令人拍案叫绝。

由乌梅丸我们看到了经方的鬼斧神工，由乌梅丸我们看到了张仲景的立方用药之巧，确实令人拍案叫绝。乌梅丸有了乌梅这面旗帜，就能将分散的力量集中起来，聚于厥阴，就能够帮助厥阴之气突破阴的束缚，从而承阴启阳。这样才能真正地实现升发，实现阴阳的顺接。此非"将欲升发之，必固酸敛之"乎？

从整个厥阴及乌梅丸的意义而言，厥阴之气之所以不能升发，之所以不能顺接阴阳，很重要的一个因素就是受到阴寒的束缚，而在束缚的过程中就必然会产生郁遏，郁遏即会生热。为什么乌梅丸在大量温热药里要配上二味苦寒呢？目的就是要消除这个郁遏所生热。最后一味药是人参，人参有扶正的作用，可以加强上述的力量。另外，张仲景用人参还有另外一个重要的作用，就是生津止渴。厥阴提纲条文的首证不就是消渴吗？用人参正好起到止渴的作用。再者，乌梅丸除人参的止渴作用外，大家还应该记得《三国演义》望梅止渴的故事，望梅即能止渴，况服梅乎？因此，乌梅丸治消渴于事于理皆相符。此为乌梅丸之大义也。

综之，乌梅丸是临床极重要极常用的一个方剂，不但可以治338条所述的蛔厥、久利及消渴，尚可用于巅顶头痛、睾丸肿痛等疾。

于生殖系其他病变，亦可参乌梅丸意治之。总之，只要我们对乌梅丸的理真正弄通了，临证运用何愁不左右逢源，信手拈来。我想不但乌梅丸如此，《伤寒论》的112方皆如此，只要理上贯通了，事上的圆融只不过是迟早的事情。这亦是本书写作的一个最主要的目的。为什么本书的书名要定为"思考中医"？思考什么呢？无外乎就是这个理，无外乎就是对自然与生命的时间解读。

☞
理事不二。

结　语

在本书的开头，我曾经不止一次地提到了杨振宁教授，虽然，对杨教授在传统文化上的许多观点我并不赞同，但这并不妨碍他作为一位伟大的物理学家，作为一位智者令我崇敬不已。

十多年前，师兄刘方送我一本杨教授写的《读书教学四十年》，昨日偶然翻动这本书，看见字里行间密密麻麻的圈点，看见页面空白处的读书心得，心潮起伏，久久难以平静，眼泪不知不觉地流淌出来。此时此刻的心情是复杂的，难以在这里很清晰地向诸位表述出来。但有一点是可以肯定的，那就是对一部好书的感激，那就是对古今中外给予过我教诲的智者们的感激。于是我决定将阅读《读书教学四十年》的部分心得抄整如下，作为本书的结语。希望能通过这个形式，表达我的感激之情，亦希望能够借此表达我对所有认真阅读拙作的人的一片至诚的谢意！古人云：以文会友。衷心地希望这部书能成为一个纽带，将我与诸位朋友连在一起，为让传统文化这颗瑰宝，为让中医这颗瑰宝能更多地让世人了解，而奉献各自的绵薄之力。

1994年8月18日：

杨振宁教授于1971年夏初次访问新中国。8月4日上午参观长城。他在后来的一次演讲中提到了那次访问："在此行看到的景色中，令我感触最深的就是长城。长城是令人叹为观止的。它简单而坚强。它优美地蜿蜒上下，缓慢而稳定地随着山峦起伏。有时消失于远处山谷中，那不过是暂时的，终于又坚毅地攀登了下一个高峰。查看它的每一块砖石，我们会体会到在它的复杂的历史中，真不知凝聚了多少人的血和汗。可是只有看到它的整体结构，看到它的力量和气魄以后，我们才会体会到它的真正意义。它是悠长的，它是坚韧的。它有战术上的灵活，有战略上的坚定。它的长远的一统的目的，使它成为自太空接近地球的访客所最先辨认的人类的创作。"这是迄今为止我所读到过的有关长城的最优美、最实在、最耐人寻味的描述。在读到这段描述前，我一直在寻找能用什么词句才能向世人确切地表达出中医的意义，今天终于找到了，它就是长城！中医是人类文明史中的长城，而只有当我们看到它的整体结构，看到它那富有力量和气魄的完美理论，看到它那不可思议的实际运用，我们才会体会到它的真正意义。

1994年8月24日：

杨振宁教授自1972年起，就在很多不同的场合强调基础科学的重要性。1972年7月1日周恩来总理于人民大会堂新疆厅宴请杨教授。席间，杨教授向总理提出，希望他考虑采取一个多注意基础科学的政策。杨教授的这个建议亦非常适合于我们中医，中医其实更需要有一个多注意基础科学的政策。

中医的基础科学是什么呢？这个基础科学主要就是中医的经典著作。当然，《内经》在这里显得尤其重要。戴原礼是中医史上著名的医家，当有人问到他学医的方法和途径时，他的答复是：熟读《素问》耳！可见在大师们的眼里，基础的东西都是头等重要的。而回顾中医的境况，在高等中医院校里，读《素问》一遍的人已属少见，熟读者更是鲜矣。这样我们怎么来开展对这门学问的研究呢？这真是令人担忧的事情。

1994年9月5日：

兴趣将你引入某门学科，而信念则是决定你在这门学科中取得突破性进展的关键。作为中医的学人必须建立起自己的信念，尤其是传统文化的信念。

1994年9月6日：

谈到东西方文化，以及东西方历史，我认为不说说"心境"二字是不行的。心与境自然有它的联系，否则不会放在一起来组词。可是它们又有很根本的区别。就像"东西"二字一样，合而言之，可以指某些个物，分而言之，则有天壤之别了。

"心"是主体的，或者说是主观的意识，而"境"则是指客体的，或者是客观的环境。因而，"心境"合璧就含有对客观世界、客观环境，我们的主体意识所作出的反应。

　　作了上述的这样一个区别后，我们就可以说，产生于西方的近现代科学，是将其所有努力的90%以上放在对"境"的改变上，或者作为现代科学的老祖，他们相信"境"对"心"的绝对影响力。而作为东方的智者们，他们却将其所有努力的90%以上放在对"心"的改变上。这就产生了闻名于东方的"修心"法门。一则著名的禅宗公案是："吃茶去！"悟道前吃茶去，悟道后还是吃茶去，同样是吃茶，作为"境"没有丝毫的改变，而作为"心"则已是发生了翻天覆地的变化。正因为有了这样的修心体验，因而，在智者们的眼里已经非常清楚地看到，对于"心"这个特殊的东西，"境"的作用是微不足道的。企图花大力气去通过"境"的改变来改造"心"，也许最终都是徒劳。

　　佛陀在临终时，对他的弟子说："当自求解脱，切勿求助于他人。"自求解脱是着眼于自身，是在"心"上用功，求助他人是在"境"上费力。我感到，佛陀的教导对我们今天的中医亦是有实义的。这几十年来，中医走的是一条什么路呢？是一条求助于他人的路。由于过多地求助他人，过多地依赖现代科学，从而忽弃了自身这个根本。其结果呢？几十年下来，对中医有信心的、有把握的业内人士越来越少，而中改西业的人却越来越多。向圈外的人问，还都说中医是个宝，而向圈内的人问，却说中医不是个东西。这难道还不能使我们警觉，使我们醒悟吗？中医亦当自求解脱，如果中医的脚跟没有立稳，对中医没有一个透彻的理解，现代科学怎么可能在中医里找到合适的切入之处呢？所以，第一步中医当自强，自强了才有可能找到与现代科学的结合点。

1994年9月8日：

读书的乐趣：

① 增长知识，不过这只占很小的比例。

② 增强我们在某一领域内的信念，这一点占很大的比例。

③ 向我们崇拜的思想和人物看齐。

④ 无形中使我们在境界和气度上接近于那些伟人。

⑤ 歪打正着地激发出某些灵感，从而获得一系列问题的解决。从这一角度来说，我们并不限于仅仅阅读本专业的书，而是可以更广泛地阅读。

⑥ 可以毫无顾忌地批评名人，甚至是伟人们的"不是"之处，而往往是在这个批评的过程中，我们总结了思想，获得了新的认识。

⑦ 温故而知新。尤其是对经典的阅读更是如此。

1996年9月16日：

左右是一对非常有趣的概念，在它里面同时蕴含着对称与不对称、守恒与非守恒的这样一些十分重要的理念。由于对称性原理，我们由左即可以推及右的存在，由西北即可以推及东南的存在。同样的道理，由阴即可以推及阳的存在，由春夏即可以推及秋冬的存在。在时空上的这样一个完美的对称性，为我们的研究带来了极大的方便，以至后来的许多学科的建立都与这一原理相关。可是在这样一个完美的对称性面前，我们还应该知道有一个不对称性的同时存在。为此，《素问》的作者在非常重要的篇章"阴阳应象大论"中告诫我们："天不足西北，地不满东南。"西北与东南是对称的，可是"天不足西北，地不满东南"，又充满着不对称。

左右对称既是一切对称的基础，也是一切不对称的基础。为什么这么说呢？我们从左右的文字结构中即可以感受到上述的这个深刻内涵。在左右的造字中，左用工，右用口，工口以外的这部分是对称的，而工口却充满着不对称。工口体现了左右的不对称性，工口的区别是什么呢？工者巧也。所以，凡是音乐、绘画、艺术、一切空间操作及与空间因素相关的形象，都离不开工。那么口呢？口者言也。所以，举凡语言，以及与语言相关的逻辑，都不离口。工口的这个区别，便将左右的差别，左右的不对称性，很生动地体现出来。

大家知道，人的左右与大脑的左右半球是一个完全的交叉关系。故左者实言脑之右，右者实言脑之左。所以，我们言左实际上是在讲右脑的情况，言右实际上是在讲左脑的情况。左、右脑有什么区别呢？这个区别就在工口里。左脑主口，右脑主工！

现代脑科学认为，左、右脑的分工有很大的不同，左半球在语言、逻辑思维和分析能力等方面起决定作用；右脑在音乐、美术、几何空间和直觉辨认方面占绝对优势。左、右脑的分工，是直到20世纪中叶才真正弄清的问题。美国加州理工学院著名心理学家斯佩里（R. W. Sperry），即由于成功地揭示了大脑两半球功能专门化的崭新图景，建立两半球功能分工的新概念，而荣获了1981年的诺贝尔生理学或医学奖。而我们从左右的上述造字含义看，至少在两千多年前，古人已经很清楚地认识了这个问题。

回顾传统文化，有一个很强烈的理念是我们可以感受到的，那就是它的完美性。像对称与不对称，像阴与阳，像明与暗，像色界与无色界，像有与无，等等，这些概念都是同时存在的。阴中有阳，阳中有阴。对称中存在着不对称，不对称中存在着对称。正因为不对称才会有对称，亦正因有对称才会有不对称。对称与不对称实际上是一而二，二而一。再如明暗，古人在讲明物质的时候，就已经意识到了暗物质，在意识到或看到一个由明物质组成的世界时，就同时意识到或看到了一个与之相对的由暗物质组成的世界。在对称到不对称，在明物质世界到暗物质世界，这个认识过程它是同时的。没有说在认识对称性，在认识明物质后，经过一个相当长的过程才又认识到了不对称性，才又认识到了暗物质世界。在传统的学问中完全没有这个过程。

而我们回顾现代科学的发展脉络，在杨振宁教授与李政道教授做出宇称不守恒，也就是不对称性原理的发现前，有相当长一段时间是由宇称守恒，是由对称性原理一统的。而在这样的一个时期内，显然就存在不对称性原理的认识真空区和误区。由这样一个一统原理所作出的判断，就必定带有很大的片面性。又如对明暗物质的研究，在过去，科学界一直着眼的仅仅是明物质的这个层面，对于暗物质这个层面却一直蒙在鼓里。直到20世纪末，科学家们似乎才如梦初醒，猛然意识到在明物质之外尚有一个暗物质的存在，尚有一个过去根本没有意识到的东西亟待我们去认识。而在传统文化的概念里，它有没有一个类似于现代科学的发展过程，有没有一个类似的真空区和误区呢？它没有！这就是我们之所以称其为完美的根本所在。

从传统文化，从中医的这些概念里面，我们深深地感到，传统中医对人类的贡献，不应仅仅局限在疾病的治疗上。自古以来，对医就有三个评价，谓下医治病，中医治人，上医治国。治病的含义我们很清楚，治人则关系到人的心理，人的信念，以及人的修养。那么治国呢？治国的含义应该很广，作为医者，将中医的、传统文化的这样一些完美的理念充分地挖掘出来，并经过现代的表述形式，尽可能地呈现于世人面前，呈现于现代科学面前。而如果现代能以一种平实的心态面对传统的这些理念，并尽其所能地取其精华，我想诸如上述的这样一种概念上的漫长的真空区和误区，就可以得到很大程度的避免。如何将传统如实地介绍给现代，如何让传统多层次、全方位地服务于现代，这正是我对中医的一个思考。

《老子》以五千言传世，却能历久弥新，《伤寒论》亦不过万余言。而我把一个思考，絮絮叨叨地言说了三十余万。圣凡之殊，一目了然。如此既占大家的工夫，又费大家的精力，为着个什么来呢？且借一首古诗，道是：赵州庭前柏，香岩岭后松。栽来无别用，只要引清风。

感谢我的家人以及为此书出版而默默奉献的所有亲人和朋友们！特别还要感谢我所在的工作单位广西中医学院，长期以来，是学院给予了我各方面的全力支持，由于这些支持，本书的写作以及出版才得以顺利进行。时值于清华访学期间，圆满是书，盖亦得水木清华之灵气也。是为记。

二〇〇二年十月十日午时于南宁

《思考中医》九问

本书作者答本书初版责任编辑问

问一 ∞∞∞∞∞∞∞∞∞∞∞∞∞∞∞∞∞∞∞∞∞∞

龙子仲（本书初版责任编辑，以下简称"龙"）：刘博士你好！《思考中医》出版快三年了，应该说这本书点燃了许多人对中医的信心和热情。我看近来媒体对中医的关注是越来越多，不管是捧是骂，我想都是好现象。我想问的是：这三年来对《思考中医》的批评和共鸣很多很多，作为"思考"者，你对中医有些什么后续的思考？或者说，你对这些批评或共鸣有些什么样的回应？

刘力红（本书作者，以下简称"刘"）：龙编辑，非常感谢您在信中的直言，"但开风气不为师"，其实也是我内心的一个愿望，我亦深知我难以为师，因为生性过于耿直，不具循循善诱之性，更非温良之辈了。记得2003年的6月，我放下了手头的其他事，到桂林作短期闭关，可正要出门的时候，俞凡从北京打来电话，说是《思考中医》已经出来了，这个消息对我的短期闭关当然是有影响的，因为毕竟是第一次看到自己的著作面世。

《思考中医》写出来后，我曾跟夫人（赵琳）说，书出来了，我前半生的任务也就完成了，接下去想做什么呢？很想过隐居的生活，日子可以清贫一些，能够果腹就行了。隐居下来干什么呢？不是清高，而是研习传统文化的这些学问。中医的这些学问非得潜下心来不可，得有大块大块的时间来思考。就以我主修的《伤寒论》而言，尽管古人研究了一千多年，可从我对整部书的理解来说，问题还是太多，以我的心得，充其量也不过读懂了几十条，而从自认为读懂的这几十条来看，每一条皆有震撼之处。然而要真正地读懂每一条，着实是不容易的，没有大块的时间，不真正地潜下心来，几乎是不可能的。

现在书出来已近三年，回首起来，恍如昨日，而我却陷入了您所不愿看到的事务繁忙之中。分析这其中的缘由，是耽着于名利呢，还是责任心的驱使呢，或者兼而有之。人在江湖，身不由己，我现在是有些体味了。于是更景仰古来的隐者，也更明白了孔子为什么要赞叹隐者。

正如您问中所说，《思考中医》出版的这三年来，对它的批评和共鸣都很多很多，作为作者，对于共鸣，当然内心是感到欣慰的，能够令这样多的人改变对传统文化的看法和对中医的看法，能够令这样一些人身心受益，内心怎不欣慰呢？但我也非常清楚，这并不是自己如何了不得，不过是应了古人的那句话：时势造英雄。从众多的来信中可以看到，为什么会引起如此多的共鸣呢？是因为很多人一直在思考着这样的问题，区别不过是有的人思考得浅一些，有的人思考得深一些。当然还有另外一个区别，就是我在一定程度上把他们所思所想宣说出来了，而且是在这个特殊的"时势"下宣说出来。

中华民族是了不起的民族，中华文化是了不起的文化，这一点已经有很多的人在说、在论证。怎么个了不起呢？我想最大的一个了不起的就是它的生命力了不起。现在世界人口60多亿，中国就占去13亿，当然这还是因为计划生育，如果不是计划生育，这个数字还会更高。从整个地球耕地的总面积和总人口比例来计算，这样有限的土地养活这么多的人，这本身就是一个奇迹，这不能不说是这个民族的生命力了不起。文化呢？从秦始皇焚书坑儒始，起起伏伏，历经种种的劫难，这个文化仍然没有倒，反而正在走出国门，走向世界，成为21世纪全球瞩目的文化，这不是说明这个文化的生命力了不起又是什么？

为什么中华文化有如此强的生命力？因为它适应性强，在每一小时代都能在其中找到适应和通变的内涵，用佛家的话，它能适三世——过去、现在、未来。很多时候看起来是被打倒了，但是她的精神不泯，它的元气植根很深，所以被打倒的只是形式。对于传统文化，我现在所持的是比较乐观的态度，它是不会泯灭的，传统文化不会泯灭，中医当然也不会泯灭。即便遇到一时的阻碍，即便很多的人不理解，甚或耻笑它，但这些都要过去，就像青春期的孩子有一段逆反心理，迟早会过去的。传统文化的内涵为什么适应于每一个时代呢？我想在以后的问题中再具体说。

《思考中医》刚出来的半年，对于收到的信件基本都一一回复了，但是慢慢地信件越来越多，要想一一回复实在是困难。从这些信件看，共鸣的占绝大多数，批评的只占了极少数，所以我一般都是优先回复批评的信件。但是听说网上批评的信息比较多，前一段在《中国中医药报》上也有提出批评的文章。人非圣贤，孰能无过？古人讲著书的条件必是胸中无半点尘，若以此来要求，我应该还差得远，既然胸中还有尘垢，那写出来的东西自然就会有不妥的地方。如我在书中论急症的一段就存在问题，过去受经历所限，危急之证遇的很少，在附院病房的一年多里，虽然急危重症不少见，但一遇这类急症，都无一例外地交给西医处理，最后救过来是西医，救不过来也是西医。由于这样的

经历，自然造就了这样的认识。2004年后我有幸拜在邓老、李老及卢崇汉老师门下，在他们的教导和影响下，才有了更进一步的认识。李老从医近五十年，都是在基层滚打，尤其是在急危重症中滚打，他所著的《李可老中医急危重症疑难病经验专辑》告诉我们，中医对急危重症亦有非常之处，有的方面如心衰的抢救，不但不亚于西医，而且有胜于西医。再看2003年的SARS，似乎更能说明这一点。SARS来势凶猛，变化迅速，死亡率高，不可谓不急、不可谓不危、不可谓不重，广东的SARS因为中医的介入，死亡率仅3.8%，而与之一墙之隔的香港，因为中医介入很少，死亡率高达17%，这其实是中医于急危重症大有用武之地的一个明证，也是对我的一个很好的教诫。对于诸如此类的不妥之处，能够有人提出来批评，这是一件好事。当然批评也是要学问的，有的批评是善意的批评，这样的批评功德无量。有的是带着火气的批评，是要争高下的批评，对于武术是有高下之分，是要摆擂台，可是对于学问而言，对于道而言，是没有擂台的。所以带着火气去批评，往往会伤着批评者自己。而对于被批评者，善意的批评，当然会使你直接受益；带着火气的批评呢，若能安然受之，那益处会更大一些。所以，对于批评，我是由衷地感谢！

问二 ∿∿∿∿∿∿∿∿∿∿∿∿∿∿∿∿∿

龙： 在中医发展命运的问题上，有个命题我觉得是绕不开的，那就是：中医是伪科学。许多人是拿这个来否定中医价值的。当然，在我看来，这命题本身就是一个伪命题。但是现在确实存在一种把"科学"制造成为精神准入证和生活准入证的倾向。所以中医和科学的关系，在现实的人心里头始终撇不开。《思考中医》书里其实也涉及对这个问题层面的论述，能不能集中谈谈你的看法？

刘： 有关中医的科学性问题，2005年出的《哲眼看中医》较集中地谈到了这个问题，我在里面亦发有一篇文章谈到对中医科学性问题的思考。其实回想起来，科学在日常的意义上只不过是这个时代人们的一种习惯，就像四川人喜欢吃麻辣，谓之川菜，没有麻辣的菜，不管你怎么好，他也吃不下。中医之于现代人讲的科学，就像是四川人遇到了上海菜，甜叽叽的，尽管上海人吃得津津有味，可有人就是不习惯，就是受不了。所以对中医科不科学这个问题，我是感到越来越不想谈了，觉得治病，你说中医不科学，它照样治好病，弄不好，就像是上海菜做好了，为了送给川人吃，勉强加一些麻辣调料，结果呢？不伦不类！四川人吃不了，送回去，上海人也不想吃了。我看中医这几十年的情况很有些类似。

中医是一门有完整理论体系的学问，凭借这个体系可以解决现在的很多问题，是这个时代很需要的一门医学。当然，由于中医产生在这么久远的年代，它的很多方式与这个时代的主流习惯相异，这个问题怎么解决呢？一方面，为了得到它的服务，时代必须要设法去习惯它；另一方面，在不影响它的服务功能的前提下，中医是否也可以改变它的一些方式，使得现代人比较容易习惯它呢？还有另一个问题，就是现代科学如何看待中医。我以为中医治病的理念、中医治病的方法，都是值得现代科学研究的。这里面有很多的奥秘，如果揭示出来，应该可以推动科学的发展，而这个工作应该是由搞现代科学的人去做，这样才有可能做出成绩来。当然中医可以配合这个工作，但绝不是由中医承担这个工作，如果由中医承担这个工作，就会搞成像现在这样，东不成西不就，一团糟。这些方面必须分清来，不能搞错位，错位了对彼此都没有好处。

问三 ∿∿∿∿∿∿∿∿∿∿∿∿∿∿∿∿∿

龙： 中医传承，或者说中医教育问题，我觉得你书里谈了很多，对这个问题的感触也很深，好像这是你忧心的一个焦点。我这两年对这个问题的严重性也有所体会。前阵子还写了篇文章，谈到

"废医存药"时，说了一句话，叫"医之不存，药将焉附？"所以"存医"或者说存下真正谙熟中医思维的"医"其实很关键。而这就涉及中医教育问题。你觉得现在这种中医教育所存在问题的本质和解决的办法是什么？

刘：教育是一个大问题，也是一个难办的问题。从教育的根本要素而言，不外能教之人与可教之人两个方面。能教之人为师，可教之人为生，师生的有机结合，才能把教育搞好。

古代的学问很强调"师"这个要素，故曰"师道尊严"。所以教育实际是由师来把握。而现代的教育有很大的不同，教育基本不是由师来把握，而是由体制来把握，这是现代的知识型教育的一个重要特征。所以在现代的教育里，师的位置下降了。梅贻琦先生曾经说过：大学者，有大师之谓，非有大楼之谓也。现在的大学是有多少博士点、硕士点，多少课题之谓，非有大师之谓。

强调师的教育，实际是一种个性化的教育，这种个性化完全由师的风格来确定，所以形成了不同的师门、不同的流派，这样一个形式的教育，都是一竿子插到底的。以中医而言，理论与实际、基础与临床都是一师贯通，两千年的历史证明，这样的教育模式是适应这些学问的传承的。

20世纪以来，以师为主的个性化教育已不复存在，代之的是规模化的共性教育，中医的教育亦不例外。早几十年，从师门走出来的老一辈还在执教，情况稍稍好一些，这些年来，随着老一辈的相继故去，教育领地全都是清一色的科班生。一以贯之的师资被各就各位、各持一科的分段师资代替了，这就是中医教育的大现状。所以依我看，中医教育所存在问题的本质就是能教之人的问题，师资的问题，另外就是共性教育的模式不适应于这样一门个性化的学问。

一以贯之的师资没有了，教育的模式又这样格格不入，问题应该十分严重了，以至于一些老一辈称自己是中医的一代"完人"，而我现在对这个问题并不这样悲观。与历史长河相比，几十年不过一弹指，它总要过去的。这样的情况再持续一段时间，人们就会幡然醒悟，就会意识到个性化教育的可贵，就会重拾师道。正像孔子说的：岁寒方知松柏之后凋。现在也许岁还不够寒，所以还觉察不到松柏之可贵。但是应该为时不远了。

所以如果从这个角度看，从20世纪开始，中医所历经的风风雨雨也就不足为奇，不足为怪，这将是人们重新审视中医，重新重视中医，让中医的教育乃至中医的方方面面重新按照自己的路去走所必须经历的一个阶段。

《思考中医》出版后，不少来信、不少来电、不少来访是为着来拜师的，有的并不是学中医的，却要中途退学来跟我学中医，有一位山东中医药大学的学生甚至要从济南徒步来广西拜师学中医，他们的这份热心令我感动，也使我看到了中医的希望。但是以我目前的水平，却只能做一个徒弟，还远远不能成为课徒之师。师道尊严，不是开玩笑的，过去有一副对联："不尊师道天诛地灭，误人子弟男盗女娼。"这的确是很严肃的事，上联讲的是生，讲的是弟子，弟子应该尊师重道，过去讲一日为师，终身为父，就有这样严重。若为弟子的不尊师道，则不但天诛之，地亦灭之，后果不堪设想。下联讲师，为师的带引弟子，要能真正做到传道、授业、解惑，这样便是为往圣继绝学，为万世开太平，真正的功德无量。若不能如此，反而误人子弟，则后世非盗即娼，这个后果更是令人不寒而栗。现在的教育不是师道的教育，而是体制化的教育，商业化的教育，只要做到买卖公平就行了，不过作为师这个职业，究竟还是小心为妙。这也是要请欲拜师的朋友们谅解的地方。

《思考中医》出版后的这段时间里，我又先后拜了三位师父，先是于2004年6月拜著名老中医邓铁涛教授为师，并在邓老的引荐下于2004年7月前往山西灵石县拜当地名医李可老先生为师。邓老以近九十的高龄，尚自为中医事业奔走呼号，不遗余力，他老人家的精神，他老人家的人格无时无刻不在激励和鞭策着我。李老是位了不起的活菩萨，对于病人从来是有求必应，在他的面前我是深感无地自容，惭愧万分，他的人格、他的心量，是值得我一辈子学习的，他以大剂附子起救沉疴，更是令人大开眼目。2005年暑期，上苍垂怜，另一个师缘又悄然而降，我得以亲近心仪已久的具有火神之称的卢氏医学传人卢崇汉先生，并几经周折，终得于2006年元旦正式得列卢氏门墙，成为卢崇汉先生的上首弟子。卢氏医学至今已两百余年传承不断，师父之祖父亦即太师爷卢铸之乃清末名医郑钦安的得意弟子，尽得钦安医学真传，结合卢氏本具之学而成卢门火神一派。我书中谈到的颇具神奇色彩的田八味，其实就曾经是太师爷卢铸之的学生。入门之后，师父口传心授，明敲暗拨，数月间心身已然震动，深叹师门之奥妙、师道之尊严！所以，中医教育的问题要想获得解决，最终还是得回到这上面来的，这也是我亲身经历的感受。

另外，还想借此机会跟欲求师拜师的朋友们说上几句：医乃仁术，而欲得仁术，必先仁心，故凡医门具格之师，皆是大具仁心者。苟非仁心充满，而欲上上之术，比犹缘木而求鱼，了不可得也。故欲遇明师，必自先锻炼一颗仁心。何谓仁心？爱人之心，慈悲之心，救苦之心，济困之心，非为名、为利、为私欲之心也。若是仁心充满，则先得师心矣，遇师乃是迟早之事。若不具仁心，而欲求明师，实为难矣！

问四

龙： 其实我一直都很想请你给我讲一讲书中所述"开方就是开时间"这句话的更深广的含义。我直感上觉得这句话是很高明的。五运六气、子午流注这些观念，里面都有个时间问题。现在也有人谈"时间医学"，好像有一种暗合。前阵子看施今墨的一些资料，说到他在20世纪50年代乙脑流行的时候，收治百余人，其中治愈的98个人他就用了98种不同的方。我隐约觉得这里面也有个时间问题。你是怎么看的？

刘： "开方就是开时间"这个提法很妙，蕴义深广。首先要理解什么是开方，这个方代表了什么。方不是几味药就叫方，方其实就是一种阴阳的状态，五行是方，六十四卦是方，都是表明不同的阴阳状态。而人体为什么会生病呢？简单地说，就是阴阳的紊乱。所以要制定一个能够将这种紊乱的阴阳状态调整过来的对应的阴阳状态的方。《内经》里讲的"寒者热之，热者寒之，盛者泻之，虚者补之"反映的就是这个意思。时间也是一样，中国人的时间不是纯粹的计时数字，而是对阴阳不同状态的刻度与标记，所以中国人用以计时的单位是干支，而不是阿拉伯数字。干支的根本含义就是五行，也就是不同的阴阳状态。因此，方也好，时间也好，其内蕴是相同的。从这个角度来看"开方就是开时间"是很好理解的。所以，五运六气、子午流注这些与时间相关的学问，都可以归结到阴阳的问题上来。我想你所举的施今墨的例子也是如此，98个治愈的人，他用了98种不同的方，这说明什么呢？这说明个体不同，阴阳紊乱的状态不同，所以必须要用不同针对性的方子。上工能够察微，粗工只能察同。所以一般的医生治好一个病后，就以为下一个病跟上一个差不多，用了同样的方子；而好的医生，能够体察出细微的差别来，所以就用了不同的方子。其实"同"是相对的，"差别"是绝对的，体认差别正是中医很具特色的一个地方，也是我们这个时代应该关注的一个地方。

问五

龙： 书中谈到的"经络隧道"和"内证实验"我觉得也是一个关键。很多人一说到中医"不科学"的时候，一个主要论据就是中医没有近现代生物医学的那种实验，比如小白鼠实验。但是我有一个印象，好像《神农本草》所记药物是三四百种，而李时珍的《本草纲目》记有药物一千九百多种，多了差不多1500种。这两本书的时间距离，也差不多是1500年。平均下来，一年新增一种药物。我感觉这后面是有实验基础的，但不是白鼠实验，而是人体本身。前阵子吕先生（嘉戈）还跟我说到这么个例子：巴豆是泻药，但是有人拿去做白鼠实验，发现白鼠非但不泻，反而吃得津津有味，于是得出结论说，巴豆没有致泻功能。结果中医告诉他，巴豆又称鼠豆，鼠食之不泻。中医早就知道了。这例子十分有趣，它至少说明"白鼠实验"未必如想象的那么可靠。那么，中医的实验可能是一种什么模式呢？

刘：您举的这个例子很有意思，这也恰恰说明了中医观察的不仅仅是人，也还有其他的动物，否则鼠豆怎么会被发现呢？

中医的实验模式在《易·系辞下》里说得很清楚，就是"近取诸身，远取诸物"。"近取诸身"讲的就是内证实验，有关内证实验我在《思考中医》里提出来后，看到很多读者的赞许，当然也会有批评的意见，不管是赞许或是批评，它都是古人实证的一个手段。儒释道的很多内容，其实都是在讲这个实证。那么"远取诸物"呢？"远取诸物"其实就是"外证"，不过这个"外证"与现代的科学实验不同，那个时代还没有这个条件，但是古人的"外证"也是很巧妙的。

比如您问中谈到的药物问题，药物的功用是怎么发现的呢？某味药物发汗，某味药物利水，是不是都要一一尝试才能知道？尝试当然是要尝试的，但是在尝试之前古人已经有了大致判断药

物功效的方法，用这个方法去判断，大致可以十得七八。山西有一位了不起的农民，叫任光清，醉心中医药研究四十余年，祖国的名山大川他基本都去过了，连广西的十万大山他都先后待过四次。几十年在山里面出入，往往一待就是数月，过着野人般的生活。在深山里观察动植物的生长，观察它们的形色气味。在路边任拔一根草，他大体就能说出它的气味归经、功效作用，他凭借的是什么呢？他凭借的就是古人外证的方法。

问六

龙：你书里说到，中医的核心就是"阴阳"。这也正好是中医备受攻击的地方，认为这样的理论基点说明中医就是玄学医学。有些人受西方"元素论"的影响，以为五行就是五种物质，而不知道那是五种阴阳关系的模式，所以就站在"分子"的立场大加批判。因此我觉得对阴阳五行的认识很重要，尤其是它们在中医体系中的阐释。我想知道你所体会的阴阳五行。

刘：对阴阳五行的问题，我在书中已做了较大篇幅的讨论，阴阳的问题不是玄学，而是很平实的学问。这个问题古人谈的太多，像清末著名医家郑钦安在《医法圆通》里谈到："用药一道，关系生死，原不可以执方，亦不可以

执药，贵在认证之有实据耳。实据者何？阴阳虚实而已。阴阳二字，万变万化。在上有在上之阴阳实据，在中有在中之阴阳实据，在下有在下之阴阳实据。……把这病之阴阳实据，与夫药性之阴阳实据，握之在手，随拈一二味，皆能获效。"所以，阴阳贵在真凭实据，又岂是玄学呢？当然，这个实据可能既非原子，也非分子，一时之间还难以沟通，好像是秀才遇着兵，有理也讲不清。那又何必强说呢？《老子》强说之为"道"，我们强说之为"阴阳"，可是这个"道"是"道可道，非常道"啊！我总在想，传统的东西其实不必强说的，你感兴趣了，自会找一种方法去了解它，亲近它。若不感兴趣就放在那儿好了，它已放了几千年，是不会馊也不会臭的。

这些年来，城市的高楼太多了，人们对自然环境开始有了兴趣，于是去九寨沟的人越来越多，还在那修了机场。另外，四姑娘山……还有甘孜很偏僻的亚丁也开发出来了。现在进藏的人也越来越多，到其他地方的航班都有折扣，像到北京、上海，有时可以打到2折、3折，比坐卧铺还便宜，唯独到拉萨的航班从不打折。这些都是很有意思的现象，值得我们思索与寻味。我想传统的学问也许就像上面的这些地方，你没有兴趣，不去开发它，它在那儿依然很美，几千年前是这般美，几千年后也还是这样美，倒是开发了，去的人多了，

如果游人没有环境意识，反而会把她糟踏。

五行是五种阴阳关系的模式，这个说法是对的。其实我们看易卦的形成过程就能大致明白这个问题。《易·系辞》里面讲到："易有太极，是生两仪，两仪生四象，四象生八卦，八卦定吉凶，吉凶生大业。"这里的两仪是阴阳，两仪再一组合，变化成不同的状态，就是四象。四象即是少阳、老阳、少阴、老阴。四象其实就是春夏秋冬，就是木火金水。木火为春夏，为阳，尽管春夏为阳，但阳的状态还有差别，所以有少阳、老阳之分；金水为秋冬，为阴，尽管秋冬为阴，但阴的状态仍有差别，故有少阴、老阴之分。春木为温，夏火为热，秋金为凉，冬水为寒，阴阳皆各有所偏，唯有土乃阴阳和合，无有所偏，故其气为平，其令为化。为什么金木水火不言化生万物，而唯有土言化生万物呢？根本的原因就在这里。这种阴阳和合的状态，在《易·系辞》里又叫作"天地氤氲""男女构精"，所以有"天地氤氲，万物化醇。男女构精，万物化生"。《素问》里面金木水火都各主一时，唯有土不主时。主一时则有所偏也，不主时则无所偏。唯其不主时，方能无时不在，无时不宰。五行的性用，尤其是土的性用，如果我们能真正悟入，很多自然的问题、人生的问题就能够得到解决。

问七

龙：书中在分述六经关系时，我总觉得有一个六经整体意义上的升降问题和开合关系比较难懂，请集中谈一谈吧。最好通俗点，我可是门外汉啊。

刘：升降也好，开合也好，其实都是一个方便的说法。《素问》里面谈到：升降出入，无器不有。自然也好，人体也好，其实也都可以理解为一个升降出入的过程。像太阳的东升西降，这是很好理解的，自然的一切过程，哪一个又不是升降呢？草木的生长可视之为升，草木的枯落可视之为降，人生的生长衰老，人事的兴衰荣辱，又何尝不是升降呢？出入与升降是同一个道理，有出就必有入，有入就必有出，就像我们呼吸是一个出入，我们吃东西、解大小便也是出入。明白了这个是必然的过程，人生在遇到很多问题的时候就容易迈过去。像搞商业的无不是只想赚，不想赔，其实赚与赔，不也是一个出入吗？如果我们只吃东西，却不拉大小便，那会是什么情况呢？那医生是要下病危的。实际上人一旦不拉大小便，八九也就不想吃东西了。这就是道，但是百姓日用而不能知之。所以我们只想到要赚钱，遇到赔钱就痛苦万分。现在市场上有很多通便茶，尤其是老年通便茶，在身体拉不出大便时，我们会寻求一些药物来解决，让它能够出，而且要出得痛快，可是为什么我们在遇到人生事业上有"出"的时候，却反而觉得痛苦呢？有一些明智的商人，在成为富翁以后，他们知道入得多了，必须要有出的时候，于是拼命地做慈善捐助，这是一种自己很乐意的"出"，也是一种有意义的"出"，如果你不这样，那老天"出"起来，可就会痛苦了。

"升降出入，无器不有"，这是客观的规律，是不以人们的意志为转移的。那么，这个升降、这个出入如何来把握呢？这就是开合的问题了。开合问题在书中已作了详细的讨论，这里也就不费纸墨了。

问八

龙：我想扯一个书外的话题。在进行这本书的编辑的时候，我记得你跟我说到过"医学模式"的问题。当时就觉得这是个很有意义的思路。后来我看了一些这方面的资料，主要是恩格尔的现代医学模式（生物—心理—社会医学模式）理论。你觉得这对中医有什么值得借鉴的地方？

刘：现代医学模式逐渐从纯粹的生物医学模式转到生物—心理—社会医学模式，这应该说是一个很大的跨越，不过以目前的实际情况来看，这个模式也还是停留在愿望阶段，并没有真正地实施。其实一门医学至少要关系到这三个方面，一个疾病的发生，以及一个疾病最后得到治愈，不仅与生物体的本身有关系，还与生物的心理状态以及生物所处的社会环境有关，这些都是显而易见的。只是我们现在的医学主要还是停留在生物的阶段，对心理及社会对疾病造成的影响，这方面还无暇顾及，而且知道的也很有限。中医的医学模式是很宽泛的，她包括了生物—心理—社会医学模式，它的主体是心身，或者说形神。这一点《内经》讲得很具体，要"形与神俱"，才能尽终天年。所以医学只关注形体，只关注身是不够的，还必须关注神，关注心。在这个主体的基础上，再讲求天地人合一，此即是《素问》提到的"上知天文，下知地理，中知人事"。天文、地理实际是自然的问题，自然的问题与疾病的关系至切，这是中医很重要的一个特征，《素问·至真要大论》讲"夫百病之生也，皆生于风寒暑湿燥火"，讲的就是这个特征。这个特征现代医学还不具备，它基本只强调生物，还没能关注到自然的影响。人事讲的是什么呢？人事就是人与人之间的关系，就是社会，所以中医的医学模式，除了强调生物—心理—社会之外，还强调一个自然的因素，天地的因素。这是在医学模式上的一个区别。从根本上讲，中医的医学模式更值得现代医学的借鉴，这样的借鉴，将会是未来医学的一个福音。

问九

龙： 最后一个问题——中医环境观。这是上承医学模式那个问题来的，所以我先提了那个问题。我机械对应一下，比如自然（生物）环境、心理环境和社会环境。这个问题以前你也跟我谈到过。中医施治，讲究治病、知命、治环境。它的核心是不是追求内外平衡系统的构建呢？《思考中医》其实很多地方点到了这个问题，但是我觉得还是展开得不够，你能不能稍微展开地谈一谈。

刘： 我记得"中医环境学（观）"这个问题，您跟我提过数次，并且希望我的下一本书就专门谈这个问题，对您的这个厚望，我确实很感激，也很惭愧。因为以我目前的学问和阅历还很难把这个问题谈透来。

自然环境、心理环境和社会环境，总的来说就是内外环境，现代科学所致力的是外环境的改变，而在这个外环境的改变过程中却带来了一个大的问题，就是对我们生存的自然环境的破坏问题。千方百计想改变我们生存的环境，可却没有料到反而会造成自身生存环境的破坏，这是始料未及的，也可以说是事与愿违的。但是这个问题始终绕不开，你要发展，在某种程度上就必然会带来环境的问题。古人的做法，基本上是走内环境这条路，有一句名言，叫作

"治境不如治心"，就是很好的一个写照。《大学》三纲八目，归根也在治心。境指的是外在的一切。改变外在的一切，不如改变自心，这既直截了当，也是根本的方法。人一生的安乐与痛苦究竟由什么来决定呢？外在的条件，物质的条件，当然也是一个决定的因素，食衣住缺一不可，但是对于这方面古人不去做太多的追求，认为知足就行了，千万不可过分。"知足"这个词，关键在"知"，不知就不可能足。因为这方面是无底洞，若过分地追求，不仅最终得不到满足，反而贻害无穷。像住房的问题，过去在城市里住什么？祖孙三代就住二三十平米的房子，现在一家三口住三室一厅还嫌不够，还在这个问题上苦恼。过去没有私人厕所，都上公厕，几十户人家甚至上百户人家，就挤一个公厕。现在可好，一家一个厕所还不够，还分什么主厕客厕的，苦啊！苦啊！这条路上哪有穷尽的呢？颜回一箪食，一瓢饮，居陋巷，人也不堪其忧，回也不改其乐。真正的"君子居之，何陋之有"。所以儒释道的学问无不是强调内环境的改变，内环境的改变才是根本，内因是变化的根据，外因是变化的条件。对于条件能够将就将就行了，圣人讲知足常乐，就是针对外在条件而言。

比如婚姻，婚姻是家庭的要素，也是一个外环境。过去的婚姻讲求从一而终，一辈子也就结一次婚。是不是过去的婚姻都很美满呢？也不是的。那么，过去在碰到不满意的对方时怎么办呢？处理的原则是很清楚的，就是更倾向于通过改变内环境，通过改变自己去适应对方，而不是去更换对方。现在不同了，不是改变内环境，不是通过改变自己去适应对方，而是动不动就换掉对方。此风一开，大有一泻千里之势，变得不可收拾了。离了婚，换了对方，是不是问题就解决了呢？没有！大多数的离婚不过是前门送走虎，后门迎来狼。而给家庭、给社会带来了什么呢？祸害无穷！

婚姻的问题，夫妇的问题，其实也就是阴阳的问题。孔子在《易·系辞》里面说：一阴一阳之谓道。所以夫妇的问题不是小问题，是道！不是说"君子之道，造端乎夫妇"吗！这个问题处理好了，阴阳之道也就修好了，家也就齐好了。在这个基础上才能去谈治国，去平天下。那么，家如何齐？阴阳之道如何修？这个问题《大学》是交代清楚了的。就是通过修身，修身不是修别人的身，不是去改变对方，而是修己之身。怎么才能修好身呢？通过正心。怎么能够正好心呢？通过诚意。一路的功夫都是从内起修。通过改变内心，从而改变自身，通过改变内环境，从而适应千变万化的外环境。有些事是我们想不到的，我们觉得对方不如意，想要改变对方，往往对方会变得越来越不如意，离我们也越来越远。反过来，你不去改变对方，只是改变自己，却发现对方越来越走向自己。《大学》里面讲修齐治平的学问，它的枢要就是齐家，而齐家的枢要又在夫妇，所以这个问题实在是太重要。

现在环境的问题提得很多，而我以为诸多环境问题中，最重要的环境就是家庭环境，因为这是关乎人的一生的环境。而使这个环境变得美好、和谐的根本途径，也是唯一的途径，就是改变自身，就是"修己化人"。家庭这步道，必须从内起修，通过内环境的改变而致外环境的改变，这也是大学之道确立的一个基本原则。这就是"治境不如治心"。如果违背了这个原则，要想改变环境、健康人生是非常困难的。

《素问·上古天真论》在谈到上古时候的道者时，其第一个标准就是"法于阴阳"，而我上面已经谈到，阴阳就是夫妇，走好了夫妇这步道，也就走好了阴阳这步道。也只有走好了上面这步道，家庭的环境才能搞好，身心的健康才有保证。所以，中医环境学最应该关注的问题，其实就是家庭的问题。

清末民初辽宁朝阳县出了一位了不起的人物叫王凤仪，他的道也被人称为善人道，善人道就是从家庭起修的。我想它是很契合于这个时代的道的。我是2002年至2003年在清华大学人文学院访问的时候接触到这个道的，当时的感觉既是五内震动，又是惭愧万分。震动是因为由一位目不识丁的农民说出的道，能这样弹无虚发，直指人心；惭愧的是按照这个道的要求，自己百无一是。三年过去了，在这门学问的帮助下，自己的身心已经开始受益，故想借此机会把这个道推荐给大家，并愿普天下的人家庭幸福，身心健康！

刘力红
丙戌三月答于南宁

跋

　　我很同意陈亦人教授之说，刘力红博士确实对中医，尤其是经典中医有一份不同寻常的热爱与执着。我觉得这代表着未来中医的希望。祖国医学的将来需要千千万万个像刘力红博士这样全身心投入到探索中医宝库奥秘中去的人。

　　确实，要真正学好中医，就必须读透经典。目前许多中医院校将经典改为选修课实为不得已而为之，应该说是体制造成的。医师资格考试考的是中医基础、中医内科等。要一个学生在五年的时间里，既要学中医，又要学西医，还要读懂（且不说读透）经典，实际上是不可能的。这是院校教育体制与中医师承教育方式的矛盾，在目前的情况下，我们还找不到什么好的方法来解决。但我主张至少在研究生阶段必须好好研读经典。我还主张从学校毕业到医院工作后，应该把经典著作的研读作为科研工作的一个重要部分，中医的科研并不一定都是实验研究，尽管实验研究也是必需的。

　　最后，我还想说的是刘力红博士的这本书除了学术性外，还颇具趣味性，是一本不可多得的、可读性很强的好书。我从这本书得到的启示之一是，要想真正读透一部经典，恐怕要穷毕生的精力才行。

王乃平

2001 年 12 月于南宁

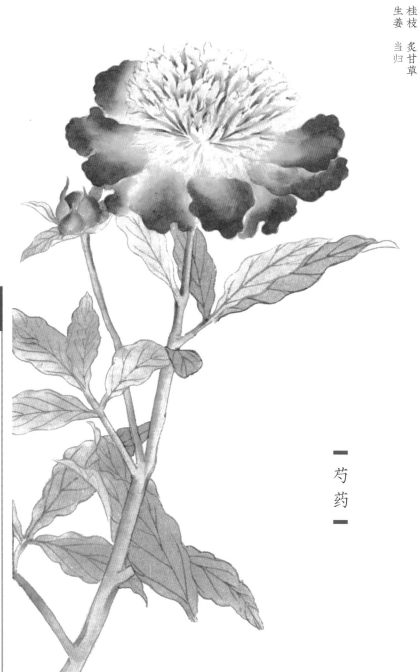

黄芪建中汤

正文第 4 页

归芪建中汤

正文第 153 页

胶饴　黄芪　桂枝　炙甘草
大枣　芍药　生姜　当归

原方

东汉·张仲景——《金匮要略·血痹虚劳病脉证并治第六》

芍药

— 白术 —

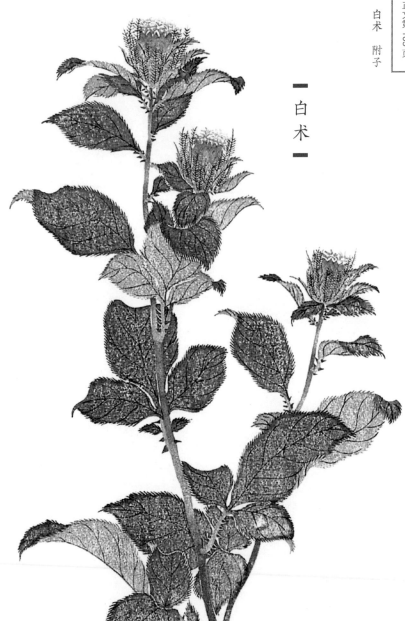

原方

东汉·张仲景 — 《伤寒论·辨霍乱病脉证并治第十三》

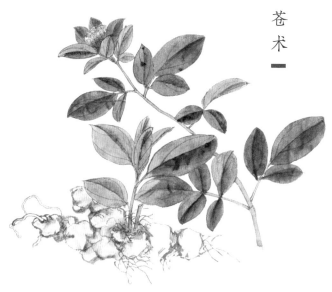

五积散
正文第114页

白芷　川芎
茯苓　当归　炙甘草
芍药　半夏　肉桂
枳壳　麻黄　陈皮
干姜　　苍术
　　桔梗
　　厚朴

- 苍术 -

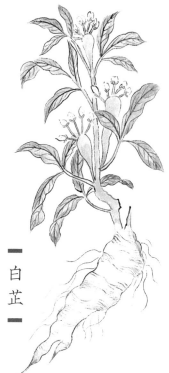

- 白芷 -

- 桔梗 -

原方

宋·陈师文等

《太平惠民和剂局方·治伤寒卷二》

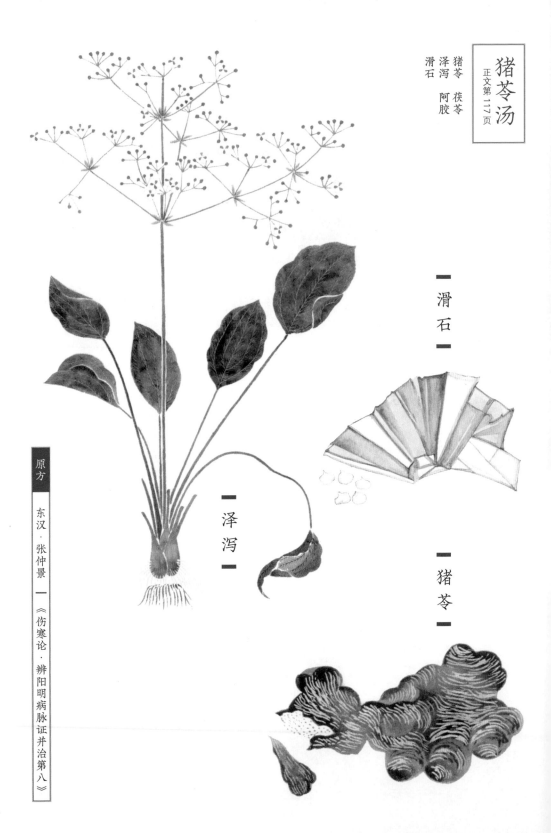

滑石

泽泻

猪苓

原方

东汉·张仲景——《伤寒论·辨阳明病脉证并治第八》

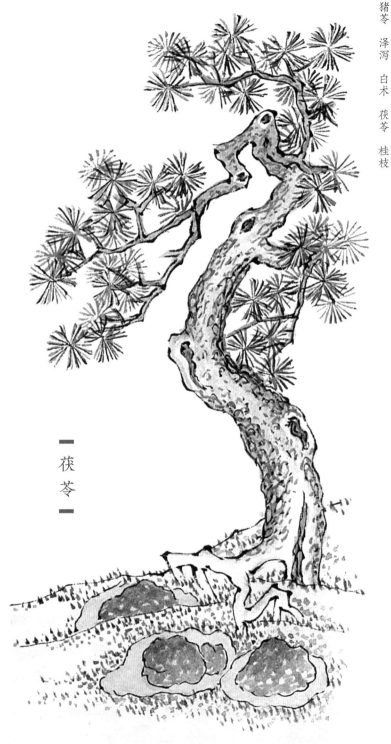

猪苓　泽泻　白术　茯苓　桂枝

茯苓

原方

东汉·张仲景 ——《伤寒论·辨太阳病脉证并治中第六》

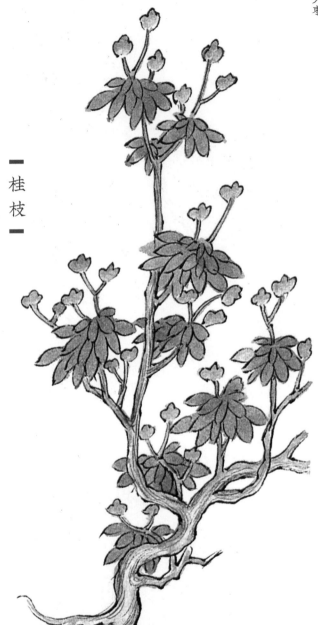

桂枝

原方

东汉·张仲景——《伤寒论·辨太阳病脉证并治上第五》

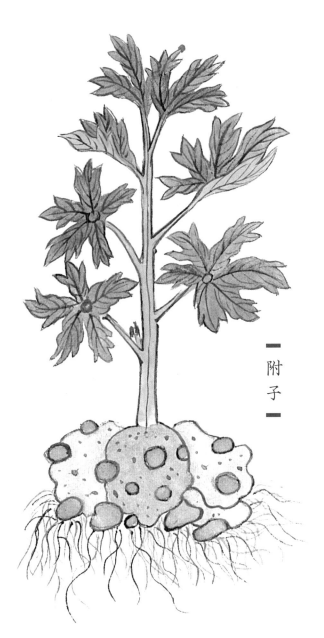

一 附子 一

原方

东汉·张仲景——《伤寒论·辨少阴病脉证并治第十一》

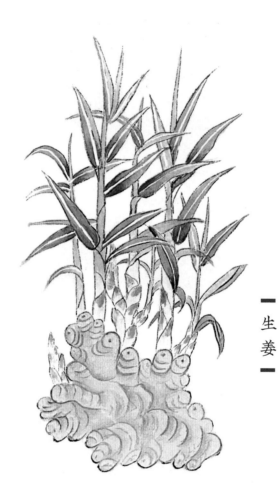

一 生姜 一

原方

东汉·张仲景 ——《伤寒论·辨少阴病脉证并治第十一》

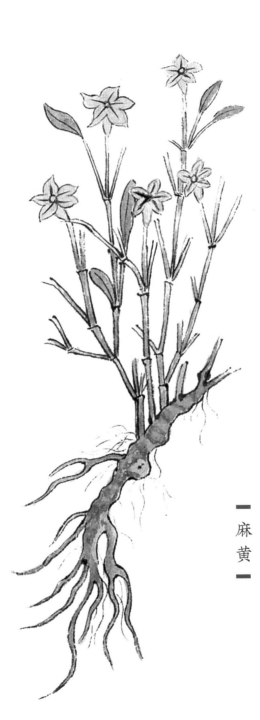

麻黄

原方

东汉·张仲景——《伤寒论·辨太阳病脉证并治中第六》

小青龙汤
正文第200页

麻黄　芍药
细辛　干姜
炙甘草　桂枝
五味子　半夏

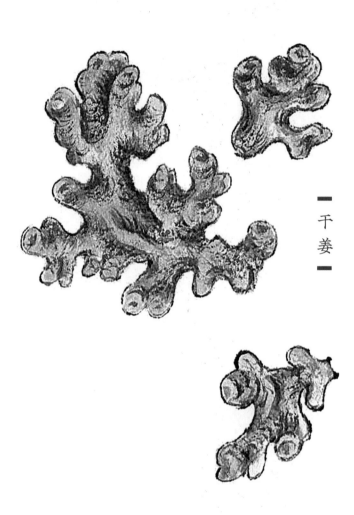

干姜

原方

东汉·张仲景——《伤寒论·辨太阳病脉证并治中第六》

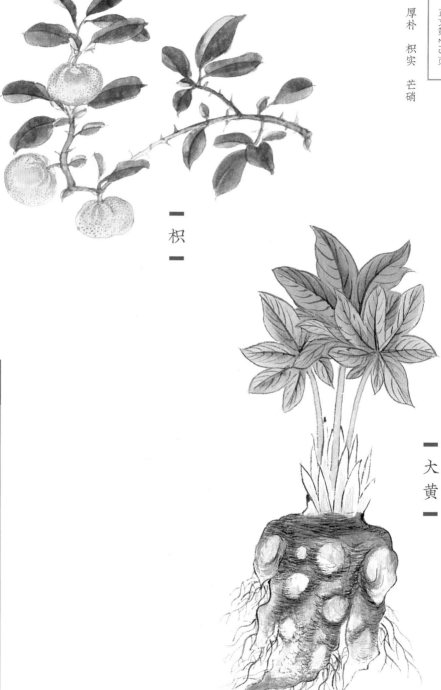

枳

大黄

原方

东汉·张仲景｜《伤寒论·辨阳明病脉证并治第八》

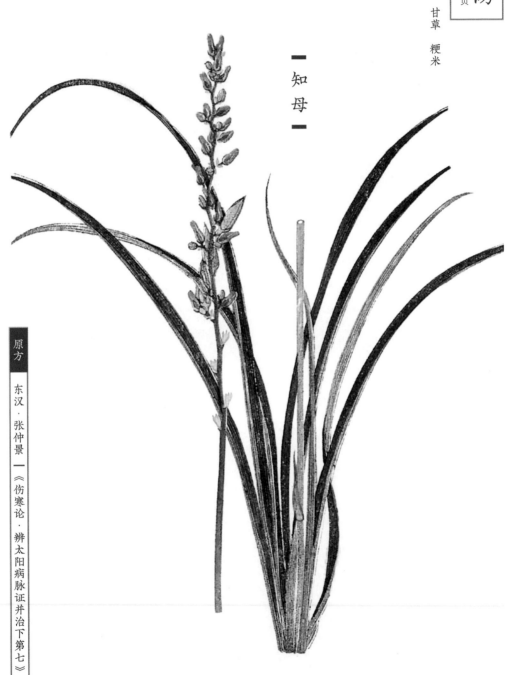

— 知母 —

原方

东汉·张仲景—《伤寒论·辨太阳病脉证并治下第七》

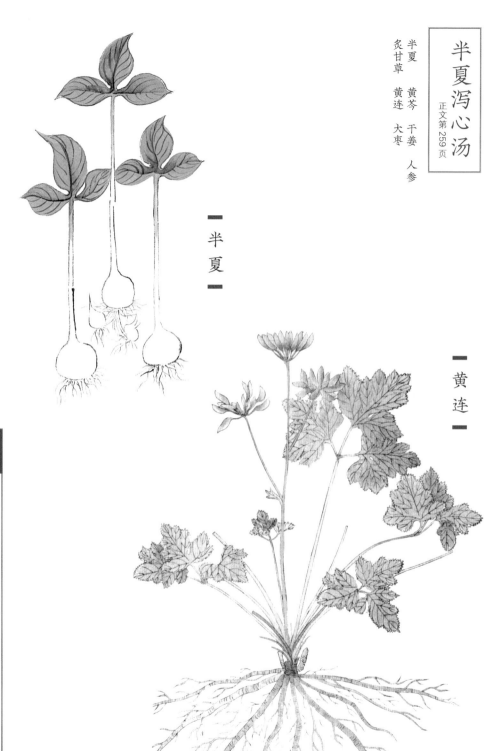

半夏泻心汤
正文第259页

半夏　黄芩　干姜　人参
炙甘草　黄连　大枣

半夏

黄连

原方

东汉·张仲景——《伤寒论·辨太阳病脉证并治下第七》

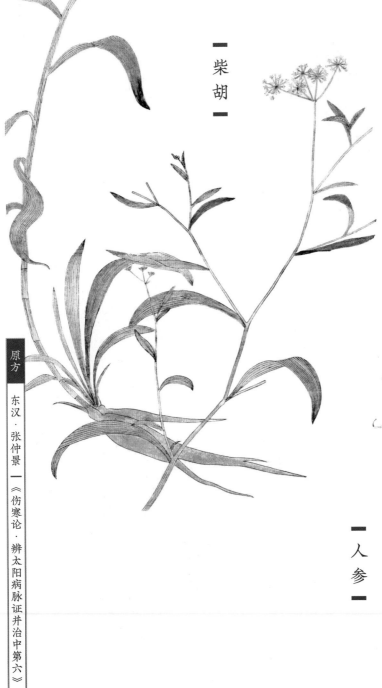

柴胡　黄芩　人参
生姜　大枣　半夏　炙甘草

柴胡

人参

原方

东汉·张仲景 ——《伤寒论·辨太阳病脉证并治中第六》

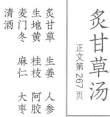

炙甘草汤

正文第267页

炙甘草　生姜　人参
生地黄　桂枝　阿胶
麦门冬　麻仁　大枣
清酒

— 甘草 —

原方

东汉·张仲景 —《伤寒论·辨太阳病脉证并治下第七》

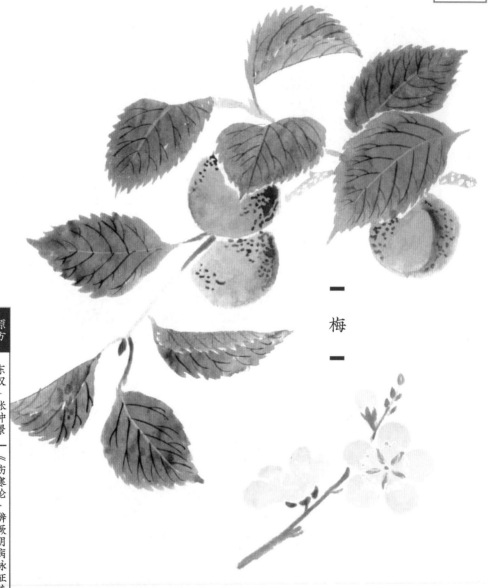

乌梅丸
正文第388页

乌梅　细辛
干姜　黄连
当归　黄柏
蜀椒　桂枝
人参　附子
蜜

一 梅 一

原方

东汉·张仲景 —《伤寒论·辨厥阴病脉证并治第十二》

思考中医
——对自然与生命的时间解读
第四版

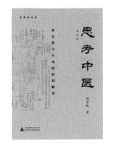

刘力红 著
定价：48.00元
ISBN 978-7-5598-0899-8

■ 思考时空、思考生命、思考健康！

■ 在图书生命周期日趋短暂的今天，《思考中医》带动的中医文化热不仅没有消减，反而持续扩散升温，有关这本书的议论甚至在传播的过程中上升成为一个关于传统文化的公众话题。

  《思考中医》又名《伤寒论导论》，作者以其对中医经典的执着和热爱，致力于《伤寒杂病论》的研究解读和疑难病症研究。为了避免深奥晦涩，作者竭力将学术性与趣味性相结合，超越对《伤寒杂病论》的研究，是个案特点和学术规律结合研究的典范。该书名为"思考中医"，是取思考时空、思考生命、思考健康之意，所以它既是中医书，也是传统文化学术书，更是一本超越了时空与领域的人文社科书。

走近中医
——对生命和疾病的全新探索

唐云 著
定价：26.00元
ISBN 978-7-5633-4613-4

■ 一本由专业人士撰写的中医科普读物。对于这个过于快餐化且变数太多的时代，复兴中医传统文化，从精神层面、文化层面到操作层面全方位观照人生自我，营构真正健康、有品位的现世生活，本书事实上作出了令人尊敬的尝试和努力。

  《走近中医》全方位地对中医进行了解构，开篇就痛快淋漓地回击了歪曲、误解中医的观点，同时又以科学求实的态度反思中医内部存在的偏差。上篇解释基础知识，中篇阐述理论，下篇则介绍方法。难能可贵的是，全篇保持了通俗易懂、深入浅出的特色，生动而有趣，活泼而自然。本书要做的，是在人们心中打开一扇门，一扇通往历史精华的门。

广西师范大学出版社中医文化系列图书

选择中医

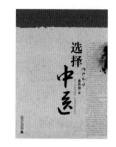

董洪涛 著
定价：42.00元
ISBN 9787-7-5633-9812-6

■ 中医是一门自然之学，顺天道而行。逆天而行者，天必责之。
■ 中医不仅是一门临床医学，更是一门传统的东方哲学。中医之美，美在文化。

这是一本倡导中医的书，把中医的理法方药与日常生活以及常见病结合起来分析，让读者了解中医，相信中医，并从中医中得益。阅读本书将体会到：中医是一门理论与实践相结合的医学，是一门能治病、能治大病重病的医学。本书以通俗的语言结合临床案例讲述中医，有浅显实用的中医理论，更有养生保健的方法，还有服药注意事项以及常见病的中医处方，是读者了解中医保健知识的优质读本。

内证观察笔记
——真图本中医解剖学纲目
增订本

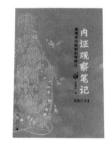

无名氏 著
定价：30.00元
ISBN 978-7-5633-9036-6

■ 一个道家中医的内证观察笔记。
■ 揭示人天交流的秘密方式与通道。

中医与西医的根本不同之处在于，中医除了治疗人的肉体，还治疗人的精、气、神。其精气神部分，比如经络穴位、五运六气、五藏六腑，便是与西医完全不同的概念，这些，都是中医"内证"的领域。《内证观察笔记》是一本从中医角度谈解剖的书，它甚至不仅仅是一本谈人体奥秘的书，它所揭示的是人的生命与宇宙的交流的独特方式和通道，生命的运行与大自然的神秘关联。本书站在道教文化的知识背景上，将中医的藏腑、经络等放在与宇宙自然的关系中进行说解描画，既有外在观察，又有内在实证，必然会对专门的医家、道家各医爱好者产生极大启发。

挽救中医

——中医遭遇的制度陷阱和资本阴谋

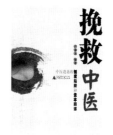

吕嘉戈 编著
定价：28.00元
ISBN 978-7-5633-5937-0

广西师范大学出版社中医文化系列图书

■ 这是一本为中医讨活命的书！

　　千百年来，中医是用来治病的，但今天，这个治病者自己就已经病入膏肓了。

　　本书用大量资料展现了中医当今的尴尬处境，并从中梳理出造成这处境的文化原因和体制原因。作者追根溯源，从百年来对中医的文化态度背后，揭出了一个隐藏极深的资本阴谋，进而探究了这资本阴谋是如何作用于人群的观念领域，再通过观念的习惯性运作而演变为一个又一个连环套似的制度陷阱的。中医在这布满陷阱的路途上，步履维艰。因此，本书对中医现行管理制度的批评远多于对其他方面的批评。这是中医文化思考的一种现实延伸。

中医图画通说

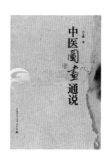

白云峰 著
定价：26.00元
ISBN 978-7-5633-6396-4

■ 用图画极衍阴阳之变！

　　中国文化中有一系列原理性的图画，从无极太极图，到九宫八卦图，到河图洛书……极衍阴阳之变。这些图画所蕴含的原理，也是中医精神的本质所在。本书从中医角度，对这些图画进行征引申说，并在深入理解基础上，多所创绘，使人睹图知义，便于宏观上把握中医思维。

中医趣谈

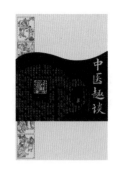

杨辅仓 编著
定价：12.00元
ISBN 978-7-5633-3559-6

■ 中医版"故事会"。

　　纵观五千年中华医史，不能不为中医神功所感叹，正是：拔骨走血，竭尽其功；诱虫破瘤，竭尽其术；镇风驱魔，竭尽其方。病人之口眼耳鼻肤发手足五脏六腑，尽在奇人手下绝处逢生。本书精选其中传奇，既成医案，又是故事。

思考文化医学
——一位大学老师带癌教书30年的传奇人生

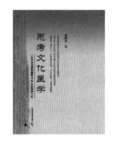

骆降喜 著
定价：28.00元
ISBN 978-7-5551-0851-1

■ 家传中医、外科医生、人体解剖学老师、癌症病人、重症肌无力患者……你很难想象这些身份同时集中在一个人身上。传奇的经历写就传奇人生，病从心治，求医的同时，更要自救！

　　在人人"谈癌色变"的时代，作者带着三十余年的癌症经历轻松地告诉大家，癌症其实是一种慢性病，是一种与人的内心活动息息相关的心源性疾病。倡导文化的医学功能，正是作者三十余年与癌症和平共处的经验总结。他在传统文化中寻求到的"心安"，正好也告诉了读者：文化的力量，比我们想象的强大！